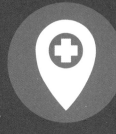

# 常见皮肤病诊疗规范

叶兴东　朱慧兰　王建琴　主编

权威的团队
权威的指导

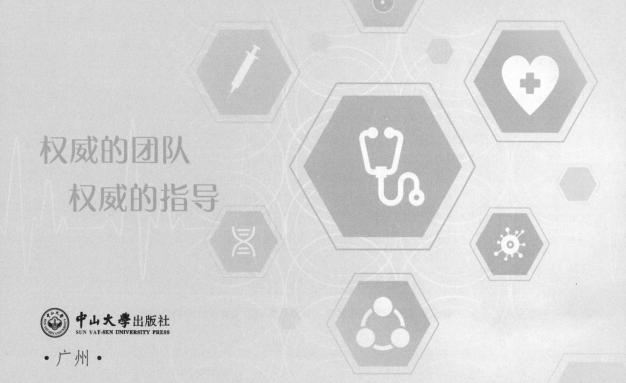

中山大学出版社
SUN YAT-SEN UNIVERSITY PRESS

·广州·

**图书在版编目（CIP）数据**

常见皮肤病诊疗规范/叶兴东，朱慧兰，王建琴主编. —广州：中山大学出版社，2023.5

ISBN 978 – 7 – 306 – 07778 – 3

Ⅰ. ①常…　　Ⅱ. ①叶…②朱…③王…　　Ⅲ. ①皮肤病—诊疗　　Ⅳ. ①R751

中国国家版本馆 CIP 数据核字（2023）第 059741 号

出 版 人：王天琪
项目策划：徐　劲
策划编辑：吕肖剑
责任编辑：王　璞
封面设计：林绵华
责任校对：谢贞静
责任技编：靳晓虹
出版发行：中山大学出版社
电　　话：编辑部 020 – 84110779，84110283，84111997，84110771
　　　　　发行部 020 – 84111998，84111981，84111160
地　　址：广州市新港西路 135 号
邮　　编：510275　　传　　真：020 – 84036565
网　　址：http://www.zsup.com.cn　E-mail：zdcbs@mail.sysu.edu.cn
印 刷 者：广州市友盛彩印有限公司
规　　格：787mm×1092mm　1/16　36.75 印张　890 千字
版次印次：2023 年 5 月第 1 版　2024 年 3 月第 2 次印刷
定　　价：128.00 元

# 编委会名单

顾　　问：郑　捷
主　　审：张锡宝
主　　编：叶兴东　朱慧兰　王建琴
执行主编：黄茂芳
副 主 编：张三泉　刘玉梅　李振洁　龚业青　钟金宝
编　　委：（排名不分先后）

| | | | | |
|---|---|---|---|---|
| 张锡宝 | 叶兴东 | 王建琴 | 朱慧兰 | 张三泉 |
| 陈　荃 | 戴向农 | 邓蕙妍 | 邓景航 | 高爱莉 |
| 龚业青 | 毕　超 | 李振洁 | 何伟强 | 贺海英 |
| 黄茂芳 | 李润祥 | 李仰琪 | 林春生 | 梁碧华 |
| 李　薇 | 林日华 | 刘玉梅 | 罗　权 | 林　玲 |
| 罗育武 | 马少吟 | 孟　珍 | 彭丽倩 | 邵　蕾 |
| 唐亚平 | 田　歆 | 王　菲 | 王焕丽 | 肖常青 |
| 熊斯颖 | 徐　霞 | 薛茹君 | 杨日东 | 杨　艳 |
| 叶倩如 | 张　静 | 张淑娟 | 赵晓岚 | 钟道清 |
| 钟金宝 | 周　欣 | 曾佳聪 | 钟雪莲 | |

# Order

## 序

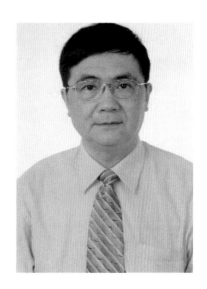

　　我饶有兴味地阅读了广州医科大学皮肤病研究所叶兴东教授领衔，联合朱慧兰教授、王建琴教授共同主编，张锡宝教授主审的《常见皮肤病诊疗规范》一书，感觉很有特色，很值得向同行推荐一阅并收藏。

　　读者若持有该书，通篇阅读能使自己的临床知识得以丰富、临床能力得以提升。因为该书在每一章、每一节、每一病的"概述"描述中言简意赅，从病原（因）学、机制、临床特征及诊断要点、分级治疗进行了既全面又准确的描述，容易记忆，遇见病人时书中记述会跃入脑海。也可将此书备于诊间，遇见不识的症状时即刻翻阅。该书涉及疾病190种，基本囊括了皮肤科临床的常见疾病，闲暇时阅读片刻，无论是有针对性的阅读，还是随意翻阅，都会让你有所收获。

　　该书不同于目前市面上流通的各种教科书、学术专著等，其特点在于撰写者均是在临床第一线长期从事临床、教学与科研的医师。无论是内容编排还是文字叙述，均根据疾病诊疗过程与诊疗特点进行，特别是包含了许多具体操作的方法与技能，非常适合在临床第一线工作的皮肤科医师，甚至对皮肤病感兴趣的全科医师学习。该书还具有两个其他专业书籍所不具备的特点：一是将"临床路径"插入其中；二是对目前方兴未艾的生物制剂及小分子药物也进行了较为清晰的介绍。

　　我很愿意向皮肤科临床医师、研究生和对皮肤科感兴趣的全科医师推荐本书，它能成为你案头的必备之书；我认为在你的皮肤病临床生涯中，它能陪伴你至少 10 年。


上海交通大学医学院附属瑞金医院终身教授

中华医学会皮肤性病学分会第十四届委员会主任委员

2022 年 6 月于上海

# 前　言

*Preface*

　　弹指一挥间，我从事皮肤科临床工作快 30 年了，虽然诊治过的患者有数十万之多，但面对 3000 多个皮肤病病种，仍有不少还没诊治过。调查表明，皮肤科门诊初诊者中，前 10 名病种的患者占全部患者总量的 80%，其中，皮炎湿疹类皮肤病接近 30%。虽然皮肤病存在同病异治、异病同治现象，但熟练掌握常见皮肤病规范诊疗对提高皮肤病临床服务水平有重要意义。因此，我萌发了编写一本有关皮肤病诊疗规范方面的书的想法，与同行们分享。

　　《常见皮肤病诊疗规范》的编写出版，耗时 5 年，历经 7 次审改和完善，现今终于和同行见面。本书围绕常见病，聚焦规范诊治，抓住皮肤病形态学特点，突出诊断与鉴别诊断的思维线索，介绍了常见皮肤病的临床特点、实验室和影像学检测要素。在分级治疗方案中，除了介绍局部应用传统的激素、抗生素、维生素"三素"外，对系统性使用维 A 酸、免疫抑剂，尤其是近年来方兴未艾的生物制剂、小分子药物进行了重点介绍。同时，单列章节对光电治疗、中波紫外线、308 准分子激光等物理治疗进行了全面介绍，力求给读者带去较为全面的皮肤性病诊疗方案。全书共 23 章，著者珍藏的 280 余幅临床照片也附于病种介绍中，方便读者参考。对皮肤性病常用检验和治疗项目单独介绍，更加体现诊疗的系统性、全面性和科学性。本书适合医学生、皮肤科医生以及对皮肤科临床有兴趣的基层全科医生使用。

　　在本书出版之际，我首先对中华医学会皮肤性病分会前主任委员、上海交通大学医学院附属瑞金医院终身教授、博士研究生导师郑捷表示由衷感谢并致以深深的敬意！是他在百忙之中为本书慷慨作序。其次，对广州医科大学皮肤病研究所的同事以及出版社的编审人员所付出的辛勤劳动表示诚挚的谢意。最后，由衷地感谢广州市皮肤病防治所的各位领导对这项工作的大力支持，使我们有机会一起为促进皮肤性病学科发展贡献绵薄之力。

虽然编者尽心尽力，力求本书更趋全面，但编写过程中难免存在不足或遗漏，敬请同行批评指正，以便再版时不断完善。

2022 年 6 月于广州

# 主 审 简 介

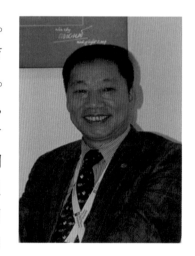

　　张锡宝　教授、主任医师、博士研究生导师。广州医科大学皮肤病研究所所长，广州市皮肤病防治所首席专家，广州医科大学皮肤性病学系主任。国务院政府特殊津贴专家，全国优秀科技工作者，广州市优秀专家，广州市医药卫生高层次人才。广州市医师协会会长，广东省医师协会副会长，中国麻风防治协会副会长，国际皮肤病协会会员（IAD）、欧洲皮肤病协会会员（JEADV）、亚洲银屑病学会（ASP）理事、国际银屑病监测项目（GPA）中国委员会副主席。

　　先后主持20多项国家级、省部级科研基金课题，国内外发表论文300多篇，SCI收录80多篇，获省部级以上科学技术二等奖及三等奖12项，主编及参编著作15部。任《中华皮肤科杂志》等多种专业杂志编委，《皮肤性病诊疗学杂志》副主编。先后获广州市医学会先进工作者、广东省医学会优秀工作者、全国医药卫生系统先进个人、广州市劳动模范、广东省劳动模范、2009年马海德奖、2010年首届广州医师奖、2018年首届广东医师奖、2022广州最美科技工作者等荣誉称号。

# 主 编 简 介

叶兴东　广州市皮肤病防治所副所长。广州医科大学教授、主任医师、博士研究生导师。美国波士顿大学访问学者。任广东省中西医结合学会慢性皮肤病防治专委会第一、第二届主任委员，广州市医学会皮肤病学分会候任主委，中国性病艾滋病防治协会性病防治专委会委员、中国老年保健医学研究会皮肤科分会副主任委员，皮肤病药物研究专委会湿疹学组副组长等多个学术兼职。

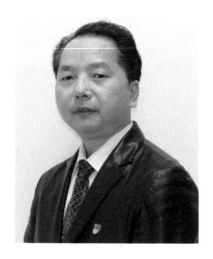

获广州市医学会广州医师奖、广州市委市人民政府授予"广州市先进工作者"等荣誉称号，并主创广州市总工会叶兴东劳模创新工作室。获得科研成果6项，第一完成人获成果奖4项，计算机软件著作权1项；转化自主知识产权成果，创立国内首个梅毒感染风险测评转介综合服务平台"羊城医访"，申报专利5项，授权2项。发表论文160多篇，出版著作4部。主要从事玫瑰痤疮等面部皮炎、天疱疮、梅毒等性病、麻风病综合防治研究。

# 主 编 简 介

朱慧兰　教授、主任医师、博士研究生导师。广州市皮肤病防治所党委书记、广州医科大学皮肤病研究所副所长。广东省医学领军人才，广州市皮肤病防治所国家级皮肤医疗美容示范基地、光动力治疗康复技术专项培训基地等负责人。中华医学会激光医学分会第九届委员会常务委员、中华医学会皮肤性病学分会第十三届委员会美容学组成员、广东省医学会激光医学分会第七届委员会主任委员、广东省医师协会皮肤科医师分会第四届委员会副主 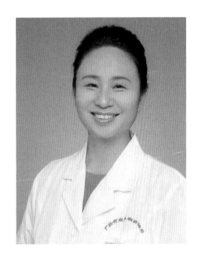 任委员、广东省整形美容协会副会长及皮肤美容分会第二届委员会副主任委员、广东省医学会皮肤性病学分会第十三届委员会常委及学组组长。近年主要从事光相关性皮肤病的光生物学诊断和治疗、荨麻疹的病因发病机制及治疗等研究。

# 主 编 简 介

王建琴　二级教授，主任医师，广州医科大学硕士研究生导师。广州市皮肤病防治所所长，广州市皮肤病防治所特应性皮炎专病门诊负责人。主要研究方向为特应性皮炎、痤疮、尖锐湿疣等皮肤性病。中华医学会皮肤性病学分会免疫学组委员，中国医师协会皮肤科医师分会委员，中国康复医学会皮肤病康复专业委员会首届常委，中国麻风防治协会常务理事，中国特应性皮炎科普联盟指导委员会副主任委员，广东省医学会皮肤性病学分会副主任委员，广东省麻风皮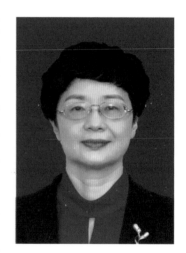肤病防治协会副会长，广州市医学会皮肤病学分会主任委员。

先后获得全国卫生系统先进工作者、全国巾帼建功标兵、广东省及广州市"三八"红旗手、广东省"抗非"二等功、广州市"抗非"标兵、广东医院优秀院长等荣誉称号。

# 执行主编简介

黄茂芳　医学博士，主任医师。广州市皮肤病防治所医务科科长，一直从事皮肤性病临床与科研工作。在皮肤病治疗，如损容性皮肤病的激光治疗、顽固性皮肤病的紫外光治疗、皮肤肿瘤切除与修复方面有着丰富的经验。中国医师协会皮肤性病分会青年委员，中国抗衰老促进会医学美容专业常务委员兼皮肤修复与化妆品学组秘书，广东省医学美容学会皮肤专业委员会常委，广东省麻风皮肤病防治协会皮 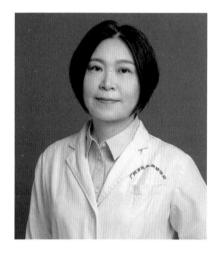 肤外科与康复美容专业委员会常务委员。获 2019 年度"广州最美医师"提名。

主持省医学科研项目 1 项、市卫健委科研课题 3 项；在国家级、省部级专业核心杂志以第一作者发表论著 10 多篇，作为副主编参与《实用皮肤性病的诊断与治疗》的编写工作，作为副主译翻译《光皮肤病学》，参译专业书籍 2 本，参编专业书籍 2 本。获广东省、广州市科学技术三等奖各 1 项。

# Contents

# 目　录

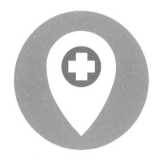

第一章 │ 病毒性皮肤病

第一节 单纯疱疹

## 一、概念

单纯疱疹（herpes simplex）是由人类单纯疱疹病毒（herpes simplex virus，HSV）感染所引起的炎症水疱性疾病，好发于口唇、嘴角等皮肤黏膜交界处，也可发生于皮肤。皮疹为局限性簇集性小水疱。HSV 感染后，可长期潜伏于三叉神经节，在手术、月经期、紫外线照射、过度劳累等机体抵抗力下降时病毒容易被激活导致临床复发，是其临床特征。HSV 分为 HSV-1、HSV-2 两型，前者主要引起皮肤黏膜单纯疱疹；后者主要感染生殖器部位，导致生殖器疱疹，可通过性接触传播。

## 二、临床表现

原发感染潜伏期为 2～12 天，平均为 6 天，部分复发患者可无原发感染症状。临床对于首发症状无法判断是原发还是复发感染，故，宜分为原发性和复发性，前者相对皮损范围广泛，自觉症状明显，病程稍长。

### （一）原发性皮肤黏膜 HSV 感染

（1）口唇疱疹（oralabial herpes）。该病最常见。又称感冒疮，95% 为 HSV-1 引起。表现为口角、口唇皮肤黏膜交界处灼热、瘙痒及潮红、丘疹或丘疱疹，结痂后无瘢痕愈合，病程 7～10 天。

（2）颜面疱疹（herpes facialis）。发生于面颊部（图 1－1），表现同口唇疱疹，病情重者容易误诊蜂窝织炎、大疱性脓疱疮等。复发者病情可以较轻。

（3）疱疹性龈口炎（gerpetics gongivostomatitis）。为原发性单纯疱疹最常见类型。好发于 1～5 岁儿童，初期为颊黏膜、舌、硬腭、咽部水疱，溃疡，继而齿龈潮红、肿胀或出血。有颌下淋巴结肿大，部分患儿有高热等全身症状，病程 2 周。

（4）新生儿单纯疱疹（neonatal herpes）。为 HSV 系统感染，患儿母亲原发性生殖器疱疹在分娩期间发作，新生儿由产道 HSV 感染所致。产妇复发性生殖器疱疹导致新生儿疱疹的风险较低。

（5）接种性单纯疱疹（inoculation herpes simples）。为 HSV 接种于擦伤或正常皮肤内所致。接种于指尖者，又称疱疹性瘭疽，多见于牙科医生、护士。初期为硬性丘疹，继而形成大疱或不规则的散在性水疱。该病多见于摔跤运动员。

（6）生殖器疱疹（genital herpes，GH）。通过性接触传播，原发性 GH 表现 5～7 天潜伏期后外阴出现大面积、多发性疼痛性水疱、溃疡（图 1－2），往往伴有剧烈疼痛，尤其女性患者小便时会有刺激性疼痛。复发性 GH（图 1－3）则表现轻微，病程短。

除了上述临床类型外，还有疱疹性角膜结膜炎、疱疹性肝炎、特发性面神经麻痹［又称贝尔（Bell）麻痹］、复发性淋巴细胞性脑膜炎、播散性单纯疱疹、骶骨神经根病变、无菌性脑膜炎等。

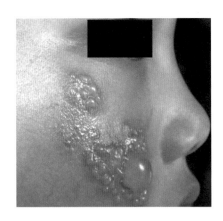

图 1-1 面部单纯疱疹

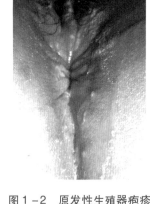

图 1-2 原发性生殖器疱疹

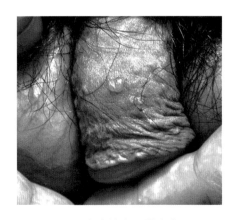

图 1-3 复发性生殖器疱疹 (1)

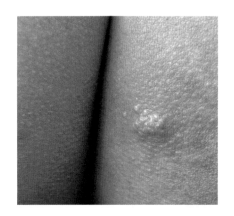

图 1-4 复发性生殖器疱疹 (2)

## （二）复发性皮肤黏膜 HSV 感染

复发性皮肤黏膜 HSV 感染指部分患者原发感染消退后，在诱发因素刺激下，于同一部位反复发作，多见于成人。好发于口周、鼻周、外阴（图 1-3），也可见于口腔黏膜等部位。发作早期局部常自觉灼热，随后出现红斑、簇集状小丘疹和水疱，可相互融合，数天后水疱破溃形成糜烂、结痂继而愈合。病程 3～5 周。复发性 HSV 感染主要包括颜面疱疹、口唇疱疹、生殖器疱疹等。复发性生殖器疱疹多表现为外阴、阴茎簇状水疱，或单个独立、或融合在一起（图 1-3），可以发生于生殖器以外，如臀部，大腿上部等，女性多见（图 1-4）。

# 三、建议检查的项目

## （一）常规检查

血、尿、便三大常规（以下简称三大常规）。

## （二）专科检查

必要时，可以采集水疱液或于结痂基底刮取组织细胞进行 HSV 病源检测。

（1）抗原检测。酶联免疫吸附试验或免疫荧光试验检测 HSV 抗原阳性。

（2）核酸检测。PCR 等检测 HSV 核酸阳性。

（3）抗体检测。HSV 型特异性血清抗体检测阳性。常用于临床表现典型者，IgM 阳性提示 1～2 周内近期感染。

### （三）特殊检查

有条件者，可以进行皮肤 CT 无创检查。皮肤 CT 无创检查：可见表皮内单房型水疱形成，疱内为低折光的溶液；疱内有较大、相对较高折光的圆盘状细胞，细胞边缘折光稍高而中间折光略低；有时可见分叶核粒细胞聚集。

## 四、诊断与鉴别诊断

根据皮肤黏膜部位典型临床表现，单纯疱疹诊断不难。常见的单纯疱疹多为复发性，依其临床皮损特点和发作部位即可诊断。本病有时需要与面部带状疱疹、脓疱疮、接触性皮炎及固定性药疹相鉴别。

带状疱疹常有多部位同时出现簇状水疱；脓疱疮伴有容易破损的水疱、脓疱和糜烂、特征性结痂；接触性皮炎常有明确的接触史；固定性药疹表现为紫红色糜烂性红斑，愈合后色沉，且有固定部位反复发作病史。

## 五、治疗

### （一）治疗原则

早期诊断、早期治疗。

皮肤黏膜局限性 HSV 感染可仅采用局部用药治疗。对症状严重、皮损泛发，或播散性感染、重要脏器受累的患者则应给予全身性抗病毒治疗及相应的对症支持疗法。

### （二）局部治疗

患者病情轻、皮损局限的早期，可以局部使用 5% 阿昔洛韦乳膏、喷昔洛韦乳膏、酞丁安软膏等，每日 2～3 次，3～5 天愈合。症状重、多房性水疱者，可以局部抽吸水疱液后外用上述药膏，继发感染时可用 0.5% 新霉素霜、莫匹罗星软膏；有口腔疱疹者应保持口腔清洁，并用 1∶1000 新洁尔灭溶液含漱。必要时系统口服核苷类抗病毒药物。

### （三）系统用药

**1. 核苷类抗病毒药物：首选核苷酸类抗病毒药物**

原发性病毒感染（含原发性非首发单纯疱疹病毒感染）：①阿昔洛韦：口服阿昔洛韦 200 mg，每日 5 次，共 7～10 天；或阿昔洛韦缓释片 400 mg，每日 3 次，共 7～10 天；②伐昔洛韦：为阿昔洛韦的前体物质，成人口服 250～500 mg，每日 2 次，共 7～10 天；③泛昔洛韦：为喷昔洛韦的前体物质，成人口服 125～250 mg，每日 2～3 次，共 7～10 天。

复发性单纯疱疹病毒感染：复发性生殖器疱疹的间歇疗法用于病情复发时，可减轻病情的严重程度，缩短复发时间，减少病毒排出。间歇疗法最好在患者出现前驱症状时或症状出现 24 小时内使用。推荐方案：①阿昔洛韦：口服阿昔洛韦 200 mg，每日 5 次，共 5 天；或阿昔洛韦 400 mg，每日 3 次，共 5 天；②伐昔洛韦：口服伐昔洛韦 500 mg，每日 2

次，共 5 天；③泛昔洛韦：口服 250 mg，每日 2～3 次，共 5 天。

频繁复发性病毒感染（每年复发超过 6 次）：可采用长期抑制疗法。推荐方案：①阿昔洛韦：口服阿昔洛韦 400 mg，每日 3 次；②伐昔洛韦：口服伐昔洛韦 500 mg，每日 1 次；③泛昔洛韦：口服泛昔洛韦 250 mg，每日 2 次。需长期持续给药，疗程一般为 6～12 个月。

原发感染症状严重或皮损泛发者：阿昔洛韦 5～10 mg/kg，每 8 小时静注一次，疗程一般为 5～7 天。

**2．膦甲酸钠**

作为二线治疗，膦甲酸钠主要用于免疫缺陷者（如艾滋病患者）发生的巨细胞病毒性视网膜炎的治疗，也可用于对阿昔洛韦耐药的免疫缺陷者（如 HIV 感染患者）的皮肤黏膜单纯疱疹病毒感染或带状疱疹病毒感染。

严重的单纯疱疹治疗：按体重一次 40 mg/kg，每 8 小时一次，经输液泵滴注 1 小时，共 14～21 天。肌酐清除率低于 96 mL/min 者，剂量应调整。

**3．其他**

吲哚美辛：25 mg，每日 3 次，连续口服 7 天后停 3 天，间断性口服，可通过抑制前列环素水平、改善细胞免疫功能减少生殖器疱疹复发。

（四）物理治疗

氦氖激光、红外线等局部照射促进皮疹消退。

（五）中医治疗

**1．辨证论治**

（1）肺胃热盛证。新发疱疹集簇成群，基底潮红，刺痒灼热，伴发热、口渴、便干。舌质红，苔薄黄，脉滑数。治法：疏风清热。方药：银翘散加减。身热口干者，加生石膏、知母；心烦加栀子；大便干燥加虎杖；疱疹混浊、有脓痂，加野菊花、蒲公英。

（2）阴虚内热证。疱疹反复发作，红色斑片上集簇丘疱疹，伴潮热盗汗，五心烦热，口燥咽干。舌红、少苔，脉细数。治法：养阴清热，疏风解毒。方药：养阴清肺汤加金银花、连翘、薏苡仁。

（3）脾肺气虚证。疱疹反复发作，水疱黄白，红晕色淡，伴倦怠无力，易感冒，纳呆，腹胀便溏。舌淡红、苔薄白，脉沉缓。治法：补气健脾，除湿解毒。方药：参苓白术散加菊花、薄荷、金银花。

**2．中成药治疗**

（1）肺胃热盛。银翘解毒丸、双黄连口服液。

（2）阴虚内热。养阴清肺丸。

（3）脾肺气虚。参苓白术丸。

**3．中医外治**

参见本章第二节"中医外治"相关内容。

**参考文献**

[1] 张学军. 皮肤性病学 [M]. 8 版. 北京：人民卫生出版社，2013：63-65.

[2] 中国疾病预防控制中心性病艾滋病预防控制中心，中华医学会皮肤性病分会性病学组，中国医师协会皮肤科分会性病亚专业委员会．梅毒、淋病、生殖器疱疹、生殖道沙眼衣原体感染诊疗指南（2020）[J]．中华皮肤科杂志，2020，53（3）：168－174.

（撰写：肖常青　审校：叶兴东、高爱莉、王焕丽、钟金宝、李振洁）

 **第二节　带状疱疹**

## 一、概念

带状疱疹（herpes zoster）是由潜伏在体内的水痘－带状疱疹病毒（varicella-zoster birus，VZV）在机体免疫功能（主要是细胞免疫）低下时再激活所致的病毒性疾病。表现以沿单侧周围神经分布的簇集性小水疱为特征，常伴显著的神经痛。好发于三叉神经（眼支、上颌支、下颌支）、面神经、肋间神经（第10至第12肋）、颈神经（第2至第4颈椎）、腰骶神经（骶尾部）。中医称带状疱疹为"蛇""缠腰火丹""蜘蛛疮"。常见诱因包括肿瘤、大剂量使用糖皮质激素或免疫抑制剂、艾滋病病毒（HIV）感染、外伤、过度劳累等。

## 二、临床表现

（一）典型表现

本病好发于成人，以中老年人为主。患处常先出现潮红斑，很快出现粟粒至黄豆大小丘疹。簇状分布而不融合，继之迅速变为水疱，疱壁紧张发亮，疱液澄清，外周绕以红晕，各簇水疱群间皮肤正常。皮损沿某一周围神经呈带状排列，多发生在身体的一侧，一般不超过正中线（图1－5、图1－6），但也有一些皮损超过皮节的上、下界限。神经痛为本病特征之一。皮损表现多样，表现为顿挫型、不全型、大疱型、出血型、坏疽型和泛发型。

（二）特殊表现

（1）眼带状疱疹。多见于老年人，要警惕可累及角膜形成溃疡性角膜炎，是病毒侵犯三叉神经眼支所致。

（2）耳带状疱疹。要注意可能出现面瘫、耳痛及外耳道疱疹三联征（Ramsay－Hunt综合征），是病毒侵犯面神经和听神经所致。

（3）播散性带状疱疹。受累皮节外出现皮损，主要见于免疫力低下的患者。

（4）带状疱疹合并HIV感染。要注意患者病情多数较重，可表现为深脓疱疮样皮疹，且易复发。

（5）带状疱疹相关性疼痛。在发疹前、发疹时、皮疹消退后均可出现。相当部分患者因疹前疼痛被误认为外伤、风湿、放射痛等而贻误早期治疗时机。

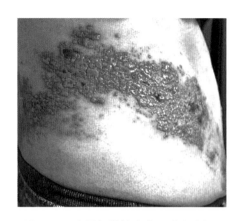

图 1-5　右腰部带状疱疹（叶兴东摄）

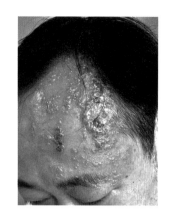

图 1-6　带状疱疹
（三叉神经眼支）（叶兴东摄）

## 三、建议检查的项目

针对病毒本身一般不需要检查，但协助患者寻找病因时，建议进行适当系统检查。

### （一）常规检查

三大常规、血糖、血脂、肝肾功能。

### （二）专科检查

对于皮损不典型，或还没有皮损的患者，需要进行心电图、脑电图检查，排除心脑血管疾病；必要时可以行细胞免疫功能检查。

早期疱疹不明显的皮损可行皮肤 CT 检查：表皮内单房型水疱形成，疱内为低折光的溶液；疱内有较大、相对较高折光的圆盘状细胞，细胞边缘折光稍高而中间折光略低；有时可见分叶核粒细胞聚集。CT 检查可有助于早期诊断。

### （三）特殊检查

对于反复发作者及严重的老年患者，应进行 CT 检查，排除内脏肿瘤。

## 四、诊断与鉴别诊断

本病根据典型临床表现即可做出诊断。前驱期或无疹型应与肋间神经痛、胸膜炎、阑尾炎、坐骨神经痛、尿路结石、偏头痛、胆囊炎等进行鉴别，发疹后有时需要与单纯疱疹、脓疱疮等进行鉴别。

## 五、治疗

### （一）治疗原则

本病具有自限性，治疗原则为早诊早治，抗病毒、止痛、消炎、防治并发症。50 岁以上患者，尽早使用口服或注射抗病毒药物有利于减轻神经痛，缩短病程。通常在发疹后48 ～ 72 小时内开始抗病毒治疗。

### （二）局部治疗

仅用于病情轻、累及面积小、水疱少的患者；对于皮损多、累及面积大、症状严重者，尽早系统给药治疗。

### 1. 外用药选择

此种选择以干燥患处、消炎为主。疱液未破时可外用炉甘石洗剂、阿昔洛韦乳膏或喷昔洛韦乳膏；疱疹破溃后可酌情用 3% 硼酸溶液或 1:5000 呋喃西林溶液湿敷，或外用氧化锌油剂，或 0.5% 新霉素软膏或 2% 莫匹罗星软膏。

### 2. 眼部处理

如合并眼部损害需请眼科医生协同处理，可外用 3% 阿昔洛韦眼膏、碘苷（疱疹净）滴眼液，局部禁用糖皮质激素外用制剂。

## （三）系统药物治疗

### 1. 抗病毒药物

首选核苷类抗病毒药物。阿昔洛韦每次 800 mg，每日 5 次，口服；或伐昔洛韦，每次 1000 mg，每日 3 次，口服；或泛昔洛韦每次 500 mg，每日 3 次，口服；疗程均为 7 天，严重患者适当延长。有条件的成年带状疱疹患者，早期治疗也可以选用溴夫定。溴夫定为嘧啶核苷衍生物，通过对病毒 DNA 合成的选择性抑制来达到抑制 HSV-1 和 VZV 复制的作用。一般为皮肤出现水疱的 48 小时内使用，用法为成人每次 125 mg，每日 1 次，连续 7 天。

### 2. 糖皮质激素

此应用有争议，多认为及早合理应用可抑制炎症过程，缩短急性期疱疹相关性疼痛的病程，但对带状疱疹后神经痛（PHN）无肯定的预防作用。主要应用于病程 7 天以内、无禁忌证的老年患者，可口服小剂量泼尼松 20～30 mg/d，疗程 5～7 天。

### 3. 对症治疗

镇静止痛：急性期疼痛可以选择三环类抗抑郁药（如阿米替林），开始每晚口服 25 mg，依据止痛效果逐渐增加，最高剂量每晚单次口服 100 mg，60 岁以上老年人剂量酌减。亚急性或慢性疼痛可以选择单用加巴喷丁，开始每次 100 mg，每日 3 次，可以逐渐增加到每次 600～900 mg，每日 3 次；或普瑞巴林，每次 75～150 mg，每日 2 次（该药的镇痛效果呈剂量依赖性，但也要注意患者容易出现头晕，同时大剂量 600 mg/d 的用药偶见肝脏酶学水平轻度和一过性升高）。也可酌情选用非甾体抗炎药（如吲哚美辛片、双氯酚酸钠）。

## （四）物理治疗

物理治疗可以消炎、改善局部微循环，缓解疼痛。常用方法如窄谱中波紫外线、频谱治疗仪、红外线、氦氖激光、氙灯等局部照射，可促进水疱干涸和结痂，缓解疼痛。

## （五）中医治疗

### 1. 辨证论治

（1）肝经郁热证。皮损鲜红，疱壁紧张，灼热刺痛，伴口苦咽干，急躁易怒，大便干或小便黄。舌红苔薄黄或黄腻，脉弦滑数。治法：清泻肝火、利湿热毒。方药：龙胆泻肝汤加减。病在头面部者，去龙胆草、栀子，加升麻、鱼腥草以清阳明肺胃之热。大便秘结不通者加大黄（后下）以泻火通便。

（2）脾虚湿蕴证。皮损颜色较淡，疱壁松弛，破溃糜烂，疼痛不适，但较轻，伴口不渴，食少腹胀，大便时溏；女性常见白带多。舌体胖淡，苔薄白或白腻，脉沉缓或滑。治法：健脾利湿、止痛解毒。方药：除湿胃苓汤或参苓白术散加减。发于下肢者，可加牛膝、黄檗；水疱大而多者，加土茯苓、萆薢、车前草利湿。

（3）气滞血瘀证。皮疹消退后期，红斑色暗，水疱干涸结痂，局部疼痛不止或隐痛，伴心烦、夜寐不宁，或咳嗽动则加重。舌暗有瘀点、苔薄白，脉弦细。治法：活血化瘀、行气止痛、消解余毒。方药：柴胡疏肝散合桃红四物汤加减。老年疼痛剧烈者，用补阳还五汤。老年体弱脾虚者加山药、白术、党参等以健脾益气。夜痛影响睡眠者加酸枣仁、茯苓、合欢皮以定神止痛。

### 2. 中成药治疗

（1）肝经郁热证。用龙胆泻肝丸、清开灵口服液（颗粒）、板蓝根颗粒、新癀片、丹参注射液等。

（2）脾虚湿蕴证。参苓白术丸、黄芪注射液等。

（3）气滞血瘀证。延胡索止痛片、新癀片、丹参注射液等。

（4）症状轻微者。龙胆泻肝丸加板蓝根冲剂。

（5）后遗神经痛。加味金铃子片、活血消炎丸等。

（6）疼痛严重者。丹参注射液、脉络宁注射液 20 mL 加入 5% 葡萄糖或 0.9% 生理盐水 250 mL 中静脉滴注，每日 1 次，7 ～ 14 天为 1 个疗程。

### 3. 中医外治

（1）水疱、红斑期。大青叶、蒲公英、鱼腥草、地榆、甘草、马齿苋各 30 g，水煎外洗，每日 1 ～ 2 次。

（2）水疱无破溃。可用三黄洗剂外擦；水疱破溃、渗液不多者可用紫草油、青黛油外擦。

（3）水疱破溃、糜烂渗液较多。地榆、五倍子、大黄、鱼腥草、紫草、甘草各 30 g，水煎后湿敷。

### 4. 针灸疗法

（1）针灸。取内关、曲池、阴陵泉、三阴交穴。针刺入后，采取提插捻转，留针 20 分钟，每日 1 次。并可根据发病部位加刺选穴。

（2）耳针。取肝区、神门穴，直至疼痛消失为止。

**参考文献**

［1］张学军. 皮肤性病学［M］. 8 版. 北京：人民卫生出版社，2013：63 - 65.

［2］中华医学杂志，中国医师协会疼痛科医师分会，国家远程医疗与互联网医学中心皮肤科专委会. 带状疱疹相关性疼痛全程管理专家共识［J］. 中华皮肤科杂志，2021，54（10）：841 - 846.

（撰写：肖长青　审校：叶兴东、高爱莉、王焕丽、钟金宝、李振洁）

## 第三节 水痘

### 一、概念

水痘（varicella，chickenpox）是由水痘－带状疱疹病毒（VZV）引起的急性、传染性病毒性皮肤病，是 VZV 导致的原发感染。典型表现为发热消退后，头面部开始出疹，逐渐累及躯干四肢，皮损呈多形性，典型的皮损是脐窝状丘疱疹。

### 二、临床表现

在温带地区，90% 的病例发生于 10 岁以下的儿童，在未接种疫苗的儿童中发病率高峰为 1～4 岁。有证据表明超过 90% 的成人既往感染过水痘或对其有免疫性。然而在热带国家，水痘倾向于发生在十几岁的青少年，仅 60% 的成人呈血清学"免疫性"。

VZV 的潜伏期为 10～21 天，一般为 14～15 天。其通过呼吸道传播，较少通过直接接触皮损而传播。

水痘起病急，儿童前驱期可无症状或症状轻微，如出现低热、咽痛。前驱症状持续 1～2 天后出现皮疹，首先发生在躯干，逐渐延及面部和四肢，呈向心性分布，以头面、躯干为多，手掌及足底少见。皮疹初起为红色斑疹，24～48 小时内迅速发展成水肿性丘疹，数小时后即变成泪滴状水疱，中央有脐凹，周围有红晕（图 1-7）。之后疱液变混浊形成脓疱，2～4 天后干燥结痂。痂脱落后留下圆形凹陷，如无感染，一般不会留下瘢痕。在发病 2～5 天内可出现成批新皮疹，因此在发疹阶段的任一时间段均可见斑疹、丘疹、水疱及结痂（图 1-8）。水痘有自限性，10 天左右可自愈。

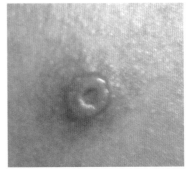

图 1-7 水痘水疱的脐窝征

免疫功能低下或使用免疫抑制剂者可出现严重类型的水痘，如大疱型水痘、出血性水痘。

水痘的并发症少见，主要表现为皮肤、黏膜的继发感染。最常见的并发症为继发细菌感染，出现丹毒、蜂窝织炎、败血症等，水痘肺炎、水痘脑炎、瑞氏综合征（Reye syndrome）、水痘心肌炎、水痘肾炎、肾上腺皮质出血等少见。

### 三、建议检查的项目

（1）常规检查。血常规可见白细胞正常或升高，Tzanck 涂片提示特征性的多核巨细胞。

（2）专科检查。对水疱液行 VZV 病毒 DNA 检测阳性，酶联免疫吸附测定（enzyme-

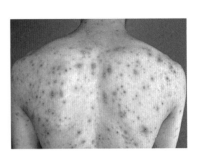

图 1-8 躯干部位水痘的多形性皮损

linked immunosorbent assay，ELISA）检测治疗后血清抗体滴度呈 4 倍上升表明近期感染。

（3）特殊检查。结合病情需要决定。

## 四、诊断与鉴别诊断

发病前有明显诱因，或水痘或带状疱疹患者接触史，伴发热，皮肤成批出现红色斑疹、丘疹、水疱、结痂等多形性皮损并存，呈向心性分布，诊断水痘。不典型的病例可予 Tzanck 涂片、PCR 检测 VZV DNA。

本病需要与手足口病、丘疹性荨麻疹、脓疱疮等鉴别。手足口病轻型无发热，丘疹、水疱局限于四肢肢端及口腔。丘疹性荨麻疹为虫咬所致的过敏反应，有虫咬史，表现为坚实的水肿性红色丘疹，中心有丘疱疹或水疱，无结痂，剧痒，易复发。脓疱病为儿童常见的细菌感染性皮肤病，好发于面部及四肢暴露部位。初起为水疱、继而成脓疱，结痂，有黄色分泌物。其他需要鉴别的疾病：急性痘疮样苔藓样糠疹、立克次体病、疱疹样皮炎及单纯疱疹等。

## 五、治疗

### （一）治疗原则

治疗原则为对症治疗、抗病毒、预防并发症和加强护理，同时，早诊断、早隔离、早治疗。

### （二）治疗

**1. 对症治疗和护理**

患者应予呼吸道隔离，予易消化的食物和充足水分，高热患儿给予退热剂，但应避免使用阿司匹林、对乙酰氨基酚或其他水杨酸盐类解热药（它们可增加瑞氏综合征的风险）。瘙痒者可给予抗组胺药，外用炉甘石洗剂。将患儿指甲剪短，避免搔抓。水疱破裂继发感染可外用抗生素软膏。

**2. 抗病毒治疗**

首选阿昔洛韦注射液，5～10 mg/kg，8 小时 1 次，最大剂量每次 800 mg，每日 4 次，连用 5 天；更昔洛韦 5～10 mg/（kg·d），分两次静脉滴注，疗程 3～5 天，重症患儿可长至 10～14 天。重症患儿同时可予丙种球蛋白静脉注射或使用干扰素 α（IFN-α）治疗。

**3. 并发症的治疗**

并发脓疱病、蜂窝织炎或淋巴结炎等细菌感染时，则全身选用敏感抗生素；水痘性肺炎，主要对症治疗和支持治疗，可全身使用抗生素，以控制其继发感染。水痘性脑膜炎如出现脑水肿时应予脱水治疗；瑞氏综合征主要针对急性肝衰竭的治疗。水痘性角膜炎可用 0.1% 阿昔洛韦滴眼液滴眼。

### （三）预防

（1）水痘传染性强，发病前 1～2 天至皮疹完全结痂为止均要注意防护，避免传染。

（2）对于患者需呼吸道隔离至皮疹干燥结痂为止，其污染物、用具可采用煮沸、日晒等方式消毒，水痘患者的接触者需采取预防措施，口服阿昔洛韦预防 3～5 天，或隔离观察2～3周。

（3）对于免疫功能低下者、正在使用免疫抑制剂治疗者或孕妇，如有接触史，可使用人血丙种球蛋白0.4 g/（kg·d）静滴3～5天；或带状疱疹免疫球蛋白0.1 mL/kg，肌内注射，减轻病情。

（4）水痘减毒活疫苗：目前已被推荐应用于儿童，接种疫苗是预防水痘最有效的措施。实施水痘2剂次免疫程序明显降低了水痘全人群发病率，对防控水痘疫情起到了很好的促进作用。

## 六、预后

病程有自限性，无并发症或处理好并发症的患者，预后一般良好。免疫功能低下或使用糖皮质激素的患儿预后差。若产妇分娩前5天至产后2周内发生水痘，因抗体通过胎盘量不足，新生儿可能发生水痘且病情严重，且在出生后5～10天内发生。

## 七、临床路径

临床诊疗路径如图1-9所示。

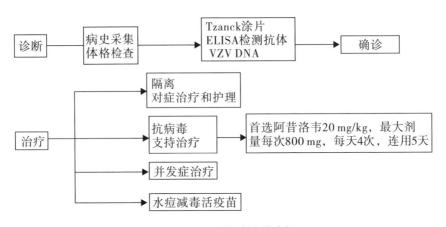

图1-9　水痘临床诊疗路径

**参考文献**

［1］JAMES W D. 安德鲁斯临床皮肤病学［M］.雷铁池，主译.12版.北京：科学出版社，2019，368－371.

［2］HIROSE M, GILIO A E, FERRONATO A E, et al. The impact of varicella vaccination on varicella-related hospitalization rates：global data review［J］.Rev Paul Pediatr, 2016, 34（3）：359－366.

［3］CHOI E H. Protection against Severe Varicella Disease［J］.J Korean Med Sci, 2019, 34（10）：e93.

［4］史建强，张锡宝. 儿童皮肤性病学［M］.北京：科学出版社，2017：70－72.

［5］叶兴东，彭学标，孙乐栋，等. 实用皮肤性病的诊断与治疗［M］.北京：科学技术文

献出版社，2019.

（撰写：彭丽倩 审校：叶兴东）

 **第四节 传染性软疣**

## 一、概念

传染性软疣（mollscum contagiosum，MC）是由传染性软疣病毒感染引起的一种传染性皮肤病。皮损表现为特征性有蜡样光泽的丘疹或结节，顶端脐窝状凹陷，成熟的皮损能挤出乳酪状软疣小体。

## 二、临床表现

本病多累及儿童、性活跃人群和免疫功能低下者。潜伏期1周至半年。皮损可发生于任何部位，成人经性接触传播者，可见于生殖器、臀部、下腹部、耻骨部及大腿内侧等。典型皮损为直径3～5 mm大小半球形丘疹（图1-10），呈灰色或珍珠色，表面有蜡样光泽，中央有脐凹，内含乳白色干酪样物质即软疣小体。

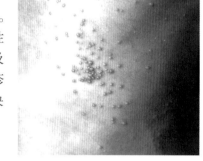

图1-10 传染性软疣

## 三、建议检查的项目

（一）常规检查

血常规；拟刮疣治疗者，可检查出凝血时间。

（二）专科检查

结合患者病史及病情需要，可以进行细胞免疫功能检查；对于有多性伴、皮损泛发的成年患者，需要排除HIV感染。

皮肤CT：可见表皮向下伸入真皮内形成一囊腔样结构，增生的囊腔样结构压迫周围皮肤形成囊壁；腔内可见较高折光的较大的圆形细胞；腔内偶可见分叶核粒细胞移入；囊腔样结构周围表皮显著增厚。

组织病理检查：对于皮损表现不典型、诊断困难者，可以进行组织病理检查。表皮角质形成细胞胞浆内可见特征性包涵体，即软疣小体。

（三）特殊检查

一般无需要。除非HIV感染AIDS患者，必要时行内脏及系统检查。

## 四、诊断及鉴别诊断

根据典型的皮损特点（顶端凹陷如脐窝、有蜡样光泽、能挤出乳酪样物质），一般不难诊断，必要时通过皮损组织病理学检查发现特征性软疣小体即可确诊。儿童主要与幼年性黄色肉芽肿、斯皮茨痣（Spitz nevus）等进行鉴别；成人单发、较大的皮损有时需要与基底细胞上皮瘤、角化棘皮瘤、化脓性肉芽肿等鉴别。依据典型的皮损特点、分布，以及组织病理检查以鉴别。

## 五、治疗

### （一）治疗原则

以局部治疗、祛除软疣小体为主。

### （二）局部治疗

首先是刮疣。其适用于疣体成熟、表面呈典型"脐窝"征者，以将皮损中的软疣小体完全挤出为目的，然后涂以 2% 碘酊，可有效去除皮损。刮除前可外敷 5% 利多卡因乳膏 1 小时，减少治疗时的疼痛。

其次是外用治疗。对于皮损细小、不成熟者，可以外搽 0.1% 苯扎溴铵消毒液（去疣水），外用 0.025% 维 A 酸乳膏或西多福韦软膏等均有效。合并细菌感染时可先用 2% 莫匹罗星软膏或夫西地酸乳膏，感染控制后再行上述治疗。

最后是物理治疗。冷冻适用于孤立、皮疹 1 cm 以下者；高频电凝、电离子治疗仪、微波治疗仪等也可结合患者情况选用。

### （三）系统治疗

一般情况下，本病无须系统治疗。除非成人 HIV 感染者合并泛发性传染性软疣，需要对症系统支持治疗。

### （四）中医治疗

#### 1. 辨证论治

皮损数目少者，以外治为主。皮损数目多，伴有瘙痒者可予内治。

（1）风热毒蕴证。皮疹新发，皮色较红，不断有新皮疹出现，以上半身为甚，口渴。舌红苔薄黄，脉数。治法：治宜清热疏风，解毒化痰。方药：马齿苋合剂加减。

（2）肝郁痰凝证。病程较长，皮色较淡，发病以下半身为多，伴烦躁、纳食不香。舌淡苔白，脉弦。治法：治宜疏肝解郁，化痰散结。方药：治疣汤加减。

#### 2. 中成药治疗

五妙水仙膏。具体用法参照本章第五节寻常疣的中成药治疗相关内容。

#### 3. 刺络疗法

皮肤消毒后，用三棱针挑刺疣体，以百部酒 60 mL 兑入雄黄解毒散 15 g，振荡后混匀外用。

**参考文献**

［1］张学军．皮肤性病学［M］．8 版．北京：人民卫生出版社，2013：69-70.

［2］叶兴东，彭学标，孙乐栋，等．实用皮肤性病的诊断与治疗［M］．北京：科学技术文献出版社，2019.

（撰写：肖常青　审校：叶兴东、高爱莉、王焕丽、钟金宝、李振洁）

第五节　病毒疣

## 一、概念

疣（warts）是由人类乳头瘤病毒引起的一种皮肤表面赘生物。多见于儿童及青年，潜伏期为 1～3 个月，能自身接种扩散。病毒存在于棘层细胞中，可促使细胞增生，形成疣状损害。根据临床表现和部位，分为寻常疣、扁平疣、跖疣、生殖器疣（尖锐湿疣）等。

## 二、临床表现

### （一）寻常疣

初起为针尖大丘疹，渐增至豌豆大或更大，为圆形或多角形，表面粗糙，呈刺状，质硬，并呈灰黄、污黄或污褐色，继续发育则呈乳头状增殖。摩擦或撞击时易出血。初发常为 1 个，长期不变或不断增多，邻近者互相融合，有时可自身接种。本病好发于暴露部位如手背（图 1-11）、指背（图 1-12）、甲周、面部（图 1-13、图 1-14）等。

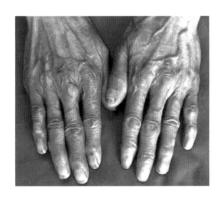

图 1-11　手背寻常疣

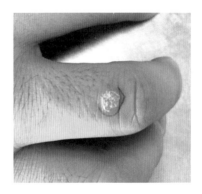

图 1-12　指背寻常疣

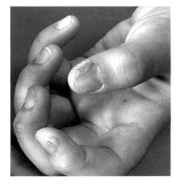

图 1-13　甲周疣

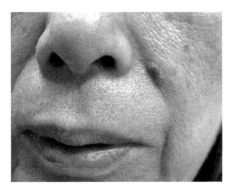

图 1-14　面部寻常疣

（二）跖疣

顾名思义，跖疣为发生于足底的寻常疣，外伤和摩擦为其诱因，足部多汗也与其有一定关系。初起为一细小发亮的丘疹，后逐渐增大，表面角化，粗糙不平，为灰褐、灰黄或污灰色，呈圆形，境界清楚，周围绕以稍高增厚的角质环。好发于足跖部（图1-15）、跖骨头或趾间受压处。自觉不同程度疼痛，病程慢性，可自然消退。

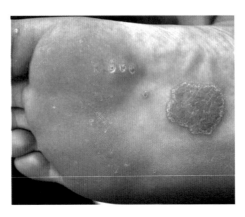

图1-15　跖疣

（三）扁平疣

主要侵犯青少年，大多骤然发生，为米粒大到绿豆大扁平隆起的丘疹，表面光滑，质硬，为浅褐色或正常皮色，呈圆形、椭圆形或多角形，数目较多，多数密集（图1-16、图1-17），偶可沿抓痕排列成条状（同形反应）（图1-18）。一般无自觉症状，偶有微痒。

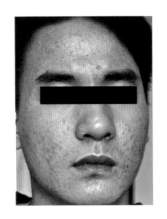 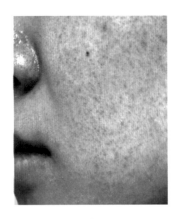 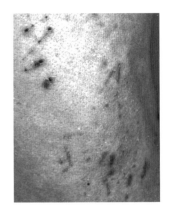

图1-16　面部扁平疣（1）　　　　图1-17　面部扁平疣（2）　　　　图1-18　扁平疣同形反应

（四）肛周生殖器疣

详见第二十一章相关内容章节。

## 三、建议检查的项目

### （一）常规检查

血常规、需要行组织病理切片手术者的可行凝血酶原时间检查、维 A 酸类药物口服治疗者的肝肾功能检查、血脂检查等。

### （二）专科检查

病情严重的患者需要进行细胞免疫功能检查、HIV 抗体检查、肿瘤排查等。

皮肤 CT 检查：可见典型的棘细胞上层及颗粒层细胞大致呈同心圆样排列，似玫瑰花团状样结构。

病理学检查：可见颗粒层和颗粒层下棘细胞的空泡样变性，变性细胞内常含有嗜碱性包涵体（为病毒颗粒）和嗜酸性包涵体（为角质蛋白），同时常常伴有棘层肥厚或乳头瘤样增生。

皮损不典型、病理难于诊断者，行组织中 HPV DNA 方可确诊。

### （三）其他事项

对于成年患者泛发性皮损，需要排除 HIV 感染、肿瘤筛查等。

## 四、诊断及鉴别诊断

根据各种疣的临床表现、好发部位、发病情况，结合病理检查，诊断不难。不同病毒疣相关鉴别诊断简述如下。

### （一）寻常疣与疣状皮肤结核

寻常疣与早期疣状皮肤结核需要鉴别。后者为不规则的疣状斑块，四周有红晕，典型疣状皮肤结核有"三廓症"（网状瘢痕、疣状边缘、外周红晕），表面受挤压可见脓性分泌物，结核菌相关检查阳性有助于鉴别。

### （二）跖疣与鸡眼鉴别

鸡眼因为长期挤压所致，可见中央半透明、黄白色的核心，压痛明显，表面平滑，常见于趾端侧缘。跖疣表面可见血管破裂凝固的出血点。

### （三）扁平疣与汗管瘤、线状苔藓鉴别

汗管瘤好发于眼睑附近，一般颜色与皮肤接近，但组织学类型完全不同。扁平疣同行反应与搔抓有关，结合病史和临床，必要时病理组织检查与线状苔藓不难区别。

### （四）跖疣与点状掌跖角化病鉴别

后者早年发病，常有家族史，手掌、足跖均有损害，散在分布，以受压部位明显。

## 五、治疗

### （一）治疗原则

以消除皮损为目标。早期诊断、个性化治疗、避免搔抓。本病主要采用外用药物治疗和物理治疗，系统药物治疗多用于皮损数目较多或久治不愈者。

## （二）局部治疗

外用药物治疗适用于皮损较大或不宜用物理治疗者，但应根据不同情况选择药物及使用方法。

### 1. 外用药物

常用药物包括：0.05%～0.10%维A酸软膏，每日外用1～2次，适用于扁平疣；5-氟尿嘧啶软膏，每日外用1～2次，因可遗留色素沉着，故面部慎用；3%酞丁胺霜或3%酞丁胺二甲基亚砜外用；平阳霉素10 mg用1%普鲁卡因20 mL稀释于疣体根部注射，每个疣注射0.2～0.5 mL，每周1次，适用于难治性寻常疣和跖疣；5%咪喹莫特软膏，每周外用3次，可用于扁平疣、寻常疣等。鬼臼毒素（足叶草酯25%），每周1次，用于寻常疣，外擦后4～6小时清洗局部，但面部、腔口部位慎用。

### 2. 光动力学疗法

局部外用光敏剂（ALA），封包2～3小时后，高能量80～100 mg/cm$^2$红光照射，对疣体及潜在的病毒均有作用，可治疗部分寻常疣、尖锐湿疣、泛发性扁平疣。

### 3. 物理疗法

冷冻疗法、电灼疗法、激光治疗、红外凝固治疗适用于数目少的寻常疣和跖疣。

## （三）系统药物治疗

目前尚无确切有效的抗HPV治疗药物，可试用免疫调节剂（如干扰素、左旋咪唑等）。

## （四）手术切除

个别巨大疣体可行手术切除术。

## （五）中医治疗

不同的疣有不同的中医疗法。

### 1. 寻常疣的辨证论治

（1）风热血燥证。疣目结节如豆，坚硬粗糙，色黄或红。舌红，苔薄，脉弦数。治法：养血平肝，活血散结，清热解毒。方药：治瘊方加减。饮酒者每煎剂加白酒30 mL冲服，连服至脱落为止。月经期及孕妇忌服。

（2）湿热血瘀证。病程较长，皮疹坚硬，色灰或褐。舌暗红，苔薄白，脉细。治法：清热化湿，活血化瘀。方药：马齿苋合剂加减。月经期及孕妇忌服。

（3）中成药治疗。五妙水仙膏。消毒皮损后点涂药物于皮损，2～5分钟待药干后，将药擦去可见皮肤表皮已被腐蚀，反复2～4次，当患部周围出现白色浸渍或有轻度潮红水肿时，即停止用药并把药擦掉，待病灶结痂自然脱落。注意事项：涂药前去除表面角质层，药效更佳。涂药时注意保护正常皮肤组织，如有刺激反应则暂停使用。

（4）中药熏洗法。适用于皮损数量多者或甲周疣。可选用板蓝根、马齿苋、木贼草、生香附、紫草、败酱草、红花、蜂房、芒硝等，煎汤熏洗患处，每日2次。

（5）推疣法。适用于皮损带蒂且基底小者。消毒患部，在疣体根部以平行或30°方向，用棉签向前推除皮损，局部压迫止血包扎。

（6）蚀疣法。适用于发疹数量少者。先用热水浸洗患部，刮去表面角质层，然后将鸦胆子、鬼臼毒素等点涂皮损，必要时采用敷贴蚀疣。点涂时要注意保护正常皮肤，面部慎用。

（7）针灸疗法。①针刺，适用于单发较大疣体。从疣体顶部或周围进针，刺至疣体根部，四周再用针刺以加强刺激，针后挤出少许血液，隔日1次；②艾灸，适用于单发或多发疣体，尤其是甲周部位疣体。用艾灸条隔日艾灸1次，注意艾灸时不要烫伤皮肤。

**2. 跖疣的辨证论治**

以清热解毒、散风平肝、散结为治则。皮损多发者，可加牛膝、土贝母、三棱、莪术以增加软坚散结之力。

（1）气滞血瘀证。皮疹为角化性丘疹，中央凹陷，外周稍带黄色高起的角质环，有明显的压痛，挤之痛甚，有外伤史。治法：治宜活血化瘀，行气散结。方药：祛疣活血汤加减。月经期或孕妇忌服。

（2）肝郁痰凝证。足部多汗，无明显的外伤史，足生赘疣色黄，数目多时可融合成片，有挤压痛，或伴胸闷心烦，脉弦。治法：治宜疏肝解郁，化痰散结。方药：治疣汤加减。水煎服，每日1剂，分2～3次服。月经期或孕妇忌服。

（3）中成药及特色治疗。参照章节寻常疣的中医治疗相关内容。

**3. 扁平疣的辨证论治**

治疗过程中如皮损骤然增多，瘙痒加剧，系驱邪欲出之兆，应继续治疗，不要停药。

（1）热毒蕴结证。病程短；皮疹淡红，数目多；自觉微痒，有同形反应，伴口干不欲饮，身热，大便不畅，尿黄。舌红，薄白或薄黄，脉滑数或弦。治法：疏风清热，解毒散结。方药：马齿苋合剂加减。面部治疗时加用木贼、蜂房等以引药上行、通络发散。

（2）热蕴络瘀证。病程较长，皮疹黄褐或暗红，质地较硬；无明显自觉症状，可有烦热。舌暗红或瘀斑，苔薄白，脉沉缓。治法：活血化瘀，清热散结。方药：桃红四物汤加减。皮损硬，久不消退者，可加穿山甲、僵蚕等。

（3）中成药治疗。五妙水仙膏。具体用法参照本节寻常疣的中成药治疗相关内容。

（4）熏洗法。参照本节寻常疣的中药熏洗法相关内容。也可以内服汤药第三煎之药液，加芒硝，熏洗患处，每日1次，每次20分钟。

（5）蚀疣法。适用于散在扁瘊，并需要注意面部正常皮肤保护。

**参考文献**

［1］张学军. 皮肤性病学［M］. 8版. 北京：人民卫生出版社，2013：67－69.
［2］叶兴东，彭学标，孙乐栋，等. 实用皮肤性病的诊断与治疗［M］. 北京：科学技术文献出版社，2019.

（撰写：肖常青 审校：叶兴东、高爱莉、王焕丽、钟金宝、李振洁）

第六节　手足口病

## 一、概念

手足口病（hand，foot and mouth disease）是由肠道病毒［以柯萨奇 A 组 16 型（CoxA16）、肠道病毒 71 型（EV71）多见］引起的，发生在手掌、足跖及口腔内，以发生小水疱为特征的急性病毒性传染病，多发生于学龄前儿童，尤以 3 岁以下年龄组发病率最高。患者和隐性感染者均为传染源，主要通过消化道、呼吸道和密切接触等途径传播。

## 二、临床表现

潜伏期多为 3～7 天。普通病例主要症状表现为手、足、口腔等部位的斑丘疹、疱疹（图 1 - 19）。少数重症病例可出现脑膜炎、脑炎、脑脊髓炎、肺水肿、循环障碍等，多由 EV71 感染引起，致死原因主要为脑干脑炎及神经源性肺水肿。

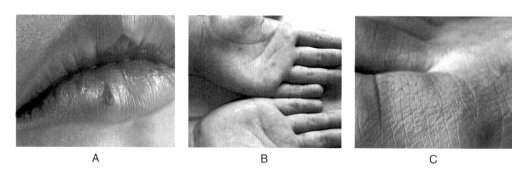

A　　　　　　　　B　　　　　　　　C

图 1 - 19　手足口病口唇水疱（A）、手掌丘疹（B）和足趾背丘脓疱疹（C）

## 三、建议检查的项目

### （一）常规检查

普通病例行三大常规检查，重症病例行血生化检查、血气分析。

### （二）专科检查

专科检查主要有专科检查病原学检查。新鲜疱液进行电镜检查可见病毒颗粒，直接免疫荧光法检查可见病毒抗原阳性。病初与恢复期血清测定肠道病毒特异性抗体，相比滴度≥4 倍增高，有诊断价值。

### （三）特殊检查

特殊检查主要有重症病例行脑脊液检查、胸 X 线检查、磁共振、脑电图、心电图等检查。

## 四、诊断及鉴别诊断

### （一）临床诊断病例

（1）在流行季节发病，常见于学龄前儿童，婴幼儿多见。

（2）发热伴手、足、口皮疹，部分病例可无发热。

（3）极少数重症病例皮疹不典型，临床诊断困难，需结合病原学或血清学检查做出诊断。

（4）无皮疹病例，临床不宜诊断为手足口病。

### （二）确诊病例

临床诊断病例具有下列之一者即可确诊。

（1）肠道病毒（CoxA16、EV71等）特异性核酸检测阳性。

（2）分离出肠道病毒，并鉴定为 CoxA16、EV71 或其他可引起手足口病的肠道病毒。

（3）急性期与恢复期血清 CoxA16、EV716 或其他可引起手足口病的肠道病毒中和抗体有 4 倍以上的升高。

（4）急性期血清相关病毒的 IgM 抗体阳性。

### （三）临床分类

**1．普通病例**

手、足、口、臀部皮疹，伴或不伴发热。

**2．重症病例**

（1）重型。出现神经系统受累表现，如精神不振、嗜睡、易惊、谵妄，头痛、呕吐，肢体抖动，肌阵挛、眼球震颤、共济失调、眼球运动障碍，无力或急性弛缓性麻痹，惊厥。体征可见脑膜刺激征、腱反射减弱或消失。

（2）危重型。出现下列情况之一者为危重型：①频繁抽搐、昏迷、脑疝；②呼吸困难、发绀、血性泡沫痰、肺部啰音等；③休克等循环功能不全表现。

### （四）鉴别诊断

本病有以下需要鉴别的情形。

（1）轻症病例要注意与其他儿童发疹性疾病鉴别。如丘疹性荨麻疹、水痘、不典型麻疹、幼儿急疹以及风疹等。

（2）丘疹性荨麻疹通常暴露部位多发瘙痒性风团样丘疹，中央可见水疱或虫咬样针尖大小破损。水痘通常在热退后出疹，从头面部开始，然后波及躯干、四肢，往往多形性皮损并存。不典型麻疹通常见于 6 个月以内婴儿，发病前注射过丙种球蛋白或麻疹疫苗，口腔黏膜斑不典型，皮损少病程短。幼儿急疹常见于 2 岁以下、8 个月以上幼儿，高热退后3～5 天出疹，顺序为颈部、躯干四肢、面部出现玫瑰红色斑丘疹。风疹多见于幼儿，潜伏期2～3周。出疹顺序为面部、躯干、四肢。淡红色斑疹或丘疹，软腭斑疹或瘀点，病程2～3天。

重症病例与其他病毒所致脑炎或脑膜炎鉴别。如单纯疱疹病毒、巨细胞病毒（CMV）、EB 病毒、呼吸道病毒等、脊髓灰质炎、肺炎，以及暴发性心肌炎等。

## 五、治疗

### （一）治疗原则

治疗原则为早期诊断、早隔离、早治疗、预防并发症。

### （二）普通病例的治疗

#### 1．一般治疗

患者应注意隔离，避免交叉感染。适当休息，清淡饮食，做好口腔和皮肤护理。

#### 2．对症治疗

发热等症状采用中西医结合治疗。

### （三）重症病例的治疗

#### 1．神经系统受累治疗

（1）控制颅内高压：限制入量，积极给予甘露醇降颅压治疗，每次 0.5～1.0 g/kg，每 4～8 小时一次，20～30 分钟对患者进行快速静脉注射。根据病情调整给药间隔时间及剂量。必要时加用呋塞米。

（2）酌情应用糖皮质激素治疗，参考剂量：甲基泼尼松龙 1～2 mg/（kg·d）；氢化可的松 3～5 mg/（kg·d）；地塞米松 0.2～0.5 mg/（kg·d），病情稳定后，尽早减量或停用。个别病例进展快、病情凶险可考虑加大剂量，如在 2～3 天内给予甲基泼尼松龙 10～20 mg/（kg·d）（单次最大剂量不超过 1g）或地塞米松 0.5～1.0 mg/（kg·d）。

（3）酌情应用静脉注射免疫球蛋白，总量 2 g/kg，分 2～5 天给予。

（4）其他对症治疗：降温、镇静、止惊。

（5）严密观察病情变化，密切监护。

#### 2．呼吸、循环衰竭治疗

（1）保持患者呼吸道通畅，吸氧。

（2）确保患者两条静脉通道通畅，监测呼吸、心率、血压和血氧饱和度。

（3）当患者有呼吸功能障碍时，及时进行气管插管，使用正压机械通气。建议呼吸机初调参数：吸入氧浓度 80%～100%，PIP 20～30cmH$_2$O，PEEP 4～8 cmH$_2$O，F 20～40 次/分，潮气量 6～8 mL/kg。根据血气、X 线胸片结果随时调整呼吸机参数，适当给予镇静、镇痛。如有肺水肿、肺出血表现，应增加 PEEP，不宜进行频繁吸痰等降低呼吸道压力的护理操作。

（4）在维持患者血压稳定的情况下，限制液体入量（有条件者根据中心静脉压、心功能、有创动脉压监测调整液量）。

（5）把患者的头肩抬高 15°～30°，保持中立位；留置胃管、导尿管。

（6）药物应用：根据血压、循环的变化可选用米力农、多巴胺、多巴酚丁胺等药物；酌情应用利尿药物治疗。

（7）保护重要脏器功能，维持内环境的稳定。

（8）监测血糖变化，严重高血糖时可应用胰岛素。

（9）抑制胃酸分泌，可应用胃黏膜保护剂及抑酸剂等。

（10）继发感染时给予抗生素治疗。

### 3. 恢复期治疗

（1）促进各脏器功能恢复。

（2）功能康复治疗。

（3）中西医结合治疗。

### （四）中医治疗

#### 1. 辨证论治

（1）肺脾湿热证。发热，手足和臀部斑丘疹、疱疹；口腔黏膜散在疱疹，咽红流涎，神情倦怠。舌红或淡红，苔腻，脉数。治法：清热解毒，化湿透邪。方药：甘露消毒丹加减；便秘加大黄；肿痛加玄参、板蓝根。

（2）湿热郁蒸证。高热，疹色不泽，口腔溃疡，精神委顿。舌红绛少津，苔黄腻，脉细数。治法：清气凉营，解毒化湿。方药：清瘟败毒饮加减。

（3）毒热动风证。高热不退，易惊，呕吐，或见肢体痿软，甚则昏朦。舌暗红或红绛，苔黄腻或黄燥，脉弦细数。治法：解毒清热，息风定惊。方药：羚羊角粉（冲服）、钩藤、天麻、生石膏、黄连、生栀子、大黄、菊花、生薏苡仁、全蝎、白僵蚕、生牡蛎。

（4）心阳衰微、肺气欲脱证。壮热不退，神昏喘促，手足厥冷，面色苍白晦暗，口唇紫绀，可见粉红色或血性泡沫液（痰）。舌质紫暗，脉细数或沉迟，或脉微欲绝。治法：回阳救逆。方药：炮附子、山茱萸。

#### 2. 中成药治疗

（1）肺脾湿热证。蓝芩口服液、小儿翘清热颗粒、金莲清热泡腾片、抗病毒口服液、板蓝根冲剂等。

（2）湿热郁蒸证。紫雪丹、热毒宁注射液、喜炎平注射液、丹参注射液。

（3）毒热动风证。安宫牛黄丸、紫雪丹、热毒宁注射液、喜炎平注射液、痰热清注射液等。

（4）心阳衰微、肺气欲脱证。参脉注射液、参附注射液等。

#### 3. 外治法

（1）口腔水疱、溃疡，可用青黛散、双料喉风散、冰硼散涂撒患处，每日3次。

（2）皮肤水疱，用三黄洗剂；或炉甘石混合青黛散外涂，每日3次。

#### 4. 针灸按摩法

手足口病合并弛缓性瘫痪者，进入恢复期后应尽早开展针灸、按摩等康复治疗。

**参考文献**

［1］张学军. 皮肤性病学［M].8版. 北京：人民卫生出版社，2013：70 - 71.

［2］叶兴东，彭学标，孙乐栋，等. 实用皮肤性病的诊断与治疗［M].北京：科学技术文献出版社，2019.

［3］国家卫生健康委员会. 手足患病诊疗指南（2018年版）［J].传染病信息，2018，31（3）：193 - 198.

（编写：肖常青 审校：叶兴东、高爱莉、王焕丽、钟金宝、李振洁）

## 第七节 麻疹

### 一、概念

麻疹（measles）是由麻疹病毒引起的一种传染性极强的呼吸道传染病。临床特点为发热、呼吸道症状及全身弥漫性斑丘疹。麻疹患者是唯一传染源，主要通过呼吸道及眼结膜分泌物传染。

### 二、临床表现

#### （一）典型麻疹

该病潜伏期为 10～14 天，前驱期一般为 4 天，表现为发热、结膜充血、畏光、流泪、分泌物增多、咳嗽、黏液脓性流涕。患者可伴有全身不适、精神欠佳、食欲不振、呕吐、腹泻等症状。下眼睑边缘可见一条明显充血性横线。发病 2～3 天，在颊黏膜（一般在第二磨牙对应的同侧颊黏膜）及下唇黏膜处可见蓝白色或紫色斑点，0.5～1.0 mm 大小，周围有红晕，即为麻疹黏膜斑，初起 2～3 个，1～2 天迅速增多，蔓延到整个颊黏膜及唇内侧，可相互融合成片，发疹后的第 2 天开始消退，是麻疹早期的特征。

发疹期：在起病的第 4 天开始出疹，持续 3～5 天，起疹顺序依次为耳后、发际、面部，迅速蔓延至颈部、上肢、躯干、下肢，最后可达掌跖部。皮疹在 2～3 天内出全并遍及全身。皮疹初起为淡红色斑丘疹，散在性分布，直径为 2～5 mm，稍高出皮肤，随皮疹增多，颜色逐渐加深，并逐渐融合，疹间皮肤正常（图 1-20），出疹时体温可达 40 ℃以上，中毒症状加重，可出现腹痛、腹泻、呕吐，肺部啰音，颈淋巴结和肝脾大。

恢复期：从发疹后的第 5～7 天开始，体温下降，1～2 天降至正常，全身中毒症状减轻。皮疹按出疹顺序逐渐消退，消退后可出现糠秕样脱屑和棕褐色色素沉着斑。整个病程持续 2 周。

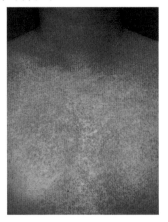

图 1-20 麻疹

#### （二）非典型麻疹

##### 1. 轻型麻疹

轻型麻疹一般见于接触麻疹后注射过免疫球蛋白或通过胎盘获得部分免疫的婴儿。临床特点：病情轻、病程短，低热，呼吸道症状轻，无麻疹黏膜斑或麻疹黏膜斑数量少，全身皮疹少，有时甚至无皮疹，并发症少。

##### 2. 无疹型麻疹

患者仅有全身症状，无皮疹和麻疹黏膜斑。只有根据前驱症状和血清麻疹抗体升高来诊断。

### 3. 重症麻疹

患者高热 40 ℃ 以上，全身中毒症状严重，可伴有惊厥、昏迷。皮疹可融合呈深紫色，常有黏膜出血，如呕血、尿血、鼻出血等。部分患儿皮疹少、颜色淡，可能为循环不良的表现，此型死亡率高。

### 4. 非典型麻疹综合征

非典型麻疹综合征是指接种麻疹疫苗若干年后，再感染自然麻疹病毒后所引起的临床表现，是一种超敏反应。患者表现为突然起病，持续高热（平均 16 天）、腹痛及肌肉痛，无咳嗽、流涕或结膜炎；可有心肌受累、血小板减少和弥散性血管内凝血等现象。发病后 48～72 小时出疹，大多从手足心、腕、膝部及身体皱襞处逐渐向面部及躯干蔓延。面部及躯干皮疹少，四肢及腋下皮疹密集，以往接种部位皮疹更明显。皮疹类型多样，如瘀点、疱疹、斑丘疹、红斑或风团，无麻疹黏膜斑。皮疹约在 2 周内消退。外周血白细胞总数减少，淋巴细胞增多及嗜酸粒细胞增加，血小板减少。

### （三）并发症

并发症在儿童多见，尤其是营养不良及免疫缺陷的麻疹患儿更易并发。主要并发症有支气管肺炎、喉炎、中耳炎、脑炎、心功能不全及结核扩散，重症肺炎和脑炎是麻疹患儿主要死因。

## 三、建议检查的项目

### （一）常规项目

血常规可见白细胞总数减低，淋巴细胞相对增高；血清麻疹病毒抗体阳性。

### （二）专科检查

咽拭子或尿液标本中麻疹病毒核酸阳性或分离到麻疹病毒；恢复期血清麻疹 IgG 抗体滴度较急性期升高不少于 4 倍，或急性期抗体阴性而恢复期抗体阳转。

### （三）特殊检查

视病情需要确定。

## 四、诊断与鉴别诊断

结合流行病学、临床表现和实验室检测结果予以诊断。诊断包括以下依据。

### （一）流行病学史

在出疹前 7～21 天与麻疹确诊患者有接触史或在出疹前 7～21 天有麻疹流行地区居住或旅行史。

### （二）临床表现

发热，体温 ≥38 ℃；在病程的第 3～4 天开始出现红色斑丘疹，疹间皮肤正常，出疹顺序一般自耳后、面部开始，自上而下向全身扩展，并可累及黏膜，出疹时间一般持续 3～5 天；有咳嗽、咳痰、喷嚏等上呼吸道卡他症状，并有畏光、流泪、结膜炎等症状；

一般发病第 2 ～ 3 天在口腔颊黏膜见到 Koplik 斑。

（三）实验室检测

出疹后 28 天内血标本中麻疹 IgM 阳性或咽拭子或尿液标本中麻疹病毒阳性或恢复期血标本麻疹 IgG 抗体滴度比急性期升高不少于 4 倍，或急性期抗体阴性而恢复期抗体阳转。

（四）鉴别诊断

麻疹需与风疹、猩红热、幼儿急疹、药疹、二期梅毒、过敏性紫癜、脑膜炎球菌血症、洛基山斑疹热、埃可病毒及肠道病毒感染等相鉴别。

## 五、治疗

（一）治疗原则

早期诊断，适当隔离；给予患者对症和支持治疗，加强护理，防治可能的并发症。

（二）治疗

**1. 一般治疗**

一般按照呼吸道传染病常规处理，隔离患者至全身症状消失、皮疹消退为止。

**2. 对症支持治疗**

体温高于 39.5 ℃的患儿予柴胡口服液；烦躁不安者可予镇静药如地西泮、水合氯醛等；咳嗽者可用镇咳药或雾化；出疹不透者可用中药透疹散或银翘散；合并感染者予以抗生素治疗；中毒症状重者予以静脉注射免疫球蛋白 400 mg/（kg·d），连用 3 天，或干扰素肌内注射治疗。

**3. 并发症治疗**

并发肺炎者，轻者对症治疗，重者用利巴韦林 10 ～ 15 mg/（kg·d）分 2 次静脉滴注，连用 3 ～ 5 天；合并细菌感染者予敏感抗生素；合并其他病毒者可联用更昔洛韦或干扰素等；并发脑炎者，除对症治疗外，尽早给予利巴韦林和干扰素联合抗病毒治疗，同时可给予糖皮质激素以减轻脑水肿。

（三）预后

本病预后与患儿年龄大小、体质强弱、有无接种过麻疹疫苗及既往有无其他疾病及病程中有无并发症等有关。

（四）预防

麻疹患儿应注意及时隔离至皮疹消退。易感儿童应注射麻疹灭活疫苗。对高危接触的儿童应密切观察 7 ～ 10 天，必要时肌内注射正常人免疫球蛋白。尽量不带婴幼儿去人群密集的公共场所。

## 六、临床路径

建议临床诊疗路径如图 1 – 21 所示。

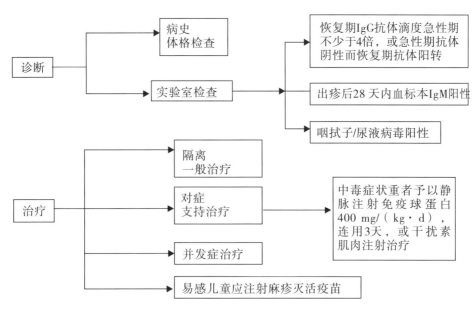

图1-21 麻疹临床诊疗路径

**参考文献**

[1] JAMES W D. 安德鲁斯临床皮肤病学 [M]. 雷铁池，主译. 12版. 北京：科学出版社，2019：393-394.

[2] BALU B，MOSTOW E N. MEASLES [J]. JAMA Dermatol，2019，155（12）：1436.

[3] 史建强，张锡宝. 儿童皮肤性病学 [M]. 北京：科学出版社，2017：76-78.

[4] 蒋荣猛. 麻疹诊断标准（2017年版）解读 [J]. 传染病信息，2017，30（4）：189-191.

（彭丽倩编写，叶兴东审校）

 **第八节 登革热**

## 一、概念

登革热（dengue fever，DF）是登革病毒（dengue virus，DENV）经媒介伊蚊叮咬传播引起的急性虫媒传染病。

## 二、临床表现

登革热的潜伏期一般为1～14天，多数为5～9天。

典型的登革热病程分为3期，即发热期、极期和恢复期。根据病情严重程度，登革热分为普通登革热和重症登革热两种临床类型。多数患者表现为普通登革热，可仅有发热期和恢复期，仅少数患者发展为重症登革热。

## （一）发热期

患者通常急性起病，首发症状为骤起高热，可伴畏寒，24 小时内体温可达 40 ℃。除发热外，还可出现头痛、眼眶痛、全身肌肉、骨骼和关节疼痛，乏力、恶心、呕吐及食欲缺乏，腹痛、腹泻等胃肠道症状。发热期一般持续 3～7 天，于病程第 3～6 天在颜面、四肢出现充血性皮疹。典型皮疹为四肢的针尖样出血点或融合成片的红斑疹，可见皮岛。可出现不同程度的出血现象，如皮下或黏膜出血、注射部位淤点、瘀斑、牙龈出血、鼻衄及束臂试验阳性等。

## （二）极期

极期通常出现在病程的 3～8 天，部分患者可因毛细血管通透性增加导致明显的血浆渗漏，出现腹部剧痛、持续呕吐、球结膜水肿、四肢渗漏征、胸腔积液和腹水等，症状严重者可引起休克，甚至发生代谢性酸中毒、多器官功能障碍和弥散性血管内凝血等。

## （三）恢复期

极期后的 2～3 天，患者病情好转，胃肠道症状减轻，白细胞及血小板计数回升，进入恢复期。部分患者可见针尖样出血点伴皮肤瘙痒。

# 三、建议检查的项目

## （一）常规检查

血常规可见白细胞和血小板计数减少，血小板计数下降幅度与病情严重程度成正比。HCT 升高提示血液浓缩；肝功能及生化检查可见半数以上患者出现 ALT 和 AST 轻度到中度升高，且 AST 的升幅较 ALT 明显。部分患者 BNP、心肌酶谱、肌钙蛋白、血肌酐升高等。

## （二）专科检查

病原学及血清学检测：患者应在病程早期进行 DENV 核酸、NS1 抗原或 IgM/IgG 抗体检测，如有条件可进行病毒分型和病毒分离。

## （三）特殊检查

影像学检查中胸腹部 CT 检查（可发现胸腔积液、心包积液、腹水，少数病例发现皮下血肿或渗出等；X 线检查可发现心脏扩大）、腹部 B 超（可发现胆囊壁增厚、腹水及肝脾肿大；心脏 B 超可发现心肌搏动减弱，严重者心脏扩大，左心室射血分数降低）、头颅 CT 和磁共振成像（可发现脑水肿、颅内出血等）、心电图检查（可发现各种心律失常、传导阻滞及非特异性 ST 段抬高、T 波倒置等）。

# 四、诊断与鉴别诊断

根据患者的流行病学资料、临床表现、病原学、血清学、实验室及影像学检查结果，可将 DENV 感染分为登革热和重症登革热。该病是法定报告传染病，患者确诊后 24 小时通过传染病报病系统网络直报。

（一）登革热

患者近期曾到过登革热流行区，居住地或患者工作地有登革热病例；有发热，伴乏力、厌食、恶心，头痛、肌肉及骨关节痛，皮疹和出血倾向等临床表现；白细胞和/或血小板减少；DENV IgM 抗体、NS1 抗原或 DENV 核酸阳性。

（二）重症登革热

在登革热诊断标准基础上出现下列严重表现之一者：①严重出血。皮下血肿、肉眼血尿、咯血、消化道出血、阴道出血及颅内出血等。②休克。心动过速、肢端湿冷、毛细血管充盈时间延长 >3 秒、脉搏细弱或测不到、脉压减小，血压下降［ <90/60 mmHg 或较基础血压下降20%］或血压测不到等。③严重器官损伤。急性呼吸窘迫综合征（ARDS）或呼吸衰竭、急性心肌炎或急性心力衰竭、急性肝损伤（ALT 或 AST >1 000 U/L）、急性肾功能不全，脑病或脑炎等重要脏器损伤。

（三）实验室确诊病例

疑似病例或临床诊断病例，急性期血液 DENV NS1 抗原或 DENV 核酸检测阳性，或分离出 DENV，或恢复期血清特异性 IgG 抗体滴度比急性期增加 4 倍以上或阴转阳。

本病需要与发热伴皮疹疾病如麻疹、荨麻疹、猩红热、流脑、斑疹伤寒、恙虫病等疾病鉴别：①白细胞及血小板减低明显者需要与血液系统疾病相鉴别；②有脑病表现的病例需要与其他中枢神经系统感染相鉴别；③与发热伴出血疾病如基孔肯雅热、肾综合征出血热、发热伴血小板减少综合征等鉴别。

## 五、治疗

（一）治疗原则

早发现、早诊断、早防蚊隔离、早治疗。

（二）治疗

目前，登革热尚无特效的抗病毒治疗药物，主要对患者采取一般处理、对症支持治疗及预防性治疗等措施。

（1）一般处理。①患者卧床休息，清淡半流饮食；②防蚊隔离至退热及症状缓解；③监测神志、生命体征、液体入量、尿量、血常规、肝肾功能、心肌酶及重症预警指征等。

（2）对症支持治疗。①退热，以物理降温为主，可以用温水擦浴；高热患者不能耐受时可给对乙酰氨基酚治疗。慎用乙酰水杨酸（阿司匹林）、布洛芬和其他非甾体抗炎药物（NSAIDs），避免加重胃炎或出血。②补液，出汗较多或腹泻者，根据患者脱水程度给予补液治疗，以口服补液为主。对于有恶心和厌食症状的患者可以通过少量多次口服补液来补充。口服补液盐或汤和果汁均可以防止电解质失衡。慎用碳酸饮料，避免引起生理应激相关的高血糖症。对频繁呕吐、进食困难或血压低的患者，应及时静脉输液，可予等渗液如 0.9% 氯化钠溶液等输注。③镇静止痛，可给予安定等对症处理。④老年人、孕妇、伴有基础疾病者，应及时住院诊治，并给予密切观察及补液治疗。⑤根据患者意愿给予中医药辨证治疗。

（3）重症登革热患者治疗。患者须住院治疗，密切监测神志、尿量及生命体征，有条件时监测血乳酸水平。危重病例须转 ICU 治疗。对出现严重血浆渗漏、休克、ARDS、严重出血或其他重要脏器功能障碍者应积极采取相应治疗措施。

（4）预防。目前尚未开发出预防登革热的疫苗，主要预防措施为防蚊。

## 六、临床路径

建议临床诊疗路径如图 1-22 所示。

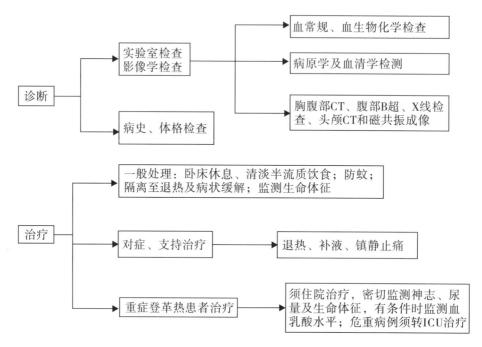

图 1-22　登革热临床诊疗路径

**参考文献**

［1］ JAMES W D. 安德鲁斯临床皮肤病学 ［M］.雷铁池，主译 . 12 版. 北京：科学出版社，2019：397－398.

［2］ 中华医学会感染病学分会，中华医学会热带病与寄生虫学分会，中华中医药学会急诊分会 . 中国登革热临床诊断和治疗指南 ［J］.中华传染病杂志，2018，36（9）：513－520.

［3］ MOI M L, TAKASAKI T. Dengue fever ［J］. Rinsho Byori, 2016, 64 （9）：1033－1043.

［4］ KHETARPAL N, KHANNA I. Dengue fever：causes, complications, and vaccine strategies ［J］. J Immunol Res, 2016：6803098.

（彭丽倩编写，叶兴东审校）

**第九节 风疹**

## 一、概念

风疹（rubella）又称德国麻疹，是由风疹病毒（rubella virus，RV）引起的传染病，可通过呼吸道分泌物传播。

## 二、临床表现

风疹好发于冬春季节，多见于学龄前期或学龄期儿童，可在幼儿园或学校引起流行。临床以发热、全身性皮疹、淋巴结肿大为特点。

潜伏期：一般为 14～21 天，平均 18 天。

前驱期：一般为 1～2 天。前驱期症状轻或无明显症状，有低热或中度发热，也见高热者（一般不超过 39 ℃），持续 1～2 天，3 天以上者少见，可有咳嗽、喷嚏、流涕、咽痛、嘶哑、头痛、眶后疼痛、结膜炎、食欲不振等。眼球向侧面和向上运动时出现疼痛是其特征性症状。部分患者可在软腭及咽部附近见到充血性斑疹（Forchheimer 征），大小如针尖或稍大，但无黏膜斑。

发疹期：患者发热 1～2 天后出疹，迅速由面部、颈部、躯干波及四肢，仅 1 天内布及全身，但手掌、足跖大多无疹。皮疹呈浅红色，稍稍隆起，大小约 2 mm，分布均匀，疹间有正常皮肤，躯干尤其是背部皮疹较密集。皮疹于 1～4 天消退，不留色素沉着，无脱屑或有细小脱屑，可伴有轻至中度发热及上呼吸道感染症状，随疹退而消退。

淋巴结肿大：耳后、枕后及颈部淋巴结肿大，可有轻度压痛，不融合，不化脓。皮疹出现后，淋巴结消退较慢，常持续 2～3 周。

先天性风疹综合征（congenital rubella syndrome）：在妊娠期前 3 个月内患有风疹的母亲，其生下的新生儿可能患有先天性白内障、心脏缺陷或耳聋。还可出现如青光眼、小头畸形和多种内脏异常等表现。皮肤表现包括血小板减少性紫癜，脐部、前额和颊部见 2～8 mm 大小的蓝红色浸润性损害（"蓝莓松饼"型），还有慢性荨麻疹、面部及四肢的网状红斑的表现等。

并发症：一般风疹是较麻疹更轻微的疾病，关节炎和关节痛是其常见并发症，特别是成年女性，可持续 1 个月或更长。还可并发心肌炎、肾炎、肝炎、支气管炎、肺炎、脑炎等；妊娠早期感染风疹可造成死胎、流产，自然流产率可达 20%，出生后患先天性风疹的婴儿死亡率也较高。

## 三、建议检查的项目

### （一）常规检查

血常规：白细胞总数正常或降低，淋巴细胞增多，可见异形淋巴细胞和浆细胞。

（二）专科检查

风疹病毒血清抗体检查示风疹病毒特异性抗体 IgM 和 IgG 阳性。

（三）特殊检查

结合病情需要确定。

## 四、诊断与鉴别诊断

根据临床表现结合流行病学做出临床诊断；根据血清风疹抗体的检测或风疹病原学检测结果予以确诊。诊断依据包括：①流行病学史：既往未患过风疹，在发病的 14～21 天；内与确诊的风疹患者有明确接触史。②临床表现：发热，一般为低热或中度发热，1～2 天；全身皮肤在起病 1～2 天内出现淡红色充血性斑丘疹；耳后、枕后、颈部淋巴结肿大或结膜炎或伴有关节痛（关节炎）。③实验室检查：咽拭子或尿液标本分离到风疹病毒，或检测到风疹病毒核酸；血清风疹 IgM 抗体阳性（1 个月内未接种过风疹减毒活疫苗）；恢复期血清风疹 IgG 抗体或风疹血凝抑制抗体滴度较急性期升高 ≥4 倍；急性期抗体阴性而恢复期抗体阳转。

鉴别诊断：本病需要与麻疹、猩红热、幼儿急疹、登革热、发疹性药疹、传染性单核细胞增多症等相鉴别。

## 五、治疗

（一）治疗原则

对症和支持治疗，加强护理，防治可能的并发症。

（二）治疗

目前尚无针对风疹的特效疗法。

### 1．一般治疗

一般按照呼吸道传染病常规处理，隔离患者至皮疹消退 5 天为止；多饮水、卧床休息、食易消化食物。

### 2．对症支持治疗

发热予退热药及退热措施；关节炎给予非甾体消炎药；予抗病毒药，如利巴韦林、干扰素等可减轻症状，皮疹外用炉甘石洗剂等。

### 3．并发症治疗

若存在并发症、合并症及免疫功能低下的患者，病程相对延长，病情重。治疗无特异性抗病毒药物，可给予广谱抗病毒药物如干扰素、利巴韦林及中药联合治疗。

### 4．预后

儿童风疹的预后良好，并发脑炎及颅内出血可引起死亡。孕妇前 12 周感染风疹病毒后可引起死胎、早产及各种先天畸形，预后差。

## 六、预防

本病的预防主要是接种风疹疫苗，对儿童和育龄妇女的保护意义重大。妊娠早期妇女应与风疹患儿隔离。对那些妊娠早期的可疑孕妇要进行检查以明确是否暴露或可能暴露于风疹病毒感染。当孕妇暴露于风疹后，若检测出 IgG 抗体为阳性，该孕妇可能已对风疹免疫，发生先天性感染的风险很小。若未检测出抗体，2～3 周后再次检测为阳性，则可认为已发生感染，需要终止妊娠。

## 七、临床路径

建议临床诊疗路径如图 1-23 所示。

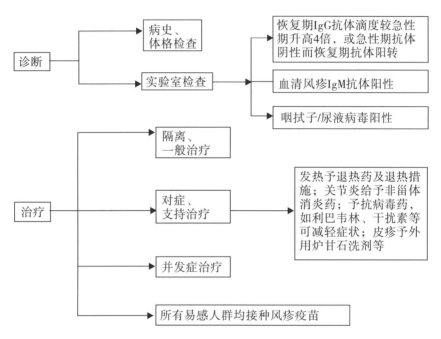

图 1-23 风疹临床诊疗路径

**参考文献**

［1］LEUNG A，HON K L，LEONG K F. Rubella（German measles）revisited［J］. Hong Kong Med J，2019，25（2）：134-141.

［2］BOUTHRY E，PICONE O，HAMDI G，et al. Rubella and pregnancy：diagnosis，management and outcomes［J］. Prenat Diagn，2014，34（13）：1246-1253.

［3］LAMBERT N，STREBEL P，ORENSTEIN W，et al. Rubella［J］. Lancet，2015，385（9984）：2297-2307.

［4］JAMES W D. 安德鲁斯临床皮肤病学［M］. 雷铁池，主译. 12 版. 北京：科学出版社，2019：394.

（彭丽倩编写，叶兴东审校）

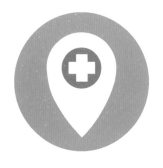

# 第二章 | 细菌性皮肤病

**第一节　葡萄球菌性烫伤样皮肤综合征**

## 一、概念

葡萄球菌性烫伤样皮肤综合征（staphylococcal scalded skin syndrome，SSSS），曾称新生儿剥脱性皮炎、金黄色葡萄球菌性中毒性表皮松解症、细菌中毒性表皮坏死松解症，又称 Ritter 病。SSSS 是发生在新生儿身上的一种严重的急性感染性、泛发性剥脱型脓疱病，以全身泛发性红斑、松弛性大疱及大片表皮剥脱为特征。本病是凝固酶阳性的噬菌体 II 组 71 型金黄色葡萄球菌（可产生表皮松解毒素）感染所致。葡萄球菌剥脱毒素水解 Dsg1 的氨基末端胞外区，导致角质形成细胞在颗粒层内的黏附丧失，从而导致大疱形成。诊断主要依据临床表现，包括皮肤松弛、大疱和表皮剥脱，尤其是摩擦带、口周结痂/结痂、尼科利斯基征（Nikolsky sign）阳性，但无黏膜受累。多发于婴儿，偶见于成人。起病迅速，一般 1～2 周痊愈，严重者可危及生命。

## 二、临床表现

好发于 1～5 周的新生儿及婴儿，偶可见于成人，发病特征见表 2-1。患者突然起病，皮损一般由口周和眼周开始，迅速蔓延到躯干和四肢。具有特殊诊断意义的临床表现为红斑基础上出现松弛性大疱，尼科利斯基征阳性，痂皮脱离后，口周留有放射状皲裂。可伴发发热、厌食、呕吐、腹泻等全身症状，严重者可因并发败血症、肺炎而危及生命。

**表 2-1　成人 SSSS 和儿童 SSSS 综合征临床特征比较**

| 特征 | 成人 SSSS | 儿童 SSSS |
| --- | --- | --- |
| 基础疾病 | 免疫抑制或肾脏疾病 | 无 |
| 感染来源 | 肺炎、骨膜炎、败血症性关节炎 | 难于确定 |
| 血培养 | 通常阳性 | 通常阴性 |
| 致死率 | 40%～63% | 2.6%～11% |

## 三、建议检查的项目

### （一）常规检查

常规检查主要包括三大常规、肝肾功能、出凝血时间、血型、血电解质和生化检查、血气分析（严重患者）、凝血因子等。

### （二）专科检查

专科检查主要包括发热、病情严重者行表皮渗出物细菌培养、血培养。组织病理检查同脓疱疮，已经剥离的皮炎中，颗粒层可见裂隙平面，表皮上部细胞变性和嗜酸性坏死，表皮下部呈细胞嗜碱性变。

（三）特殊检查

视病情需要决定。

## 四、诊断与鉴别诊断

根据临床表现及细菌培养结果，即可诊断。必要时，可以检测表皮松解毒素 A、B、D。

鉴别诊断：新生儿脓疱疮、脱屑性红皮症、非金黄色葡萄球菌型表皮坏死松解症。

新生儿脓疱疮：发生于出生后 4～10 天的婴儿或是营养不良而有胃肠障碍的新生儿。发病急骤，传染性强。皮损先为饱满的大疱，以后扩展而松弛，疱膜容易破裂而成潮湿、光滑发红的糜烂，以后结成薄痂，别处又出现新的大疱，形似寻常天疱疮。

脱屑型红皮病：又称 Leiner 病。发病年龄为 6～20 周，生后 8 周多发，以明显的红斑和表皮鳞屑的脱屑性皮炎为特点。可能为母乳中含维生素 H 较少，食用脂肪过多所致；也有人认为与 C5 补体功能障碍导致白细胞的吞噬功能不全有关。因而认为是一种婴儿泛发性脂溢性皮炎。发病急剧，初发为局限性红斑，多见于肛周、会阴、腹股沟、四肢屈侧等皱襞处，继而迅速扩展，累及头面躯干和四肢伸侧。在眉、耳后、鼻旁和口周可见脂溢性皮炎样油腻性鳞屑，头皮的油腻性鳞屑为黄色、较厚，剥去可见其下皮肤发红呈轻度炎症反应。

非金黄色葡萄球菌型表皮坏死松解症好发于成人，主要与药物过敏有关，皮损多形性，常伴有口腔黏膜，组织病理表现为表皮全层坏死、表皮下水疱。死亡率高。

其他水疱、大疱性皮肤病的鉴别要点见表 2-2。

表 2-2 常见水疱大疱性皮肤病的临床特征

| 病种 | 皮损形态 | 组织病理特征 | 药物原因 |
| --- | --- | --- | --- |
| SSSS | 大疱 | 表皮内裂隙 | 无 |
| SJS/TEN | 大疱 | 表皮下裂隙 | 有 |
| DRESS | 麻疹样红斑 | 血管周围淋巴细胞、嗜酸细胞浸润 | 有 |
| 肠道病毒感染（Enterovirus） | 水疱、大疱 | 表皮下裂隙 | 无 |
| 金黄色葡萄球菌中毒休克综合征（STSS） | 大疱 | 角层下颗粒层裂隙 | 无 |

注：DRESS：drug reaction with eosinophilia and systemic symptoms；SJS：Stevens-Johnson syndrome；SSSS：staphylococcal scalded skin syndrome；STSS：staphylococcal toxic-shock syndrome；TEN：toxic epidermal necrolysis.

## 五、治疗

（一）治疗原则

早期诊断、早隔离、早治疗。

### （二）治疗措施

#### 1．一般措施

本病通过接触传染，要简单隔离，注意消毒，减少搔抓，避免接触污染的衣物及皮肤。有化脓性皮肤病的医护人员或家属均不能与新生儿接触。

#### 2．局部护理

加强眼、口腔、外阴的护理，主要保持创面干燥，尽快修复皮肤屏障。全身皮疹广泛、较多脓疱者，可以外用 1∶5000 的高锰酸钾溶液泡浴；辅以半导体弱激光治疗仪照射患处。

#### 3．系统治疗

（1）抗生素。尽早使用首选耐青霉素酶的氯唑西林，或选择对金黄色葡萄球菌敏感的头孢类抗生素，有条件者最好参照药敏试验，对某些耐青霉素菌株可以采用半合成耐青霉素酶的新型青霉素或广谱半合成青霉素，如新青霉素Ⅱ、氨苄西林以及头孢菌素等。

（2）支持疗法。注意补充液体，特别注意维持水电解质平衡，减少低蛋白血症的出现。能进食者，基于高蛋白饮食。

#### 4．中医治疗

（1）辨证论治。①暑湿热蕴。脓疱密集，周围有红晕，糜烂面鲜红，多有口干，便干，小便黄，舌红、苔黄腻，脉濡滑数。治宜清暑利湿，清热解毒。方用清暑饮加减：青蒿 15 g、佩兰 20 g、金银花 15 g、茯苓 15 g、泽泻 15 g、牡丹皮 15 g、赤芍 15 g、荷叶 15 g，用水煎服，每日 1 剂，分 2 次服。②脾虚湿蕴。脓疱稀疏，色灰白或淡黄，糜烂面淡红，多伴有面黄，食欲缺乏，大便溏薄，舌淡、苔薄微腻，脉濡细。治宜健脾渗湿。方用参苓白术散加减：党参、茯苓、白术、山药各 15 g，炙甘草 9 g，扁豆、莲子肉、薏苡仁、桔梗、砂仁各 12 g，黄檗、栀子各 10 g。

（2）外治法。①外用青黛散用麻油调搽，每日 2～3 次。②用消毒针尖逐个挑破脓疱，挑破后立即用棉球将脓液吸干，再用 1%～2% 龙胆紫药水外搽，每日 2～3 次。③渗出多时可选用马齿苋水剂、龙葵水剂、龙胆草水剂湿敷。

**参考文献**

［1］张学军．皮肤性病学．［M］.7 版．北京：人民卫生出版社，2008：69－70.

［2］赵辨．中国临床皮肤病学［M］.2 版．南京：江苏凤凰科学技术出版社，2017：468－469.

［3］LEUNG A，BARANKIN B，LEONG K F. Staphylococcal-scalded skin syndrome：evaluation，diagnosis，and management［J］. World J Pediatr，2018，14（2）：116－120.

［4］HANDLER M Z，SCHWARTZ R A. Staphylococcal scalded skin syndrome：diagnosis and management in children and adults［J］. J Eur Acad Dermatol Venereol，2014，28（11）：1418－1423.

（编写：贺海英　审校：叶兴东、李润祥、王焕丽、罗育武、钟金宝、李振洁）

## 第二节　脓疱疮

### 一、概念

脓疱疮（impetigo）是一种常见的由化脓性球菌浅表感染引起的以脓疱为主要表现的急性炎症性皮肤病，俗称"黄水疮"。病原菌主要为金黄色葡萄球菌、少数为链球菌、也可以由两种细菌混合感染所致。该病多见于儿童，多首发于暴露部位，具有接触传染的特性。

### 二、临床表现

本病多见于 2～7 岁的儿童，好发于夏秋季节，颜面、四肢等暴露部位易受累。皮损可初为红斑、丘疹、水疱，后迅速变为米粒、黄豆或鸽蛋大小脓疱。亦可一开始即为脓疱。疱壁薄而易破（图 2－1）。患者自觉瘙痒，可自体接种传染。皮损经 4～7 天逐渐消退，愈后无瘢痕。病程往往绵延数周至数月。根据临床表现及细菌学检查分为两型。

（1）大疱性脓疱疮。由金黄色葡萄球菌感染引起。初起为水疱后迅速转变为大疱、脓疱。脓汁沉积于疱底部，呈半月形的积脓现象。疱破后露出糜烂面，干燥后形成黄色的脓痂（图 2－2）。有时痂下的脓液向周围溢出，在四周发生新的脓疱，排列成环状或链环状（图2－3），形成环状脓疱疮。一般无全身症状。

（2）接触传染性脓疱疮。由溶血性链球菌或与金黄色葡萄球菌混合感染导致。在红斑的基础上形成水疱、脓疱，周围有明显的红晕，疱破脓液干燥后形成蜜黄色的厚痂，痂不断向四周扩散，邻近皮损可融合。搔抓可致自体接种形成新的皮损，重症患者常并发淋巴结炎、发热及其他全身症状，部分可并发急性肾小球肾炎。

### 三、建议检查的项目

#### （一）常规检查

血常规可见白细胞总数、ESR 上升，病情严重者做肝肾功能、血液电解质检查，以及疱液或脓液细菌培养

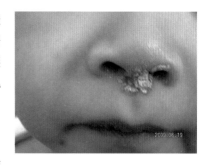

图 2－1　鼻前庭脓疱疮

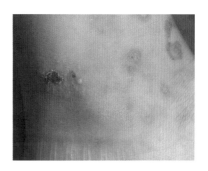

图 2－2　踝周环状脓疱疮

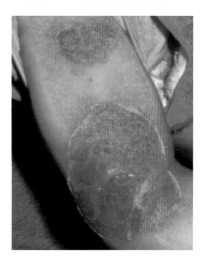

图 2－3　右上肢大疱性脓疱疮

及药敏试验。

### （二）专科检查

组织病理检查可见表皮内角层下脓疱，疱内含有纤维蛋白及大量破碎的嗜中性粒细胞，棘层海绵形成。水疱底部少许棘层松解细胞（中性粒细胞溶解蛋白所致），真皮上部有中度炎性细胞。

### （三）特殊检查

视病情需要决定。

## 四、诊断及鉴别诊断

依据发病年龄、特征性脓疱表现，临床诊断不难。早期表现需要与丘疹性荨麻疹、水痘鉴别。

丘疹性荨麻疹有典型的鲜红色丘疹样风团，皮损中央针尖大小水疱或结痂，伴有显著瘙痒；水痘典型表现有全身症状，热退后出疹，出疹顺序依次为颜面、颈部、躯干、四肢，且皮损多形性，无鲜红糜烂面。

## 五、治疗

### （一）治疗原则

早期诊断、适当隔离、尽早治疗，减少传染。

### （二）治疗

根据致病菌选用敏感的抗生素外用或系统应用。

#### 1. 局部治疗

以杀菌、消炎、止痒、干燥、促进皮损愈合为原则。脓疱较大、疱壁未破者，可用消毒针挑破脓疱，消毒棉球吸净脓液后外擦1%樟脑或10%硫黄炉甘石洗剂。对于脓疱已结痂者，先用0.5%新霉素溶液、0.1%利凡诺尔液或1:5000高锰酸钾液清洁创面，除去痂皮后外擦0.5%的新霉素软膏、2%莫匹罗星或夫西地酸乳膏。对于糜烂渗液皮损，外擦硫黄锌氧油消炎止痒。

#### 2. 全身治疗

对伴有发热、淋巴结炎、皮损广泛、婴儿或体弱儿童、经外用药治疗无效者可经药敏试验选用敏感的抗生素：首选对金葡菌敏感的头孢类抗生素，头孢氨苄0.25～0.5，每日4次，3～5天；或双氯西林0.25～0.5，每日4次，3～5天，或克林霉素0.15～0.3，每日4次，3～5天；或红霉素0.25～0.5，每日4次，3～5天。青霉素、头孢或阿奇霉素等大环内酯类药物口服或静脉注射。

## 六、预防

开展卫生宣教，注意个人卫生，及时治疗各种瘙痒性皮肤病。积极治疗有症状的患者并适当隔离，患儿用具应予消毒。

**参考文献**

[1] 叶兴东，彭学标，孙乐栋，等．实用皮肤性病的诊断与治疗［M］．北京：科学技术文献出版社，2019.

[2] KWAK. YG，CHOI. SH，KIM. T，etal. Clinical Guideline for the Antibiotic for Community Acquired Skin Tissue Infection［J］．Infect Chemother，2017. 49（4）：301 – 325.

（编写：贺海英　审校：叶兴东、李润祥、王焕丽、罗育武、钟金宝）

 **第三节　毛囊炎**

## 一、概念

毛囊炎（folliculitis）是累及毛囊的炎症性皮肤病，包括感染性和非感染性毛囊炎。前者其病原菌主要是金黄色葡萄球菌，好发于头面部、颈部、臀部及外阴，包括浅表性毛囊炎、须疮、项部瘢痕疙瘩性毛囊炎。后者中的嗜酸性脓疱性毛囊炎则不在此列。

浅表性毛囊炎（bcterial folliculitis）又称毛囊性脓疱疮，是发生在毛囊口及毛囊漏斗部的局限性化脓性炎症，表现为细小、易破裂的圆顶形小丘疹和脓疱。

## 二、临床表现

主要表现为红色毛囊性丘疹，数天内中央出现脓疱（图 2 - 4）。根据皮损好发部位可分为秃发性毛囊炎（图 2 - 5）、须疮、项部瘢痕疙瘩性毛囊炎、头部毛囊周围炎（头部脓肿穿掘性毛囊炎）等。

（1）秃发性毛囊炎（rolliculitis decalvans）。该病为一种破坏性毛囊炎，愈后留有脱发和瘢痕。好发于青壮年头皮，初起为毛囊性红斑、丘疹，后演变成丘疹性脓疱（图2 - 5），病程缓慢。患者多有脂溢性皮炎病史。

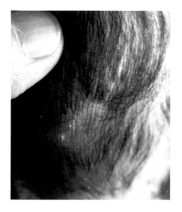 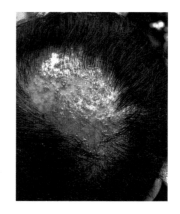

图2 - 4　细菌性毛囊炎　　　　图2 - 5　秃发型毛囊炎

（2）须疮（sycosis）。发生于 20 ～ 40 岁男子胡须部的亚急性或慢性化脓性毛囊炎。

主要表现为水肿性红斑、毛囊性丘疹或脓疱、自觉灼热或痒感，如破坏毛囊，临床上出现瘢痕者称狼疮样须疮。疲劳和精神紧张可能是诱因。

（3）项部瘢痕疙瘩性毛囊炎（folliculitis keloidalis nuchae）。发生于颈项部，呈乳头状增生或形成瘢痕硬结者（图2-6）。病程缓慢，常可迁延数年或十年之久。

（4）头部脓肿穿掘性毛囊炎（perifolliculitis capititis）。又称头部脓肿性穿凿性毛囊周围炎，是一种少见的头部慢性化脓性皮肤病。主要致病菌为金黄色葡萄球菌，本症常与聚合性痤疮、化脓性汗腺炎同时并发，称为毛囊闭锁三联征。发病与抗原抗体反应造成组织破坏有关，多见于成年男性。初期为头颈部毛囊炎和毛囊周围炎，后逐渐增大形成深在的半球状结节，病损处呈现淡红色表面光滑的紧张隆起（图2-7），后结节破溃形成脓肿。病程多呈慢性经过。

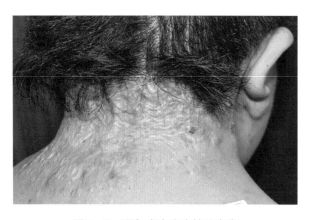

图2-6　项部瘢痕疙瘩性毛囊炎

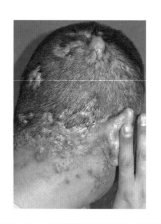

图2-7　头部脓肿穿掘性毛囊炎

## 三、建议检查的项目

### （一）常规检查

血常规、脓液革兰氏染色查菌；对于顽固病例，进行细菌、真菌培养；必要时分枝杆菌检查。

### （二）专科检查

疑似脓肿性穿掘性毛囊周围炎者，病理检查可见早期损害毛囊及毛囊周围炎，具有中性粒细胞、淋巴样细胞及组织细胞组成的广泛浸润，导致脓肿形成及皮肤附属器破坏，肉芽组织形成。

## 四、诊断与鉴别诊断

根据病史及临床表现，毛囊炎不难诊断。但细菌性毛囊炎需要与疖肿鉴别，须疮需要与须癣、寻常狼疮、须部假性毛囊炎鉴别。疖肿是指累及毛囊及其周围组织的细菌感染性炎症。须癣常发生于下颌部及颊部，为集雏性脓疱，炎症明显，镜检可见真菌。寻常狼疮由结核菌感染，一般无痛，可见狼疮结节及溃疡，病理检查有特异表现。须部假性毛囊炎为修剃胡须时毛的尖端穿透入毛囊壁或卷曲与皮内引起的异物炎症反应。多见于颈部两侧或下颌角弓处。

## 五、治疗

治疗以外用药物为主，累及多部位或病情严重患者口服药物。

### （一）局部外用

外用以杀菌、消炎、干燥为原则，可选用 1% 新霉素软膏、莫匹罗星软膏、夫西地酸乳膏或 2% 碘酊、去疣水（0.1% 新洁尔灭）外涂。

### （二）系统治疗

**1. 毛囊炎通常不需要系统口服治疗**

外用治疗效果欠佳、治疗顺应性不好、多发性毛囊炎患者可以适量口服抗生素。

**2. 抗生素的选择**

（1）头孢泊肟酯片，0.12，一日 2 次，7～10 天（饭后服用）。

（2）头孢克洛颗粒，常用量一次 0.25 g，一日 3 次。严重感染患者剂量可加倍，但一日总量不超过 4 g，或遵医嘱。小儿：一般按体重一日 20 mg/kg，分 3 次给予，严重感染可增至 40 mg/kg，但一日总量不超过 1 g。

（3）头孢地尼胶囊，成人服用的常规剂量为一次 0.1 g，一日 3 次。剂量可依年龄、症状进行适量增减，或遵医嘱。

（4）头孢氨苄 0.25～0.5，一日 4 次，服用 3～5 天。

（5）双氯西林 0.25～0.5，一日 4 次，服用 3～5 天。

（6）克林霉素 0.15～0.3，一日 4 次，服用 3～5 天。

**3. 其他**

对于头部脓肿穿掘性毛囊炎，病因为感染及免疫异常，首选抗生素是四环素类，包括四环素、多西环素、米诺环素等。常规抗菌治疗效果不理想或无效者，可以采用 TNF-α 抑制剂如阿达木单抗、IL-17A 抑制剂如司库奇尤单抗等治疗。必要时，联合光动力治疗，具体方案见"化脓性汗腺炎"。

### （三）物理治疗

可选择氦氖激光、远红外线和窄谱中波紫外线。

### （四）局部注射治疗

抗生素 + 糖皮质激素。

### （五）中医治疗

（1）辨证论治。①热毒蕴结。多为气实火盛的患者；轻者疖肿单发，损害多者可散发全身，发无定处，此愈彼起，四季均发。可伴有发热、口渴、溲赤、便秘、舌红苔黄、脉数。②暑热浸淫。好发于夏秋季，以儿童及产妇多见；可伴有发热、口渴、便秘、溲赤等，舌红苔薄腻，脉滑数。③体虚毒恋。疖肿常此愈彼起，不断发生，缠绵日久，常见体质虚弱或某些慢性病患者。舌质淡、苔薄黄，脉濡或滑。

（2）中药治疗。①热毒蕴结。治宜清热解毒。方用五味消毒饮加减：金银花 6 g，紫花地丁6g，野菊花6g，紫背天葵6g，穿山甲9g，皂角刺9g，归尾6g，甘草6g。②暑热浸淫。治宜祛暑清热，兼以化湿。方用清暑汤加味：藿香、佩兰、茯苓各12g，青蒿、牡丹皮、金银花、连翘、赤芍各9g，甘草3g。热毒盛者，加黄连、黄芩、栀子；小便短赤者，加六一散（包）。③体虚毒恋。治宜补气扶正、托毒、祛邪。方用八珍汤合托里消毒散加减：黄芪、党参、白术、茯苓、赤芍、当归、川芎、皂角刺各12g，金银花、菊花各9g，桔梗6g，甘草3g。

**参考文献**

[1] 张学军．皮肤性病学．［M］.7版．北京：人民卫生出版社，2008：71-72.
[2] 赵辨．中国临床皮肤病学［M］.2版．江苏凤凰科学技术出版社，2017：471-474.
[3] 中国医师协会皮肤科分会．皮肤及软组织感染诊断和治疗共识［J］.临床皮肤科杂志，2009，38（12）：810-812.

（编写：贺海英 审校：叶兴东、李润祥、王焕丽、罗育武、钟金宝、李振洁）

## 第四节 疖与疖病

### 一、概念

疖（furuncle）是一种毛囊和毛囊周围组织的急性化脓性感染。其中多发及反复发作者则称为疖病（furunculosis）。病原菌主要为金黄色葡萄球菌，其次为白色葡萄球菌。

### 二、临床表现

夏季多见，好发于面部、颈项、背部和臀部等。损害初起为毛囊性炎性丘疹，逐渐增大成炎性结节，结节顶端化脓，可见脓栓，破溃后排出脓液，愈后留有瘢痕。局部有红、肿、热、痛及压痛，附近淋巴结常肿大（图2-8）。疖病可反复发作，经年不愈。

### 三、建议检查的项目

（一）常规检查

血常规、血糖。

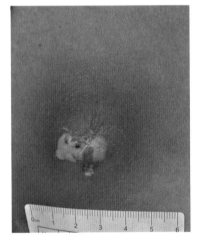

图2-8 疖肿（大腿上部）

（二）专科检查

对于疖肿反复发作、治疗效果欠佳者，结合病史，可以进行HIV抗体筛查、脓液细菌培养等辅助检查。

（三）特殊检查

结合病史及病情需要决定。

## 四、诊断及鉴别诊断

根据临床表现较易诊断。需要与痈、化脓性汗腺炎，头部脓肿穿掘性毛囊周围炎相鉴别。

痈是多个相邻的毛囊感染金黄色葡萄球菌，炎症累及真皮周围结缔组织及皮下组织。痈常见于机体免疫力低下者如糖尿病、肾炎、营养不良、长期使用糖皮质激素者，多见于成人，表现为炎症性、弥漫性、浸润性肿块，表面紫红色，紧张发亮，5～7天化脓及组织坏死，其上出现多个脓点，形成蜂窝状脓头。患者可有畏寒发热、疼痛、食欲不振等全身症状。

化脓性汗腺炎是发生于大汗腺的金黄色葡萄球菌感染。除了感染因素外，免疫异常是重要发病原因，慢性病程，好发于腋下、臀部、外阴、腹股沟等大汗腺丰富的部位，常合并聚合性痤疮，表现为炎症性结节、囊肿、窦道、瘢痕等。好发于青春期后，部分患者发病有遗传性。

头部脓肿穿凿性毛囊周围炎见本章第三节毛囊炎相关内容。

## 五、治疗

治疗的原则：预防为主，及时选用敏感的抗生素外用或系统使用。

### （一）一般治疗

注意个人卫生，积极治疗各种原发病。加强锻炼，增强机体抵抗力，忌服酒类等刺激性食物。

### （二）外用疗法

早期为了促进化脓、排脓。可外敷鱼石脂软膏，或用莫匹罗星软膏、夫西地酸乳膏、3%碘酊外涂，每日2～3次。一旦化脓破溃，应切开排脓，并用依沙吖啶纱布、凡士林纱布引流，但忌挤压。

### （三）系统疗法

病情严重或有发热者，口服或注射耐酶青霉素类、头孢类药物等，有条件做细菌培养及药敏试验的，则根据检验结果选择敏感的抗生素。常用药物如下。

（1）头孢泊肟酯片，0.1，一日2次，7～10天（饭后服用）。

（2）头孢克洛颗粒，常用量一次0.25 g，一日3次。严重感染患者剂量可加倍，但一日总量不超过4 g，或遵医嘱。小儿：一般按体重一日20 mg/kg，分3次给予，严重感染可增至40 mg/kg，但一日总量不超过1 g。

（3）头孢地尼胶囊，成人服用的常规剂量为一次0.1 g，一日3次。剂量可依年龄、症状进行适量增减，或遵医嘱。

（4）头孢氨苄0.25～0.5，一日4次，服用7～10天。

（5）双氯西林0.25～0.5，一日4次，服用7～10天。

（6）克林霉素0.15～0.3，一日4次，服用7～10天。

### （四）物理疗法

可选用氦氖激光、长波紫外线或红外线照射皮损处。

**（五）外科手术**

对于有波动感的、疖肿发生脓肿者，应该及时切开排脓，并用纱布引流。

**（六）中医中药**

参考本章第三节毛囊炎的中医中药治疗相关内容。

（编写：贺海英　审校：叶兴东、李润祥、王焕丽、罗育武、钟金宝）

## 第五节　痈

### 一、概念

痈（carbuncle）是由金黄色葡萄球菌使多个邻近的毛囊发生深部感染所致，即引起的聚集性疖肿，其真皮周围结缔组织即皮下组织皆有明显的炎症反应。

### 二、临床表现

多发生于成人，初起为炎性弥漫性浸润硬块，直径可达 3～10 cm 或更大，表面呈紫红色，紧张发亮。5～7 天后化脓及组织坏死，其上出现多个脓点，脓液由多个毛囊口排出，形成蜂窝状脓头，其中有坏死性脓栓，最后脓栓与血性脓液同时排出。有时坏死组织全部脱落，形成深在性溃疡（图 2-9），以后肉芽组织生长，结瘢而愈。局部淋巴结常肿大，好发于颈部、背部、肩部、臀部及大腿等处。本病一开始即有发热、畏寒、头痛、食欲不振等全身症状。患者有搏动性疼痛，在局部组织化脓坏死停止后，全身症状亦随之减轻。严重者可继发毒血症、败血症、转移性感染而导致死亡。

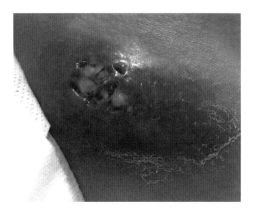

腰部浸润性红肿，多个蜂窝状脓头

**图 2-9　痈**

### 三、建议检查的项目

参考本章第四节疖与疖病的检查项目。

### 四、诊断及鉴别诊断

根据患部有明显浸润，表面有多个脓头，自觉剧痛以及全身症状明显等，即可诊断。痈需要与如下疾病相鉴别。

（1）蜂窝织炎。为真皮及皮下组织感染炎症性疾病，表现为局部呈弥漫性红肿、浸润，境界不清，表面无多个脓头。

（2）脓癣。发生于头发部，为毛囊性脓疱，可形成片状红肿的痈状隆起，患处头发常易折断及拔出，且可找到真菌。

## 五、治疗

（一）治疗原则

基本与疖相同，如发现有糖尿病及其他疾病，应及时治疗。

（二）系统治疗

对于全身症状重，甚至发热者，首选静脉给药。选择第三代头孢菌素，或根据药敏试验使用有效的抗生素。

（1）静脉给药。首选：头孢唑林 1 g，每天 3 次，静脉滴注。

（2）口服。头孢氨苄 0.25 ～ 0.5，每天 4 次，7 ～ 10 天；或双氯西林 0.25 ～ 0.5，每天 4 次，7 ～ 10 天；头孢泊肟酯片，0.1 ～ 0.2，一日 4 次，7 ～ 10 天（饭后服用）；或头孢克洛颗粒，常用量一次 0.25 g，每天 3 次。严重感染患者剂量可加倍，但一日总量不超过 4 g，或遵医嘱。小儿：一般按体重一日 20 mg/kg，分 3 次给予，严重感染可增至 40 mg/kg，但一日总量不超过 1 g；或头孢地尼胶囊，成人服用的常规剂量为一次 0.1 g，每天 3 次。剂量可依年龄、症状进行适量增减，或遵医嘱。

（3）青霉素过敏者，克林霉素 600 ～ 900 mg，每天 3 次，或者万古霉素 15 mg/kg，每天 2 次，或口服克林霉素 0.3，每天 4 次。

（三）局部治疗

可用 50% 硫酸镁溶液湿敷，外搽夫西地酸乳膏、莫匹罗星软膏等。对病变范围大而炎症不断扩展者，应做切开引流。早期切忌挤捏和切开。也可选用红外线、窄谱中波紫外线等理疗。

（四）中医治疗

参考本章第三节毛囊炎的中医中药治疗相关内容。

**参考文献**

[1] 张学军. 皮肤性病学. [M]. 7 版. 北京：人民卫生出版社，2008：71 - 72.

[2] 赵辨. 中国临床皮肤病学 [M]. 2 版. 南京：江苏凤凰科学技术出版社，2017：475 - 476.

（编写：贺海英　审校：叶兴东、李润祥、王焕丽、罗育武、钟金宝）

**第六节　丹毒**

## 一、概念

丹毒（erysipelas）又称网状淋巴管炎，是由 A 组 B 型溶血性链球菌感染引起的皮肤、皮下组织内的淋巴管及其周围组织的急性炎症。局部表现为红、肿、热、痛，多伴有头痛、发热等全身症状。常见诱因包括皮肤黏膜破损，如浸渍型足癣、甲真菌病、甲沟炎等。

## 二、临床表现

常见的损害为略高出皮面的水肿性鲜红色斑块，边缘清楚，表面光滑，紧张发亮（图2-10）。触之发热，有疼痛。表面有浆液性或脓性水疱或大疱者，称水疱性或大疱性丹毒（图2-11）。反复发作者称复发性丹毒。病变部位在下肢者可形成象皮肿，在颜面或外生殖器者可形成慢性淋巴水肿。

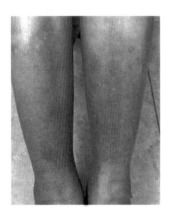　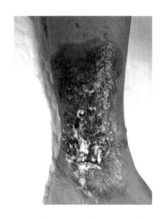

图2-10　双下肢丹毒　　　　图2-11　大疱性丹毒

## 三、建议检查的项目

### （一）常规检查

三大常规。血常规示白细胞总数升高，以中性粒细胞升高为主。疑似足癣诱发者，进行鳞屑真菌镜检或培养。大疱性紫癜、坏死性紫癜应进行纤维蛋白降解产物、血浆凝血酶原时间、纤维蛋白原、血小板计数、凝血酶原激活时间检测等分析。

### （二）专科检查

组织病理检查可见真皮高度水肿、血管和淋巴管扩张，真皮内弥漫性中性粒细胞浸润，且多见于扩张的淋巴管内。病变严重者，表皮内也可有水肿，甚至大疱。除了组织病理检查外，严重患者可以血培养。

（三）特殊检查

结合病情及病史选择。

## 四、诊断与鉴别诊断

根据临床表现较易诊断。需要与类丹毒、接触性皮炎、蜂窝织炎等相鉴别。

（1）接触性皮炎。有明确接触史，不对称，且皮损边界清晰。典型表现为接触部位红肿、丘疹和水疱。

（2）蜂窝织炎。红肿边界不清，中央部位红肿严重，浸润深、化脓倾向。

（3）类丹毒。由猪丹毒杆菌经皮肤伤口侵入引起类似丹毒的感染性皮肤病。多数与职业有关，从事屠宰、海洋捕捞作业、鱼肉加工业者等因皮肤外伤而多发。

## 五、治疗

（一）治疗原则

早诊早治。积极祛除诱因如足癣、鼻炎等。

（二）治疗措施

### 1．局部治疗

患处红肿，或有渗出者，用25%～50%的硫酸镁，或0.5%的呋喃西林、3%的硼酸溶液、0.1%～0.2%的雷夫奴尔湿敷。红肿减轻后可外用抗生素，如莫匹罗星软膏、夫西地酸乳膏治疗。

### 2．系统治疗

严重病例应首选系统治疗。应采取早期、足量、高效的抗生素治疗。抗生素多选用青霉素，青霉素过敏者可选用林可霉素、红霉素或喹诺酮类药物。抗生素的使用至少要持续2周以减少复发的机会。皮损消退后，抗生素仍应继续使用数日。抗生素的选择参见本章第五节痈的治疗相关内容。

（三）物理治疗

可选用半导体激光、氦氖激光、长波紫外线、红外线照射。

（四）中医治疗

### 1．辨证论治

（1）风热毒蕴证。发于头面部，皮肤鲜红灼热，肿胀疼痛，甚至发生水疱，眼睛肿胀难睁，伴恶寒发热，头痛，舌红、苔薄黄，脉浮数。治法：疏风清热解毒。方药：普济消毒饮加减。大便干结者，加生大黄、芒硝以泻热通腑。

（2）湿热毒蕴证。发于下肢，局部红赤肿胀，灼热疼痛，或见水疱、紫斑，甚至结毒化脓或皮肤坏死，可伴轻度发热，胃纳不香。舌红、苔黄腻，脉滑数。反复发作，可形成象皮腿。治法：清热利湿解毒。方药：五神汤合萆薢渗湿汤加减。肿胀或形成象皮腿者，加薏苡仁、防己、赤小豆、丝瓜络、鸡血藤以利湿通络。

（3）胎火蕴毒证。发生于新生儿，多见于臀部。局部红肿灼热，常呈游走性，或伴壮热烦躁，甚则神昏谵语者，可加服安宫牛黄丸或紫雪丹。

**2. 中医外治**

用金银花露调敷或金黄膏外敷；或用新鲜菊花叶、鲜紫花地丁全草、鲜蒲公英等捣烂外敷，有脓疱者，可用消毒针逐个挑破脓包，挑破后立即用棉球将脓液吸干，再用1%～2%龙胆紫药水外搽，每日2～3次。皮肤坏死者，若有积脓，可在坏死部位切一两个小口，以引流排脓，外掺九一丹。

特色疗法：砭镰法治下肢复发性丹毒。患部消毒后，用七星针或三棱针叩刺患部皮肤，放血泄毒。亦可配合拔火罐，以减少丹毒的复发。抱头火丹和赤游丹禁用。

# 六、预防

保持皮肤清洁，避免皮肤破损。

（编写：贺海英　审校：叶兴东、李润祥、王焕丽、罗育武、钟金宝、李振洁）

 **第七节　蜂窝织炎**

# 一、概念

蜂窝织炎（cellulitis）是指皮肤和皮下组织弥漫性化脓性炎症，多由溶血性链球菌和金黄色葡萄球菌引起，也可由流感嗜血杆菌、厌氧性或腐败性细菌引起。研究发现，下肢蜂窝织炎与皮肤破裂、淋巴水肿、静脉功能不全、足癣和肥胖密切相关。多数中老年蜂窝织炎患者有共患病。

# 二、临床表现

## （一）临床特征

初起局部呈弥漫性浸润性红肿，境界不清，并有显著的凹陷性水肿。严重者其上可发生水疱、血疱，局部疼痛显著，有恶寒、发热等全身症状。以后组织逐渐溶解软化而出现波动，破溃而形成溃疡（图2-12），经2周左右形成瘢痕而愈。亦有不破溃者，炎症浸润自然吸收而消退。有局部淋巴管炎及淋巴结炎。有时可并发坏疽、转移性脓肿及败血症，严重者导致死亡。常发生于四肢，如发生于指、趾的蜂窝织炎称为瘭疽，局部有明显搏动痛及压痛。炎症进一步向深部组织蔓延可波及肌腱及骨，导致筋膜炎、肌炎。

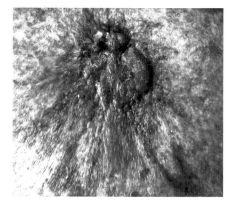

见脓性分泌物，病灶迁延，瘢痕增生

**图2-12　背部蜂窝组织炎**

眼眶周围蜂窝织炎是一种严重的蜂窝织炎，可表现为眶周蜂窝织炎和眼眶蜂窝织炎。

眶周蜂窝织炎表现为眶隔前眼睑和眼周围皮肤的急性炎症；眼眶蜂窝织炎系感染侵犯眶隔后引起眼睑周围皮肤和眼眶内软组织的急性炎症，可发生于任何年龄，多见于儿童，特别是 3 岁以下儿童，秋冬季高发。肛周蜂窝织炎多见于儿童。表现为排便疼痛、肛门直肠出血、肛周发红且有压痛。

（二）临床分类

Eron 等和英国临床资源效益支持组（Clinical Resource Efficiency Support Team，CREST）依据患者共患病和蜂窝织炎临床表现，对蜂窝织炎进行了分类。Ⅰ类：无共患病或共患病控制良好。Ⅱ类：有但无失控的（如肥胖、外周血管疾病或静脉功能不全）等，患者有全身不适；或全身状况良好，共患病控制不良，可能延迟其恢复。Ⅲ类：显著的全身炎症反应（精神状态改变、呼吸急促、心动过速、低血压等）或者可能有控制非常差的共患病，可能影响其治疗反应，或因血管损害而出现威胁肢体的感染。Ⅳ类：脓毒性休克或危及生命的表现，如坏死性筋膜炎，需要紧急重症监护和手术治疗。

Marwick 等在 Eron 分类基础上根据是否存在明确的脓毒症全身特征、是否存在严重并发症及其标准化早期预警评分（standardised early warning score，SEWS）进行改良，形成 Dundee'S 分类法。该分类法依据系统性炎症反应综合征（Systemic Inflammatory Response Syndrome，SIRS）选择了脓毒血症的指标，蜂窝织炎出现 2 个或以上部位的感染并有下列表现，可诊断合并脓毒血症：白细胞计数低于 4000 或高于 $12000/mm^3$；体温低于 36 ℃或高于 38 ℃；心率大于 90 次/分，呼吸频率大于 20 次/分。

Dundee's 分类。Ⅰ类：无脓毒血症，无共患病且 SEWS 4 分以下。Ⅱ类：有确定的一个或多个共患病，如肥胖、外周血管疾病或静脉机能不全，无脓毒血症，且 SEWS 4 分以下；Ⅲ类：有脓毒血症但 SEWS 4 分以下；Ⅳ类：脓毒血症且 SEWS 4 分以上，其中 SEWS 取自第Ⅳ类患者临床表现，阈值为 4 分。

## 三、建议检查的项目

（一）常规检查

血液等三大常规检查；共患病相关检查，如血糖、血脂、肝肾功能等。

（二）专科检查

细菌培养、分泌物涂片革兰氏染色，必要时进行血培养、皮损组织病理检查。对于下肢蜂窝织炎患者，需要进行深静脉功能检查；合并脓毒血症的患者，需要进行电解质、血气分析。

（三）特殊检查

结合病情需要决定。

## 四、诊断与鉴别诊断

根据境界不清的红肿，有自发痛及压痛，中心可软化、波动及破溃等即可诊断，但需进行血液培养及排除败血症。本病需与丹毒、痈相鉴别，丹毒为境界清楚的炎症性红斑，病损较浅，浸润较轻。痈是多个邻近的毛囊发生深部感染，表现为多个脓头的炎症性肿块，边界较为清楚。尚需要与深静脉栓塞及真菌、病毒、虫咬性皮炎、湿疹、脂膜炎、硬肿症等疾病及其引起的蜂窝织炎样表现相鉴别。

## 五、治疗

### （一）治疗原则

早期诊断、规范治疗，减少复发。

### （二）治疗方案

**1. 一般治疗**

需要考虑非感染性因素在治疗中的作用，包括抬高肢体、祛除加重因素（如水肿、糖尿病、血管疾病），患病期间禁烟酒。正确诊断是治疗的关键。应加强营养，可给予患者维生素以及止痛、退热等药物。

**2. 药物治疗**

在化脓性感染的情况下，应优先选择针对链球菌和葡萄球菌的窄谱青霉素。由于蜂窝组织炎病程缓慢，所以，多数患者治疗后 72 小时内仍然会有持续的发热。然后给予持续抗菌治疗。对于复发性蜂窝组织炎患者，每日复查和早期改用口服治疗是最佳选择，应考虑危险因素并考虑预防。

（1）局部疗法。对患者进行局部热敷，当形成脓肿后，需施行切开引流。对于糖尿病合并四肢急性蜂窝织炎者可以持续封闭负压引流（VSD）治疗。

（2）全身疗法。对于没有共患病或者有共患病，但身体状况良好的 Ⅰ、Ⅱ 类患者，首选口服抗生素治疗；没有青霉素过敏者，可以口服氟氯西林 0.5～1.0 g，每日 1 次，或口服头孢氨苄 0.5 g，每日 4 次。青霉素过敏患者，则选择克拉霉素 0.5 g，每日 2 次，或口服多西环素 0.1 g，每日 2 次。对于 Ⅳ 类患者以及部分症状严重的 Ⅲ 类患者，尽早给予大剂量敏感抗生素，如考虑链球菌感染，首选青霉素静脉滴注，每次 600～1200 万 U，每日 4 次，连续 10 天。对青霉素过敏者，可选用克林霉素、红霉素等。对于病情严重者，可以首选二代头孢菌素如头孢呋辛、头孢克洛，或三代头孢类抗生素如头孢噻肟、头孢曲松、头孢唑肟、头孢他啶静脉注射等。必要时使用二联抗生素联合治疗，如给予头孢类抗生素联合抗厌氧菌药物甲硝唑类。

对于复发性蜂窝织炎可试验性使用抗生素预防复发，小剂量早期使用糖皮质激素可以减轻组织水肿，防止病情恶化。

**3. 物理治疗**

可用紫外线或半导体弱激光等辅助治疗。每日 1 次，每次 15～20 分钟，提高组织代谢水平，促进炎症消退。

**4. 中医治疗**

参考本章第六节丹毒的中医治疗相关内容。

**参考文献**

[1] 赵辨. 中国临床皮肤病学 [M]. 2 版. 南京：江苏凤凰科学技术出版社，2017：477.

［2］赖陈雄. 第三代头孢菌素类抗菌药物的临床合理用药研究［J］. 基层医学论坛，2021，25（13）：1914 - 1916.

［3］SHAH S，SHELBURNE S. Skin and soft tissue infections in non-human immunodeficiency virus immunocompromised hosts［J］. Infect Dis Clin North Am，2021，35（1）：199 - 217.

［4］SULLIVAN T，DE BARRA E. Diagnosis and management of cellulitis［J］. Clin Med（Lond），2018，18（2）：160 - 163.

［5］MARWICK C，BROOMHALL J，MCCOWAN C，et al. Severity assessment of skin and soft tissue infections：cohort study of management and outcomes for hospitalized patients［J］. J Antimicrob Chemother，2011，66（2）：387 - 397.

（编写：贺海英、叶兴东　审校：叶兴东、李润祥、王焕丽、罗育武、钟金宝）

## 第八节　麻风

### 一、概念

麻风（leprosy）是由麻风分枝杆菌感染引起的一种慢性传染病，主要侵犯皮肤和周围神经。麻风又称 Hansen 病，是导致畸残的重要原因之一。麻风的传染性很强，而致病性低，多数人在感染后临床症状不明显，仅一小部分人感染后经 2～5 年甚至 10 年以上才有临床表现，通常由瘤型或界线类传染而来。麻菌素试验阴性者较易感染。

### 二、临床分类

临床常采用 5 级光谱分类法，分别是结核样型麻风（tuberculoid，TT）、界限类偏结核样型麻风（borderline tuberculoid，BT）、中间界限类麻风（mid-borderline，BB）、界限类偏瘤型麻风（borderline lepromatous，BL）、瘤型麻风（lepromatous leprosy，LL）。其中，TT 型细胞免疫功能最强，而 LL 型细胞免疫功能最弱，细胞免疫反应强度 TT > BT > BB > BL > LL。相应的，麻风杆菌数量 LL > BL > BB > BT > TT。为了开展麻风现场防治，世界卫生组织（WHO）将上述五类归为多菌型麻风（multibacterial leprosy，MB）和少菌型麻风（paucibacterial leprosy，PB）。多菌型麻风包括 BB、BL、LL 患者以及皮肤涂片真菌阳性的任何其他类型的患者，细菌指数（BI）通常 ≥2；少菌型麻风包括涂片真菌阴性的TT、BT 和未定类患者，细菌指数（BI）< 2。

### 三、临床表现

（一）各类型麻风的临床特征

**1. 结核样型麻风**

皮损数目少，比较稳定，分布不对称，累及面、肩、臀、四肢等少汗易受摩擦的部位（图 2 - 13），皮损内或其附近可触及粗大的皮神经，周围神经也可粗大（图 2 - 14），并致神经功能障碍、肌肉萎缩、运动障碍及畸形。一般情况下患者的眉毛、头发不脱落。

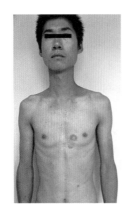

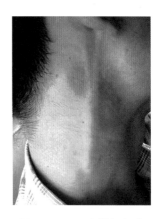

胸前环形脱屑性红色斑块、皮损量少 　　　　图2-14　耳大神经粗大

图2-13　结核型麻风

### 2. 界限类偏结核样型麻风

皮损较 TT 多，大小不等，大的周围常有"卫星状"损害，有的皮损呈环状（图2-15），周围神经干损害多发但不对称，一般情况下患者的头发、眉毛不脱落。

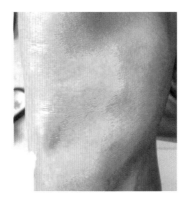

右膝关节内次边界不规则红斑，周围色素减退斑

图2-15　界限类偏结核样型麻风（BT）

### 3. 中间界限类麻风

皮损数目及大小界于两极型之间，有的面部皮损呈蝙蝠状，称"双形面孔"或"蝙蝠状面孔"，有的皮损呈靶形称"靶形斑"，有的皮损呈带状、蛇形状或不规则形。患者眉毛稀疏脱落。

### 4. 界限类偏瘤型麻风

皮损多、分布广泛但不完全对称，可为斑疹、斑块、浸润、结节等，周围神经损害多发，均匀粗大，质软。眉毛脱落不对称（图2-16至图2-18），晚期 BL，头发可脱落，鼻黏膜、眼、淋巴结、睾丸及内脏变化出现较早，可形成鞍鼻。

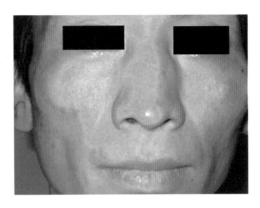

可见面部浸润性红色斑块，眉毛部分脱落，酒醉样面容

图2-16 界限类偏瘤型麻风

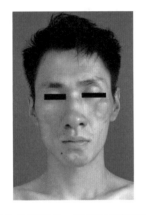

眉毛外侧脱落，脸部浸润性斑块

图2-17 界限类偏瘤型麻风

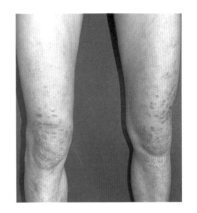

下肢对称性浸润性红色结节、斑块

图2-18 界限类偏瘤型麻风

### 5. 瘤型麻风

早期为淡红斑，小而多，皮损分布广泛对称，边缘模糊，表面光亮，无明显感觉障碍和闭汗；中晚期皮损，除斑疹外，尚可见结节、斑块和弥漫性浸润等，表面光亮多汗，晚期有明显感觉障碍和闭汗，亦可见"狮面"、鼻唇肥厚、耳垂肥大等（图2-19），晚期可出现广泛对称的神经干粗大，均匀、质软，指趾骨短缩吸收，可致严重畸残。眉、睫毛可全部对称性脱落，腋毛、阴毛可稀疏或完全脱落。鼻黏膜、眼、淋巴结、睾丸及内脏变化出现较早而明显。

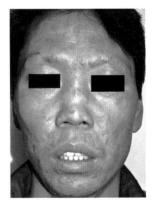

可见患者眉毛脱落，脸部浸润性斑块、治疗后有色沉

图2-19 瘤型麻风

### 6. 未定类麻风（Ⅰ）

该类为麻风病的早期表现，皮损多数不典型，表现为单个或数个浅色斑或淡红色斑，表面光滑无浸润，呈圆形、椭圆形或不规则形，境界清楚或不清楚（图2-20），一般无神经干粗大损害。

### （二）周围神经受累症状

麻风本质上是一种周围神经疾患，几乎所有患者都有不同程度的周围神经受累表现，甚至有纯神经炎麻风而无皮损表现。常被累及的神经干包括尺神经、耳大神经、正中神经、腓总神经、眶上神经、面神经、桡神经及胫神经等。神经受累的表现包括：①浅感觉障碍。为最早表现，温觉障碍最先出现、依次是痛觉、触觉丧失。②运动障碍。由肌肉萎缩或瘫痪所致，常见于手、足、面部。尺神经受累则对指活动障碍，造成"爪形手"畸形（图2-21）；正中神经受累导致大鱼际肌瘫痪和萎缩。拇指旋后内收，掌面与手掌平行，形成"猿手"状（图2-22）。桡神经受累，则伸腕肌和伸指肌发生瘫痪，形成"垂腕""垂指"畸形。腓总神经受累导致"足下垂"，面神经受累导致"兔眼"和口角歪斜。③营养性障碍。由于支配血管舒缩的自主神经纤维受累，造成血供不足，导致慢性溃疡，末端指骨吸收形成畸形。④循环障碍。手绀、温度降低、肿胀。⑤出汗障碍。由自主神经受累和汗腺破坏所致。

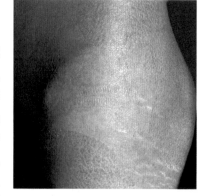

可见大腿上部、左腰部边界清楚的脱屑性环形、类圆形斑片，鱼鳞病改变

**图2-20 未定类麻风**

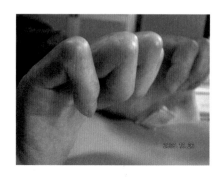

图2-21 尺神经受累——爪形手

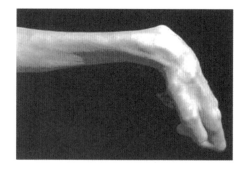

图2-22 桡神经受累——垂腕

### （三）麻风病常见受累神经、走向及检查方法

#### 1. 眶上神经

为三叉神经眼支的分支。拇指紧贴眶上切迹（眶上缘三等分，内侧1/3与2/3交界处）触摸。受累后额部皮肤感觉异常。

#### 2. 耳大神经

为颈丛分支。从胸锁乳突肌后缘中点穿出，在皮下斜向内上方走行。让患者将头转向对侧，用手在患者耳后下方颈旁触摸。

### 3. 尺神经

沿着肱二头肌内侧缘下行，经过肱骨内上髁后进入其前臂尺侧一直到手部。尺神经受累后患者手之尺侧皮肤感觉异常，运动神经损伤导致"爪型手"。嘱患者屈肘90°，在尺骨鹰嘴突后的尺神经沟向上循神经触摸。

### 4. 正中神经

沿着肱二头肌内侧缘下行进入前臂直到手部。受累后手掌桡侧皮肤感觉异常，运动神经损伤后导致"猿手"。沿着肱二头肌内缘至肘窝方向触摸，在腕部近桡侧屈腕肌内侧处触摸。

### 5. 桡神经

沿肱骨桡神经沟下行至前臂及手。受累后手背桡侧感觉异常。运动神经受损导致"垂腕"。在三角肌的肱骨止点的后外缘处触摸，在桡骨中下段的表浅段触摸。

### 6. 腓总神经

坐骨神经在腘窝上分出，经过腓骨头下缘至小腿前外侧行至足背。运动神经损伤导致"垂足"。让患者下肢伸直，稍微屈膝，在腘窝腓侧触摸。

### 7. 胫后神经

由坐骨神经经腘窝直下，隐藏于小腿深浅屈肌之间下行经过内踝后方至足底。受累后足底皮肤感觉异常。运动神经损伤后导致"爪型趾"，在内踝后方触摸。

### (四) 麻风反应

某些患者病程中可突然出现原有皮损或神经炎加重，同时出现新皮损和神经损害，并伴有畏寒、发热、乏力、全身不适、食欲减退等症状，称为麻风反应。麻风反应按照发病机制不同，分为Ⅰ型麻风反应、Ⅱ型麻风反应。还有特殊的露西奥现象。

### 1. Ⅰ型麻风反应

细胞介导的迟发性超敏反应。好发于BB、BT、BL，可以表现为升级（逆向）或降级。病程数月至1年。皮损特点：潮红、高出皮面、触痛、斑块、浸润明显，越靠近LL者，皮损越多（图2-23）。严重Ⅰ型麻风反应表现为皮损肿胀、压痛、破溃（图2-24）；面部水肿型皮损；多条神经粗大，伴感觉丧失；近半年肌力下降；有一侧掌或跖部有2个点以上的感觉异常；主要支配区域或眼部Ⅰ型反应皮损。

### 2. Ⅱ型麻风反应

麻风结节性红斑（ENL），属血管炎型或免疫复合物型变态反应，多见于治疗中的LL、BL患者。初诊偶发；除了结节性红斑外，还有虹膜睫状体炎、神经炎、睾丸炎；典型表现为：正常皮肤上突然泛发直径2～5 mm的疼痛性丘疹或红色结节。边界不清。严重结节性红斑反应（ENL），多发性ENL伴高热，ENL伴神经炎，ENL破溃和化脓，累及其他器官。

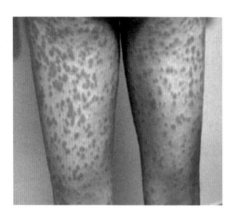
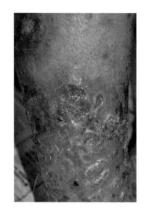

首诊时可见双下肢多发浸润性红色斑块　　　　图 2－24　下肢结节性红斑、溃疡

图 2－23　Ⅰ型麻风反应

### 3. 露西奥现象

露西奥现象（Lucio phenomenon）是患者长期不治疗可能发生的一种麻风反应现象，主要侵犯弥漫性瘤型麻风患者，是Ⅱ型麻风反应的一种特殊类型，本质上是一种急性变应性血管炎。病理上，在皮肤血管的内皮细胞内可见大量的抗酸杆菌。

## 四、建议检查的项目

### （一）常规检查

血常规等三大常规、肝肾功能、血糖、血脂四项等。

### （二）专科检查

疑似麻风患者需要对皮损部位及其他常规部位（如前额、耳垂、鼻尖、下颌、颧部）采集组织液行抗酸染色检查、组织病理检查、氨苯砜药物敏感性基因检测。必要时，还要进行 HIV 抗体、体液免疫、细胞免疫功能检测，组胺试验、出汗试验，对诊断有一定帮助。在疑似病例身上做 Mitsuda 皮内试验（即迟发性麻风反应），反应程度提示细胞免疫功能，从结核型到瘤型，反应趋于减弱。氟南德反应（Fernandez reaction），属于即发型麻风菌素试验，涂片病原学检测可以明确诊断和临床分型。

### （三）血清抗体及 PCR 检测

血清学检测包括酚醛糖脂类抗原（phenolic glycolipid 1 antigen，PGL-1）和蛋白抗原，针对 BCG 抗体、PGL-1、S-100 蛋白的免疫组化反应，针对麻风分枝杆菌几个靶抗原的 PCR 反应。

### （四）特殊检查

结合患者病情需要决定。

## 五、诊断及鉴别诊断

没有任何一种方法可以单独诊断麻风。在典型临床表现基础上，辅助症状学检测技术如皮肤敏感性测试、组胺试验、毛果芸香碱试验可以进行诊断。根据病史、临床表现、细菌检查及组织病理学检查等综合分析，麻风的诊断既要重视早期发现，又要保护患者隐私、慎重诊断。

诊断依据：①皮损伴有感觉障碍及闭汗，或有麻木区；②周围神经受累，表现为神经干粗大伴相应功能障碍；③皮损组织切片或组织液涂片抗酸染色查到麻风杆菌；④病理可见特征性病变。符合上述四条中的 2 条或 2 条以上，或符合第 3 条者一般可确立诊断。

鉴别诊断：有皮损者，视不同临床类型而定。麻风患者可以出现皮肤病所有类型皮损，临床上需要与众多无自觉症状的皮肤病相鉴别。如界限类偏瘤型、瘤型麻风需要与寻常狼疮、结节性红斑、原发性 T 细胞淋巴瘤、斑秃、银屑病、多形红斑、汗孔角化病、环状肉芽肿等相鉴别，中间界限类、界限类偏结核性麻风需要与白癜风、花斑糠疹、副银屑病、玫瑰糠疹、体癣、荨麻疹、固定型药疹、局限性硬皮病和鱼鳞病等相鉴别。Ⅰ型麻风反应需要与急性荨麻疹、药疹、多型红斑等相鉴别。Ⅱ型麻风反应需要与变应性皮肤血管炎、结节性红斑、脂膜炎等相鉴别。进行组织病理检查发现典型的组织病理特征（如结核型麻风的上皮细胞肉芽肿、腺体和神经周围的淋巴细胞浸润；瘤型麻风的泡沫化的巨噬细胞肉芽肿，真皮浅层无浸润带、抗酸染色见短小棒状杆菌等）鉴别诊断并不难，必要时需要行多次病理组织检查。

对于无皮损的麻风，需要与神经科疾病相鉴别，主要包括股外侧皮神经炎、脊髓空洞症、进行性脊肌萎缩症、肌萎缩性侧索硬化症、周围神经损伤、中毒性周围神经炎、面神经麻痹、神经鞘瘤、肥大性间质性神经炎等。

麻风是国家法定报告的丙类传染病，诊断后应及时进行网络疫情报告；同时对于患者的密切接触者（如患者家属、亲密朋友）进行每年 1 次、不少于 3 年的连续跟踪随访。

## 六、治疗

本病以内用药物治疗为主，多数患者对联合化疗方案敏感。

### （一）联合化疗

联合化疗（MDT）为 1998 年 WHO 推荐的方案。该疗法为最低有效方案，但不反对使用作用更强或疗程更长的方案。

**1. 多菌型麻风**

成人方案：利福平 600 mg 每月 1 次（监服），氨苯砜 100 mg/d，氯法齐明 300 mg，每月 1 次（监服）或 50 mg/d（自服），疗程 12 个月，可以在 18 个月内完成。

**2. 少菌型麻风**

成人方案：利福平 600 mg 每月 1 次（监服），氨苯砜 100 mg/d（自服），疗程 6 个月，可在 9 个月内完成。完成治疗的患者应继续接受防治机构的定期监测，每 3 年至少做 1 次随访。必要时，进行强化治疗。

### （二）麻风反应的治疗

**1. Ⅰ型麻风反应**

病情轻度者，首选羟基氯喹，0.1～0.2，每日 2 次，2～3 周。中重度Ⅰ型麻风反应，治疗首选糖皮质激素，可选用泼尼松 30～60 mg/d 分次口服［0.5～1.0 mg/（kg·d）］，随病情缓解逐渐减量，疗程 4～6 个月，必要时延长疗程，再次复发时，应较起始剂量增加 10～15 mg/d。除此之外，雷公藤联合治疗中重度麻风反应也有效。

### 2. Ⅱ型麻风反应

B663 可以预防Ⅱ型麻风反应，治疗首选沙利度胺，剂量可增加至 300～400 mg/d，分 3～4 次口服，一般 1～3 天可控制症状，症状控制后可逐渐减量至维持量 25～50 mg/d，疗程 12 周。对于疗效欠佳者，也可以联合泼尼松［1 mg/（kg·d）以内］，或者 B663 联合其他免疫抑制剂（如甲氨蝶呤）。

### 3. 露西奥麻风反应

首选大剂量糖皮质激素［不小于 1 mg/（kg·d）］治疗，症状控制并好转 2 周后减量，整个疗程可能要数年时间。B663 和沙利度胺对露西奥麻风反应的疗效未被证实。

### （三）中医治疗

#### 1. 治疗原则

总的治疗原则包括：①祛邪。祛风祛湿，攻毒杀虫，清热解毒，以消除麻风的致病因素；②扶正。以增强机体的抗病能力；③活血通络。经络气滞血瘀是各型麻风普遍存在的病机，治疗均应加入理气活血、化瘀通络之品。

#### 2. 治疗方案

（1）实证型。治宜清热解毒，祛风化瘀。方用解毒搜风化瘀汤：苦参、穿心莲、赤芍、丹参各 15 g，金银花、蒲公英、鸡血藤各 20 g，苍耳子、防风、僵蚕、牡丹皮各 12 g，甘草 5 g。

（2）虚症型。治宜益气养血，化瘀通络。方用解毒扶正汤：黄芪、蒲公英各 20 g，党参、白术、茯苓、丹参各 15 g，薏苡仁、白花蛇舌草各 30 g，川芎、穿山甲各 12 g，甘草 5 g。

（3）虚实夹杂型。治宜解毒祛风，调和营卫，扶正祛邪。方用和营解毒汤：防风、白术、大枣、熟地黄、生地黄、重楼各 15 g，鱼腥草、土茯苓各 20 g，苍耳子、紫草各 12 g，甘草 5 g。

（4）其他成药或单方。①万灵丹、神应消风散、磨风丸。第 1 天服万灵丹 1 粒，温酒服下；第 2～4 天服神应消风散，每日 6 g，早晨空腹温酒服下；第 5～6 天服磨风丸，每次 60～70 丸（约 9 g），每日 2 次，温酒服下。连续循环应用，至治愈为止。②苍耳草膏。每次 1 匙，每日 3 次，开水冲下，或用苍耳草 30 g，加水煎服，并逐渐增加剂量到 90 g，每日 1 剂。③何首乌酒。体虚者服用。按患者酒量、大小，时时饮之，以微微作汗为度，宜避风。

### （四）麻风病化疗注意事项

（1）WHO 麻风化疗科学工作组的 3 年临床实验结果表明：多菌型麻风联合化疗后，每年 BI 平均下降 0.62。由于患者免疫缺陷，因此联合化疗不能改变患者 BI 下降速率。

（2）由于利福平的强效杀菌作用，停止联合化疗后 BI 还会继续下降直到阴性，因此，多菌型麻风无须采用联合化疗连续治疗到皮肤查菌阴性。

（3）评价联合化疗疗效的重要指标是完成治疗后的复发率。2002 年 WHO 提出对所有患者给予多菌型治疗方案（统一联合化疗），证明多菌型方案有效，且近期疗效与远期复发率和 1～2 年疗程无显著差异。

（4）化疗期间对密接者需要连续随访，一般随访 3～5 年，便于早期发现可能的新感染者。

（5）每年组织实验室 BI 检查，同时跟踪患者治疗期间脏器功能的变化，及时处理化疗不良反应。

（6）麻风患者的职业暴露处理：重点在于跟踪和确定需要保护的接触者，因为大多数接触者（80%）由于遗传保护而不会发展为麻风病，因此，这些接触不需要立即治疗，但需要定期随访。

**参考文献**

［1］叶兴东，彭学标，孙乐栋，等．实用皮肤性病的诊断与治疗［M］．北京：科学技术文献出版社，2019：323．

［2］赵辨，陈志强等．中国临床皮肤病学［M］．2 版．南京：江苏凤凰科学技术出版社，2017．

［3］LASTORIA J C，de ABREU M A. Leprosy：a review of laboratory and therapeutic aspects-part 2［J］. An Bras ermatol，2014，89（3）：389－401.

［4］ALEMU B W，NAAFS B. Position statement：LEPROSY：Diagnosis，treatment and follow-up［J］. J Eur Acad Dermatol Venereol，2019，33（7）：1205－1213.

［5］BEISSNER M，WOESTEMEIER A，SAAR M，et al. Development of a combined RLEP/16S rRNA（RT）qPCR assay for the detection of viable M：leprae from nasal swab samples［J］. BMC Infect Dis，2019，19（1）：753.

（编写：贺海英、叶兴东　审校：叶兴东、李润祥、王焕丽、罗育武、钟金宝、李振洁）

 **第九节　皮肤结核病**

## 一、概念

皮肤结核病（tuberculosis cutis）是结核杆菌直接侵犯皮肤或其他脏器的结核病灶所继发的皮肤损害，传染源是带菌的患者或其他哺乳动物。其感染途径大致分为外来感染和自我感染两大类。后者又可分为经血液循环传播、经淋巴系统传播、由附近病灶传播及自我接种。由于机体的免疫力、结核杆菌的毒性和感染的途径不同，可在临床上产生各种不同类型的表现。皮肤结核的皮损主要有结节、溃疡、瘢痕、疣状斑块、丘疹、坏死等。

## 二、临床表现

### (一) 寻常狼疮

寻常狼疮可由直接接种、附近病灶传播或血液淋巴循环传播引发。好发于颜面、四肢、臀部及颈部等处，黏膜也可受累。基本损害是粟米至豌豆大小的狼疮结节，半透明状，质软，红褐至棕褐色。探针易贯通，玻片压之呈苹果酱色（图2－25）。结节可互相融合构成大片红褐色浸润性斑块，损害可自愈形成瘢痕或破溃形成溃疡（图2－26）。已愈合的瘢痕可再生新的结节、破溃形成溃疡。本病常迁延数十年不愈。愈合的瘢痕呈高低不平的条索状，瘢痕收缩可发生畸形或功能障碍。

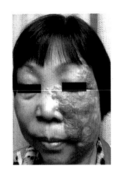 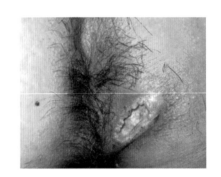

图2－25　皮肤寻常狼疮　　　图2－26　肛周皮肤结核

### (二) 瘰疬性皮肤结核

瘰疬性皮肤结核因局部淋巴结核、骨或关节结核直接蔓延或经淋巴管蔓延而致病，好发于颈、上胸、腋部或腹股沟等处（图2－27）。损害位于受累腺体或关节的上方，临床表现为数个黄豆或白果大小、质硬、无疼痛、有活动性的暗红色结节，结节可融合成斑块，与皮肤粘连，高出皮面。以后结节中央干酪性坏死、软化、颜色转为深红色、破溃而形成底部破坏的瘘管，有干酪样物质的稀薄脓液不断排出，脓液中含有结核杆菌，附近的淋巴结受累感染后又出现增大、软化、坏死，形成瘘管。如果表面皮肤坏死，可形成较大的溃疡，溃疡边缘呈紫红色，不规则，呈潜行性，基底深，表面为不新鲜的肉芽组织，有少许渗液。皮损愈后形成不规则的粘连、纤维化、索状瘢痕。

### (二) 疣状皮肤结核

疣状皮肤结核是由结核杆菌直接接种引起。好发于手指、手背或臀部等处（图2－28）。初发损害为受累部位的暗红色的小丘疹，单侧性，数目不等。后发展为黄豆、蚕豆或更大的结节，基底浸润发硬，表面角质增厚，并粗糙不平，有鳞屑或痂皮覆盖。结节互相融合形成疣状或乳头状外貌，表面可有裂隙。结节中心发生干酪样坏死，从侧方挤压可有少量的脓汁从裂隙中渗出，内含结核杆菌，结节周围有炎症性红晕。在疾病发展过程中，损害中心部的疣状增殖渐渐变平，结痂脱落，留有萎缩性网状瘢痕而自愈。四周疣状结节继续向外扩展成环形或弧形，境界明显，此即为"三廓症状"。

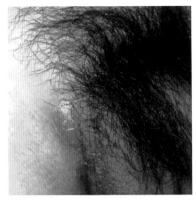
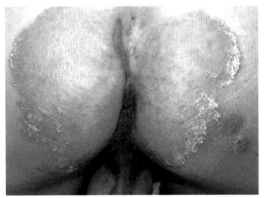

图2-27　瘰疬性皮肤结核　　　　　　　图2-28　疣状皮肤结核

### （四）丘疹坏死性结核疹

丘疹坏死性结核疹好发于四肢伸侧，特别在肘、膝关节附近更多见，可延及手背、足背和面部，躯干也可发生。损害对称分布，散发或群集。初起损害为毛囊处粟粒至绿豆大、质硬的红褐色或紫红色的丘疹，周围绕以狭窄的红晕，境界清楚。部分丘疹数周后消退留色沉，多数丘疹在1～2周后在顶端发生针头大小的脓疱，逐渐增大、组织坏死形成小脓肿，干涸后覆以黏着性褐色厚痂，痂脱后形成似火山口状、中央凹陷的小溃疡，不痛不痒。皮损愈后留凹陷性萎缩性瘢痕及色素沉着（图2-29）。病程迁延，皮损此消彼长，丘疹、结痂、溃疡、瘢痕可同时并存，长期不愈。

### （五）硬红斑

硬红斑的皮损好发于小腿屈侧，有时也可侵及小腿伸侧、足部及踝关节周围，对称分布。皮损初起为位于小腿屈侧皮下的可触及性硬结，结节增大与皮肤粘连后形成略微高起的暗红色至紫蓝色的斑块，境界不清。患者自觉程度不等的触痛、胀痛及烧灼感。结节可自愈留色沉，或破溃形成边缘不整的深溃疡，溃疡边缘呈峭壁状或穿凿状，质软，周围有炎症性浸润，溃疡基底为柔软的暗红色肉芽组织，流出稀薄的脓液，溃疡顽固难愈，愈后形成萎缩性瘢痕。

### （六）颜面粟粒性狼疮

颜面粟粒性狼疮的临床损害为粟粒至绿豆大小的丘疹或结节，对称分布在眼睑、颊部、鼻两侧（图2-30）。在眼睑下方常呈线状分布。轻型患者皮疹仅限于眼周，重者可延及整个面部，少数皮疹可发生于颈、肩及四肢。结节柔软、光滑，半透明状，呈淡红、淡褐、红褐或紫红色。少数结节破溃，覆以痂皮，愈后留有凹陷性瘢痕。结节可分批出现，孤立或集簇发生，无自觉症状。由于没有更多证据证明本病与结核菌有关，目前倾向于认为本病是玫瑰痤疮的异形。

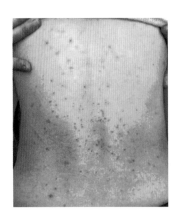 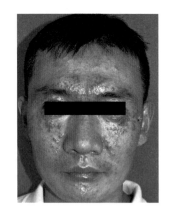

图2-29　丘疹坏死性结核疹　　　　图2-30　颜面播散性粟粒性狼疮

## 三、建议检查的项目

### （一）常规检查

血常规等三大常规。

### （二）专科检查

皮损组织进行真菌培养、结核菌培养、结核菌素实验、T-spot、结核杆菌 PCR 检测等，以及组织病理检查＋拓典酸希夫（PAS）/抗酸染色。由于不同类型的皮肤结核有不同的发病因素，必要时行其他影像学检查排除肺结核、腔道结核感染。

### （三）特殊检查

结合病情需要决定。

## 四、诊断与鉴别诊断

根据各种皮肤结核病的临床表现及细菌检查及培养、组织病理检查可确诊。

不同类型的皮肤结核需要与相关皮肤病相鉴别。包括疣状皮肤结核需要与深部真菌病如着色真菌病、孢子丝菌病、慢性皮肤型红斑狼疮等鉴别；寻常狼疮需要与淋巴瘤、非典型分枝杆菌感染相鉴别；瘰疬性皮肤结核需要与淋巴结炎、梅毒横痃、性病性淋巴肉芽肿、腹股沟肉芽肿等相鉴别。

## 五、治疗

### （一）治疗建议

建议将患者转至结核病专科医院就诊。

### （二）中医治疗

（1）营血亏损、邪毒结聚证。多见于寻常狼疮患者，颜面有暗红色、浸润明显的斑片和小结节，破溃后边缘穿凿不整，愈合缓慢，甚至眼睑外翻及毁容。体弱乏力，低热盗汗，纳呆腹胀。舌红苔薄白，脉沉细或沉缓。治宜滋养营阴、解毒散结。方选增液汤合芩部丹加减：生地黄 20 g，天冬、麦冬、玄参各 12 g，黄芩、黄檗、百部各 10 g，夏枯草、鱼腥草、皂角刺、白花蛇舌草、半枝莲各 15 g，丹参、生牡蛎各 30 g，甘草 5 g。水煎服，每日 1 剂，早晚分服。

（2）气血不足、阴虚内热证。见于瘰疬性皮肤结核，局部肿块破溃流出清稀脓汁，加有败絮样物，肉芽苍白，不易收口。多伴有骨蒸潮热，精神倦怠，盗汗，纳差等。舌红嫩，脉细数。治宜补益气血、养阴清热。方选六味地黄丸合芩部丹：熟地黄、山药、山茱萸、茯苓各 20 g，泽泻、牡丹皮各 12 g，黄芩、黄檗、百部、海藻各 10 g，丹参 30 g，夏枯草 15 g。夜寐不安者加夜交藤 20 g，茯苓 15 g，焦酸枣仁 12 g。每日 1 剂，早晚煎服。

（3）痰湿凝结、气滞血瘀证。见于硬红斑，皮损呈暗红色结节，或溃后长期不愈，脓液稀薄淋漓，创面边缘不整，微痛或不痛。伴有倦怠乏力、食欲缺乏、渴不欲饮，有时烦躁易怒。舌质淡或舌边光红，脉沉细或沉弦。治宜化痰散结、活血通脉。方选阳和汤加减：熟地黄 15 g，白芥子、炮姜炭各 9 g，鹿角胶（烊化冲服）10 g，麻黄、肉桂、甘草各 6 g，丹参 30 g，赤芍 12 g，桃仁 9 g，鸡血藤 15 g。溃后久不愈合者加黄芪 30 g，当归 12 g。水煎服，每日 1 剂，早晚分服。

（4）邪毒蕴阻、凝滞肌肤证。见于疣状皮肤结核，局部皮肤呈乳头状突起，表面粗糙角化，被有灰白鳞屑或痂皮，突起之间按压时有脓液溢出。损害不断向四周发展，中央形成萎缩性瘢痕。病程缓慢，自觉微痒，全身症状不鲜，或有乏力、纳差等。舌红苔薄白或白滑，脉沉弦。治宜解毒散结、活血通络。方选内消瘰疬丸加减：夏枯草 15 g，玄参、海藻、贝母、生地黄各 12 g，薄荷、甘草各 6 g，天花粉、海蛤粉、白蔹、连翘各 9 g，枳壳、桔梗、当归各 10 g，熟大黄、芒硝各 10 g。水煎服，每日 1 剂，早晚分服。

（5）肝肾不足、湿热蕴积。见于丘疹坏死性结核疹，以丘疹或小结性损害为主，伴有浅在的小溃疡和萎缩性瘢痕，主要发生在四肢伸侧关节附近，呈散在性分布，亦有发于阴部者。腰膝酸软，脘痞纳呆，身倦乏力，大便先干后溏。舌红苔黄腻，脉沉迟或弦细。治宜调补肝肾、清热利湿。方选六味地黄丸合三妙散加减：熟地黄、山茱萸、菟丝子、茯苓、山药各 12 g，牡丹皮、泽泻、苍术、黄檗、川牛膝各 10 g，丹参 30 g，百部 15 g，黄芩 10 g。水煎服，每日 1 剂，早晚分服。

（编写：贺海英　审校：叶兴东、李润祥、王焕丽、罗育武、钟金宝、李振洁）

 ## 第十节　非典型分枝杆菌感染

非典型分枝杆菌感染（atypical mycobacteria）是由除结核分枝杆菌以外的分枝杆菌（non-tuberculous mycobacteria，NTM）引起。目前非典型分枝杆菌除能够引起皮肤损害外，也能产生肺、骨、关节等感染。

常见分枝杆菌分为慢生长菌、快生长菌以及无法培养的麻风分枝杆菌。慢生长菌具有见光产生色素菌（如海鱼分枝杆菌、堪萨斯分枝杆菌和猿分枝杆菌）和暗产生色素菌（如瘰疬分枝杆菌、斯赛格分枝杆菌、戈登分枝杆菌和蟾分枝杆菌），以及非光照产生色素菌（如鸟分枝杆菌、溃疡分枝杆菌、嗜血分枝杆菌、蟾分枝杆菌）。快速生长菌包括草分枝杆菌、耻垢分枝杆菌、偶遇分枝杆菌和龟分枝杆菌等。

## 一、游泳池肉芽肿

游泳池肉芽肿（swimming pool granuloma）是由海鱼分枝杆菌直接接种感染引起的慢性皮肤肉芽肿。临床上与皮肤结核病相似。

### （一）病因及发病机制

病原体为海鱼分枝杆菌，其主要存在于封闭的没有经常补充更换的水，但以温暖地区的自然池塘、湖泊、海水中多见。在死海沿岸的自然游泳池中也出现过感染者。然而，有较多的传染源被认为是与热带鱼有关。家庭主妇因在养鱼缸中接触疫水或受深冷冻的鱼刺刺伤而感染也有报道。高危人群为渔民、加工海鱼工人，海洋水族馆工作人员和免疫抑制的患者。

### （二）临床表现

肘、膝、足、指关节或手指是主要受累部位，亦可侵犯局部关节和肌腱，发病前局部常有外伤史。感染潜伏期2～3周。肢端部位因体温较低易受累。90%的患者单侧上肢受累，最初损害时表现为肢体部位孤立的红色丘疹、结节或脓疱，在数月中逐渐扩大，之后破溃形成有痂的溃疡或疣状外观损害（图2－31、图2－32），手伸侧的腱鞘可受累。偶尔可见多个皮损。免疫力低下的病例可发生播散性感染，播散时可呈孢子丝菌病样表现，局部淋巴结可轻度肿大，但不会破溃。皮损存在多年，一般不伴有疼痛。在播散感染病例中有广泛的狼疮样损害，发生于躯干和四肢，可有滑膜炎、持久性溃疡窦道或脓毒性关节炎，进行性感染可引起广泛骨髓炎，甚至受累的指趾需要截肢。机体感染海鱼分枝杆菌后因免疫应答的差异可致不同的临床表现。本病患者结核菌素试验呈阳性反应。患者无传染性，几乎所有的患者在1～3年内自愈。极个别的病例病程可持续10年以上。

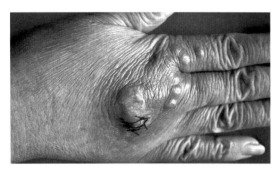

图2－31　右上肢（海鱼分枝杆菌感染所致结节）

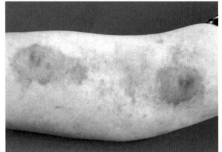

图2－32　右上肢手背前臂内侧

### （三）诊断及鉴别诊断

根据外伤史、临床皮损、组织病理和抗酸染色阳性不难诊断本病。对病原体进行培养鉴定是最好的诊断方法。

临床上需要与疣状皮肤结核、慢性脓皮病、利什曼病和孢子丝菌相鉴别。

（四）治疗

海鱼分枝杆菌对异烟肼、链霉素、对氨基水杨酸耐药，但对利福平（RFP）、乙胺丁醇、四环素、磺胺甲噁唑 - 甲氧苄啶、克拉霉素和左氧氟沙星敏感。克拉霉素可用于短期治疗，乙胺丁醇和利福平合用作为经验治疗，特别是在 6 岁以上的患者可用。米诺环素每次 100 mg，每日 2 次，治疗有效。也可用四环素加利福平和乙胺丁醇治疗。一般治疗至少持续 6 周。推荐疗程为临床皮损好转后，再维持治疗 4～6 个月。

我们用克拉霉素 0.25 每日 2 次、左氧氟沙星 0.2 每日 1 次、磺胺甲噁唑 - 甲氧苄啶（SMZco）2 片，每日 2 次，联合口服，连续 20 周，成功治疗 1 名 65 岁女性的右上肢海鱼分枝杆菌感染。

一些局限的小皮损经切除或电灼治疗很有效。对于深部感染可进行引流。

（五）预防

对游泳池进行漂白粉消毒，可杀灭病原体，防止疾病传播。接触海水人员防止擦伤、外伤或海里动物叮咬。水族馆工作人员在清洗鱼缸时应戴橡胶手套，如发现擦伤或叮咬，用抗生素溶液清洗并包扎。

## 二、布鲁里溃疡

布鲁里溃疡（Buruli ulcer）是由溃疡分枝杆菌引起的慢性隐袭性坏死性皮肤病，主要在中非和西非国家热带雨林地区流行，在我国广东也有数例报道。我国其他地区有散发病例。

（一）病因及发病机制

病原体为溃疡分枝杆菌，通过外伤皮肤接触污染的水、土或植物而感染。被水中昆虫叮咬后也可感染发病。

（二）临床表现

患者多为生活在河流和温暖潮湿地带的农村妇女和儿童。四肢，特别是腿部为好发部位，常于外伤 7～14 天后发病，70% 的患者在 15 岁以下。最初损害常见于腿和手臂，初始表现为单一、坚实、无痛性皮肤结节，1～2 cm 大小，可移动。偶尔可见卫星灶损害，并有瘙痒，病情稳定不易进展，但结节通常会破溃，形成浅溃疡，扩展迅速，直径可达 25 cm 以上，甚至皮损分布可达全身皮肤面积的 15%。感染可破坏神经、附件、血管，偶尔侵犯骨髓。溃疡特征为形成一个扇形边缘，有深部潜行的边缘，不规则、色素加深。溃疡基底充满坏死的脂肪组织，损害周围或整个肢体可发生肿胀。溃疡也可保持较小范围或自愈，但一般逐渐发展到大面积破坏性溃疡，露出肌肉和肌腱，愈合缓慢。系统症状少见，偶尔可引起脓毒血症和破伤风等继发感染，从而造成患者死亡。

皮损在数月后开始愈合。皮损组织纤维化和瘢痕形成导致肢体挛缩畸形。广泛瘢痕导致淋巴回流障碍引起肢体淋巴水肿，眼部损害导致失明。乳房、生殖系统受累可致这些器官丧失功能或毁形，长期溃疡可引起皮肤癌变。

尽管患者皮肤广泛受累，但症状并不严重是本病的重要特征，患者无明显发热，疼痛轻微。

（三）诊断及鉴别诊断

根据临床穿凿性潜行溃疡、病程慢性、细菌检查和培养，可以诊断本病。散发病例或不典型病例容易与皮肤结核、深部真菌病混淆。坏死组织基底部组织液涂片查到抗酸杆菌有助于诊断本病。本病需要与麻风、雅司、淋巴结结核、坏疽性脓皮病、梅毒树胶肿、硬红斑等相鉴别，特别是需要与坏疽性脓皮病相鉴别。

（四）预防及治疗

在感染早期通过简单切除损害可达到早期治愈和预防许多合并症，配合药物治疗预后好。首选治疗口服利福平、乙胺丁醇、甲氟苄胺嘧啶－磺胺甲噁唑，连续 4～6 周。有人报道，利福平 600 mg/d 治疗 6～9 个月对早期损害及术后有效，但对大溃疡无效。严重的损害切除后需要植皮。有报道，局部应用苯妥英钠治疗有效，其治疗溃疡机制不明。亦可使用40℃以上循环水浴局部热浴疗法。有人提倡使用高压氧治疗，但疗效有限。在高危人群中接种 BCG 可预防布鲁里溃疡，特别是对婴儿有保护作用。由于其保护作用比较短暂，应多次接种。

# 三、堪萨斯分枝杆菌皮肤感染

（一）病因及发病机制

堪萨斯分枝杆菌（Mycobacterium kansasii）是一种慢生长、光产色分枝杆菌。该菌存在于灰尘和水中，但不太容易从环境中分离。皮肤微小损伤、系统疾病、免疫抑制剂应用和长期暴露于污染的水中是堪萨斯分枝杆菌皮肤感染（skin infection of mycobacterium kansasii）的危险因素。很可能通过呼吸道或局部接种而感染，人与人之间传染缺乏证据。

（二）临床表现

男女患者的比例为 3：1，老年患者多见。肺、生殖器、泌尿道、肌腱、关节和皮肤均可受累，有局限或播散性皮肤受累。局部皮损损害可与孢子丝菌相似，有红斑、丘疹、脓疱、结节、红色斑块、脓肿和溃疡等，也可有结痂或丘疹坏死表现。从局部向周围扩散，引起淋巴结炎和皮下组织感染。

在免疫抑制的患者及 HIV 感染晚期可出现本病。肺是最常受累器官，常见症状为发热、畏寒、夜汗、咳嗽、体重减轻、疲劳、胸痛和呼吸困难。皮肤损害有时不典型。组织病理上缺乏典型肉芽肿改变。HIV 抗体阳性的患者感染本菌后有 20% 概率发生疾病播散损害，可出现与结核性脑膜炎相似的脑膜炎、菌血症、心外膜炎、口腔溃疡、慢性鼻窦炎和头皮脓肿。在其他免疫抑制患者中（骨髓移植、血液透析患者）亦有报道播散性感染。

感染的诱发因素有硅肺、结核、真菌感染、慢性阻塞性肺病、支气管扩张。其他的因素包括肿瘤、糖尿病、长期应用糖皮质激素和饮酒过度。

本病在 HIV 抗体阴性者中死亡率为 2%。在 HIV 抗体阳性者中为 9%。50% 以上的患者如不治疗，肺部损害可加剧，从而导致死亡。

（三）建议检查的项目

（1）三大常规。

（2）专科检查。①血液细菌培养 + PCR 鉴定；②血 HIV 抗体检测；③细胞免疫功能检查：T 细胞亚群计数。

（3）病理检查。HE 染色 + 抗酸染色 + PAS 染色。

（四）诊断及鉴别诊断

根据临床表现和细菌培养诊断可以确诊。免疫抑制状态病史对诊断有帮助。血液培养对诊断播散性感染有价值。感染本菌的 HIV 抗体阳性患者中有 11% 血培养阳性。

皮肤损害需要与疣状皮肤结核、梅毒树胶肿、着色真菌病和游泳池肉芽肿等相鉴别，还需与组织胞浆菌病、细菌性肺炎、孢子丝菌病、细菌性蜂窝织炎和其他分枝杆菌感染相鉴别。

（五）治疗

利福平、乙硫异烟胺和乙胺丁醇三者联合治疗有满意的疗效。有报道应用卡那霉素有效。米诺环素从每日 200 mg 逐渐减少到每日 100 mg 的治疗可获得成功，如肺部有感染，须用大剂量异烟肼、利福平和乙胺丁醇，治疗持续到痰菌阴性后的 12～15 周；联合治疗对于那些接受抗反转录酶抑制剂治疗的 HIV 抗体阳性患者也有效；但应根据培养和药物敏感性来调整药物。目前推荐的方案有：①对本菌引起的感染，用利福平 600 mg/d 加上乙胺丁醇［25 mg/（kg·d）治疗 2 个月后减为 15 mg/（kg·d）］，异烟肼和维生素 B$_6$ 50 mg/d共 4 种药，治疗 18 个月；②由于利福平显著增加药物代谢，在应用 HIV 蛋白酶抑制剂时，不能同时用利福平，可用低剂量利福喷汀；③一些专家推荐在伴严重感染时，如空洞或播散性感染时，先用氨基糖苷类抗生素，给予链霉素 15 mg/kg 或 1.0 g/d，每周治疗 3～5 天，直到痰培养阴性。

如患者不能耐受利福平、乙胺丁醇和异烟肼中的某种药物，可用克拉霉素代替，但该药疗效尚未完全确定。大多数分离菌在体外对吡嗪酰胺耐药，故不推荐此药治疗。其他抗堪萨斯分枝杆菌药物有喹诺酮类药、氨基糖苷类抗生素（如链霉素和阿米卡星）和复方新诺明。

对儿童淋巴结炎，推荐切除所有可触及的淋巴结，并配合药物治疗。

## 四、偶遇分枝杆菌皮肤感染

（一）病因及发病机制

偶遇分枝杆菌（Mycobacterium fortuitum）与龟分枝杆菌有密切的联系。有时称偶遇分枝杆菌 - 龟分枝杆菌复合体。偶遇分枝杆菌属于快生长分枝杆菌，通常见于自然或处理的水源和土壤中，偶见于健康人痰液中。

偶遇分枝杆菌皮肤感染（skin infection due to mycobacterium fortuitum）与伤口直接或间接接触污染的水有关。皮肤感染多见于外科手术部位，其他医源性感染与插管、注射器、内窥镜污染有关。

（二）临床表现

皮肤感染通常在外伤后发生。可有局部淋巴结肿大，早期表现为局部疼痛性结节，以后形成脓肿，破溃可致瘘管，经久不愈，但扩散很慢（图2-33）。部分患者局部皮肤温度升高，随后色素沉着。脓液引流适当者，通常在数月后痊愈。受累关节内感染症状有间歇性深部肿胀，有分泌物排出。其他少见症状有孢子丝菌病样外观和严重腹股沟淋巴结肿大。偶遇分枝杆菌通常引起局限性自限性感染，是孤立性淋巴结炎的原因之一。

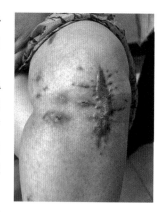

播散性损害通常为皮损和软组织损害，几乎均见于严重免疫抑制尤其是艾滋病患者中，有报道发生本菌心内膜炎者。患者有肺部疾病如支气管扩张或有免疫抑制者易受感染。肺部有损害时，有慢性咳嗽。眼部损害时有角膜炎、角膜溃疡。心内膜炎时有瓣膜杂音，发生腹膜炎时可有弥漫性触痛。患者易疲劳，偶尔发热、夜汗、体重减轻，常伴有播散性感染。

偶遇分枝杆菌局限性感染最终可自愈，很少引起患者死亡。大多数患者经清创和抗生素治疗可痊愈。死亡缘由通常是因免疫抑制、肺部广泛受累或疾病播散所致。

**图2-33　左膝关节术后偶遇分枝杆菌感染**

（三）建议检查的项目

参照本节堪萨斯分枝杆菌皮肤感染的检查项目。

（四）诊断及鉴别诊断

根据临床表现、慢性经过、无明显全身症状、结合细菌检查和培养鉴定可以诊断本病。皮肤损害需要与结节性血管炎、放线菌病、组织胞浆菌病、球孢子菌病、隐球菌病、孢子丝菌病、伤口感染、努卡菌感染和其他分枝杆菌感染相鉴别。肺部感染需要与其他分枝杆菌和结核病相鉴别。

（五）治疗

目前尚无标准治疗方案。一线抗结核病药物包括异烟肼、利福平、吡嗪酰胺、甲氧苄啶对本菌无效。阿米卡星是治疗本菌感染的首选药物，环丙沙星和左氧氟沙星也成功用于本菌感染。克拉霉素、阿奇霉素和复方新诺明、多西环素、红霉素、庆大霉素和妥布霉素治疗也有效。尽管有些报道称单用药物可获得成功（克拉霉素），但也有报道在治疗时发生耐药。因此，大多数患者应同时两种药物治疗。笔者采用多西环素0.1，每日2次，联合克拉霉素0.25，每日2次，连续治疗一例阿米卡星疗效不佳的膝关节周围偶遇分枝杆菌感染6个月，获得良好疗效。本病病程通常应用药治疗6个月或更长时间。患者连续服药直至临床损害明显消退。一些小损害经局部处理和抗生素治疗可治愈。受累淋巴结切除是一个治疗选择。皮肤和皮下损害，特别是广泛损害，通常需要外科清创来达到治愈。如果对疗效差或细菌对药物耐药，可考虑肺损害部位切除。在考虑外科手术之前，给予至少一个疗程的两种药物联合治疗。

## 五、嗜血分枝杆菌皮肤感染

嗜血分枝杆菌皮肤感染（skin infection due to mycobacterium haemophilum）可以引起皮肤和内脏损害，主要在免疫抑制患者中发病。

（一）病因及发病机制

嗜血分枝杆菌（Mycobacterium haemophilum）是慢生长杆菌。本菌在免疫抑制患者中引起皮肤、关节、骨骼和肺部的感染和儿童淋巴结炎。该菌近年来在艾滋病患者和移植受体患者中引发感染较多，引起多发皮肤结节、脓肿和溃疡。

本菌在自然界分布和人类如何感染的机制尚不清楚。在艾滋病患者和骨髓移植患者中见到因中心静脉插管引起本菌感染。

（二）临床表现

男性成人多见。好发于四肢，初期表现为多个无痛性丘疹、皮下结节或囊肿，周围有红晕，以后演变成溃疡时疼痛。在一些患者中可发生脓毒性关节炎，表现为膝关节、肘关节的疼痛和肿胀，在受累关节上方常有皮损病史。

儿童淋巴结炎常见。表现为颌下和颈部淋巴结肿大，通常为单侧，有触痛感和波动感。肿大淋巴结上方皮肤有红斑。在数周或数月内逐渐肿大，有触痛。有低度发热，但无其他系统症状。一般抗生素治疗无效。

免疫抑制的患者还表现为脓毒性关节炎，通常皮损和脓毒性关节炎同时存在，也可发生骨髓炎。肺部损害通常在皮损后出现。偶尔患者最初表现为肺感染，以后才出现皮损。肺部有感染时，表现为发热、咳嗽、胸痛和呼吸困难，患者常有皮损的病史，可发生分枝杆菌血症。患局部淋巴结炎的儿童预后好。成人预后取决于免疫功能，一些艾滋病患者对治疗有效；而另一些初期治疗有效，以后复发。在骨髓移植受体患者中有发生死亡者。

（三）诊断及鉴别诊断

根据临床播散性皮肤损害，好发四肢、损伤处，可找到分枝杆菌，组织病理显示坏死、多核巨细胞浸润以及郎格罕细胞浸润，高度怀疑本病。确诊本病需要对细菌做出鉴定。

本菌感染需要与芽生菌病、卡波西肉瘤、血管炎、疖病、隐球菌病、鸟分枝杆菌复合体感染、曲霉病、弓形虫、肉样瘤、孢子丝菌病、结核和其他分枝杆菌感染相鉴别。儿童淋巴结炎需要与急性弓形虫病、放线菌病、EB病毒感染、淋巴瘤和其他分枝杆菌感染相鉴别。

（四）治疗

治疗根据临床病情、药物敏感性及患者免疫抑制程度而定。单个皮损可手术切除，对于患淋巴结炎的儿童，行外科切除是首选。免疫抑制患者需要联合用药防止耐药产生。药敏试验无标准化，该菌通常对阿米卡星、环丙沙星、左氧氟沙星、克拉霉素、利福布汀、利福平敏感，但对乙胺丁醇、异烟肼、丙硫异烟胺和链霉素耐药。两种有效药物合用是较好的方法。有人将利福平、环丙沙星、克拉霉素三药联合治疗骨髓移植后的嗜血分枝杆菌感染有效，但疗程未能确定。其他联合方案有利福平加环丙沙星、利福平加米诺环素、利福平加克拉霉素及米诺环素等。患者皮肤损害一般要经过数月或数年才能痊愈，其原因尚不清楚。

# 六、鸟分枝杆菌复合体皮肤感染

鸟分枝杆菌复合体皮肤感染包括两种主要分枝杆菌，即鸟分枝杆菌（M. avium）和细胞内分枝杆菌（Mycobacterium intercellular）。这一分枝杆菌复合体广泛存在于环境中。

（一）病因及发病机制

鸟分枝杆菌可引起人类肺部感染、儿童淋巴结炎、血行播散性感染。在艾滋病患者中为常见机会性感染。传染途径尚不清楚，最可能是因环境污染，通过呼吸道吸入或胃肠道食入。有报道从医院供水系统和家庭供水系统中发现此致病菌。其他潜在的传染途径有食入生鱼、食硬乳酪、每天在污染水中洗澡和职业接触污染的水源。一般来说，HIV感染患者是高危人群，免疫正常者少见。

（二）临床表现

鸟分枝杆菌复合体皮肤感染（skin infection due to mycobacterium avium complex，MAC）的临床表现有多发溃疡、结节、脓疱或蜂窝织炎损害，也可表现为脂膜炎。95%以上的艾滋病患者的感染是由鸟分枝杆菌感染引起。在免疫抑制患者中，40%的感染由细胞内分枝杆菌引起。常见症状有体重减轻、发热、畏寒、淋巴结肿大、腹泻、全身无力。艾滋病患者伴MAC感染时尚可有贫血、触痛性肝脾大、淋巴结炎和皮肤苍白。在儿童身上可发生淋巴结炎。播散性MAC的最常见的合并症是贫血。患者常需要输血治疗。

偶尔在免疫正常人肺部中发生鸟分枝杆菌和细胞内分枝杆菌的混合感染。患有慢性阻塞性肺病的男性感染MAC可能性较大。老年女性在肺中叶和心脏附近的舌叶感染MAC可能性大。这些患者中肺部感染症状最常见，表现为咳嗽、痰多、体重减轻、发热和咯血。该病也可引起儿童淋巴结炎，常表现为单侧下颌、耳前、耳后腮腺附近的淋巴结肿大、无触痛。

（三）建议检查的项目

参照本节堪萨斯分枝杆菌皮肤感染的检查项目。

（四）诊断及鉴别诊断

根据临床表现，皮肤损害病理活检和血培养检查有特定分枝杆菌，对诊断有帮助。感染早期菌血症阳性率低或呈间歇性阳性，在感染后期，血培养阳性。

皮肤病临床需要与隐球菌病、猫抓病和曲霉病相鉴别。其他需相与肺部肿瘤、脂肪肝、单核细胞增多症、肺癌、B淋巴细胞瘤、非霍奇金病、吸入性肺炎、结核、纵膈肿瘤相鉴别。

（五）预防及治疗

具有抗MAC活性的最常用药物有克拉霉素、阿奇霉素、利福布汀、乙胺丁醇、左氧氟沙星和阿米卡星，其中阿米卡星用于顽固病例。

克拉霉素是目前治疗MAC感染最有效的药物之一。该药可减少69%的MAC感染，服药的患者比口服安慰剂者生存更长的时间。克拉霉素与利福布汀合用的疗效与克拉霉素单用的疗效相似。阿奇霉素（azithromycin）可每周服1次，与利福布汀合用比阿奇霉素单用更有效，但是费用和不良反应会增加。

对HIV感染伴CD4$^+$淋巴细胞小于50/mm$^3$者可考虑化学预防。在开始接受HAART治疗的患者，停止化学预防的时间尚不清楚。如果患者CD4$^+$淋巴细胞计数大于50/mm$^3$，并持续很长时间，患者病毒载量明显降低，可停止预防服药。预防服药可选择克拉霉素或阿奇霉素。服用克拉霉素的患者有 5.6% 的概率发生 MAC 菌血症，并且生存期有改善。

同时用几种药物联合治疗，对增进疗效和预防耐药很重要。美国推荐对播散性 MAC 治疗时应包括至少两种药物，其中一种是克拉霉素或阿奇霉素，单疗将导致耐药。乙胺丁醇似乎是与克拉霉素合用的最佳选择。如果需要第 3 种药物，应该用利福布汀。乙胺丁醇与克拉霉素 2 种药物合用时与乙胺丁醇与克拉霉素加上利福布汀三个药物合用比较，发现三药合用可促进分枝杆菌清除，延长生存期。

伴肺病的 MAC 感染患者治疗应包括克拉霉素、乙胺丁醇和利福布汀三药合用。推荐治疗 6 个月。儿童淋巴结炎一般是良性过程，无需用抗生素治疗。

开始治疗后在 2～4 周内，患者体温可下降，如果患者发热比预期时间要长，应重复血培养和测定克拉霉素敏感性。如果分离菌对克拉霉素敏感，但患者对药物治疗反应差，可考虑换阿米卡星。

儿童淋巴结炎用外科切除的治愈率在 95% 以上。

## 七、瘰疬分枝杆菌皮肤感染

瘰疬分枝杆菌（Mycobacterium scrofulaceum）是一种土壤中的微生物，属于慢生长、暗产色菌。瘰疬分枝杆菌是引起儿童颈部淋巴结炎的原因之一，偶尔可引起肺部和皮肤感染。

（一）临床表现

瘰疬分枝杆菌皮肤感染（skin infection of mycobacterium scrofulaceum）的皮损一般为单发，病原菌侵入人体伤口后，2 周左右局部发生结节，表面有红晕，初期无自觉症状。结节可以破溃，形成瘘管。也可呈疣状增生，或呈孢子丝菌病样皮损，局部淋巴结可以肿大，类似淋巴结核。在免疫力低下的患者中可发生全身播散性皮损。

（二）诊断及鉴别诊断

在外伤后发生皮肤肉芽肿，有疣状增生或瘘管、局部淋巴结肿大、病程慢性，应该考虑本病。取分离物做培养可呈阳性，通过鉴定可明确诊断。本病需要和孢子丝菌病、疣状皮肤结核、类丹毒、游泳池肉芽肿等相鉴别。

（三）治疗

本病可以自愈，用利福平、乙胺丁醇、卡那霉素、克拉霉素治疗有效。对异烟肼、链霉素耐药。

## 八、龟分枝杆菌皮肤感染

龟分枝杆菌皮肤感染发病通常是伤口直接或间接接触污染的水所致。医院内感染常见于术前使用污染的甲紫在皮肤上做记号或使用消毒不严的器械及注射器。有些感染与使用被污染的内窥镜有关。

（一）临床表现

本病常由外伤或注射引起，心胸外科手术和扩大乳房形成手术引起该病也有报道。潜伏期为 20～25 天，最长超过 3 个月。皮肤受累表现为皮下结节和脓肿，可破溃形成溃疡，部位深时可形成瘘管。眼部受累表现为角膜溃疡或角膜炎。心脏受累可表现心内膜炎，有瓣膜杂音。腹部受累多见于有腹膜透析史的患者，可发生腹膜炎，腹部出现弥漫性触痛。肺部受累可出现啰音。

免疫抑制患者特别是艾滋病患者或长期服用糖皮质激素的患者易发本病，伴肺不张或支气管扩张也易引起感染。本病很少引起死亡，只是在广泛肺受累或播散性疾病时才可导致死亡。

（二）诊断及鉴别诊断

对皮肤局限性或播散性损害做活检，要进行抗酸杆菌和真菌培养，并做组织病理检查。对局部脓肿及淋巴结炎时取吸出物做抗酸杆菌和真菌培养。系统感染的确诊要根据病原体检查和培养。如胸部有症状，应做胸透。而胸部 X 线检查正常者可考虑做高密度 CT 扫描，观察支气管扩张程度或是否存在小的结节。

（三）治疗

对于皮肤损害要注意局部伤口护理，避免正常皮肤发生感染。受累淋巴结行外科切除。广泛皮肤或皮下损害行外科清创术。

眼和骨损害的外科清创也对治疗有帮助。如有植入器械应及时去除。在肺部损害治疗中，如果治疗无效或分枝杆菌对抗生素耐药，可考虑外科切除受累肺叶。控制感染通常需要长期抗生素治疗。对严重播散性疾病宜静脉用药，2～6周后，然后再开始长期服药治疗。

由于菌株对药敏差异很大，应对最初分离的菌株做药敏试验。龟分枝杆菌容易对药物产生耐药，故应使用两种以上药物治疗。由于许多患者疾病长期存在，在开始治疗前，可等待药敏结果，从而选择正确的药物。

第一线抗结核药如异烟肼、利福平和吡嗪酰胺不用于治疗龟分枝杆菌感染。阿米卡星、妥布霉素、噻吩甲氧头孢菌素、伊米能、环丙沙星、左氧氟沙星对该菌有效。其中环丙沙星比较常用。克拉霉素及阿奇霉素比红霉素作用更强，对龟分枝杆菌也有效。磺胺甲噁唑（SMZ）对龟分枝杆菌也有效，再联用上甲氧苄啶时，有协同作用。阿米卡星和环丙沙星外用治疗眼病有效。

本病至今没有标准疗程。疗程一般为数月至半年或更长。大多数患者需要3～6个月的疗程，少数患者需要治疗更长时间。长期用药可使损害完全消退。但是否需要多长疗程来预防复发尚不清楚。

# 九、戈登分枝杆菌感染

戈登分枝杆菌感染可以引起皮肤和内脏损害，常发生于免疫力较低的个体中。本菌主要见于土壤、地面水、自来水、未消毒牛奶、健康人黏膜、人尿和胃液中。

（一）临床表现

患者有外伤的皮肤暴露于土壤后，可发生结节或皮肤肉芽肿。如在眼角膜有外伤，接触本菌后可发生角膜炎。在伴有 HIV 感染患者中有肺部浸润或结节、肺部薄壁空洞、腹膜后感染、脓毒血症、尿路感染或滑膜感染。可发生急性呼吸窘迫综合征。

（二）诊断及鉴别诊断

根据皮损表现、组织病理，查到抗酸杆菌和培养阳性，经过菌种鉴定可以诊断本病。一般血培养阳性可基本确定是感染。一旦出现培养阳性，要综合临床考虑，并注意与偶遇分枝杆菌、嗜血分枝杆菌、堪萨斯分枝杆菌、海鱼分枝杆菌、结核分枝杆菌、龟分枝杆菌感染相鉴别。

（三）预防及治疗

目前尚无有效的统一治疗方案。体外敏感试验提示克拉霉素、阿奇霉素、喹诺酮类和乙胺丁醇可作为治疗选择。宜治疗至血、组织培养阴性。

## 十、脓肿分枝杆菌皮肤感染

（一）病因及发病机制

外伤加上伤口污染、不严格消毒的外科手术、注射、插管、文身都可致本菌感染。伴有肺囊肿、肺纤维化患者、免疫抑制状态的患者容易导致本菌感染。

（二）临床表现

皮损好发于四肢、面部、额部，早期为红色丘疹、脓疱、结节，渐扩展形成不规则斑块或皮下脓肿，皮损表面破溃结痂。有的损害类似孢子丝菌病样外观，伴有肺囊肿纤维化的患者感染后可有肺部症状，如咳嗽、发热、衰弱及其他全身症状。一些免疫抑制状态的患者可发生本菌播散性感染，如心内膜炎、脓胸、脊髓炎或广泛皮下感染。

（三）诊断及鉴别诊断

如果患者在皮肤外伤、药物注射、手术后发生迟发性皮肤损害，特别是常规治疗无效者，要怀疑是本病。根据病程慢性、皮肤损害特点、内脏损害，结合组织病理检查以及组织成分或分泌物培养有快速分枝杆菌感染，经鉴定为本菌感染时可确诊本病。本病应与孢子丝菌病、毛囊炎、疖、痈、蜂窝织炎、深部真菌病等相鉴别。

（四）预防及治疗

早期局限性皮肤损害可应用外科手术切除。对无法切除的脓肿，治疗关键是及时引流、去除坏死组织和异物如硅胶和其他非生物物质。脓肿分枝杆菌对大多数抗生素（如喹诺酮类、多西环素、磺胺等）耐药，但对阿米卡星、克拉霉素、阿奇霉素敏感。克拉霉素加大剂量，联合头孢西丁，对肺部感染者，在治疗 2～4 周时见效，但是 4～6 个月的长期治疗效果未确定。

本病预防主要是防止皮肤外伤，不接触污染本菌的水源，进行注射或各种手术时要严格消毒，同时纠正机体免疫抑制状态。

## 十一、耻垢分枝杆菌皮肤感染

耻垢分枝杆菌属于快速生长菌，在环境中广泛存在。

（一）病因及发病机制

本菌感染与皮肤外伤、软组织感染、支气管肺部阻塞、糖皮质激素注射有关。外科插管、心内膜炎、淋巴结炎及免疫抑制患者中有散在感染者报道。

（二）临床表现

皮肤损害表现为化脓性肉芽肿、皮下结节、溃疡、慢性蜂窝织炎伴瘘管形成。本菌感染后，在术后外科切口组织旁出现自发性溃疡和皮肤变色。

（三）诊断及鉴别诊断

根据病史、临床皮损、其他器官表现、组织病理检查和抗酸杆菌检查和鉴定，不难诊断本病。从伤口或皮损中分离到本菌有初步诊断意义。但从呼吸道分离到本菌者，只有在伴呼吸道症状且反复分离到本菌才有临床意义。

（四）预防及治疗

避免皮肤外伤，实施各种手术时进行严格消毒，纠正免疫抑制状态可预防耻垢分枝杆菌感染。本病对乙胺丁醇、链霉素、阿米卡星、庆大霉素、卡那霉素、环丙沙星均敏感，但是对异烟肼、利福平、大环内酯类药物耐药。治疗应该联合用药。对于慢性蜂窝织炎伴瘘管患者，除了药物治疗，还需要广泛清创和皮肤移植治疗。

## 十二、斯塞格分枝杆菌皮肤感染

最早从蜗牛及热带鱼中分离到斯塞格分枝杆菌，后来有报道提示本菌也有可能来自医院水箱。

（一）病因及发病机制

器官移植、使用免疫抑制药、外伤是本病发病的危险因素。

（二）临床表现

本病发病男多于女，内脏感染多见于器官移植者，有2/3的患者内脏受累，主要是肺部、骨髓、结肠、泌尿道、关节受累。肺部受累症状与肺结核相似，表现为咳嗽、不适、发热等。皮肤感染多见于免疫抑制者，表现为皮肤丘疹、皮下结节和红斑，结节顶端有表皮剥脱，患处红肿、浅溃疡和结痂。

（三）诊断及鉴别诊断

根据慢性病程、皮肤损害、内脏病变、损害活检或渗出液培养分离到本菌，并进行鉴定可做出诊断。需要与皮肤结核、孢子丝菌病和其他分枝杆菌疾病相鉴别。

（四）预防及治疗

斯塞格分枝杆菌对常用抗结核药物如异烟肼、链霉素、利福平和乙胺丁醇敏感。应该将多种药物联合治疗，直到皮损或症状消退和抗酸杆菌检查阴性。对尺骨鹰嘴滑膜炎可考虑手术治疗。本病发病与机体免疫抑制状态及组织外伤接触病原体有关。避免上述因素可有效防止本菌感染。

## 十三、蟾分枝杆菌皮肤感染

（一）病因及发病机制

与医院供水系统污染有关，通过摄入或吸入或破损皮肤接触污染的水而感染。发病机制也与机体严重免疫抑制、皮肤穿刺和外伤有关。

**（二）临床表现**

主要病变在肺、脊柱、股骨头滑囊和皮肤。患者肺部感染表现为多发性囊肿伴慢性咳嗽，多次痰培养发现本菌。脊柱损害表现为脊柱破坏、进行性后凸。股骨头滑囊炎表现为疼痛、行走困难。皮肤损害表现为皮肤浸润，类似寻常狼疮的表现。单一肺部感染患者有时无症状，仅在 X 线检查时发现肺部结节。

**（三）诊断及鉴别诊断**

根据病程慢性，患者用免疫抑制剂，伴皮肤、内脏受累，同时从组织中培养分离到抗酸杆菌经鉴定为蟾分枝杆菌可确诊。但分离到蟾分枝杆菌应区别是污染还是感染。临床上需要与寻常狼疮、深部真菌病、其他分枝杆菌病相鉴别。

**（四）预防及治疗**

蟾分枝杆菌对大多数抗结核药敏感，但是仍提倡联合用药。避免外伤、纠正机体免疫功能可防止或减少本菌感染。

**参考文献**

赵辨.中国临床皮肤病学［M］.2 版.南京：江苏凤凰科学技术出版社，2017：526－537.

（编写：贺海英 审校：叶兴东、李润祥、王焕丽、罗育武、钟金宝）

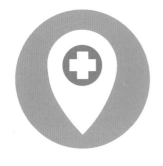

第三章 真菌性皮肤病

**第一节 头癣**

## 一、概念

头癣（tinea capitis）是由皮肤癣菌感染头皮及毛发所致疾病。根据致病菌种类和宿主反应分为白癣、黑点癣、黄癣及脓癣；根据临床表现是否存在炎症反应而分为非炎症性头癣和炎症性头癣；根据致病菌侵犯毛发方式不同分为发外型感染和发内型感染；根据致病菌不同分为小孢子菌头癣和毛癣菌头癣。

## 二、临床表现

不同致病菌的临床表现各不相同。

对于所有侵及毛发的皮肤癣菌来说，其入侵形式存在两种：发内型、发外型。其中，黄癣常由许兰毛癣菌引起，发干内可见菌丝和气泡、气沟。

发内型是由毛癣菌属中亲人性菌株所致，其特点是发干内没有荧光的关节孢子。其临床表现各不相同，从脱屑到有脱发斑的黑点癣，再到形成脓癣。断发毛癣菌和紫色毛癣菌是发内型感染的重要病原菌。

发外型是由来自断裂的菌丝在发干形成关节孢子，从而破坏其表面。发外感染可有荧光（小孢子菌）或无荧光（毛癣菌），可通过 Wood's 灯来检查，临床表现不同，可从斑片、几乎无炎症的鳞屑性脱发（可与斑秃类似）到形成脓癣。

临床上头癣的常见分型有以下四种。

### （一）黄癣

主要见于儿童，成人和青少年中也可发生。黄癣的致病菌为许兰氏毛癣菌，或称黄癣菌。初发损害为毛囊性小脓疱，干后即变成黄痂，典型损害为碟形硫黄样黄色黄癣痂（图3－1），有鼠臭味，中央有毛发贯穿，病发失去光泽、参差不齐、松动易拔除。愈后留下萎缩性瘢痕，造成永久性脱发。

### （二）白癣

白癣的致病菌主要为铁锈色小孢子菌或犬小孢子菌。皮损为圆形或不规则形的灰白色鳞屑性斑片，病发在距头皮 2～4 mm 处折断，发根部有一白色套状物——菌鞘。青春期有自愈倾向，不留痕迹。有时，可以表现为炎性丘疱，严重时可转变成脓疱，常因接触患病的犬、猫、兔等引起。

### （三）黑点癣

黑点癣致病菌为紫色毛癣菌及断发毛癣菌等。皮疹为小点片鳞屑，病发出头皮即折断，在毛囊口的发根形成小黑点状。黑点癣可发生于儿童及成人。病程久者治愈后可留有瘢痕，引起局灶性秃发。

### （四）脓癣

脓癣可由小孢子菌或毛癣菌引起，也可由白癣或黑点癣炎症加重所致。早期为化脓性毛囊炎或脓疱性损害（图3-2），以后形成痈样脓肿，表面柔软，可有多个似蜂窝状开口，挤压时有少量脓液排出。患区毛发松动易拔出，愈后常有瘢痕形成，可导致永久性秃发。

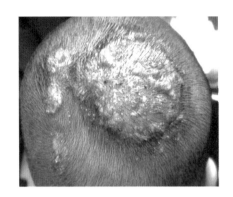

图3-1　头皮黄癣

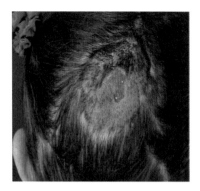

图3-2　黑点癣继发脓癣

## 三、建议检查的项目

### （一）真菌直接镜检

黄癣为发内菌丝及关节孢子，黄癣痂内为鹿角样菌丝及孢子，白癣为发外密集成堆的圆形小孢子，黑点癣为发内链状孢子。

### （二）真菌培养

目的是确定菌种。直接镜检为阴性者，培养可能为阳性。常用沙氏琼脂培养基，培养温度为25～28℃，2～4周可长出典型菌落，确定菌种。对于形态难以鉴别的菌株，可用DWA测序法（常用片段为ITS区）或基质辅助激光解析电离飞行时间质谱（MALDI-TOFMS）法明确菌种。

### （三）Wood's灯检查

滤过紫外灯照射头皮区，黄癣发呈暗绿色荧光；白癣发呈亮绿色荧光；黑点癣无荧光。滤过紫外线灯可用以辅助诊断及疗效观察。

### （四）免疫荧光检测

可增加真菌镜检的阳性率。

### （五）皮肤镜检查

皮肤镜可辅助诊断及疗效观察：白癣可见摩斯电码样断发或者发外菌套；黑点癣可见头皮黑点（毛发折断于毛囊口）或螺旋形发，部分表现为逗号样或问号样；治疗后长出的新发远端（原病发残端），呈现烟灰状。

## 四、诊断与鉴别诊断

典型的临床症状结合菌丝位置、特征以及Wood's灯表现，可对不同头癣做出诊断。需要鉴别的皮肤病主要有以下三种。

（一）脂溢性皮炎

为油腻性鳞屑性斑片，无断发，可伴有脱发，面部皮脂溢出部位有红斑鳞屑性损害，多在青春期及成年时期发病。

（二）头部银屑病

皮疹为银白色鳞屑性斑块，境界清，头发呈束状，无脱发断发，其他部位可找到典型银屑病皮损。

（三）其他

需要鉴别的头部皮肤病还有毛囊性脓疱疮、斑秃、秃发性毛囊炎等。

# 五、治疗

治疗原则：早诊早治，注意隔离；口服、外用、洗头、剪发、消毒等措施同时进行。

（一）系统治疗

**1. 灰黄霉素综合疗法**

这种疗法是首选治疗方法。

（1）口服灰黄霉素，15～25 mg/（kg·d），成人 0.6～0.8 g/d，分 3 次口服，连服 6～8 周。

（2）外用：5%～10% 硫黄软膏，2.5% 碘酊或 1% 酮康唑等，连用 1～2 个月。

（3）洗头：每日 1 次。每 1～2 周理发一次，可用 2% 酮康唑洗剂洗头。

（4）消毒：对患者的日常生活用品进行消毒处理。

**2. 其他系统治疗**

（1）特比萘芬（terbinafine）。按体重小于 20 kg 者，62.5 mg/d；20～40 kg 者，125 mg/d；大于 40 kg 者，250 mg/d；每日 1 次口服，连用 4～8 周。

（2）伊曲康唑（itraconazole）。成人 200 mg/d，儿童按 3～5 mg/（kg·d），连服 4～6 周以上。定期查肝功能，发现转氨酶升高者及时停药。

（二）局部治疗

主要是外用各种抗真菌药物。

选择 1% 联苯苄唑霜、1% 特比奈芬乳膏、4% 克霉唑霜、5% 硫黄霜等中 1～2 种擦于头皮，每日 2 次，连用 2 个月。

（三）洗头

2% 酮康唑洗剂，每日 1 次，连用 2 个月。

（四）剪发

病发应全部剃掉，每周 1 次，直至痊愈。

（五）消毒

患者使用过的毛巾、枕巾、帽子、梳子、理发工具等均应煮沸消毒。

脓癣患者切忌切开排脓，应在用抗真菌药物的同时应加用抗生素，皮损严重而广泛者可适当应用糖皮质激素。外用药物可用 0.05% 呋喃西林溶液等。

（六）中医治疗

**1．内治**

（1）辨证施治。①外感风燥型。疏风润燥，杀虫止痒，方用牛蒡解肌汤加减。②脾胃湿热型。清热利湿，杀虫止痒，方用萆解渗湿汤加减。③热毒结聚型。清热解毒，杀虫消肿，方用五味消毒饮加减。

（2）常用中成药。苦参胶囊、四妙丸、消风止痒颗粒等。

**2．外治**

（1）中药外用。理发后可用内治中药煮水熏洗或者外搽。

（2）常用中成药。利夫康、参柏洗液、除湿止痒洗液等。

（3）针灸。针刺疗法：主穴为曲池、合谷，配穴为肝俞、肾俞、足三里，每日1次。采用泻法，也可以配合使用耳针、艾灸、梅花针、放血疗法、刮痧、走留罐疗法等。

（4）中医特色拔发治疗。找出病区或可疑病区，并将该区及周围毛发剪平或剃光，每日用5%～10%明矾水洗头，然后涂上药膏，如外用雄黄膏、10%硫黄膏或一扫光，再用油纸盖上，包扎或带帽子固定，每日换药1次；用药1周后，病发较松动，即可用镊子将病发连根拔去，直至将病发拔光，继续用药到痊愈为止。患者连续治疗2～3周，复查真菌，若未转阴，应继续治疗。

# 六、临床诊疗路径

建议临床诊疗路径如图3-3所示。

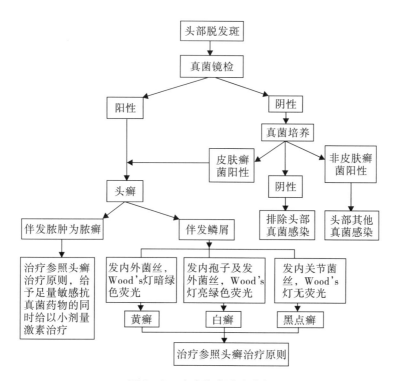

图3-3 头癣临床诊疗路径

参考文献

[1] 张学军. 皮肤性病学［M］.8 版. 北京：人民卫生出版社，2013：81 - 83.

[2] 博洛格尼，等. 皮肤病学［M］. 朱学骏，王宝玺，孙建方，等译.2 版. 北京：北京大学医学出版社，2015：1416.

[3] 中国头癣诊疗指南工作组. 中国头癣诊断和治疗指南（2018 修订）［J］. 中国真菌学杂志，2019，4（1）：4 - 6.

（编写：高爱莉　审校：叶兴东、李仰琪、钟金宝、刘玉梅、李振洁）

 **第二节　体股癣**

## 一、概念

体癣（tinea corporis）是指除毛发、甲、掌跖及腹股沟以外的躯干和四肢的皮肤癣菌感染，通常局限在角质层，并常发生在暴露部位的皮肤，但可蔓延至体表任何部位。任何皮肤癣菌都可导致体癣，但红色毛癣菌是全世界最常见的病原菌，其次为须癣毛癣菌。体癣可在人与人之间、动物与人之间以及土壤与人之间传播。

股癣（tinea cruris）是特指发生在腹股沟、会阴部及臀间部位的皮肤癣菌感染。其临床表现类似体癣，但股癣更常见且易复发。病原菌主要为红色毛癣菌，也可由须癣毛癣菌、絮状表皮癣菌引起。男女均可受累，但更多见于男性。

## 二、临床表现

体癣可发生于躯干、四肢的任何部位（图 3 - 4）。股癣主要发生于腹股沟、臀部（图 3 - 5、3 - 6）。其临床表现取决于致病菌种以及宿主的免疫应答。原发损害为淡红色丘疹、丘疱疹、小水疱等；常融合成片，皮疹逐渐向外扩展，中央退行，形成圆形或不规则的环形损害，表面出现鳞屑，在腹股沟及臀间沟区可形成半环形损害。皮疹常冬季缓解或消失，夏季加重，常伴有瘙痒感。若局部外用糖皮质激素制剂，鳞屑会减少或消失，形成难辨认癣。体癣也可发生于面颈部（图 3 - 7）。

体癣的其他临床类型包括皮肤癣菌肉牙肿［马约基（Majocchi）肉芽肿］和叠瓦癣、难辨认癣、阴癣。

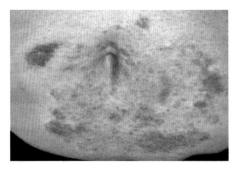 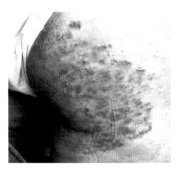

图 3 - 4　体癣（脐周）　　　　图 3 - 5　股癣

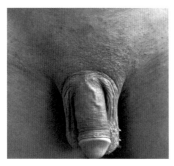

图 3-6　下腹部体癣

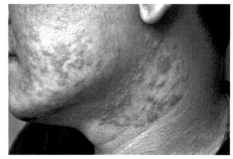

图 3-7　面部体癣

## 三、建议检查的项目

### （一）真菌直接镜检

取皮损边缘的鳞屑或痂皮、脓疱直接显微镜检，容易找到菌丝，但阴性也不能排除本病诊断。

### （二）真菌培养

适用于鉴定菌种或者临床考虑体股癣而直接镜检阴性者。

### （三）免疫荧光检测

可增加真菌镜检的阳性率。

### （四）组织病理

除非疑诊皮肤癣菌肉芽肿，一般不做。活检组织经 PAS 或六胺银染色可见角质层中有与表皮平行分布的分隔分支菌丝、关节孢子等。

### （五）其他实验室诊断方法

如皮肤镜、反射式共聚焦显微镜可作为辅助检查手段。

## 四、诊断与鉴别诊断

根据典型的临床特点和真菌学检查，体股癣一般容易诊断。体股癣需要与多种其他皮肤病相鉴别，如钱币状湿疹、神经性皮炎、红癣、玫瑰糠疹等。

### （一）湿疹或钱币状湿疹

常见红斑、丘疹、水疱、糜烂、渗液等多形性皮疹，边界不清，常对称分布，无一定季节性，真菌检查阴性。

### （二）神经性皮炎

好发于颈部、眼睑、骶尾部等，主要表现为皮肤均匀肥厚、苔藓化，无典型圆形或类圆形皮损形态，真菌检测阴性。

### （三）玫瑰糠疹

好发于躯干、四肢近端，为圆形或椭圆形斑片，上覆糠秕状鳞屑，无中央自愈倾向，皮损长轴与皮纹走向一直，真菌镜检阴性。

（四）红癣

由微小棒状杆菌引起的腋窝、外阴等间擦部位浅部皮肤感染，呈浅红或棕红色，无瘙痒，可查到革兰氏阴性微小棒状杆菌。

（五）阴癣

该病需与阴湿疹、慢性单纯性苔癣、反向银屑病、烟酸缺乏症等疾病鉴别，病原学检查有助于明确诊断。

# 五、治疗

治疗原则：一般以外用抗真菌药物为主，可酌情口服抗真菌药物。

## （一）局部治疗

外用抗真菌药物为首选，用药 2～4 周，如 2% 咪康唑霜（miconazole）、1% 益康唑霜（econazole）、1% 联苯苄唑霜，丙烯脂类主要有特比萘芬、布替萘芬等，还有环吡酮胺（ciclopirox）、阿莫罗芬、3%～5% 水杨酸醋、复方间苯二酚搽剂等。

## （二）口服药物治疗

对少数皮疹较广泛而顽固的病例可考虑系统应用抗真菌药，如伊曲康唑 100 mg，每日 2 次，饭后服，连用 7 天；或 100 mg，每日 1 次，连用 14 天；或特比奈芬 250 mg/d，连用 7 天。

## （三）特殊人群体股癣治疗

### 1. 老年人

除了感染部位及受累面积外，还需要考虑并发症和药物相互作用。

### 2. 儿童

儿童皮肤更新较快，局部治疗比成人效果更好，皮损面积大或有明显毳毛受累时，可考虑联合口服抗真菌药物。

### 3. 妊娠及哺乳期妇女

根据美国食品药品监督管理局（FDA）妊娠期药物安全分级标准，目前归入 B 类抗真菌药物包括克霉唑、奥昔康唑、特比奈芬、萘替芬、环吡酮胺等。在哺乳期药物完全分级中，克霉唑、酮康唑、特比奈芬被列入 $L_2$ 级（较安全）。

## （四）中医治疗

### 1. 内治

本病一般不需内服中药汤剂。

### 2. 外治

（1）中药外用。可用清热利湿中药剂或者清热解毒中药剂煎水外洗。

（2）常用中成药。利夫康、参柏洗液、除湿止痒洗液等。

（3）针灸。依据癣所在部位分别取曲池、合谷、环跳、风市、阳辅、血海、三阴交、昆仑等穴，采用泻法，也可循经取穴。局部用梅花针重刺激或用艾灸，均有一定的疗效。

## 六、临床诊疗路径

体股癣的临床治疗路径如图 3 − 12 所示。

**参考文献**

[1] 张学军 . 皮肤性病学 ［M］. 8 版 . 北京：人民卫生出版社，2013：83 − 84.

[2] 博洛格尼，等 . 皮肤病学 ［M］. 朱学骏，王宝玺，孙建方，等译 . 2 版 . 北京：北京大学医学出版社，2015：1414.

[3] 中国体癣和股癣诊疗指南工作组 . 中国体和股癣诊疗指南（2018 修订版）［J］. 中国真菌学杂志，2019，14（4）：1 − 3.

（编写：高爱莉　审校：叶兴东、刘玉梅、李仰琪、钟金宝）

**第三节　手足癣**

## 一、概念

手足癣（tinea manus and pedis）是指皮肤癣菌侵犯指趾、趾间、掌跖部所引起的感染。在游泳池及公共浴室中穿公用拖鞋易感染足癣，手癣常由足癣感染而来。病原菌主要为红色毛癣菌、须癣毛癣菌及絮状表皮癣菌等，近年来白念珠菌也不少见。可引起手癣的两种非皮肤癣菌真菌为双隔柱顶孢和透明柱顶孢。

## 二、临床表现

根据临床表现，足癣一般分为水疱型、角化型、趾间型。手癣可分为水疱型和鳞屑角化型。水疱型和趾间型多发生于夏秋季节，同一患者可以同时存在几种类型。手癣和足癣的表现基本相似，只是手癣中浸渍糜烂型罕见，足癣多对称，手癣多局限于一侧。

（一）水疱型

水疱鳞屑型好发于指（趾）间、手掌、足跖及足侧缘等部位（图 3 − 8），为成群或疏散分布的米粒大小水疱，疱壁较厚，不易破裂，多发生于指趾、掌跖及其侧缘。疱液干涸后脱屑，自觉瘙痒。

（二）角化型

角化过度型常发生于掌跖及其侧缘或足跟部（图 3 − 9、图 3 − 10）。表现为皮肤角化过度、粗糙、脱屑、干裂，并可向手背足背蔓延，常在寒冷冬季易发。角化型足癣常见于手癣患者，两者临床上都表现为慢性和角化过度性，手癣常为单侧（"两足一手综合征"）。手掌和手指有弥漫性角化过度，且对润肤剂无效。

（三）趾间型

浸渍糜烂型主要发生于趾间（图 3 − 11），尤其是第 3 ～ 4 及第 4 ～ 5 趾间以及趾腹侧面。由于局部潮湿多汗加上真菌寄生，使得表皮浸软发白，因瘙痒摩擦，表皮脱落留下红色剥裸面，常易继发细菌感染而有异臭。本型多在炎热夏季好发。

本病常以一种类型为主，或几种类型同时存在，亦可从一型转向另一型。如夏季表现为水疱鳞屑型，冬季则表现为角化过度型。

手足癣有时伴有癣菌疹，这是患者对真菌或其代谢产物产生的变态反应，与原发病类（以足癣多见）炎症反应剧烈或治疗处理不当有关。

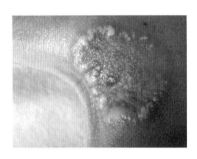

图 3-8　水疱型手癣

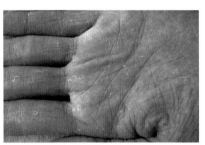

图 3-9　角化型手癣

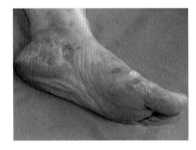

图 3-10　水疱型足癣

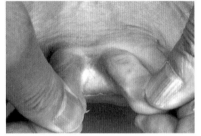

图 3-11　趾间型足癣

## 三、建议检查的项目

取水疱的疱壁或鳞屑直接镜检可查出真菌。手癣的阳性率比足癣的阳性率低，真菌免疫荧光诊断可增加真菌镜检的阳性率，必要时可行真菌培养及菌种鉴定。

（一）真菌直接镜检

取皮损边缘的鳞屑或水疱的疱壁直接显微镜检，容易找到菌丝，但阴性也不能排除诊断。

（二）真菌培养

适用于鉴定菌种或者临床考虑手足癣而直接镜检阴性者。

（三）免疫荧光检测

可增加真菌镜检的阳性率。

## 四、诊断与鉴别诊断

对于皮损首发于单侧手、足，尤其是指（趾）间或掌跖者，夏季加重，冬季缓解，应首先考虑手足癣，必要时可行真菌检查确诊，但病程长者不易找到真菌。

### （一）湿疹

手癣特别要与手部湿疹鉴别，后者多对称，且皮疹多发于指腹、指背，冬季加重，真菌检查阴性。

### （二）掌跖脓疱病

皮损为成批发生的水疱或脓疱，多对称发于掌跖，尤其是手掌鱼际和足弓部位，一般不发于趾间。

### （三）汗疱疹

主要发生于掌跖、指趾屈侧皮肤，为针尖至粟粒大小水疱。水疱干涸后皮肤脱屑，常伴手足多汗，真菌检查阴性。

## 五、治疗

以外用抗真菌药物为主，必要时可联合口服抗真菌药物治疗，伴甲真菌病者应积极治疗。

目前常用的外用抗真菌药物有：①咪唑类。包括咪康唑、克霉唑、联苯苄唑、卢里康唑、奥昔康唑等。②丙烯胺类。主要包括特比奈芬、布替萘芬和萘替芬。③其他。主要包括吗啉类的阿莫罗芬、吡咯酮类的环吡酮胺等。④角质剥脱剂。包括水杨酸、苯甲酸等。

### （一）局部治疗

可选择一种或两种不同类型的抗真菌药物交替使用，应根据不同类型选用相应外用药。

（1）水疱鳞屑型。应选择刺激性小的霜剂或溶液，如2%咪康唑霜（miconazole）、1%益康唑霜（econazole）、1%联苯苄唑霜、环吡酮胺（cyclopirox）。

（2）浸渍糜烂型。一般可用达克宁等散剂或复方硼酸粉，渗液多时可用3%硼酸溶液湿敷，皮疹干燥后亦可选用各种抗真菌类霜剂。

（3）鳞屑角化型。轻者用各种霜剂，角化增厚、皲裂较重者可用5%水杨酸软膏、复方苯甲酸软膏等使角质层软化、松解，再用如2%咪康唑霜（miconazole）、1%益康唑霜（econazole）、1%联苯苄唑霜、环吡酮胺（ciclopirox）等。

（4）有继发感染者可用0.08%庆大霉素生理盐水或3%硼酸溶液湿敷，或联合应用抗生素软膏。当手足伴发癣菌疹时，在抗真菌药治疗的同时，应按照急性湿疹的治疗用药，如口服抗组胺药物，在癣菌疹部位涂糠皮质激素的外用制剂等。

### （二）系统治疗

（1）伊曲康唑，0.2 g，每日1次，饭后服，连用7天，角化型手足癣连用14天。

（2）特比奈芬：250 mg/d，连用2～4周。

（3）有继发感染时用抗生素。

### （三）中医治疗

**1．外治**

本病一般不需要内服药物治疗，多采用外洗疗法。

（1）风湿热虫型：清热利湿，杀虫止痒；利夫康或除湿止痒洗液外搽。

（2）湿热蕴毒型：利湿解毒，清热杀虫，采用参柏洗液外洗。

**2．针灸及中药疗法**

（1）针刺治疗。取穴为合谷、后溪、外关、中诸、八邪、曲池、足三里、三阴交。针刺采用中等刺激，每日或隔日1次。

（2）梅花针治疗。取穴为阿是穴及邻近穴位。

（3）灸法。主穴：手部皮损区；配穴：合谷、曲池。

（4）手癣（鹅掌风）中成药及特色治疗。鹅掌风以外治为主，外用药着重燥湿杀虫，常用苦参、蛇床子、黄檗、百部、地肤子、土槿皮、白矾、半边莲各30 g，煎汤外洗。反复发作者皮肤脱屑、皲裂、角化过度显著时，可在外用药中加入滋阴润燥之品，如黄精、杏仁、桃仁、大风子各30 g，常取得更好疗效。①水疱型：用癣药水外涂，每日2次。可选用1号癣药水、2号癣药水、复方土槿皮酊等。②角化型：复方透骨草溶液，用1500 mL药水浸泡患处，每日3～4次，连续7～10天，累计浸泡24小时为1个疗程。③糜烂型：用中药（苦参、白鲜皮、黄檗、大黄、土槿皮、半边莲、枯矾等）煎汤浸泡外洗，再以枯矾粉外撒，每日2次。

（5）足癣中成药及特色治疗。本病以外治为主，若病发感染须内治外治结合。脚湿气继发感染，有红肿糜烂、脓水渗出者，原则上先局部抗感染治疗，最有效的方法是中药（马齿苋、生地榆、枯矾、黄檗、蒲公英各30 g等）水煎外洗浸泡。待感染控制后，再用抗真菌类药物外治。

## 六、临床诊疗路径

建议临床诊疗路径如图3-12所示。

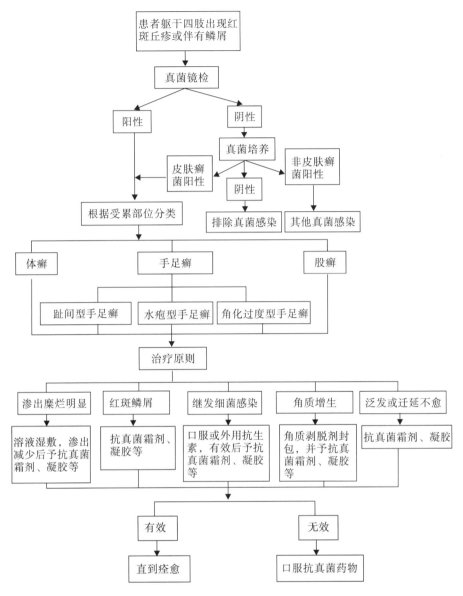

图 3-12　手足癣临床诊疗路径

**参考文献**

[1] 张学军.皮肤性病学［M］.8 版.北京：人民卫生出版社，2013：84-86.

[2] 博洛格尼，等.皮肤病学［M］.朱学骏，王宝玺，孙建方，等译.2 版.北京：北京大学医学出版社，2015：1415.

[3] 中国中西医结合学会皮肤性病专业委员会真菌学组，中国医师协会皮肤科分会真菌专业委员会，中华医学会皮肤病学分会真菌学组.手癣和足癣诊疗指南（2017 修订版）［J］.中国真菌学杂志，2017，12（16）：321-324

[4] 中国手癣和足癣诊疗指南工作组.中国手癣和足癣诊疗指南（科普版 2022）［J］.中

国真菌学杂志，2022，17（2）：89－93.

（编写：高爱莉　审校：叶兴东、刘玉梅、李仰琪、钟金宝、李振洁）

## 第四节　甲真菌病

### 一、概念

甲真菌病（onychomycosis）是指由皮肤癣菌、酵母菌和非皮肤癣菌性霉菌（简称其他霉菌）侵犯甲板和（或）甲床所致的病变。其中，由皮肤癣菌引起的甲真菌病又称为甲癣（tinea unguium），俗称"灰指甲"。甲癣根据真菌侵犯甲部位的不同分为三类：远端/外侧甲下型、白色浅表型和近端甲下型及全甲损毁型。近年来研究发现甲真菌病主要由皮肤癣菌感染引起，其次为酵母菌和非皮肤癣菌。甲真菌病多由手足癣直接传染而来，系统性疾病如免疫缺陷、局部血液循环障碍、甲外伤或其他甲病是本病的易感因素。

### 二、临床表现

（1）病变常从甲板两侧及末端开始（远端侧位甲下型 DLSO），甲板逐渐增厚，颜色变为棕色甚至黑色，出现裂纹，甲下有角蛋白及碎屑堆集，可致甲松动及甲板分离。部分患者病变从甲根部开始，甲变灰白或褐色，变碎部分脱落（近端甲下型 PSO）。有的全甲变形萎缩或缺失称全甲损毁型（TDO）。还有部分患者仅表现为甲表面出现白色斑点状浑浊区，称为白色浅表型（SWO）或真菌性白甲。部分患者甲损害仅限于甲板，不侵犯甲下，称为甲板内型（EO），此型少见。（图 3－13）

其他类型的甲真菌病主要包括念珠菌性甲真菌病和继发性甲真菌病。

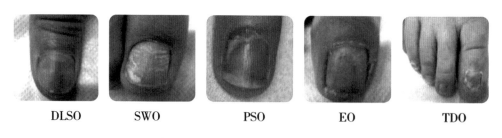

| DLSO | SWO | PSO | EO | TDO |

图 3－13　不同临床类型的甲真菌病

（2）大多患者同时有手足癣，极少单发。

（3）同一患者不同甲可以出现不同类型的损害。

### 三、建议检查的项目

甲真菌病的实验室检查主要包括真菌镜检、真菌培养、组织病理学及分子生物学检测。

（一）真菌镜检

皮肤癣菌可见分枝分隔的菌丝或呈关节样菌丝。酵母菌如念珠菌可见芽生孢子和假菌丝。其他霉菌往往可见形态不规则的菌丝或孢子，暗色真菌可见棕色的菌丝或孢子。

（二）真菌培养

培养结果如为皮肤癣菌，即可确诊为甲真菌病。但如为酵母菌或其他霉菌，在 10 个接种点中有 6 个生长为同一菌种且直接镜检显示相应的菌丝或孢子形态特征，可考虑为甲真菌病的病原菌。马拉色菌需要在含脂质的培养基中才能生长。

（三）甲组织病理

真菌镜检与培养一直是诊断甲真菌病的金标准，但由于其受到标本采集、检验技术及培养条件等多种因素的影响，真菌检出的阳性率一直不高。甲组织病理可以弥补这些不足，当发现在病甲组织标本中有真菌菌丝或孢子时，诊断可以确立。当真菌培养结果出现酵母菌或其他霉菌时，甲组织病理检查见相应的真菌结构也可确认其为病原菌。

（四）PCR 技术

国内外学者已采用多重 PCR 等手段来诊断甲真菌病。PCR 技术具有快速、灵敏性高及特异性强的优点，已成为其他真菌学表型检测方法的一种补充，但其缺点是操作较烦琐，仍存在一定的假阳性与假阴性。

（五）其他辅助检查

皮肤镜、皮肤超声、反射式共聚焦激光扫描显微镜，X 线检查也可用于甲真菌病的鉴别诊断。

## 四、诊断与鉴别诊断

根据临床表现、真菌镜检阳性或组织病理检查发现病甲内有真菌菌丝或孢子，可诊断为甲真菌病。真菌培养为皮肤癣菌即可确诊；如培养为酵母菌或其他霉菌时，直接镜检显示相应的菌丝或孢子形态特征，可诊断为甲真菌病。仅做甲组织病理检查发现真菌菌丝或孢子时也可诊断甲真菌病。

甲真菌病应与以下疾病相鉴别。有时在样本中可发现单个或少数孢子，这可能是局部定植的酵母类真菌，无致病意义。

（1）甲营养不良。所有甲均同时受损，甲板变薄，出现纵嵴，可能是斑秃、扁平苔藓等疾病的临床表现之一。真菌学检查阴性。

（2）银屑病。本病可引起指（趾）甲病变，常对称同时发生。初为顶针样损害，日久出现甲板增厚、灰白色，躯干四肢有银屑病皮损提示本病。真菌学检查阴性。

（3）同时也应与先天性厚甲、甲下疣等甲病相鉴别。

## 五、治疗

以口服抗真菌药物为主，辅以局部治疗。

（一）局部治疗

可采用甲癣涂剂、50% 冰醋酸等药物外涂，也可采用 40% 尿素软膏封包病甲，使病甲软化脱落后再局部涂以抗真菌药物。8%环吡酮胺搽剂、5%盐酸阿莫罗芬搽剂以及10%艾氟康唑溶液、5% tanaborole 溶液，疗效较好，使用方便，但价格相对较贵。

（二）系统治疗

伊曲康唑（itraconazole），采用间歇冲击疗法，即200 mg 每日2次，饭后服，连续服药1周、停药3周为1疗程。一般手指甲感染用2～3个疗程，足趾甲感染用3～4个疗程。用药前先查肝功能。

特比萘芬（terbinafine），剂量为250 mg，每日1次，连服12周。

甲真菌病是皮肤真菌病中最难治疗的疾病之一，但伊曲康唑、特比萘芬的问世，使甲真菌病的治疗发生了根本性变化，如能正确系统应用，可获痊愈。

（三）其他辅助治疗

（1）外科拔甲式病甲清除术。该法通常与外用药物、口服药物或激光联合治疗。

（2）激光。可改善甲真菌病病甲外观，但缺少系统性临床与实验研究，目前包括1064 激光、双波长半导体激光等。

（3）其他。包括光动力治疗、等离子治疗等。

（四）中医治疗

本病一般以外治为主，如三黄洗剂、大枫子油等。

（1）每日以小刀刮除病甲变脆部位，然后用棉球蘸2号癣药水或30%冰醋酸浸渍，每次30分钟。注意保护周围皮肤。

（2）若同时患"鹅掌风"，用1500 mL复方透骨草溶液药水浸泡患处，每日3～4次，连续7～10天，累计浸泡24小时为1个疗程。

（3）白凤仙花加明矾捣烂敷病甲上，封包，每日换药1次，直至新甲长出。

## 六、临床诊疗路径

建议临床诊疗路径如图3-14所示。

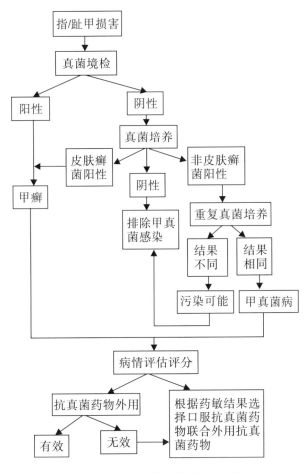

图 3-14 甲真菌病临床诊疗路径

**参考文献**

[1] 张学军. 皮肤性病学 [M].8 版. 北京：人民卫生出版社，2013：86-87.

[2] 博洛格尼，等. 皮肤病学 [M].朱学骏，王宝玺，孙建方，等译.2 版. 北京：北京大学医学出版社，2015：1418.

[3] 甲真菌病指南专家工作组. 中国甲真菌病诊疗指南（2021 年版）[J].中国真菌学杂志，2022，17（1）：1-7.

（编写：高爱莉 审校：叶兴东、刘玉梅、李仰琪、钟金宝）

## 第五节　花斑糠疹

### 一、概念

花斑糠疹（pityriasis versicolor），俗称汗斑，是由马拉色菌累及皮肤角质层所致的慢性表浅真菌病，本病俗称花斑癣（tinea versicdor）。好发于颈、胸、背、上臂、腋窝等多油脂分泌及多汗部位，发病与高温潮湿、出汗及免疫功能低下等因素有关。

### 二、临床表现

（1）皮疹常发生于夏季，秋冬季可自然减轻或消退。

（2）好发于颈部、躯干及上臂，婴幼儿可发生于颜面部。

（3）皮疹为大小不等之点片状圆形或类圆形斑疹（图3－15），表面覆盖淡褐色细薄糠状鳞屑，常呈棕褐色，陈旧损害表现为色素减退斑，出汗多时或急性发作的皮疹可为红色。色素减退可能是由于二羧酸对黑素细胞的抑制作用（这些酸来自酵母表面脂质代谢物），或与真菌可滤过阳光而减轻皮肤晒黑能力有关。

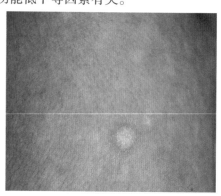

图3－15　花斑糠疹

（4）自觉无明显症状，或有轻微瘙痒。

### 三、建议检查的项目

#### （一）真菌镜检

皮疹不典型者可做真菌镜检，可见圆形孢子及香蕉样粗短菌丝，也有形容其为"通心粉和肉丸"。

#### （二）Wood's 灯检查

可见亮黄色荧光。

### 四、诊断及鉴别诊断

根据临床表现、真菌学检查以及 Wood's 灯检查可做出诊断。

需要与以下疾病相鉴别。

（1）白癜风。为成片色素脱失斑，周边色素加深，无脱屑，无痒感，无季节性，Wood's 灯下呈瓷白色荧光。

（2）单纯糠疹。多发于儿童或青年人的面部，也可发生于上臂、颈肩等部位，皮疹为淡白色或淡红色斑片，上覆少量鳞屑，真菌检查阴性，Wood's 灯下无荧光。

（3）玫瑰糠疹。好发于躯干及四肢近端，皮疹为椭圆形鳞屑性斑片，其长轴与皮纹走向一致，无反复发作史，Wood's 灯下无荧光。

## 五、治疗

### （一）局部治疗

（1）先涂以 40% 硫代硫酸钠溶液，待数分钟药液干后再涂以 1% 稀盐酸溶液，每日 2 次直至皮疹消退。

（2）各种咪唑类抗真菌霜剂或溶液以及特比萘酚软膏均可应用。

（3）2% 酮康唑洗剂或者 2.5% 硫化硒洗剂外洗，每日 1 次。

### （二）全身治疗

适用于顽固的病例，或者病变范围广、外擦药物不方便使用时可选择口服药物。①伊曲康唑：200 mg，每日 1 次，饭后服，连服 7 天。②酮康唑：200 mg，每日 1 次，口服，连服 4 周，亦有用 200 mg，每日 2 次，每周服 1 天，连用 3 周。因酮康唑有可能发生严重的肝毒性，目前已很少用。

### （三）中医治疗

本病一般以外治为主，不需要内服药物，可外用密陀僧散，干扑患处或醋调敷于患处；2 号癣药水、复方土槿皮酊外搽，每日 2～3 次，皮损消退后继续用药 1～2 周，以防复发。可以参考手足癣治疗方法。

## 六、临床诊疗路径

建议临床诊疗路径如图 3－16 所示。

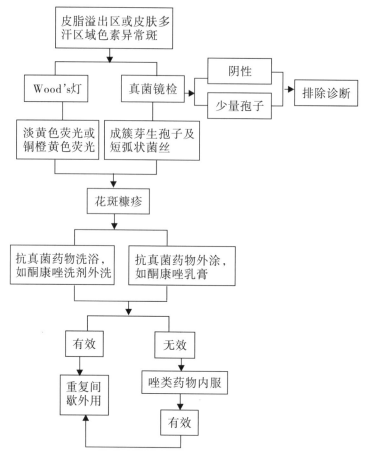

图 3 – 16    花斑糠疹临床诊疗路径

**参考文献**

[1] 张学军. 皮肤性病学 [M]. 8 版. 北京：人民卫生出版社，2013：88 – 89.

[2] 博洛格尼，等. 皮肤病学 [M]. 朱学骏，王宝玺，孙建方，等译. 2 版. 北京：北京大学医学出版社，2015：1409.

[3] 中华医学会皮肤性病学分会真菌学组. 马拉色菌相关疾病诊疗指南 [J]. 中华皮肤科杂志，2008，41（10）：639 – 640.

（编写：高爱莉    审校：叶兴东、刘玉梅、李仰琪、钟金宝、李振洁）

第六节　念珠菌病

## 一、概念

念珠菌病（candidiasis）是由念珠菌属引起的皮肤黏膜及内脏器官的急性或慢性感染。念珠菌属条件致病菌，在正常人的口腔、胃肠道、阴道黏膜及皮肤上均可分离出。当机体免疫功能低下，如大量使用广谱抗生素、皮质激素及免疫抑制剂或患肿瘤、糖尿病时易发病。主要致病菌种为白念珠菌，其他可有近平滑念珠菌、热带念珠菌等。

## 二、临床表现

依其感染部位的不同可分为以下三类。

### （一）皮肤念珠菌病

**1. 念珠菌性间擦疹**

念珠菌性间擦疹常发生于指（趾）间（图3-17）、腋下、乳房下、臀间沟、腹股沟及会阴区等皱褶部位（图3-18、图3-19）。典型皮疹表现为小片状浸渍糜烂，其周边有卫星状丘疱疹或水疱，可有领口状鳞屑，自觉瘙痒或疼痛。

**2. 丘疹性念珠菌病**

丘疹性念珠菌病好发于婴幼儿的颈、肩、背等部位，皮疹为淡红色或皮色扁平丘疹，孤立散在分布，上有鳞屑。丘疹表面可有小脓疱。夏季多发，自觉症状不明显。

**3. 念珠菌性甲沟炎及甲病**

念珠菌性甲沟炎及甲病可有甲真菌病史，多见于长期浸泡水中作业者，如家庭主妇、水产品工作者，表现为甲沟周围组织红肿，挤之有少许分泌物，但无明显化脓。甲板增厚变形，有纵脊及甲横沟，可变为棕黑色，但光泽正常，不碎裂。

### （二）黏膜念珠菌病

**1. 口腔念珠菌病**

口腔念珠菌病亦称鹅口疮，表现为口腔黏膜上出现白色膜状物，去掉膜状物其下为潮红糜烂面，可伴有舌炎、口角炎和唇炎。该病好发于婴幼儿，特别是新生儿。也可发生于长期使用糖皮质激素、免疫抑制剂、抗生素及免疫功能低下的患者。HIV感染者约80%发生口腔念珠菌病，常为首发症状，是艾滋病的早期临床体征之一。

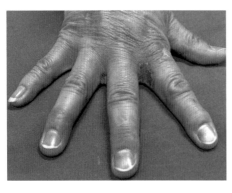

图 3-17 念珠菌性间擦疹

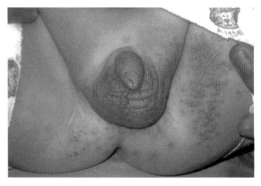

图 3-18 儿童念珠菌皮炎

### 2. 念珠菌性阴道炎

念珠菌性阴道炎好发于糖尿病及妊娠妇女，近年来随性传播疾病的增加而增加。表现为阴道黏膜红肿、糜烂，表面有白色薄膜附着，阴道分泌物增多，为白色或黄色凝乳状，自觉瘙痒明显。

### 3. 念珠菌性龟头炎

念珠菌性龟头炎常与性接触传染有关，表现为包皮内侧、龟头及冠状沟上有粟粒大丘疹或小脓疱（图 3-19），亦可见小片糜烂面。表面可有鳞屑或乳酪状物，自觉瘙痒。包皮过长者易发病。

### （三）系统性念珠菌病

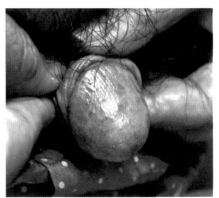

图 3-19　念珠菌性龟头炎

系统性念珠菌病为念珠菌侵犯内脏器官所致。常见的有支气管和肺的念珠菌病，临床上与一般的肺部感染表现相似，但用抗生素治疗无效。其他可有消化道念珠菌病，表现为念珠菌性食道炎及肠炎；泌尿道念珠菌病表现为尿路刺激症状，尿液浑浊有絮状物；念珠菌性心内膜炎及脑膜炎与其他心内膜炎及脑膜炎的表现亦相似。念珠菌还可通过血行播散引起念珠菌败血症甚至死亡。

## 三、建议检查的项目

皮肤及黏膜念珠菌病根据临床特点，结合实验室真菌检查，易于诊断。而系统性念珠菌病则主要依靠反复的实验室真菌学及血清学检查方可确诊。

真菌学检查：检查标本可取皮疹鳞屑，腔口黏膜部位的膜状物、分泌物，以及痰液、尿液、血液、脑脊液、胸腔积液、腹水及各种组织等。

（1）直接镜检可查到念珠菌孢子及菌丝，在念珠菌正常分布部位有大量假菌丝者说明念珠菌正处于繁殖致病状态，而仅有少量孢子则可为正常带菌。

（2）真菌培养可培养出致病真菌并可鉴定菌种，一般连续培养 3 次阳性且为同一菌种者有诊断意义。

（3）血清学检查：ELISA 法检测念珠菌多糖抗原对部分系统性和播散性念珠菌病的诊断更为及时准确，但必须重复多次检测并结合临床进行诊断。

（4）分子生物学方法。

## 四、诊断及鉴别诊断

依据典型的皮肤和黏膜皮疹特点，结合真菌学检查结果，可进行明确诊断。

需要与以下疾病相鉴别。

### （一）湿疹

无一定好发部位，皮疹呈多形性，对称分布，真菌检查阴性。

### （二）细菌性甲沟炎

常有局部外伤史，甲周皮肤易化脓，抗生素治疗效果好。

### （三）细菌性或滴虫性阴道炎

白带性状不同于念珠菌感染，白带中查到细菌或滴虫即可鉴别。

## 五、治疗

### （一）一般治疗

尽可能去除各种诱因，治疗原发疾病，加强营养，增强身体免疫功能，保持患部干燥清洁。

### （二）局部治疗

（1）对皮肤黏膜的糜烂性损害可涂 1% 甲紫溶液或制霉菌素甘油（10～20 万 U/mL）；对无渗出的损害可用各种抗真菌霜剂，如克霉唑、咪康唑、联苯苄唑等。

（2）口腔念珠菌病可用 2% 碳酸氢钠溶液漱口，可口含克霉唑片，每次 0.25～0.5 g，每日 2～3 次。

（3）阴道念珠菌病可用制霉菌素或咪康唑栓剂，每晚一次塞入阴道内，亦可用各种霜剂。

### （三）系统治疗

（1）伊曲康唑（itraconazole），一般用量 100～200 mg/d，皮肤损害用药 2 周，系统性损害用 3～4 周或更长。对念珠菌性阴道炎及龟头炎可用 400 mg 分 2 次服，用药 1 天；或 200 mg/d，连服 3 天。均应饭后服用。

（2）氟康唑（fluconazole），对于系统性念珠菌病应静脉给药，一般首剂 400 mg，静脉滴注，以后每日 200 mg，连续用药 2～4 周。对于念珠菌性阴道炎及龟头炎可用口服片剂，一般 150 mg 单剂口服即可。氟康唑以原型从肾脏排出，并可通过血脑屏障，因此对泌尿系统及脑的念珠菌感染疗效更佳。

（3）制霉菌素：口服不易吸收，故用于胃肠道和黏膜念珠菌病，口服 300 万～400 万 U/d。

（4）调节免疫功能：可用转移因子、胸腺素等。

## （四）中医治疗

### 1. 辨证施治

心脾郁热型：清心火，泄脾热；方用导赤散加减。

脾虚湿困型：健脾益气，祛风燥湿；方用参苓白术散加减。

胃阴不足型：益胃养阴；方用益胃汤加减。

### 2. 常用中成药

四妙丸、苦参胶囊、萆薢分清丸等，口服治疗。

### 3. 外治

常用清热利湿中药或者凉血祛风中药煎水外洗，也可以选择成药利肤康、日舒安、参柏洗液等外洗。

# 六、临床诊疗路径

建议临床诊疗路径如图 3-20 所示。

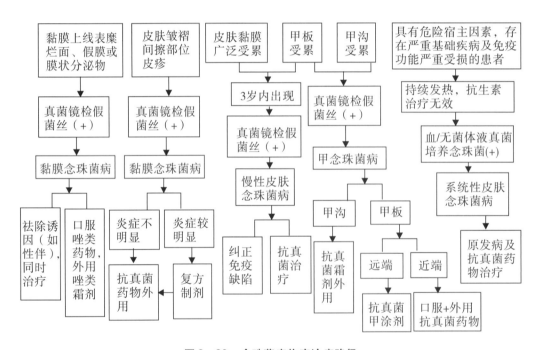

图 3-20　念珠菌病临床诊疗路径

**参考文献**

[1] 张学军. 皮肤性病学 [M]. 8 版. 北京：人民卫生出版社，2013：89-92.

[2] 博洛格尼，等. 皮肤病学 [M]. 朱学骏，王宝玺，孙建方，等译. 2 版. 北京：北京大学医学出版社，2015：1422-1424.

[3] 中国中西医结合学会皮肤性病专业委员会，中华医学会皮肤性病学会真菌学组. 黏膜念珠菌病诊疗指南 [J]. 中国真菌学杂志，2011，6（4）：232-235.

[4] 中华医学会"念珠菌病诊治策略高峰论坛"专家组. 念珠菌病诊断与治疗：专家共识 [J]. 中国感染与化疗杂志，2011，11（2）：81 - 95.

（编写：高爱莉　审校：叶兴东、刘玉梅、李仰琪、钟金宝、李振洁）

 **第七节　孢子丝菌病**

## 一、概念

孢子丝菌病（sporotrichosis）是由申克孢子丝菌复合体（sporothrix schenckii complex）感染皮肤、皮下组织、黏膜和局部淋巴系统所引起的慢性感染性疾病，偶可播散全身，引起多系统性损害。

园丁被污染的玫瑰花刺扎伤而感染孢子丝菌病，是最常见的感染方式，尽管其临床表现多种多样，但最典型的还是淋巴皮肤型或者孢子丝菌病样型。该病好发于颜面、四肢等暴露部位，表现为慢性肉芽肿损害。申克氏孢子丝菌是一种土壤、木材及植物的腐生菌，主要通过损伤的皮肤或黏膜感染，孢子丝菌由皮肤损伤处进入组织，即可引起局部化脓性炎症。损害局限于侵入部位或沿淋巴管蔓延；也可通过血行播散全身，引起系统性真菌病。

## 二、临床表现

孢子丝菌病在临床上一般分为四型。

（一）皮肤淋巴管型

皮肤淋巴管型是孢子丝菌病中最常见的一种类型，约占各型病例的75%。在皮肤受外伤后约3周左右出现小而硬可推动的皮下结节，呈红色或紫红色，穿破后可形成溃疡。常沿淋巴管形成成串的皮下结节，自觉症状不明显，常发生于单侧上肢或下肢，尤其是手指及前臂。儿童患者常发生于面部，呈串珠状排列的暗红色结节。

（二）固定型

固定型孢子丝菌病的特点是因患者有一定抵抗力，皮疹仅局限于一处。好发于四肢、面、颈、躯干部位（图3 - 21），小儿尤其好发于颜面。皮疹为浸润性红斑块、结节、溃疡或呈疣状，有时周围有卫星状损害，但不沿淋巴管播散。

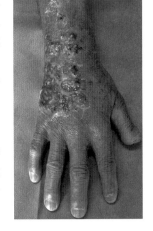

**图3 - 21　右手背固定性孢子丝菌病（溃疡）**

（三）皮肤播散型

此型少见，多数情况下原发病灶不清楚，起病隐匿，因全身多处皮下结节而引起注意。随着结节长大病变波及表面皮肤，局部发生红斑、溃疡或化脓性损害，并可渐形成肉芽肿、树胶肿样改变，愈合形成增殖性或萎缩性瘢痕，头面部、躯干、四肢均可发生。

### （四）系统性或内脏孢子丝菌病

该病少见，常见于伴有基础疾病的患者，如糖尿病、慢性消耗性疾病、长期使用糖皮质激素、免疫抑制剂或艾滋病患者，最常累及的部位是肺、关节、眼、骨、脑膜、肝、脾、肾、甲状腺、睾丸、附睾等。本型诊断困难，常延误治疗，预后差，常在患者死后尸解时才证实诊断。

### （五）特殊类型的孢子丝菌病

这一类型少见，属于皮肤型孢子丝菌病，但临床上无法归类到固定型和淋巴管型，包括玫瑰痤疮样、痤疮样、带状疱疹样。

### （六）黏膜孢子丝菌病

此类型少见，但可继发于皮舒服播散型孢子丝菌病，在口腔咽部或鼻部损害初呈红斑，溃疡后演变成肉芽肿、赘生性或乳头瘤样损害。

## 三、建议检查的项目

### （一）真菌学检测

因该病的病原体形态在 KOH 和组织病理中并不典型，因此脓液或者组织的培养对于诊断十分重要。病原体在 25 ℃生长迅速，表现为灰白色至棕色的光滑霉样菌落，菌落很快变硬，形成褶皱，并随时间推移而颜色加深。在显微镜下可以见到分生孢子簇生在分生孢子梗末端，单个厚壁深色的分生孢子也在菌丝上产生。而在 37 ℃浓缩的葡萄糖培养基上生长缓慢，菌落呈白色糊状的酵母样菌落。在显微镜下可以见到雪茄烟形的芽殖酵母。巢式 PCR 检测方法也可以应用于临床标本。

### （二）组织病理

组织学上可见到真皮和皮下组织的化脓性肉芽肿性炎症，很少见到病原体，但用荧光标记抗体染色后可见到雪茄烟型的孢子形态，但病原体仍很难见到。同时可见到星状小体。在免疫受损宿主体内存在大量真菌病原体、出芽孢子和雪茄烟型的病原体，常可以在 PAS 染色或者银染色下看到。

### （三）精制孢子丝菌素皮肤试验

在临床实践中发现该皮内试验诊断的阳性率为100%，但在我国尚未广泛推广应用。

## 四、诊断与鉴别诊断

根据以下特点可进行诊断：①发病前是否有皮肤外伤史。②外伤后至发病是否经过了一定潜伏期。③皮损是否初发在外伤处，逐渐增多，沿淋巴管从肢体远端向近端蔓延。④典型皮损特点：结节或肿块，沿淋巴管走向呈带状或线装排列，单侧分布。⑤必要时行真菌培养。疾病好发人群为农民、渔民等。

该病需要与多种感染性疾病相鉴别，如化脓性皮肤病、皮肤结核、着色性芽生菌病、疖肿病、足菌肿、梅毒树胶肿及其他深部真菌病，主要通过病原菌检查及组织病理鉴别。

## 五、治疗

### （一）全身治疗

（1）10%碘化钾溶液为首选药物，开始为小剂量，每次 10 mL，每日 3 次，以后可增至 60～90 mL，分 3 次口服，疗程一般 4～6 周。儿童为成人剂量的 1/3～1/2。该药的主要副作用是胃肠道刺激，有时可有毛囊性丘疹、多形红斑样皮损。孕妇和结核患者禁用。

（2）美国感染疾病协会真菌学组经多中心非随机研究，推荐连续使用伊曲康唑 100 mg～200 mg/d，3～6 个月来治疗淋巴皮肤型或者固定性孢子丝菌病安全、耐受性好、复发率低。

（3）酮康唑治疗需较大剂量才能取得满意疗效，但不良反应明显增加，目前轻少使用。

（4）特比奈芬，250～500 mg，每日 1 次口服，连服 3～6 个月。

（5）两性霉素 B，主要应用于治疗严重的感染，尤其适用于系统性孢子丝菌病患者的治疗，也可与 5–氟胞嘧啶（5-FC）合用。

### （二）局部治疗

局部治疗无效，但曾使用饱和碘化钾溶液成功治疗该病。

### （三）其他治疗方法

主要包括温热疗法、手术疗法、冷冻、光动力疗法等，可与药物治疗联合应用。

### （四）中医治疗

**1．内治**

（1）辨证施治。①湿热痰瘀型：和营清热，利湿化痰；方用海藻玉壶汤加减。②阴虚血热型：清热养阴，凉血散结；方用清营汤加减。

（2）常用中成药。大黄䗪虫胶囊、小金丹、血府逐瘀口服液等。

**2．外治**

（1）中药外用，可以考虑外搽蜈黛软膏或者羌月乳膏。

（2）针刺疗法，主要选择具有活血通络功能的穴位，如合谷、丰隆、血海、曲池等。

## 六、临床诊疗路径

建议临床诊疗路径如图 3–22 所示。

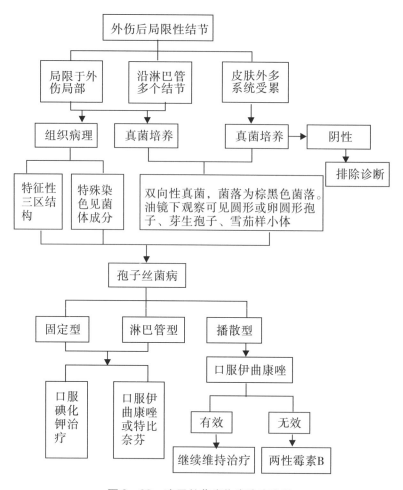

图 3-22　孢子丝菌病临床诊疗路径

**参考文献**

[1] 张学军. 皮肤性病学［M］. 8 版. 北京：人民卫生出版社，2013：93 - 94.

[2] 博洛格尼，等. 皮肤病学［M］. 朱学骏，王宝玺，孙建方，等译. 2 版. 北京：北京大学医学出版社，2015：1427 - 1428.

[3] 吕莎，李福秋. 孢子丝菌病的临床表现诊疗与变迁［J］. 皮肤科学通报，2017，34 (5)：556 - 564.

（编写：高爱莉　审校：叶兴东、刘玉梅、李仰琪、钟金宝、李振洁）

## 第八节　着色芽生菌病

### 一、概念

着色芽生菌病（chromo blasto mycosis）表现为疣状皮炎，是由一组常见的暗色真菌或着色真菌引起的慢性感染性疾病。下肢是最常见的感染部位，偶尔上肢也会出现逐渐扩大的疣状斑块。本病多发于热带及亚热带地区，发病与外伤密切相关，孢子由伤口进入皮肤或黏膜而引起感染。常见的致病菌有卡氏枝孢霉、裴氏着色霉、疣状瓶霉、紧密着色霉、monophora 着色霉和喙枝孢霉等。这些真菌的菌落形态和引发的临床症状都十分相似，需要靠分生孢子的特征进行鉴别。

### 二、临床表现

（1）好发于四肢，而尤多见于一侧的下肢，多有外伤史。

（2）损害起于外伤部位，为丘疹或小结节，逐渐融合成疣状斑块或者肉芽肿。表面增生可呈疣状（图 3 - 23A）或菜花状，亦可形成肿瘤状或瘢痕疙瘩样，有时可破溃并形成脓疡。皮损可表现为环状、中央覆有鳞屑。有些皮损融合成多结节的肿物，或者多个皮损散在分布于其他未受损的皮肤间。鳞屑的自身接种可能是皮损播散的原因，只有极少数的是原发感染。有时，皮损表现为皮下结节或者肿物。局部或者全身症状并不典型。

（3）病程迁延，常中央愈合边缘扩展，可数十年不愈。陈旧损害可至淋巴回流障碍形成象皮肿。

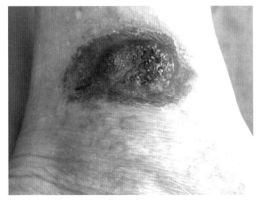
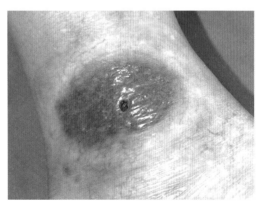

治疗前　　　　　　　　　　　　　　　　治疗后

图 3 - 23　左踝内侧着色芽生菌病治疗前后

## 三、建议检查的项目

### （一）真菌学检查

取损害分泌物和痂皮直接镜检可找到棕色厚壁孢子，真菌培养有暗色真菌生长。

### （二）组织病理

表皮角化过度，棘层增厚，假上皮瘤样增生，表皮内脓肿和真皮内化脓性肉芽肿性炎症，是典型的组织学特征。真皮巨细胞内外均可见圆形的色素小体，类似铜币，这是着色芽生菌病的特征性表现，也称为 Medlar 小体或者硬壳小体。目前已经可以利用 PCR 技术在组织中检测常见种类的病原菌。

## 四、诊断与鉴别诊断

根据典型的临床表现，结合组织病理及真菌学检查结果可确诊。

需与以下疾病相鉴别：①皮肤结核，主要通过组织病理及病原菌检查等鉴别；②足菌肿，好发于足部，常形成瘘管并排出带颗粒的脓液，真菌培养可鉴别。

## 五、治疗

### （一）全身治疗

（1）伊曲康唑，200～400 mg/d，餐后立即口服，连续用药 3 个月至半年。

（2）氟康唑，200～400 mg/d，口服或静脉注射，连用 3 个月，减量后维持用药半年至 1 年。

（3）特比萘芬：0.25～0.5，每日 1 次，连用 3～5 个月。

有研究显示：单独使用伊曲康唑 200～400 mg/d，连续使用至少 6 个月，可将治愈率提高至 80%～90%，但抗炎止痛效果较差。笔者采用特比萘芬 0.5，每日 1 次，联合多西环素 0.1，每日 2 次抗炎，连续治疗 16 周，取得良好效果（图 3-23B）。

### （二）局部治疗

（1）小面积损害可用电灼或电凝固治疗或外科手术切除 + 系统性抗真菌治疗。

（2）局部温热疗法，着色真菌在 39 ℃以上即停止生长，采用物理方法提高局部温度达 50～60 ℃，可抑制或杀灭着色真菌，促进皮损消退。

（3）艾拉光动力治疗（ALA-PDT）：可单独使用或联合伊曲康唑等抗真菌药物使用，可提高着色性芽生菌病的治愈率。

（4）激光治疗：可与抗真菌药物联合应用。

（5）冷冻治疗：可与抗真菌药物联合应用，单独冷冻治疗有导致感染扩散的可能性。

### （二）中医治疗

参照本节孢子丝菌病的中医治疗相关内容。

## 六、临床诊疗路径

建议临床诊疗路径如图 3-24 所示。

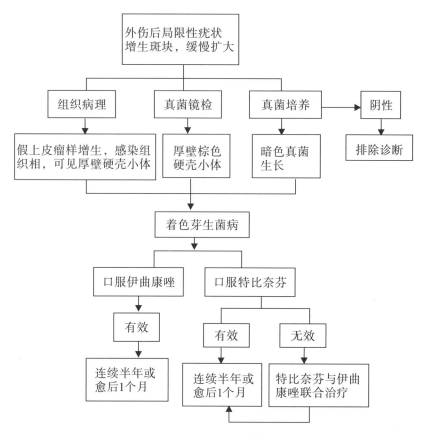

图3-24　着色芽生菌病临床诊疗路径

**参考文献**

［1］张学军．皮肤性病学［M］.8版．北京：人民卫生出版社，2013：92-93.

［2］博洛格尼，等．皮肤病学［M］.朱学骏，王宝玺，孙建方，等译.2版．北京：北京大学医学出版社，2015：1424-1426.

［3］SHEN X，DAI X，XIE Z，et al. A case of chromoblastomycosis caused by fonsecaea pedrosoi successfully treated by oral itraconazole together with terbinafine［J］. Dermatology and therapy，2020，10（2）：321-327.

［4］尚盼盼，张福仁．着色芽生菌病的治疗进展［J］.中国麻风皮肤病杂志，2017，33（2）：125-128.

（编写：高爱莉　审校：叶兴东、刘玉梅、李仰琪、钟金宝）

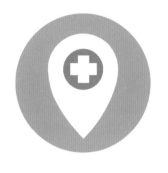

第四章 | 寄生虫、昆虫及其他动物性皮肤病

## 第一节　疥疮

### 一、概念

疥疮（scabies）是由疥螨寄生在人体皮肤表皮层内引起的接触性传染性皮肤病，由人型疥螨通过直接接触（包括性接触）而传染。

### 二、临床表现

疥疮表现为孤立分布的丘疹、丘脓疱疹、结节。好发于手指缝及其两侧、腕屈面、肘窝、腋窝、脐周、腰围、下腹部、生殖器、腹股沟及股上部内侧等皮肤薄的部位（图4-1），以手指缝受累最为常见，出现针头大小的丘疱疹，疏散分布，丘疱疹微红，疱疹发亮。早期近皮肤色，内含浆液，无红晕，有时还可见疥虫在表皮内穿凿的约数毫米长的线状隧道（图4-2）。成人头面部一般不累及。在婴儿中掌跖及足趾缝也常为疥虫活动之处，也可侵犯头面部。奇痒，以夜间为剧，皮损若经久不愈，往往发生继发性变化，如抓痕、血痂、点状色素沉着、湿疹样变和脓疱（图4-3）。在婴儿或儿童中发生以大疱为主的所谓大疱性疥疮；儿童或成年男性在阴囊、阴茎等处可出现淡色或红褐色、绿豆至黄豆大半球形炎性硬结节，有剧痒，称为疥疮结节或结节性疥疮（图4-4）。发病季节以在冬季多见。病程慢性，可持续数周至数个月。如治疗不彻底，可于翌年冬季复发。

此外，尚有一种特殊类型的疥疮，称之为"挪威疥"，又称"角化型疥疮"或"结痂型疥疮"，是一种严重的疥疮，多发生于身体虚弱或免疫功能低下的患者。患者多为营养不良、智力不全、个人卫生较差者，或患有肺结核、结缔组织病等。其特点是皮肤干燥、结痂、感染化脓严重，尤其指（趾）端有大量银屑病样鳞屑，指间肿胀，指甲增厚弯曲变形，手掌角化过度，毛发干枯脱落，头皮和面部有较厚的鳞屑和化脓结痂；局部淋巴结肿大，有特殊的臭味，患处常有可查到较多的疥螨。

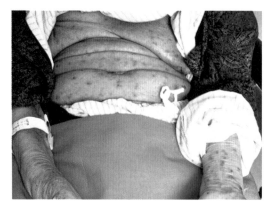

图4-1　疥疮（躯干、腕部曲侧）

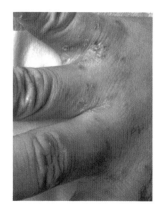

图4-2　疥疮指间隧道

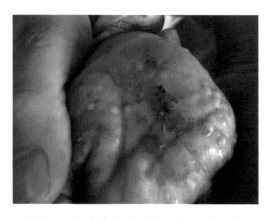 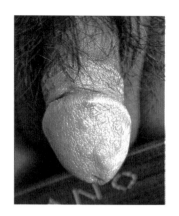

图 4 - 3　儿童疥疮（手掌丘疹、丘脓疱疹）　　　　图 4 - 4　龟头疥疮结节

## 三、建议检查的项目

### （一）常规检查

血尿常规、皮屑真菌检查。病程长、病情者，需要肝肾功能检查。显微镜检查指间隧道可发现疥虫、卵、疥虫尸体碎块，伴感染时血常规可见白细胞总数增高，嗜中性粒细胞比例通常升高。发病前有不洁性接触且病程长的患者，还应检查 HIV 抗体、梅毒血清抗体检测等。

### （二）专科检查

皮损处皮肤镜、皮肤 CT，或光学显微镜皮损分泌物疥螨检查。

### （三）特殊检查

视病情决定。

## 四、诊断与鉴别诊断

根据疥疮患者接触史和好发部位，尤以指间有丘疹，丘疱疹和隧道，夜间剧痒，家中或集体单位常有同样的患者，可诊断为疥疮。需要鉴别的疾病包括湿疹、痒疹、皮肤瘙痒症、虱病、丘疹性荨麻疹、嗜酸细胞增多性皮炎等。湿疹无传染性，疥疮合并湿疹时容易误诊。丘疹性荨麻疹为散在性纺锤状、水肿性红斑或丘疱疹、水疱，常有虫咬的病史。嗜酸性粒细胞增多性皮炎患者血清有明显的嗜酸性粒细胞计数异常，皮疹表现为融合性水肿性斑块、丘疹、红斑。除了夜间瘙痒外，日间瘙痒同样明显。

## 五、预防与治疗

### （一）治疗原则

早期诊断、早期隔离、早期规范治疗。

### （二）治疗方案

#### 1. 外用治疗

外用治疗是治疗疥疮的首选方式。

（1）硫黄软膏：成人用20%硫黄软膏，儿童及生殖器部位用5%硫黄膏。患者治疗前可以洗澡，然后全身搽药，颈部以下（面霜或乳液从头到脚）皮肤不间断的涂抹，每日2～3次，连续3天为一个疗程。3天内不能换衣服（衣服中残存的硫黄有助于杀死其中的疥虫），3天后如果晚上症状仍然未消退，排除干燥性湿疹后继续第2个疗程，直至痊愈。有效率39%～100%，副作用主要是硫黄的味道不适，衣服护理不便。

（2）硫代硫酸钠溶液。用40%硫代硫酸钠溶液擦颈部以下的全身皮肤，药液干燥后再擦一次，10分钟后改用4%盐酸溶液涂擦全身，每隔5分钟一次，共擦4次，如此连续治疗3～4天。以后如仍发现疥螨，可再应用1～2个疗程。

（3）苯甲酸苄酯。20%～25%苯甲酸苄酯乳剂或霜剂是良好的杀疥螨药，无刺激性或致敏性。治疗方法是自颈部以下遍擦全身，次日再遍擦一次，经1～2天后洗澡即可。7天后重复，有效率50%～90%，副作用包括瘙痒、灼烧、刺痛、脓疱、皮肤刺激、湿疹等。

（4）林丹：1%林丹洗剂或乳膏，在7天后过夜重复；有效率64%～96%，副作用包括中枢神经系统毒性、头晕、癫痫、肾和肝毒性等，有报告副作用不排除药物过量有关.孕妇、儿童禁用。

（5）克罗他米通乳膏。10%克罗他米通乳膏，第1天和第2天搽药过夜，有效率60%～90%；副作用包括瘙痒、皮肤刺激、湿疹、红斑、过敏反应等。

（6）马拉硫磷乳液。0.5%马拉硫磷水性乳液，连用3晚，7天后重复一次，有效率40%～80%；副作用包括瘙痒、灼烧、刺痛、皮肤刺激、中枢神经系统毒性、头晕、癫痫；孕妇、儿童禁用。

（7）伊维菌素。1%乳霜/乳液；隔夜（8～12小时），从头到脚外用；7～14天之后重复一次，有效率70%～85%；副作用包括瘙痒、灼烧、刺痛、湿疹。

**2. 系统治疗**

（1）伊维菌素。成人200 μg/kg，单剂量口服。不同体重常用剂量如下：15～24 kg者，剂量为半片（约3 mg）；25～34 kg者，剂量为1片（约6 mg）；35～50 kg者，剂量为1片半（约9 mg）；51～65 kg者，剂量为2片（约12 mg）；66～79 kg者，剂量为2片半（约15 mg）；大于80 kg者，200 μg/kg。7天后重复，副作用包括恶心、皮疹、头晕、瘙痒、嗜酸性粒细胞增多、腹痛、发热、心动过速。有效率70%～100%。体重小于15 kg或5岁以下儿童禁用。

（2）其他。瘙痒明显或有湿疹化者，在外用驱虫基础上，口服抗组胺药，有继发感染者要加抗生素。

**3. 局部治疗**

疥疮结节经过外用疗效欠佳者，可以局部治疗。曲安奈德新霉素帖膏局部外贴，外用糖皮质激素，顽固皮损可皮损内注射泼尼松龙或曲安西龙、曲安奈德等有效，常用剂量按照泼尼松等效剂量，每部位3～5 mg（每个皮损部位0.3～0.5 mL）。

（三）注意事项

（1）养成良好的卫生习惯，勤洗头、洗澡、勤换衣服、勤晒被褥，不与患者同居、握手，患者的衣服分形放置。

（2）换下的衣服要煮沸灭虫。

（3）患者用过的被褥应太阳暴晒或煮沸消毒。

（4）疥疮的治疗中，完成应有疗程后，往往会继发疥疮后皮炎湿疹，应及时调整治疗方案。

**参考文献**

［1］赵辨．临床皮肤病学［M］．南京：江苏科学技术出版社，2001：657－660．

［2］张学军．皮肤性病科临床实践（习）导引与图解［M］．北京：人民卫生出版社，2014：171－173．

［3］叶兴东，彭学标，孙乐栋，等．实用皮肤性病的诊断与治疗［M］．北京：科学技术文献出版社，2019．

［4］BERNIGAUD C，FISCHER K，CHOSIDOW O. The management of scabies in the 21st century：past，advances and potentials［J］. Acta Derm Venereol，2020，100（9）：v112．

［5］VASANWALA，F F，ONG，C Y，AW，C，et al. Management of scabies［J］. Singapore Med J，2019，60（6）：281－285

（编写：邵蕾　审校：叶兴东、戴向农、杨艳、龚业青、钟金宝、李振洁）

　第二节　虱病

## 一、概念

虱病（pediculosis）是由虱叮咬皮肤引起的瘙痒性皮肤病，又称虱咬症。虱叮咬皮肤不仅引起皮肤损害，体虱（body lice）、头虱（head lice）还都可作为包柔氏螺旋体（borrelia recurrentis）的中间宿主传播回归热（relapsing fever），以及巴尔通体（bartonella quintana）的中间宿主传播战壕热（trench fever）。此外，体虱（body lice）还可作为立克次体（rickettsia prowazekii）的中间宿主传播流行性斑疹伤寒（epidemic typhus）等传染病。

## 二、临床表现

虱叮咬后引起的症状因人而异，一般均有轻重不同的瘙痒和皮疹，有人仅感轻度瘙痒，亦有人因长期被叮咬而发生免疫，不出现反应。临床表现可分为以下三类。

（一）头虱

多发生在头发部位，尤其是耳后发际及头后部（图4－5A、4－5B、4－5C），个别在睫毛或胡须上。出现丘疹、皮下出血，常因搔抓引起头皮抓痕、渗液、血痂或继发感染，形成疖或脓肿，局部淋巴结肿大，严重者毛发脱落或形成瘢痕。

（二）体虱

多见于肩胛、腰部、臀部等（图4－6A、4－6B）。除红斑、丘疹或风团，中央有一出血点外，常因搔抓在皮肤上可见线状抓痕、血痂或继发感染，日久皮肤苔藓化或留下色素沉着斑。体虱可以传播回归热、流行性斑疹伤寒、战壕热等，尤其在非洲等流行地区，有疫区旅居史的体虱患者注意相关临床表现。

（三）阴虱

常见于股内侧、腹部（图4-7），出现丘疹、皮下出血、抓痕、渗液、血痂或继发感染。阴虱主要通过性接触传播，夫妻常同患此病。

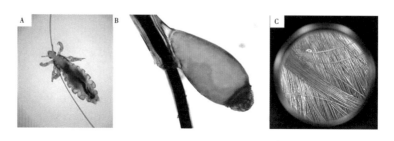

图4-5

A：头虱的形态；B：虱卵附着在发干上；C：头发上的头虱。

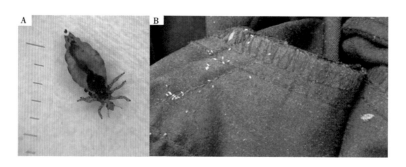

图4-6

A：体虱形态；B：衣服接缝处有两个虱子（清晰的白黄色结构）和许多虱卵。

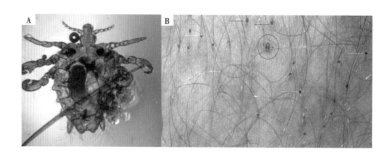

图4-7

A：阴虱形态；B：阴虱附着在阴毛上。

注：图4-5至图4-77来源 Adapted frpm：Coates S J, et al, 2020.

## 三、建议检查的项目

### （一）常规检查

夹取虫体显微镜下形态学检查。有系统症状者，进行血沉、血常规等检查。

### （二）专科检查

对于发病前 3 个月内有性接触者史者，给予性传播疾病病原体相关检查，如采集血清梅毒、HIV 检查，有尿道异常分泌物者，开展淋球菌、沙眼衣原体等病原学检查。

### （三）特殊检查

结合病情需要进行选择。

## 四、诊断与鉴别诊断

凡患者有局限性瘙痒，皮肤上有血痂、抓痕，要考虑本病的可能。若在头发、内衣、被褥、阴毛处发现成虱或虫卵，则可确诊。需要与湿疹、疥疮、痒疹、皮肤瘙痒症等相鉴别。

## 五、预防与治疗

### （一）预防

养成良好的卫生习惯，勤洗头、洗澡，勤换衣服，避免性接触传播。患者用香皂洗头 15 分钟，衣服需要用 50 ℃以上水煮消毒，废弃或燃烧感染的被褥（毛毯），或者杀虫剂喷杀衣物。

### （二）治疗

治疗原则是早期诊断、早期治疗，预防复发。

**1. 局部处理**

虱病应以灭虱及灭卵为主，将脱下的内衣裤用开水烫煮或熨斗熨烫。发现阴虱应剃掉阴毛并焚烧。

**2. 局部治疗**

虱病与疥疮治疗基本相似，由于林丹的毒性反应，少用于治疗虱病。常用疗法如下。

（1）硫黄软膏。阴虱或头虱均可以 20% 硫黄软膏外用，2 次／日，2 日一疗程。

（2）百部酊（Baibu tincture）。50% 百部酊外用于头虱的治疗，2 次／日，2～3 日一疗程。

（3）氯菊酯（pyrethrin）。首选用于阴虱的治疗，1% 氯菊酯洗剂／乳霜外用，也用于头虱、体虱。

（4）其他杀卵剂。0.5% 马拉硫磷洗剂／凝胶、0.9% 多杀菌素（spinosad）洗剂一次性外用于消灭虫卵；FDA 批准 5% 苯甲醇洗剂、0.5% 伊维菌素洗剂用于阴虱的治疗，对体虱、头虱也有效。

（5）联合疗法。孕妇或者皮损破溃者外搽凡士林或植物油，可使虱缺氧而死。对叮咬部位的皮肤可涂抹各种止痒药水或药膏，如炉甘石洗剂、苯海拉明薄荷膏等。皮疹广泛或反应较重者可给予抗组胺药或糖皮质激素。若有脓疱或发生继发感染，需要进行抗感染治疗。口服伊维菌素是二线疗法，且 off-labeled 使用。

（三）注意事项

（1）所有治疗期间用过的衣物、被褥均应该在 50 ℃以上煮沸消毒，干燥后方可继续使用。

（2）患者家庭或宿舍内有其他人患虱病应同时灭虱。

（3）成人阴虱要考虑性接触传播，儿童阴虱则可能与性侵犯有关。

**参考文献**

［1］赵辨. 临床皮肤病学［M］. 南京：江苏科学技术出版社，2001：653 – 654.

［2］张学军. 皮肤性病科临床实践（习）导引与图解［M］. 北京：人民卫生出版社，2014：177 – 179.

［3］COATES S J，THOMAS C，CHOSIDOW O，et al. Ectoparasites：pediculosis and tungiasis［J］. J Am Acad Dermatol，2020，82（3）：551 – 569.

（编写：邵蕾　审校：叶兴东、戴向农、杨艳、龚业青、钟金宝、李振洁）

## 第三节　虫咬皮炎

### 一、概念

虫咬皮炎（insect bite dermatitis）是由昆虫叮咬人体皮肤后，机体对昆虫毒液或异体蛋白发生的应急反应或者变态反应性炎症。典型表现为受叮咬部位发生鲜红的风团样丘疹，中央可见被咬痕迹或水疱、甚至大疱。常见的叮咬人的昆虫有蚊、螨、白蛉、臭虫、跳蚤、蚁等。

### 二、临床表现

本病与昆虫叮咬有关，昆虫的种类随地区而异。人体被昆虫叮咬后的反应常因人而异，有的被叮咬或可无任何反应；有的可发生红斑、丘疹、风团，呈梭形，局部皮肤红肿剧痒，有的可在红肿表面出现水疱（图4－8）。症状通常首发于夜间或起床后，皮疹多发生在躯干、四肢伸侧等处，呈散在分布、线状或成群排列，自觉奇痒难忍，由于搔抓常见抓痕、血痂或继发感染。部分患者皮损慢性迁延，形成痒疹。

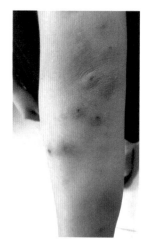

图4－8　表现为丘疹样风团的虫咬皮炎

## 三、建议检查的项目

### （一）常规检查

血常规可见嗜酸性粒细胞增高，并发感染时，中性粒细胞可以增高。

### （二）专科检查

必要时，可以进行变应原检测，有鉴别诊断需要时，可以组织病理检查，以及免疫学检测。

### （三）特殊检查

结合病情需要决定。

## 四、诊断及鉴别诊断

在阴暗潮湿的居室，或饲养猫、狗、鸡、鸟等动物的环境，在躯干、四肢伸侧等部位突然出现剧痒，有散在分布、线状或成群排列的水肿性红斑、风团，可考虑为虫咬皮炎，若能捕抓到叮咬的昆虫即可确诊。需要与荨麻疹、单纯痒疹、湿疹、水痘等相鉴别。荨麻疹是水肿性红斑、风团。寻常痒疹好发四肢伸侧，丘疹较大，多发生于儿童，病程较慢，无传染性。湿疹为多发性皮疹，有特殊的好发部位，无传染接触史，易复发。皮肤瘙痒症为无明显的原发损害，主要症状是瘙痒，常因搔抓引起血痂、抓痕或苔藓化，无传染性，无特殊的好发部位。水痘有丘疹、水疱，头皮和黏膜亦有发疹，瘙痒较轻，有前驱症状和轻度全身症状。

## 五、预防及治疗

以预防和对症治疗为主。

### （一）预防

注意个人及环境卫生，消灭臭虫、跳蚤，虱、螨及其他昆虫。对居家环境进行定期清理打扫，减少螨虫滋生。

### （二）治疗

#### 1. 局部治疗

皮损散发、病情轻者，以局部治疗为主，可以选择中弱强度级的外用糖皮质激素制剂如曲松素、糠酸莫米松乳膏、地奈德乳膏、丁酸氢化可的松乳膏、丁酸氯倍他松乳膏等。其他药物也对病症有治疗效果，如抗痒醑、炉甘石洗剂、苯海拉明薄荷膏等。

#### 2. 系统治疗

适用于皮损泛发、局部治疗效果欠佳者。

（1）抗组胺药。第一、二代组胺 $H_1$、$H_2$ 受体阻滞剂，首先具有双相效应的第二代抗组胺药，如咪唑斯汀、非索非那定、依巴斯丁等，口服。

（2）抗炎药。对于症状较重，口服抗组胺药和局部治疗未能良好控制者，可以联合抗疟药羟基氯喹、雷公藤、复方甘草酸苷等。

（3）糖皮质激素。对于虫咬后过敏反应较重的患者，如出现水疱、大疱者，可以短期使用中小剂量的糖皮质激素口服和注射，如泼尼松 20～40 mg/d，连续用药 3～5 天。或用缓释型注射液进行肌肉注射，或者用泼尼松进行穴位注射。

（4）抗生素。对于继发感染者，可以适当口服抗生素控制感染，减少渗出，如克林霉素、阿奇霉素、多西环素、头孢菌素等。

**参考文献**

［1］赵辨. 临床皮肤病学［M］. 南京：江苏科学技术出版社，2001：750－751.
［2］叶兴东，彭学标，孙乐栋，等. 实用皮肤性病的诊断与治疗［M］. 北京：科学技术文献出版社，2019：323.

（编写：邵蕾　审校：叶兴东、戴向农、杨艳、龚业青、钟金宝、李振洁）

## 第四节　隐翅虫皮炎

### 一、概念

隐翅虫（paederus）是甲虫的一种，属昆虫纲，鞘翅目，隐翅虫科，其中的毒隐翅虫有致病作用。当夏秋季节皮肤裸露，该虫夜晚飞落在皮肤上叮咬皮肤或虫体被拍击压碎时，可释放出毒液，引起皮炎。

### 二、临床表现

该皮疹常发生于面颈、胸、背、上肢、下肢等露出部位。当毒虫开始侵犯皮肤时有爬行感或异物感，用手搔抓或拍压毒虫可致毒液释放，导致皮肤出现点状、条索状红肿，伴瘙痒、灼热、疼痛感，随后出现红色丘疹或水疱（图 4-9），可发展为脓疱或坏死，搔抓常引起红色糜烂面。病程 1～2 周，干燥脱痂而愈，有色素沉着或浅表瘢痕。严重者可出现广泛大面积糜烂面或皮肤坏死，有发热、头痛、恶心、淋巴结肿大等全身症状，若继发感染则使病情加重。

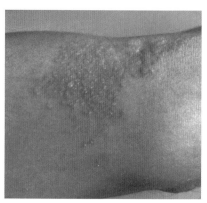

图 4-9　隐翅虫皮炎

### 三、建议检查的项目

同虫咬皮炎。

### 四、诊断与鉴别诊断

依据病史、暴露部位典型水肿性红斑基础上有集簇性丘疹、丘疱疹、脓疱，并伴有明显的瘙痒和疼痛，可以诊断。

鉴别诊断包括接触性皮炎、湿疹、带状疱疹。接触性皮炎通常有明确的变应原接触史，且皮损局限在接触部位。边界清楚，皮损单一，为水肿性红斑基础上的丘疹、斑丘疹、水疱，甚至大疱。湿疹则表现为对称性、多形性皮损，慢性迁延病程，且瘙痒明显。带状疱疹早期可以出现单发簇状水疱伴有瘙痒和闪电样刺痛，有神经过敏征。

## 五、预防与治疗

### （一）预防

搞好环境卫生，消除隐翅虫的滋生地。安装纱门纱窗或挂蚊帐，睡眠时要熄灭室内灯光。如发现皮肤上落有虫体不要用手直接捏取或拍击，应将虫体拨落在地用脚踏死。接触后，应尽早用肥皂水清洗皮肤，可以减轻或避免发病。

### （二）治疗

#### 1. 局部治疗

轻症患者，首选局部外用炉甘石洗剂止痒消肿，配合交替使用糖皮质激素制剂。若红肿明显或有糜烂面，可用硼酸溶液或 1：5000 高锰酸钾溶液进行冷湿敷，可配合氦氖激光或半导体激光照射治疗，促进创面愈合。

#### 2. 系统治疗

对于病情重、皮损面积大，或者发生继发感染有脓疱者，可以联合系统治疗。

（1）抗生素。首选青霉素类、第一代头孢菌素类口服。

（2）抗组胺药物。选择双相抗过敏第二代抗组胺药如咪唑斯汀、依巴斯丁、西替利嗪等。

（3）抗感染治疗。雷公藤片、复方甘草酸苷等。

**参考文献**

［1］赵辨. 中国临床皮肤病学［M］.2 版. 南京：江苏凤凰科学技术出版社，2017.

［2］叶兴东，彭学标，孙乐栋，等. 实用皮肤性病的诊断与治疗［M］.北京：科学技术文献出版社，2019：323.

（编写：邵蕾、王建琴　审校：叶兴东、戴向农、杨艳、龚业青、钟金宝）

## 第五节　桑毛虫皮炎

## 一、概念

桑毛虫（euproctis similis）是桑毒蛾的幼虫，其毒毛体为中空管道并储有毒液，接触人体可引起皮肤的炎症反应。桑毛虫皮炎是人体皮肤接触桑毛虫毒液引起的接触过敏性皮肤病。

## 二、临床表现

毒毛刺入皮肤后数分钟至数小时自觉局部皮肤剧痒，随即出现绿豆至黄豆大鲜红色水肿性红斑或斑丘疹、丘疱疹，中央可见一个深红色或黑色针尖小点，为毒毛的刺入点。少数表现为风团，数量不等，严重者可弥漫全身。多发生于颈、肩、上胸、背、上肢屈侧等暴露部位，皮疹稀疏分布，病程 1 周左右。毒毛若侵入眼部，可引起结膜炎、角膜炎；侵入鼻腔或吸入可引起支气管炎或哮喘，偶有低热或其他全身症状出现。

## 三、实验室检查

### （一）常规检查

血常规、实验室显微镜检查。

### （二）专科检查

结合临床具体需要选择。病理组织检查无特征性，表现为棘细胞间轻度水肿，真皮乳头和乳头下层内毛细血管扩张充血，内皮细胞肿胀，管腔内有较多嗜酸性粒细胞。

### （三）特殊检查

一般无须特殊检查。

## 四、诊断与鉴别诊断

主要根据发病季节和临床表现，可结合实验室检查诊断，透明胶纸反复粘贴，用显微镜可从皮损处检出毒毛。鉴别诊断：湿疹、接触性皮炎、虫咬皮炎、刺蛾或胎蛾幼虫皮炎等。

刺蛾或胎蛾幼虫皮炎：毒毛接触后皮肤灼痛明显，重者可有局部红肿、水疱甚至大疱。而桑毛虫皮炎则以剧痒为主。

湿疹、接触性皮炎、虫咬皮炎的鉴别诊断详见本书相关章节。

## 五、治疗及预防

以预防和对症治疗为主。

### （一）预防

可采取摘除卵块、喷洒农药、黑光灯诱杀桑毒蛾等措施。在有桑毛虫的树木下工作时要注意个人防护（穿长衣裤，戴风镜、口罩等），不要把衣服和被褥晾晒在桑毛虫多的地方。

### （二）对症治疗

一旦发现被桑毛虫毒刺刺伤，可用透明胶纸或胶布粘去皮损上的毒毛，反复多次进行。局部可搽炉甘石洗剂或苯海拉明薄荷霜。皮疹广泛瘙痒剧烈者可给予抗组胺药物或清热解毒的中草药，可配合穴位注射和局部冷疗。避免用热水烫洗。出现全身症状者可酌情系统使用抗组胺药物和糖皮质激素。

**参考文献**

[1] 赵辨. 中国临床皮肤病学 [M].2 版. 南京：江苏凤凰科学技术出版社，2017.

[2] 叶兴东，彭学标，孙乐栋，等. 实用皮肤性病的诊断与治疗 [M].北京：科学技术文

献出版社，2019：323.

（编写：邵蕾　审校：叶兴东、戴向农、杨艳、龚业青、钟金宝）

 **第六节　蜂蜇伤**

## 一、概念

蜂（bee）属于昆虫纲、膜翅目。蜂种类繁多，常见的蜇人蜂有黄蜂、蜜蜂（工蜂）、蚁蜂、土蜂等。蜂尾均有刺器和毒腺，当蜂尾刺入裸露的皮肤时，毒腺内的毒汁随即注入皮肤，可引起皮肤的炎症反应，严重时可引起全身的变态反应。

## 二、临床表现

皮肤被蜂刺伤后立即有灼痒感和刺痛感，随后出现局部红肿、风团或水疱，中央可见一瘀点，如多处被蜇伤可产生大面积水肿，伴剧痛。严重者除有局部症状外还可出现不同程度的全身症状，如畏寒、发热、头晕、头痛、恶心、呕吐或出现抽搐、肺水肿、虚脱、昏迷或休克，常于数小时或经数日后死亡。

## 三、诊断与鉴别诊断

主要根据有蜂蜇史、局部疼痛与明显的肿胀症状等病史和临床表现诊断。鉴别诊断：湿疹、接触性皮炎、其他虫咬性皮炎等。鉴别要点参阅本书相关章节。

## 四、建议的实验室检查

一般不需要实验室检查，确有需要时，结合实际情况选择，如血尿常规、肝肾功能、凝血因子等。

## 五、诊断与鉴别

结合明确的蜂蜇伤病史、临床表现，不难进行诊断。当患者出现严重过敏反应，甚至休克表现时，应注意与突然发生的心源性休克、急性荨麻疹、虫咬皮炎等相鉴别。心源性休克常有神志异常，甚至意识消失，心动过速等心律失常，无瘙痒等表现。急性荨麻疹常有泛发性风团、瘙痒，严重者有心悸、喉头水肿、腹痛等。虫咬皮炎表现为瘙痒性丘疹样风团，中央可见针尖大小咬痕或水疱、大疱。

## 六、预防与治疗

以预防和对症治疗为主。

（一）预防

养蜂人在采蜜时或野外工作时要穿长衣裤，戴面罩、手套、披肩。非专业人士不要招惹蜂群。

## （二）治疗

检查患处，若发现有折断的毒刺，应先拔除，局部可用肥皂水、3% ～ 10% 氨水、5%～10% 碳酸氢钠溶液冲洗，搽炉甘石洗剂或糖皮质激素霜。皮疹红肿明显或疼痛剧烈者可给予抗组胺药物及止痛药，可配合穴位注射和局部冷疗。对有休克等严重全身反应者要立即抢救，1 : 1000 肾上腺素 0.3 ～ 0.5 mL 皮下注射，氢化可的松 100 ～ 200 mg 或地塞米松磷酸钠 6 ～ 10 mL 静脉滴注，对其他中毒反应者应给予对症处理。

**参考文献**

［1］赵辨. 临床皮肤病学［M］. 南京：江苏科学技术出版社，2001：652 – 653.

［2］张学军. 皮肤性病科临床实践（习）导引与图解［M］. 北京：人民卫生出版社，2014：180 – 182.

［3］赵辨. 中国临床皮肤病学［M］. 2 版. 南京：江苏凤凰科学技术出版社，2017.

［4］叶兴东，彭学标，孙乐栋，等. 实用皮肤性病的诊断与治疗［M］. 北京：科学技术文献出版社，2019：323.

（编写：邵蕾　审校：叶兴东、戴向农、杨艳、龚业青、钟金宝）

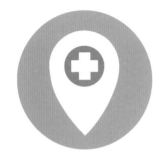

第五章 ｜ 物理性皮肤病

第一节　日光性皮肤病

## 一、日晒伤

### (一) 概念

日晒伤 (sunburn)，又称日光红斑、日光皮炎、日光水肿，是正常皮肤经暴晒后产生的一种急性损伤反应。表现为红斑、水肿、水疱和色素沉着、脱屑。本病春末夏初多见，好发于儿童、妇女、滑雪者及水面工作者，其反应的强度与光线强弱、照射时间、个体肤色、体质、种族等有关。

### (二) 临床表现

人在春夏季节日晒数小时至十余小时后，在曝光部位出现境界清楚的红斑，鲜红色，严重者可出现水疱、糜烂；随后红斑变暗、脱屑，留有色素沉着或减退。自觉烧灼感或刺痛感，常影响睡眠。轻者 2～3 天内痊愈，严重者 1 周左右才能恢复。个别患者可伴发眼结膜充血、眼睑水肿。日晒面积广者，可引起全身症状，如发热、畏寒、头痛、乏力、恶心和全身不适等，甚或心悸、谵妄或休克。

### (三) 建议检查的项目

#### 1. 常规检查

血尿常规、尿卟啉实验。

#### 2. 专科检查

待红斑水肿消退后可行光试验和光斑贴试验，以确定是否光敏感或致敏的光变应原。组织病理检查可见晒斑细胞，即角化不良的角质形成细胞，胞浆着伊红色、核固缩或不清。

#### 3. 特殊检查

结合病情需要决定。

### (四) 诊断与鉴别诊断

根据日晒后局部皮肤出现红斑、水肿或水疱，愈后留有色素沉着斑，自觉烧灼、疼痛感，一般不难诊断。注意与接触性皮炎、烟酸缺乏症、迟发性皮肤卟啉病等相鉴别。

#### 1. 接触性皮炎

有过敏物质接触史，皮损限于接触部位，与日光照射无关，可在任何季节发生，皮损单一，边界清楚。

#### 2. 烟酸缺乏症

除日晒部位外，红斑也可发生在非暴露部位，有伴消化系统及神经系统症状。

### (五) 治疗

轻者局部外用炉甘石洗剂，肿胀渗出时可进行液氮冷喷或 3% 硼酸冷湿敷，外用吲哚美辛搽剂、糖皮质激素乳膏等。瘙痒、疼痛严重者可口服抗组胺药物、非甾体消炎药、短期使用中小剂量糖皮质激素。

（六）预防

在上午 10 时到下午 4 时日光照射最强时尽量避免户外活动或减少活动时间；避免日光暴晒，外出时注意防护，如撑伞、戴宽边帽、穿长袖衣服；若在户外，建议常规使用日光防晒系数（SPF）15 以上的遮光剂，有严重光敏者需用 SPF 30 以上的高效遮光剂；食用或服用光敏性食物、药物（如苋菜、灰菜；四环素类、喹诺酮类、噻嗪类等）须注意避光防晒。

## 二、多形性日光疹

（一）概念

多形性日光疹亦称多形性光敏疹，是一种常见的、特发性、获得性、急性间歇性发作的皮肤对光线的迟发性光变态反应，为反复发作的慢性多形性光感性皮肤疾患。大多数病例的致病光谱为 UVA，但有的病例由 UVB 或 UVA 联合 UVB 致病，文献报道可见光为致敏光谱的亦不少见。部分病例光斑贴试验阳性。约 15% 的患者有光敏家族史。该病具体发病机制不明，但目前认为可能是机体对自身的凋亡细胞成分未及时清除，自身抗原对紫外线照射导致的迟发性光变态反应。

（二）临床表现

青年女性易发。发病与季节有关，春夏交替时节症状加重，秋冬自行减退或消退，次年又可复发，一般反复发作数月乃至数十年。好发于暴露部位，受累部位依次为颈下"V"形区、前臂伸侧和手背、上肢、面部、肩胛、股和下肢。皮疹多形性，常于日晒后 2 小时～5 天间有局部皮肤烧灼感或瘙痒，数日后发疹，损害有红斑、丘疹、结节、水疱、糜烂、结痂、脱屑或苔藓样变等。临床可分五型。

1. 丘疱疹型

也称湿疹型，集簇分布的丘疱疹和水疱，或有糜烂、渗液、结痂、脱屑，或呈苔藓样变（图 5 - 1）。

2. 丘疹型

密集分布的针头至粟粒大丘疹（图 5 - 2）。

3. 痒疹型

米粒至豆大的丘疹、丘疹性风团及小结节（图 5 - 3），有时伴发紫癜或毛细血管扩张。

4. 红斑水肿型

大小不等的暗红色水肿性红斑，浸润不著，境界明显。有时可见毛细血管扩张（图 5 - 4）。

5. 混合型

同时或先后出现两种以上型别皮疹（图 5 - 5）。

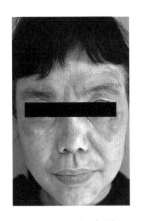
图5-1　湿疹型

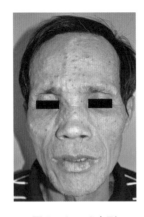
图5-2　丘疹型

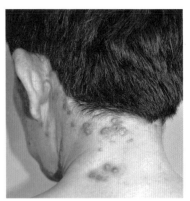
图5-3　痒疹型

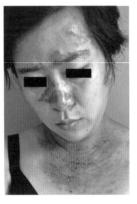
图5-4　红斑水肿型

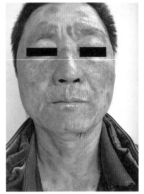
图5-5　混合型

（三）组织病理

表皮水肿，灶性海绵形成，角化不全，棘层肥厚，真皮血管壁水肿，管周淋巴细胞浸润为主。可有管外红细胞。

（四）建议检查的项目

**1. 常规检查**

血常规、肝肾功能、尿卟啉实验。不能排除系统性红斑狼疮时，应进行相关免疫学检查，包括抗核抗体、抗双链DNA抗体、抗核抗体谱、红细胞沉降率、免疫五项等。

**2. 专科检查**

光敏试验（最小红斑量MED）、斑贴试验、光斑贴试验、皮肤CT等。有条件者可以进行光激发试验，如能重现与患者一致的皮疹是确诊的金标准。本病光敏试验一般阴性，少部分阳性（UVB或UVA），但斑贴实验、光斑贴实验阴性。

组织病理活检：各型病理组织相有其特征性，但缺乏诊断意义，真皮中上部血管周围密集的、以淋巴细胞为主的炎症浸润，伴有血管壁的水肿，但附件周围无炎症浸润（或其血管周围轻度浸润），表皮有水肿、海绵形成、棘层肥厚等。

**3. 特殊检查**

结合病情需要选择。

**（五）诊断与鉴别诊断**

明确发病与日光的关系，再结合患者多为青年女性，皮疹发生于露出部位，损害多形性，反复发作，与季节有明显关系等有助于诊断。本病病程慢性经过，部分患者光敏试验阳性，紫外线红斑反应试验呈异常反应。必要时行组织活检。本病需要与接触性皮炎、湿疹、痒疹、多形红斑、痘疮样水疱病、红斑狼疮或光化性皮炎相鉴别。

**1. 接触性皮炎**

接触性皮炎主要是与空气媒介接触形成的过敏性皮炎，与多形日光疹不同的是，本病常累及上眼睑、鼻下、颏下区。

**2. 湿疹**

湿疹皮损常可泛发全身，发病与季节和日光无明显关系。

**3. 红斑狼疮**

丘疹型需要与亚急性皮肤型红斑狼疮（SCLE）区别。皮损为蝶形红斑、环形红斑或者紫红色斑块，好发于面部、躯干等部位，且 SCLE 病情波动与光照关系不明显，可有其他系统受累及免疫学指标异常等。

**4. 光毒性接触性皮炎**

光毒性接触性皮炎是皮肤接触光毒性物质并暴露于日光中所致的一种皮肤炎症反应。主要致病光谱为 UVA。

**（六）治疗**

**1. 治疗原则**

早诊断早治疗，积极预防。尽量减少日光照射频率及时间，科学防护。

**2. 药物治疗**

①奎宁类药物。首选硫酸羟氯喹：首次剂量为每日 400 mg，分 2 次服用。当疗效不再进一步改善时，剂量可减至 200 mg 维持。如果治疗反应有所减弱，维持剂量应增加至每日 400 mg。应使用最小有效剂量，不应超过 6.5 mg/（kg·d）（自理想体重而非实际体重算得）或 400 mg/d，甚至更小量。有防光抗炎的效果，需定期检测眼底监测眼毒性的发生，更适合于每年 6~8 月份重复治疗。②烟酰胺。大剂量烟酰胺有抗光敏作用，100~200 mg，每日 3 次，烟酰胺无扩张血管作用，高血压患者需要时可用烟酰胺，连服 6~8 周。FDA：A 类药物，但孕初期不应超剂量使用。③抗组织胺药。瘙痒严重者可口服抗组胺药物。首选有抗组胺、抗炎作用的第二代抗组胺药物。④酞胺哌啶酮。即沙利度胺（反应停）口服。一次 25~50 mg（1~2 片），一日 100~200 mg（4~8 片），或遵医嘱，病情控制后减量或停药。孕妇禁用，生育期妇女慎用。⑤糖皮质激素。常用泼尼松口服，20~40 mg/d，应用 5~7 天，适应证为严重急性加剧阶段。必要时，可选择注射缓释剂型。⑥硫唑嘌呤。对极其严重的患者或对 PUVA 等其他治疗无效时，可硫唑嘌呤口服，每日 1.5~4 mg/（kg·d），一日 1 次或分次口服。孕妇禁用。⑦中药制剂。雷公藤片、白芍总苷和甘草酸苷有较好的疗效，长期使用须注意肝肾功能损害、生殖系统毒性以及对电

解质平衡和血压等的影响。⑧β-胡萝卜素（solatene）。本身具有一定光敏性。目前对此药疗效评价不一。

**3. 局部治疗**

根据病情和发病部位，选择合适强度的外用糖皮质激素（中弱效激素首选），面部等薄嫩部位可以选用外用钙调磷酸酶抑制剂。

**4. 光疗**

主要为紫外光硬化治疗。紫外光硬化治疗是预防性治疗，用 UVB 或 NBUVB 或 PUVA，从亚红斑量照射开始，逐渐增量，每周治疗 2～3 次，持续 4～6 周，诱导光耐受。其机制为引起角质层增厚、皮肤晒黑、诱导免疫耐受等，应注意有时可使重症患者皮疹加重。

**5. 预防**

所有患者都应该用避免日晒和应用遮光剂。根据皮肤肤质和光斑贴试验结果选择适当成分的防晒剂，建议使用 SPF ＞ 30、广谱防水的防晒剂。不建议单独使用口服防晒剂。

**6. 中医治疗**

中医病名：日晒疮。中医辨证分为两型，具体如下。

（1）热毒侵袭证。

证见：多见于夏季，暴露部位日晒后皮肤弥漫性潮红、肿胀，或见红色丘疹簇集，甚至发生大疱、水疱，局部有刺痛、灼热、瘙痒感。可伴有发热、头痛、口渴、大便干结，小便短赤。舌质红或红绛，苔黄，脉数。

治法：清热凉血解毒。

方药：清营汤加减。

（2）暑湿热毒证。

证见：日晒部位皮肤红肿，红色丘疹、小水疱、糜烂、渗液，瘙痒明显。可伴有身热不扬，头胀痛，胸闷，纳呆，小便短赤。舌质红，苔白腻或黄腻，脉滑数或濡数。

治法：清热利湿解毒。

方药：三石汤合清暑饮加减。

中医传统疗法：中药熏洗法、放血疗法、穴位注射法、耳穴压籽法等。

**参考文献**

［1］赵辨．临床皮肤病学［M］．南京：江苏科学技术出版社，2001：0690，0695 - 0697.

［2］LIM H W．光皮肤病学［M］．朱慧兰，主译．北京：人民卫生出版社，2016：61.

 **第二节　慢性光化性皮炎**

## 一、概念

慢性光化性皮炎（chronic actinic dermatitis，CAD）以往也被称为光敏性皮炎/光线性类网织细胞增生症综合征。这是好发于光照部位的一组光相光性慢性皮炎湿疹性疾病。

## 二、临床表现

该病多见于中老年男性，平均发病年龄在 60 岁左右，病程慢性，皮损常终年不愈。好发于面（特别是额部和颧部）、颈、上胸部、手背等曝光区，颈部以颈后乳突附近的颈侧及颈后部常见（图 5-6）。男性患者顶部头发稀疏区常累及，前臂伸侧也常见。皮损表现为弥漫性鲜红色略带水肿性斑疹，可有散在红色小丘疱疹和轻度渗出，呈皮炎湿疹性损害。继而发展为浸润增厚的苔藓样丘疹和斑块，表面附少量鳞屑，暗红色，境界清楚。前额或乳突部的结节融合成斑块，可使松弛的皮肤皱纹减少，呈半透明样外观。面部损害可呈狮面状。偶尔进展为红皮病（图 5-7）。

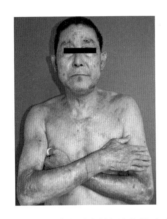

累及曝光部位的急慢性湿疹样皮疹

**图 5-6　慢性光化性皮炎**

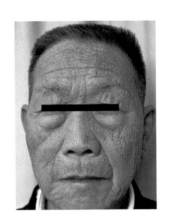

**图 5-7　面部的慢性光化性皮炎**

## 三、建议检查的项目

### （一）常规检查

血常规、肝肾功能、光敏试验（最小红斑量 MED）、斑贴试验、光斑贴试验，其中光试验是用单一波长光照射无皮损的非曝光部位皮肤，显示对 UVB（波长 280～315 nm）和 UVA（波长 315～400 nm）异常敏感，偶对可见光（波长 400 mn 以上）敏感。光斑贴试验阳性指部分患者对某些接触性光敏物和可疑光敏性药物呈阳性反应。

### （二）专科检查

可选用皮肤 CT、光激发试验、组织病理活检、尿卟啉实验等。组织病理像可以先后出现光敏性皮炎（PD）和（或）光线性网状细胞增生综合征（AR 综合征）表现。前者呈亚急性或慢性炎症组织像，角化不全、棘层肥厚以及海绵形成，真皮血管周围淋巴及组织细胞浸润，可有少量浆细胞、嗜酸性粒细胞。AR 相呈假性淋巴瘤组织像，真皮中上部血管周围灶性或密集成片的小淋巴细胞浸润，有些胞核不规则，染色较深，可有少量淋巴细胞渗入表皮。

（三）特殊检查

结合诊断需要决定。

## 四、诊断与鉴别诊断

诊断要点：①持久性皮炎或湿疹性皮损，可伴有浸润性丘疹和斑块。主要累及曝光区或可扩展到其他处，偶呈红皮病。②最小红斑量测定对 UVB 异常敏感，部分对 UVA 和可见光也敏感，光激发试验和光斑试验可呈阳性。③组织病理改变：海绵水肿性皮炎伴有淋巴细胞与组织细胞浸润以及不同程度棘层肥厚。有些患者出现不典型淋巴细胞和胞外分泌，与皮肤 T 细胞淋巴瘤的组织学改变类似。有时也可见真皮乳头纤维化和显著炎症细胞浸润等慢性组织学表现。在严重病例病理中可发现灶性表皮坏死、真皮乳头纤维化以及纤维蛋白在表皮-真皮连接处沉积。

本病应与接触性皮炎、外源性光感性皮炎、湿疹、神经性皮炎、多形性日光疹相鉴别。本病有时难以与蕈样肉芽肿和 Sézary 综合征区分，需要结合临床及病理活检。

（1）接触性皮炎。有过敏物质接触史，皮损限于接触部位，与日光照射无关，可在任何季节发生，皮损单一，边界清楚。

（2）多形性日光疹。有明确光敏史，疾病呈急性间歇性发作，有较明显的季节性和波动性，多见于中青年女性，斑贴实验、光斑贴实验等光生物学测定一般阴性。

（3）湿疹。皮损分布泛发对称，无明确光敏史。

（4）蕈样肉芽肿。红斑期、斑块期蕈样肉芽肿（MF）应与本病鉴别。MF 的亚型塞扎里（Sézary）综合征表现为泛发型剥脱性皮炎、淋巴结肿大、外周不典型 T 淋巴细胞伴脑四样核趋达 $1 \times 10^6/\text{mL}$，有 TCR 克隆重排；患者瘙痒明显，斑块期 MF 病理表现为真皮浅层带状分布的淋巴细胞浸润，不典型淋巴细胞多数仅限于表皮，排列呈线状；周围有空泡的晕，斑块期患者亲表皮现象更明显。pautrier 微脓肿具有特征性。

## 五、治疗

（一）局部治疗

采用糖皮质激素霜或软膏、钙调磷酸酶抑制剂、氧化锌油等进行治疗。

（二）全身治疗

（1）烟酰胺、维生素 B 族口服，有一定效果。也可单用大剂量烟酰胺。

（2）小剂量羟氯喹口服 0.1 g，每日 2 次，对部分患者有效。

（3）口服抗组胺药。

（4）沙利度胺 150～300 mg/d，分 3 次口服数周，待病情控制后减量至 50～75 mg/d，维持 2～3 个月，常有良效。

（5）免疫抑制剂酌情应用。如硫唑嘌呤 100 mg/d 口服，氨甲蝶呤口服，每周 15～20 mg。

（三）光硬化治疗

详见多形性日光疹的治疗。NB-UVB、PUVA 均可使用，但治疗过程极易造成皮疹加重，需从小剂量起始，缓慢增量。停止治疗后，应每日坚持一定时间的户外活动，以巩固疗效。

**（四）中医治疗**

中医病名：日晒疮。

**1. 热毒扑肤证**

证见：受日晒暴露部之皮肤皮损以红斑、丘疹为主。初起潮红，日渐出现边界清晰，略高出皮肤的红斑或暗红斑。亦可见集簇成片，对称分布的针尖至绿豆大小的红丘疹，自觉瘙痒、口干欲饮，大便干结、小便短黄。舌淡红、苔薄黄，脉数。

治法：清热祛暑解毒。

方药：香薷饮加减。

**2. 湿毒蕴结证**

证见：皮损除红斑处，尚有水疱、糜烂、渗液、结痂等多形性表现明显。受日晒暴露部皮肤，初起为红斑、丘疹，继而出现丘疱疹、水疱，甚则糜烂、渗液。当局部渗液减少后，可在糜烂面出现结痂、脱屑。自觉瘙痒、刺痛，常伴有身热、神疲乏力，食欲不振。舌质微红，苔微黄或腻，脉沉濡或滑数。

治法：健脾除湿，清热解毒。

方药：清脾除湿饮加青蒿、马齿苋等。

中医传统疗法：中药熏洗法、放血疗法、穴位注射法、耳穴压籽法等。

## 六、预防

（1）尽量找到和避免接触或服用可能存在的致敏原。严重患者必要时调动工作和改换生活环境，病情才能得到控制。

（2）避免日晒，外出须戴遮光帽，穿长袖衣裤及戴手套。高度敏感者甚至须避免日光灯、闪光灯、电焊光照射。外用广谱的、无刺激性和致敏性的遮光剂。

**参考文献**

[1] 赵辨. 临床皮肤病学 [M]. 南京：江苏科学技术出版社，2001：698 - 700.

[2] LIM H W. 光皮肤病学 [M]. 朱慧兰，主译. 北京：人民卫生出版社，2016：61.

（编写：唐亚平 审校：朱慧兰、龚业青、陈荃、钟金宝、李振洁）

 **第三节　痱**

## 一、概念

痱（prickly heat）是夏季或炎热环境下常见的表浅性、汗腺及导管炎症性皮肤病。高温闷热环境下，大量的汗液不易蒸发，使角质层浸渍肿胀，汗腺导管变窄或阻塞，导致汗液潴留、汗液外渗周围组织，形成丘疹、水疱或脓疱，可有瘙痒、疼痛或灼痛等不适，好发于皱襞部位。

## 二、临床表现

根据汗腺导管损伤和汗液溢出部位的不同，临床上分为以下四种类型。

### （一）晶形粟粒疹

晶形粟粒疹又称白痱，是人的汗液在角质层内或角质层下汗管溢出而引起的皮肤疾病。常见于高热大量出汗、长期卧床、过度衰弱的患者。皮损为针尖至针头大小的浅表性小水疱，壁薄，清亮，周围无红晕，轻擦易破，干涸后留有细小鳞屑。有自限性，一般无自觉症状。

### （二）红色粟粒疹

红色粟粒疹又称红痱，是汗液在棘层处汗管溢出引起的皮肤疾病。急性发病，皮损为成批出现圆而尖形的针头大小的密集丘疹或丘疱疹，周围有轻度红晕。皮损消退后有轻度脱屑。自觉轻度烧灼、刺痒感。

### （三）脓疱性粟粒疹

脓疱性粟粒疹又称脓痱。该病多由红色粟粒疹发展而来。皮损为密集的丘疹顶端有针头大小浅表脓疱。脓疱内常为无菌性或非致病性球菌。

### （四）深部粟粒疹

深部粟粒疹又称深痱，是汗液在真皮上层特别是在真皮 – 表皮交界处汗管溢出而引起的皮肤疾病。常见于严重和反复发生红色粟粒疹的患者。皮损为密集的皮色小水疱，内容清亮，不易擦破，出汗时增大，不出汗时缩小。当皮疹泛发时，全身皮肤出汗减少或无汗，面部、腋窝、手足可有代偿性出汗增加，可造成热带性汗闭性衰竭或热衰竭，患者可出现无力、困倦、眩晕、头痛等全身症状。

## 三、建议的实验室检查

一般不需要检查。对于红色、脓疱型粟粒疹，可以进行皮损马拉色菌检查。

## 四、诊断与鉴别诊断

根据皮疹在炎热环境中发病、好发于暴露部位、为密集分布的丘疹或非炎症性水疱、出汗后明显增多、自觉症状不明显、天气转凉后好转等特性，不难进行诊断。有时需要与夏季皮炎相鉴别。后者发病有明显的季节性，皮疹为大片红斑基础上的丘疹、丘疱疹，有剧痒。

## 五、治疗

### （一）一般治疗

局部外用清凉粉剂如痱子粉外扑，或用清凉止痒洗剂如1%薄荷炉甘石洗剂、1%薄荷酊；脓痱可外用2%鱼石炉甘石洗剂、黄连扑粉。瘙痒明显时口服抗组胺药。脓痱感染时选用抗生素。

（二）中医治疗

中医病名：沸子、痱痹疮。

**1. 暑湿证**

证见：多汗部位成批出现小丘疹，丘疱疹，排列密集，周围绕以红晕，灼热刺痒。或为晶莹透亮色小水泡，疱液澄清；伴有出汗多、口渴、便赤；舌质红，苔黄，脉滑。

治法：清暑利湿。

方药：清暑汤加减。

**2. 热毒证**

证见：多汗部位密集红色丘疹、丘疱疹，同时伴有脓疱或者疖肿，痒痛灼热，附近淋巴结肿大；伴有口苦口干，口渴引饮，大便干结；舌质红，苔黄，脉滑数。

治法：清热解毒，祛暑除湿。

方药：五味消毒饮和六一散。

中药熏洗法：①用金银花6 g，用开水浸泡约1小时许即可，以棉签或纱布蘸金银花浸泡液轻抹患处，每日3次。②用败酱草9 g，把药放入砂锅中，加水约500 mL，先用武火煎开再用文火煎5分钟即可，以棉签或纱布蘸败酱草煎出液轻抹患处，每日2次，第2次抹洗液时仍可有前1剂败酱草煎液。③用苦参10 g，马齿苋10 g，加水约250 mL，煎煮，水沸后再用文火煎15分钟即可，放凉后清洗患处，每次5分钟，早晚各1次。④用绿豆30 g，红枣10枚，冬瓜30 g，冰糖少许，把前述配料（除冰糖外）一同放入砂锅中煎至烂熟，再加适量冰糖调和，每日1剂，连服1周。

另外，还可使用放血疗法、穴位注射法等。

## 六、预防

（1）保持室内通风、凉爽，以减少出汗和利于汗液蒸发。

（2）衣着宜宽大，便于汗液蒸发。及时更换潮湿衣服。

（3）经常保持皮肤清洁干燥，常用干毛巾擦汗或用温水勤洗澡。

（4）痱子发生后，避免搔抓，防止继发感染。

**参考文献**

赵辨. 临床皮肤病学［M］. 南京：江苏科学技术出版社，2001：677.

（编写：唐亚平　审校：朱慧兰、龚业青、陈荃、钟金宝）

第四节 冻疮与冻伤

## 一、冻疮

### （一）概念

冻疮（chilblain，perniosis）是由于气候寒冷引起的局部皮肤反复红斑、肿胀性损害，严重者可出现水疱、溃疡。病程缓慢，气候转暖后自愈，常见于冬季，易复发。

### （二）临床表现

冻疮好发于初冬、早春季节，以儿童、妇女和末梢血液循环不良者多见。皮损好发于手指、手背、面部、耳郭、足趾、足缘、足跟等处，常两侧分布。常见损害为局限性淤血性、暗紫红色隆起的水肿性红斑，境界不清，边缘呈鲜红色，表面紧张有光泽，质柔软。局部按压可褪色，去压后红色逐渐恢复。严重者可发生水疱，破裂形成糜烂或溃疡，愈后存留色素沉着或萎缩性瘢痕。痒感明显，遇热后加剧，溃烂后疼痛。

### （三）建议的实验室检查

一般病例不需要实验室检查，对于病情较为复杂、症状严重者可以进行血液流变学检查，需要与红斑狼疮、雷诺氏病（现象）相鉴别时，可以进行免疫学检查。

#### 1．常规检查

血常规、血凝分析、类风湿因子。

#### 2．专科检查

需要鉴别诊断时，可以进行抗核抗体、抗核蛋白抗体谱检测，组织病理检查冻疮可见表皮、真皮乳头明显水肿，表皮内角化不良细胞和坏死的角质形成细胞、血管壁特殊的"蓬松状"水肿。

### （四）诊断与鉴别诊断

根据寒冷季节发病、皮损的特征性分布及皮疹特点，不难进行诊断，无须其他辅助检查。但需要与系统性红斑狼疮、多形红斑、冷球蛋白血症、肢端发绀症等疾病相鉴别。

#### 1．系统性红斑狼疮

常见于青年女性，可表现为手足区域的血管炎损害，如紫癜、坏死，但患者常有系统损害及特殊免疫标记的表达。

#### 2．多形红斑

可好发于手背、指缘，皮疹多形性，常为靶形损害，无淤血现象。

#### 3．冷球蛋白血症

可出现皮肤紫癜、坏死、溃疡，常可累及其他器官，患者血液中冷球蛋白升高。

#### 4．肢端发绀症

成年妇女多见，两小腿青紫，皮肤冷，微肿，远端着色重，不破溃，无自觉症状，终年症状不消。

（五）治疗

1. 治疗原则

早发现，草治疗。

2. 治疗

（1）系统治疗。患者口服烟酰胺、硝苯地平等血管扩张剂。或将丹参注射液（20 mL）加入低分子右旋糖酐 500 mL，静滴，具有扩张血管、改善微循环、增加血流量和溶血栓等作用。

（2）局部治疗。可用氦－氖激光和红外线照射，或进行激光穴位照射（足三里、复溜等）后，对冻疮局部行散焦普遍照射。未破溃者可外用复方肝素软膏、多磺酸黏多糖乳膏、维生素 E 软膏等。可用桂附煎药液浸泡患处，每日 3 次，每次 20 ～ 30 分钟，边浸边用药渣揉搓患处。桂附煎制法：桂枝、红花、附子、紫苏叶、荆芥各 20 g，加水 3000 mL，煎沸，稍冷后用。已破溃者外用 5% 硼酸软膏、1% 红霉素软膏等。

（六）预防

（1）加强锻炼，促进血液循环，提高机体对寒冷的适应能力。

（2）注意防冻、保暖，防止潮湿，不穿过紧鞋袜。

（3）受冻后不宜立即用热水浸泡或以火烘烤。

（4）伴有其他相关性疾病时应积极治疗。

（5）对反复发作冻疮者，可在入冬前用亚红斑量的紫外线或红外线照射局部皮肤，促进局部血液循环。

## 二、冻伤

（一）概念

冻伤（Congelatio，Frostbite）是指人在低温（－10 ～ －2 ℃）作用下局部或全身组织受到的急性损伤，最容易累及耳、鼻、面颊、指趾等部位。轻时可造成皮肤一过性损伤，要及时救治；重时可致永久性功能障碍，需进行专业救治。严重时可危及生命，需紧急抢救。

（二）临床表现

冻伤好发于身体末梢和暴露部位，局部冻伤患者停留在极低温度下过久可以到冻僵，冻伤后皮肤苍白、冰冷、疼痛和麻木、复温后才表现典型特征。冻伤分为四度。①Ⅰ度：为皮肤浅层冻伤，复温后皮肤出现红斑、水肿、感觉异常，不形成水疱。一周后愈合，不形成瘢痕。②Ⅱ度：累及皮肤浅层和真皮上部。Ⅰ度冻伤基础上可出现水疱、大疱、2 ～ 3 周水疱干涸，痂皮脱落后少有瘢痕。③Ⅲ度：累及皮肤全层和皮下组织，皮肤苍白变为蓝色、再形成黑色，感觉消失，复温后出现血疱伴剧痛。坏死组织脱落后溃疡难于愈合，容易形成瘢痕，影响功能。④Ⅳ度：皮肤、皮下组织、肌肉、骨骼都被冻伤，皮肤暗灰色，局部感觉和运动功能丧失，2 ～ 3 周后转为干性坏疽。合并感染时，转为湿性坏疽。患者即使愈合也可能致残。

冻伤按照累及范围分为局部冻伤和全身冻僵。

（1）局部冻伤。①反应前期系指冻伤后至复温融化前的一个阶段，其主要临床表现有受冻部位冰凉、苍白、坚硬、感觉麻木或丧失。由于局部处于冻结状态，其损伤范围和程度往往难以判定。②反应期包括复温融化和复温融化后的阶段。③反应后期系指Ⅰ、Ⅱ度冻伤愈合后，和Ⅲ、Ⅳ度冻伤坏死组织脱落后肉芽创面形成的阶段。

按照局部冻伤部位，分为手冻伤、脚冻伤。

1）手冻伤。①Ⅰ度冻伤最轻，即常见的"冻疮"，受损在表皮层，受冻部位皮肤红肿充血，自觉热、痒、灼痛，症状在数日后消失，愈后除有表皮脱落外，不留瘢痕。②Ⅱ度冻伤伤及真皮浅层，伤后除红肿外，伴有水疱，疱内可为血性液，深部可出现水肿，剧痛，皮肤感觉迟钝。③Ⅲ度冻伤伤及皮肤全层，出现黑色或紫褐色，痛感觉丧失。伤后不易愈合，除遗有瘢痕外，可有长期感觉过敏或疼痛。④Ⅳ度冻伤伤及皮肤、皮下组织、肌肉甚至骨头，可出现坏死，感觉丧失，愈后可有瘢痕形成。

2）脚冻伤。①冻伤皮肤局部发冷，感觉减退或敏感。②对冷敏感，寒冷季节皮肤出现苍白或青紫。③痛觉敏感，肢体不能持重等。

这些表现由交感神经或周围神经损伤后功能紊乱引起。

（2）全身冻僵。伤员皮肤苍白、冰凉，有时面部和周围组织有水肿，神志模糊或昏迷，肌肉强直，瞳孔对光反射迟钝或消失，心动过缓，心律不齐，血压降低至测不到，可出现心房和心室纤颤，严重时心跳停止。呼吸慢而浅，严重者偶尔可见一两次微弱呼吸。

（三）建议检查的项目

**1．常规检查**

血常规、血液流变学、血凝分析、电解质。

**2．专科检查**

病理检查可见冻伤的组织，表皮下水疱、部分区域出现坏死，基地细胞液化变性，真皮上部血管扩张。

**3．特殊检查**

结合病情需要决定。

（四）诊断与鉴别诊断

根据病史及临床表现可予诊断，主要与深度烫伤、火烧伤相鉴别。

（五）治疗

**1．治疗原则**

迅速脱离寒冷环境，防止继续受冻；抓紧时间尽早快速复温；局部涂敷冻伤膏；改善局部微循环；抗休克、抗感染和保暖；应用内服活血化瘀等类药物；Ⅱ、Ⅲ度冻伤难以区分者按Ⅲ度冻伤治疗；冻伤的手术处理，应尽量减少伤残，最大限度地保留尚有存活能力的肢体功能。

**2．一般治疗**

首选复温。冻伤的基本治疗目标是迅速复温，防止进一步的冷暴露以及恢复血液循环。冻伤的早期治疗包括用衣物或用温热的手覆盖受冻的部位或其他身体表面使之保持适当温度，以维持足够的血供。需要快速水浴复温，水浴温度应为 37～43 ℃，适用于各种冻伤。

### 3. 镇痛治疗

除非有禁忌，止痛剂应在快速解冻时服用，以便止痛。当皮肤红润柔滑时，表明已完全解冻。禁忌用冰块擦拭冻僵的肢体、干热或缓慢复温，这可进一步损伤组织；对受伤部位的任何摩擦都是禁止的。

### 4. 支持疗法

如卧床休息、高蛋白/高热量饮食、保护伤口以及避免创伤。对于伴有冻伤的低体温患者，最重要的是肢体复温以前先完成体液复苏和恢复核心体温，以预防突然出现的低血压和休克。

### 5. 扩血管及抗凝治疗

建议使用抗凝剂以预防血栓形成和坏疽，己酮可可碱、布洛芬和阿司匹林可能有效。应用抗菌药物以预防感染，并及时免疫注射破伤风抗毒素。恢复过程长达数月。

### 6. 外科治疗

侵袭近端指趾骨、腕骨或跗骨的损伤，有可能需要截肢。

### 7. 中医治疗

（1）辨证施治。冻伤相当于中医冻烂疮、冻疮、冻风。

A. 寒凝血瘀证。手足、耳郭皮肤色青紫或者暗红，肿胀结块，或有水疱、结痂，麻木冷痛，遇热瘙痒，手足清冷。舌质淡，苔白，脉沉或者沉细。治法：温经散寒，活血通络。方药：当归四逆汤加减。

B. 寒瘀化热证。创面溃烂流脓，四周红肿色暗，疼痛加重。伴有发热、口干。舌质红、苔黄、脉数。治法：清热解毒，活血止痛。方药：四妙勇安汤加减。

（2）中医外治。Ⅰ、Ⅱ度冻疮用10%胡椒酒精溶液或冻伤膏涂敷患处，每日2次，外包敷料。有较大水疱者宜抽出疱内液体后再涂上述药物。局部染毒糜烂或溃疡时，宜用红油膏或小檗碱软膏外涂，每日1次；另外可用桑枝90 g、甘草30 g，或用甘草、甘遂各30 g，共煎，先熏后浸泡，每日2次；或红灵酒轻柔按摩冻疮未破溃部位。Ⅲ度冻疮用75%酒精或苯扎溴铵消毒患处周围皮肤，抽吸疱内液体，再以红油膏纱布包扎保暖。溃烂时掺九一丹外敷，每日换药1次。如坏死组织溶解时，宜进行清创术。当腐肉脱尽时宜用红油膏掺生肌散外敷。

（3）其他疗法。熏洗法、艾灸法、梅花针法、放血法、耳针法、穴位注射法。

**参考文献**

赵辨. 临床皮肤病学［M］. 南京：江苏科学技术出版社，2001：680 - 681.

（编写：唐亚平　审校：朱慧兰、龚业青、陈荃、钟金宝）

第五节 鸡眼与胼胝

## 一、鸡眼

### (一)概念

鸡眼（clavus），俗称"肉刺"，是皮肤局部长期受压和摩擦引起的局限性、圆锥状角质增生。好发于足部，长久站立和行走的人较易发生，摩擦和压迫是主要诱因。

### (二)临床表现

皮损为圆形或椭圆形的局限性角质增生，针头至蚕豆大小，呈淡黄或深黄色，表面光滑与皮面平或稍隆起，境界清楚，中心有倒圆锥状角质栓嵌入真皮。因角质栓尖端刺激真皮乳头部的神经末梢，站立或行走时引起疼痛。鸡眼好发于足跖前中部第3跖骨头处、踇趾胫侧缘（图5-8），也见于小趾及第2趾趾背或趾间等突出及易受摩擦部位。

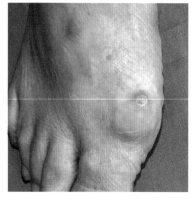

图5-8 鸡眼

### (三)建议的实验室检查

一般无须实验室检查，需要与寻常疣、跖疣等鉴别诊断，可以组织病理检查。

### (四)诊断与鉴别诊断

本病根据损害特点及好发部位一般不难诊断。应与跖疣、胼胝及掌跖点状角化病相鉴别。

#### 1. 跖疣

表面粗糙不平，界限清楚，周围围绕稍高增厚的角质环，削下去可见黑点或/和出血点。

#### 2. 胼胝

局限性的角质板，呈蜡黄色，中央较厚，边缘较薄，境界不清，表面皮纹清晰可见。

#### 3. 掌跖点状角化病

患者常有家族史，常对称性累及掌跖，为高出正常皮面的圆形或椭圆形角质丘疹，数目多而分散，皮疹较小，足跟及其他压力部位损害较多。

### (五)治疗

（1）外用腐蚀剂。鸡眼膏外贴或鸡眼软膏外敷，也可用10%水杨酸冰醋酸、30%水杨酸火棉胶及水晶膏等。外用腐蚀剂须保护周围皮肤，可将氧化锌胶布中央剪一小孔，大小与皮损相同，粘贴在皮肤损害处并使皮损露出，另用胶布细条搓成索状围住孔成堤状，然后敷药再以大块胶布覆盖，封包3～7周换药1次，直至脱落。

（2）物理治疗。液氮冻融、电烧灼，二氧化碳激光烧灼等。

（3）手术切除。

（六）预防

预防鸡眼发生，应减少摩擦和挤压。鞋靴宜柔软合脚，鞋内可衬厚软的鞋垫或海绵垫，在相当于鸡眼处剪孔（有孔鞋垫）。足趾畸形者应进行矫治，如有足部外生骨疣应予手术治疗。

## 二、胼胝

（一）概念

胼胝（callus），俗称"老茧"，是人的皮肤长期受压迫和摩擦而引起的手、足皮肤局部扁平角质增生。

（二）临床表现

胼胝是由于皮肤长期受压迫、摩擦发生的硬而平滑的角质增厚，是皮肤对长期机械性摩擦的一种反射性、保护性反应，一般不影响健康和劳动。皮疹为一局限性的角质板，呈蜡黄色，中央较厚，边缘较薄，境界不清，触之较硬。表面皮纹清晰可见，局部汗液分泌减少，感觉迟钝。好发于掌指关节腹侧，趾部。发病较缓，多无自觉症状。严重者有压痛。

（三）建议的实验室检查

一般无须实验室检查，发生于趾部时，需要与跖疣相鉴别。可以进行组织病理检查。

（四）诊断与鉴别诊断

根据好发部位、皮疹形态即可诊断。应与鸡眼、跖疣、先天性掌跖角化症相鉴别。

### 1. 鸡眼

摩擦部位，颜色淡或深黄色，光滑，稍微透明，界限清楚，中心有倒圆锥状角质栓嵌入真皮，疼痛明显。

### 2. 跖疣

表面粗糙不平，界限清楚，周围围绕稍高增厚的角质环，削下去可见黑点或/和出血点。

（五）治疗

### 1. 一般治疗

（1）纠正畸形，穿合适的鞋子，垫以软质鞋垫。

（2）外用药物（如高浓度的尿素霜、水杨酸、维A酸霜或其他的角质剥脱剂）治疗。

（3）手术治疗。

（4）液氮冷冻治疗。

（5）皮疹较厚者可先用热水将其浸软后，用刀削去表面角质层，但不要损伤正常皮肤，以免引起感染。

### 2. 中医治疗

鸡眼相当于中医肉刺，胼胝相当于中医胼胝。

（1）辨证施治。

A. 痰湿凝结证。表面呈圆锥形硬结，灰色或者蜡黄色，压之疼痛；舌苔薄白，脉滑。

B. 湿热毒聚证。结块四周暗红，略肿、压痛。舌红。苔薄，脉微数。

鸡眼一般中医以外治为主。

（2）外治法。

A. 选用腐蚀剂如鸡眼膏、五妙水仙膏敷于患处。或五倍子研末，醋调成糊状，贴于患处。

B. 艾灸疗法、火针疗法。胼胝一般采取外治法。

C. 浸泡法。木贼、王不留行、乌药，煎汁，温热浸泡患处。

**参考文献**

赵辨. 临床皮肤病学［M］.南京：江苏科学技术出版社，2001：708.

（编写：唐亚平　审校：朱慧兰、龚业青、陈荃、钟金宝、李振洁）

## 第六节　手足皲裂

### 一、概念

手足皲裂（chapped hand and foot）是指由各种原因引起的手足部皮肤干燥和皲裂，伴有疼痛，严重者可影响日常生活和工作。本病既是一些皮肤病的伴随症状，也是一种独立的皮肤病。

### 二、临床表现

手足皲裂好发于秋冬季节。皮疹分布于指屈侧、手掌、足跟、足跖外侧等角质层增厚或经常摩擦的部位，临床表现为沿皮纹发展的深浅、长短不一的裂隙（图5－8），皮损痛感可从无任何感觉到轻度刺痛或中度触痛，乃至灼痛并伴有出血。

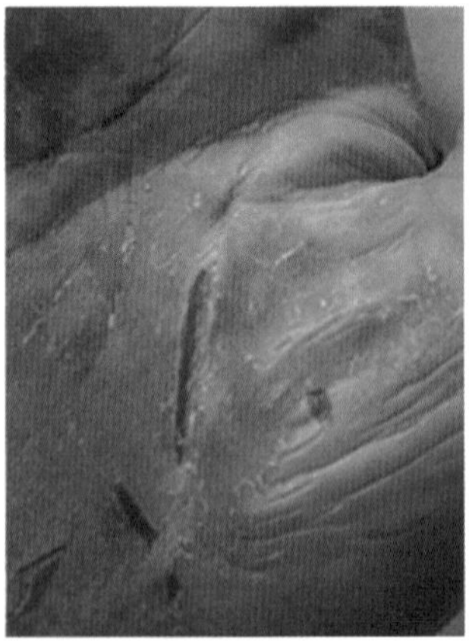

### 三、建议的实验室检查

一般不需要实验室检查。必要时进行真菌镜检，排除合并角化型手足癣；行组织病理检查与掌跖角化病相鉴别。

**图5－8　手掌皲裂症**

### 四、诊断与鉴别诊断

根据患者临床皮损的特点即可诊断，必要时进行真菌学检查、细菌培养和斑贴试验。本病需与手足湿疹、掌跖角化症、手足癣及鱼鳞病相鉴别。

（一）手足湿疹

慢性手足湿疹常位掌跖并累及手足背部，且多伴皮肤粗厚及痒感，手足皲裂可与手足湿疹并存。

（二）掌跖角化症

掌跖角化症系一种先天性疾病，因皮肤角化过度易造成皲裂。但掌跖角化症不一定在冬秋季节形成皲裂，有时可常年发病，手足皲裂可与掌跖角化症并存。

（三）手足癣

手足癣常局限单侧掌跖，常与趾、指甲癣并发，真菌镜检或培养阳性，手足皲裂可与掌手足癣并存。

（四）鱼鳞病

有时在鱼鳞病基础上更易并发手足皲裂，手足皲裂可与鱼鳞病并存。

# 五、治疗

（一）一般治疗

本病若在冬季保护得当，可痊愈。一旦开裂，治疗困难，治愈缓慢。

（1）保持手足部皮肤的清洁、干燥，冬季外出时使用油脂保护，并加强保暖。

（2）如患者合并足癣、湿疹、鱼鳞病等，应同时进行治疗。

（3）外用1%尿囊素乳膏，可去除角质、刺激上皮增生，减轻或解除疼痛。

（4）外用愈裂贴膏、甘油搽剂、15%尿素软膏等药。如果皲裂到出血、灼痛的程度，宜用热水将患处泡软、使皮肤滋润，用刀片将角质过厚处削薄，然后再外用药物。

（二）中医治疗

中医病名：皲裂疮、肉裂、干裂疮。

**1. 辨证施治**

辨证多属于血虚失濡，肌肤燥裂：掌跖皮肤干枯，粗糙、开裂，活动关节时裂开处出血，遇冷水或碰撞疼痛，伴有面色少华、头晕目眩、形体消瘦等症。舌质淡红，苔少、脉细数。治法：养血润肤。方药：加味四物汤或当归饮子。

**2. 外治法**

熏洗法、艾灸法、穴位注射法。

（编写：唐亚平　审校：朱慧兰、龚业青、陈荃、钟金宝、李振洁）

**第七节　间擦皮炎**

## 一、概念

间擦皮炎（interstitial dermatitis）也称摩擦红斑、间擦疹、擦烂，是发生于皮肤皱襞处的浅表性皮肤炎症。

## 二、临床表现

皮损初呈潮红肿胀，境界清楚，其范围与皱襞相当，继之可发生糜烂、渗出，重者可形成浅表溃疡。如有继发感染时，可伴发局部淋巴结炎。本病常见于肥胖婴儿的颈部和耳后皱襞处及肥胖成人的腋窝、乳房下、腹股沟、阴股部皱裂、臀间沟、指（趾）间（图5-9）。炎热和潮湿季节多见。损害有瘙痒和烧灼感。

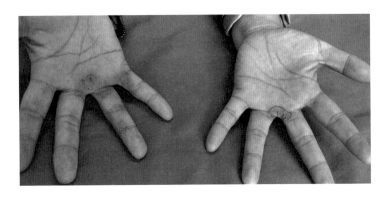

图5-9　指间间擦疹

## 三、建议的实验室检查

### （一）常规检查

真菌镜检、培养，血常规、血糖。

### （二）专科检查

必要时进行组织病理检查，排除反向银屑病。

## 四、诊断与鉴别诊断

根据发病季节、皱襞部位有与皱襞相当的红斑或糜烂渗液，诊断并不困难。本病需要与白念珠菌病、湿疹、股癣及侵犯皮肤皱襞处银屑病相鉴别。

### （一）白念珠菌病

初为一小疱，迅速转变为脓疱，然后糜烂但无明显渗液，周围常有炎症性丘疹及膜状脱屑；真菌镜检菌丝阳性。

**（二）急性湿疹**

原因不明，部位不定，皮疹多形性，渗出明显，境界不清，瘙痒剧烈，易于复发。

**（三）股癣**

边缘炎症明显，有丘疹小疱和鳞屑，中心自愈，真菌镜检阳性。

**（四）反向性银屑病**

境界较为清楚，可有其他皱褶部位的累及，真菌镜检阴性。

## 五、治疗

### （一）一般治疗

治疗较为简单。以局部治疗为主，以保持患者患病部位干燥为原则，通过直接消除皱襞部位皮肤浸渍、减少发病因素，出现红斑时使用复方硼酸粉、松花粉等，糜烂渗液时涂布锌氧油或硫黄氧化锌油。

### （二）中医治疗

中医病名：汗浙疮。

**1．辨证施治**

（1）热郁夹湿证。皮损以潮红肿胀，大片红斑为主。兼有丘疹、水疱以及轻度糜烂，渗液少。自觉烧灼刺痛。舌质红，苔薄黄，脉数。治法：清热利湿。方药：银花甘草汤加味。

（2）湿热熏蒸证。皮损以水疱、湿烂渗出为主，周边鲜红肿胀，中央湿烂面鲜红，渗液多，自觉瘙痒、刺痛。可伴有发热、心烦、口渴、溲赤、便结。舌质红，苔黄腻，脉弦滑数。治法：清热利湿解毒。方药：除湿解毒汤加味。

**2．外治法**

熏洗法、艾灸法、放血法、拔罐法、穴位注射法。

## 六、预防

预防本病发生应注意皱襞部皮肤清洁卫生，保持干燥，出汗时尤需注意，可在清洗后撒布粉剂。

（编写：唐亚平　审校：朱慧兰、龚业青、陈荃、钟金宝、李振洁）

 **第八节　放射性皮炎**

## 一、概念

放射性皮炎（radiation dermatitis）是由于放射线（主要是 β 和 γ 射线及 X 线）照射引起的皮肤和黏膜炎症性损害。本病主要见于接受放射治疗的患者及从事放射工作而防护不严者。该病可引起一系列皮肤反应和损伤，表现为可逆性的毛发脱落、皮炎、色素沉着及不可逆的皮肤萎缩，皮脂腺、汗腺的破坏和永久性的毛发缺失，导致放射性坏死，继之形成溃疡。

## 二、临床表现

### （一）急性放射性皮炎

患者由于一次或多次大剂量放射线照射而引起该病，但敏感者即使剂量不大也可以发病。潜伏期因放射线的剂量和个人的耐受性不同而长短不定，一般为 8～20 天。据病情分为三级。

Ⅰ级：早期表现初为鲜红，以后呈暗红色斑，或有轻度水肿。自觉灼热与瘙痒。3～6 周后出现脱屑及色素沉着。

Ⅱ级：病程进展后或中度族操作时表现为显著急性炎症水肿性红斑，表面紧张有光泽，有水疱形成，疱破后成糜烂面（图 5－10）。自觉灼热或疼痛。经 1～3 月痊愈，留有色素沉着、色素脱失、毛细血管扩张和皮肤萎缩等情况。

Ⅲ级：严重的放射损伤后，红斑水肿迅速组织坏死，以后形成顽固性溃疡。溃疡深度不定，一般可穿通皮肤及肌肉，甚至骨组织。溃疡底面有污秽的黄白色坏死组织块。自觉剧痛。很难愈合，愈后形成萎缩性瘢痕、色素沉着、色素脱失和毛细血管扩张。损害严重者大血管闭塞，肢体发生干性坏疽。在溃疡和瘢痕上可继发癌变。

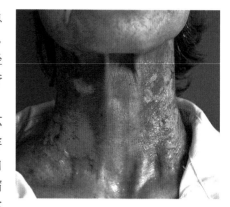

图 5－10　颈部放射性皮炎（继发于鼻咽癌放疗）

Ⅱ、Ⅲ级者可伴全身症状，如头痛、头晕、精神萎靡、食欲不振、恶心、呕吐、腹痛、腹泻、出血及白细胞计数减少等，严重者可危及生命。

### （二）慢性放射性皮炎

患者多为长期、反复小剂量放射线照射引起，或由急性放射性皮炎转变而来。潜伏期自数月至数十年。炎症表现不显著。由于放射线破坏皮脂腺、汗腺、毛囊以及甲床生发层细胞而致皮肤干燥、粗糙、皲裂，毛发脱落，甲色暗晦，出现纵嵴、色素沉着及增厚，甚至脱落。甲皱襞微循环改变，可见管襻异常及毛细血管血液黏滞。晚期皮肤放射性损伤所致的并发症包括恶变、坏死性溃疡等。

## 三、建议的实验室检查

### （一）常规检查

血尿常规、分泌物革兰氏染色，或真菌、细菌培养，严重患者肝肾功能检查。干扰素释放实验（如 T-Spot）。

## （二）专科检查

组织病理检查加抗酸染色、PAS 染色。急性放射性损伤表现为棘细胞水肿及空泡变性，无丝分裂的细胞分化及核固缩，基底液化坏死，真皮噬色素细胞中色素增加，网突扁平、真皮上部水肿、血管内膜水肿，皮脂腺变性。慢性放射性皮炎则血管壁纤维素性增厚伴不同程度血管阻塞、基底细胞核固缩，真皮上部血管扩张、胶原纤维均质化、皮脂腺、毛囊、汗腺导管和汗腺破坏。

## （三）特殊检查

结合病情需要决定。

# 四、诊断

根据患者有放射性接触史，损害发生于放射部位及与热灼伤相似的临床特点，容易诊断。

# 五、治疗

## （一）一般治疗

患者一旦发病，应及时停止放射线照射，并注意保护，避免外界刺激。

## （二）局部治疗

### 1. 急性放射性皮炎

Ⅰ和Ⅱ级红斑水肿明显时可用炉甘石洗剂。无水肿渗出的急性皮炎及慢性皮炎可选用温和无刺激性霜剂、软膏，如维生素 E 霜、10% 鱼肝油软膏及其他护肤霜等，亦可选用皮质激素类霜剂或软膏。

### 2. 慢性溃疡性损害

可用抗生素软膏如莫匹罗星等，亦可用 10% 鱼肝油软膏或行氦氖激光照射，对顽固性溃疡可考虑手术切除并行植皮术。

### 3. 对癌前期或癌变早期损害

可用 5% 5 - 氟尿嘧啶软膏、光动力治疗或行外科切除。

## （三）全身治疗

主要是加强支持疗法，给予高蛋白、高维生素饮食，必要时给予输液、能量合剂及氨基酸等，并补充维生素 A、维生素 D、维生素 B、维生素 C、维生素 E 等。还可用丹参片及低分子右旋糖酐以改善局部或全身微循环。

## （四）中医治疗

### 1. 辨证施治

（1）热毒蕴结证。相当于急性放射性皮炎。初见红斑，继而出现水疱、糜烂、渗液，甚则形成溃疡，局部疼痛。可伴有头痛、头晕、食少纳呆，或恶心呕吐。舌质红、苔少或黄腻，脉细数。治法：清热解毒。方药：五味消毒饮合黄连解毒汤加减。

（2）阴伤肤槁证。相当于慢性放射性皮炎。皮损表现为淡红色斑疹，干燥、脱屑、色素沉着、脱发甚至指甲脱落。舌质淡红，少苔或无苔，脉虚细。治法：益气养阴。方药：黄芪汤加味。

**2. 外治法**

（1）芦荟。芦荟中大量的氨基酸和复合多糖构成天然保湿因子能减少及有效补充皮肤损失水分，恢复患者的胶原蛋白功能。使用芦荟胶外涂可以有效缓解皮损症状。

（2）黄芩。性苦寒，有解毒之功。患者于放疗前1天开始外涂黄芩水提物，也能一定程度地缓解皮损症状。

（3）紫草。具有抗菌消炎、促进伤口愈合的作用。用紫草油外用，每日2次，涂抹于皮损处，可减轻患者红斑高峰的炎症反应。

（4）复方制剂，如冰片滑石散（冰片、滑石）、蜈黛软膏（蜈蚣、蛇床子、浙贝母、青黛）及五黄油（黄连、黄檗、生大黄、土大黄），均可有效减轻患者放疗后的红斑反应。

（5）其他治法，如熏洗法、放血法、埋线法、穴位注射法。

# 六、预防

（1）患者放疗时避免过大剂量。

（2）详细观察患者放疗后的皮肤改变。

（3）从事放射线工作的人员应严格遵守操作规程，并加强防护措施。

（4）定期体检，以防癌变。

**参考文献**

赵辨. 临床皮肤病学［M］. 南京：江苏科学技术出版社，2001：706－708.

（编写：唐亚平　审校：朱慧兰、龚业青、陈荃、钟金宝、李振洁）

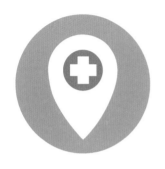

第六章 | 变态反应性
皮肤病

## 第一节  接触性皮炎

### 一、概念

接触性皮炎（contact dermatitis）是因患者接触环境中的有害因子引起的一种皮肤炎症反应。它的病理机制可能涉及免疫学变态反应（过敏）、刺激性接触性皮炎，或两者都有。其中由接触刺激物导致组织损伤的刺激性接触性皮炎（ICD），大约占所有接触性皮炎的80%。此外，患者因变应原致敏后再次接触变应原引起的迟发型超敏反应是变应性接触性皮炎（ACD）。

### 二、临床表现

该皮炎表现一般无特异性。刺激性接触性皮炎一般有刺激物接触病史。急性刺激性皮炎：患者接触刺激物后，局部很快出现潮红、水肿、大疱、糜烂、渗出，甚至坏死。此外，脓疱、风团以及完全没有皮疹仅有主观感觉异常（如刺痛或烧灼感）均可以发生。变应性接触性皮炎：患者有接触致敏原病史，皮损表现为红斑、丘疹、水疱、渗出及结痂（图6-1、图6-2）。皮损的部位及范围与接触物接触部位一致，境界鲜明。若暴露在气体、粉尘中，则皮炎弥漫而无一定的鲜明界限。发病有一定的潜伏期，从数小时到数十天不等。患者自觉瘙痒、烧灼感和胀痛感，少数有全身症状。病程自限，多呈急性经过。慢性接触性皮炎，无论是ICD还是ACD，临床表现是类似的，往往有瘙痒、皮肤角化过度的症状，可以继发皲裂导致疼痛。

系统性接触性皮炎表现为系统暴露于一种变应原导致的弥漫性皮炎。患者往往通过接触致敏，然后系统暴露于同一种变应原（或者具有交叉反应的反应原）而导致该病。典型表现为"狒狒综合征"，患者臀部或腹股沟及其他褶皱部位出现对称、边界清楚的红斑。常见的变应原有乙二胺、抗生素、漆树科、芳香混合物、秘鲁香脂和金属镍等。

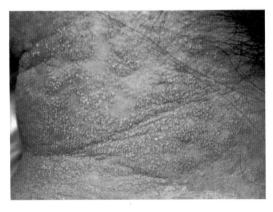

图6-1  颈部接触性皮炎

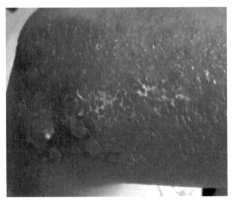

图6-2  膝部接触性皮炎

## 三、建议检查的项目

斑贴试验作为诊断 ACD 的金标准，有助于明确皮肤可疑致敏原。斑贴试验是诊断 IV 型变态反应的金标准。这种体内试验的目的是通过机体接触变应原观察变应性接触性皮炎的激发阶段能否再次出现。

患者的职业、习惯及嗜好的详细病史记录，可帮助患者了解应避免的环境致敏因素。

## 四、诊断与鉴别诊断

主要根据接触史和临床表现，在接触部位或暴露部位突然发生境界清晰的急性皮炎，皮炎多为单一形态，去除接触物后经适当处理后皮损很快消退均提示本病。鉴别诊断：湿疹、特应性皮炎、皮肤癣菌感染、汗疱疹、手部湿疹、脂溢性皮炎、多形性日光疹、丹毒等。

## 五、治疗

治疗原则是寻找病因，脱离接触物，避免患者再次接触，积极对症处理。

### （一）全身治疗

以对症处理为主。轻者单独采用抗组胺药和非特异性脱敏治疗，严重者加用糖皮质激素治疗。

### （二）局部治疗

当患者接触致敏物质或毒性物质后，立即用大量清水将接触物洗去，病程中避免搔抓、热水烫洗或肥皂水洗，不使用可能产生刺激的药物。按急性、亚急性和慢性皮炎的治疗原则处理。①急性期：轻度红肿、丘疹、水疱而无渗液时可用炉甘石洗剂；有明显渗液时可以 3% 硼酸溶液、生理盐水等冷湿敷；红肿、水疱、渗液不多时外用氧化锌油，有感染时可加抗生素软膏。②亚急性期：无渗出时可应用糖皮质激素霜剂，有少量渗出时选用湿敷或糖皮质激素糊剂、氧化锌油。③慢性期：选用糖皮质激素霜、乳剂，润肤、保湿用品。

### （三）中医治疗

#### 1. 辨证论治

（1）风热蕴肤证。起病较急，好发头面部，皮损色红，肿胀轻，红斑或丘疹，自觉瘙痒，灼热，心烦，口干，小便微黄。舌红，苔薄白或薄黄，脉浮数。治法：疏风清热止痒。方药：消风散加金银花、槐花等。

（2）湿热毒蕴证。起病急骤，皮损面积较广泛，其色鲜红肿胀，上有水疱或大疱，水疱破后则糜烂渗液，自觉灼热瘙痒，伴发热，口渴，大便干，小便短黄。舌红，苔黄，脉弦滑数。治法：清热祛湿，凉血解毒。方药：龙胆泻肝汤合化斑解毒汤加减。黄水多者，加土茯苓、紫荆皮、马齿苋。红肿面积广泛者，加酒大黄、紫荆皮、桑白皮。

（3）血虚风燥证。病程长，病情反复发作，皮损肥厚干燥有鳞屑，或呈苔藓样变，瘙痒剧烈，有抓痕及结痂。舌淡红，苔薄，脉弦细。治法：养血润燥，祛风止痒。方药：当归饮子合消风散加减。瘙痒甚，加僵蚕、紫荆皮、徐长卿。

**2. 中成药治疗**

①风热蕴肤证：清开灵胶囊、复方青黛胶囊等。②湿热毒蕴证：龙胆泻肝丸、四妙丸等。③血虚风燥证：润燥止痒胶囊、乌蛇止痒丸、湿毒清胶囊等。

**3. 中医外治**

①红斑、丘疹为主者：选用三黄洗剂、或炉甘石洗剂外搽，或选用青黛散冷开水调涂。②大量渗出、糜烂者：选用绿茶、马齿苋、黄檗、羊蹄草、石韦、蒲公英、桑叶等组方煎水湿敷，或用3%马齿苋煎液或10%黄檗溶液湿敷。

**4. 其他**

熏洗法、艾灸法、放血法、拔罐法、穴位注射法。

**参考文献**

［1］张建中．皮肤病治疗学最新循证治疗策略［M］.3 版．北京：人民出版社，2011：389－391.

［2］李欣泽，李全生，姜启君，等．诊断性斑贴试验ESCD指南（2015）［J］.中国皮肤性病杂志，2016.

（编写：杨艳　审校：王建琴、朱慧兰、张三泉、李仰琪、李薇、肖常青、钟金宝）

**第二节　湿疹**

**一、概念**

湿疹（eczema）是由多种复杂内外因素引起的一种具有明显渗出倾向的皮肤炎症反应，皮疹多样性，慢性期则局限而有浸润和肥厚，剧痒，易复发。现在很多国内外文献已经不提倡"湿疹"这一诊断，即应该明确病因后进行诊断，如诊断为特应性皮炎、接触性皮炎、药疹等。但因为临床工作的需要，我们仍将很多未发现明确病因的患者诊断为"湿疹"。

**二、临床表现**

按照临床病程和皮损表现分为急性、亚急性、慢性。病程不定，易复发，可互相转换、经久不愈。自觉瘙痒剧烈。常因饮酒、搔抓、肥皂洗、热水烫等加重。

**（一）急性湿疹**

急性发作，可发生于体表任何部位，多对称分布，常见于头面、耳后、四肢远端、手、足、露出部及阴囊、女阴、肛门等处。皮疹呈多形性，以红斑、水肿、丘疹、丘疱疹和水疱为主，有渗出倾向，边界不清（图 6－3），搔抓、热水烫洗可加重皮损。瘙痒剧烈。病程 2～3 周，治疗不当可转变为亚急性阶段。

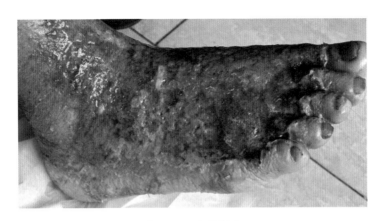

图6-3 急性湿疹

（二）亚急性湿疹

常由急性湿疹治疗后，红肿及渗出减轻进入亚急性阶段，或由慢性期加重所致。皮损以小丘疹、鳞屑和结痂为主，仅有少数丘疱疹、小水疱及糜烂，亦可有轻度浸润，患者自觉剧痒。

（三）慢性湿疹

可因急性、亚急性反复发作不愈而转为慢性，少数一开始即呈现慢性炎症。多见于手足、小腿、肘窝、股部、乳房、外阴及肛门等处；损害表现为皮肤增厚、浸润，色素沉着，表面粗糙、鳞屑，呈苔藓样变（图6-4、图6-5），皮损多局限，自觉明显瘙痒；病程迁延，可长达数月或更久。

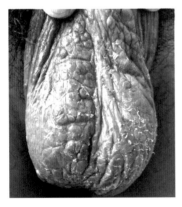

图6-4 慢性阴囊湿疹

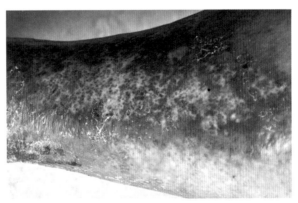

图6-5 瘀积性湿疹皮肤硬化改变

临床上又可将湿疹分为局限性湿疹与泛发性湿疹两大类。

局限性湿疹：仅发生在特定的部位，如耳部湿疹、乳房湿疹、脐窝湿疹、阴囊湿疹、女阴湿疹、肛周湿疹、手部湿疹、小腿湿疹、感染性湿疹（图6-6、图6-7）。

泛发性湿疹：皮损多，泛发或散在于全身多个部位。如自身敏感性湿疹（图6-8）、钱币状湿疹、婴儿湿疹、乏脂性湿疹。

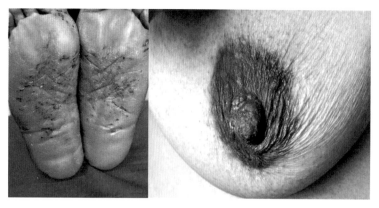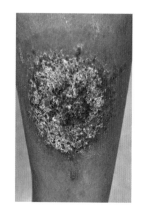

图6-6　足部湿疹　　　　　　图6-7　乳头湿疹　　　　　　图6-8　自身敏感性湿疹

## 三、建议检查的项目

主要用于鉴别诊断和筛查可能病因。血常规检查可有嗜酸细胞增多，还可有血清嗜酸性阳离子蛋白增高，部分患者有血清IgE增高。变应原检查有助于寻找可能的致敏原。斑贴试验有助于诊断接触性皮炎。真菌检查可鉴别浅部真菌病。疥虫检查可协助排除疥疮。血清免疫球蛋白检查可帮助鉴别具有湿疹皮炎皮损的先天性疾病，皮损细菌培养可帮助诊断继发细菌感染等。必要时应行皮肤组织病理检查。

组织病理检查一般应用于非特异性皮炎表现。急性期、亚急性期和慢性期，病理改变有所不同。急性期典型表现为海绵水肿性皮炎，真皮内混合炎细胞浸润，包括淋巴细胞、组织细胞和不同数量的嗜酸性粒细胞，严重时可以出现表皮内水疱。亚急性到慢性期，出现表皮增生和真皮的纤维化。

## 四、诊断与鉴别诊断

主要根据病史、皮疹形态及病程。鉴别诊断：急性湿疹应与接触性皮炎、特应性皮炎、脂溢性皮炎等相鉴别，慢性湿疹应与神经性皮炎、斑块型银屑病、瘀积性湿疹鉴定；手足湿疹应与手癣、足癣、接触性皮炎、掌跖脓疱病相鉴别。

## 五、治疗

治疗原则为注意避免各种可疑致病因素，以对症治疗为主。

（一）一般防治原则

寻找病因，避免外界刺激，避免易致敏和有刺激性的食物。

（二）口服

抗组胺药物止痒，非特异性脱敏治疗，有继发感染者应用有效抗生素，维生素B族、维生素C以及调整神经功能的药物辅助治疗，应慎重使用糖皮质激素，根据病情可以使用免疫抑制剂，如硫唑嘌呤、环孢素等。

（三）外用

原则与接触性皮炎的治疗相同。根据不同皮损形态选用湿敷、糊剂、霜剂、软膏等治疗。

（四）物理治疗

紫外线疗法，如 UVA1、NB-UVB、UVA 和 PUVA 都可以有效治疗急慢性湿疹，对慢性顽固性湿疹具有较好疗效但部分患者在急性期治疗可能出现加重，因根据患者病情和依从条件选择合适的疗程和剂量。

（五）中医治疗

**1. 辨证论治**

（1）湿热蕴肤证。发病快，病程短，皮损潮红灼热，有丘疱疹，瘙痒无休，抓破渗液流滋；伴身热，心烦，口渴，大便干，尿短赤。舌红，苔薄白或黄，脉滑或数。治法：清热利湿止痒。方药：龙胆泻肝汤合萆薢渗湿汤加减。

（2）脾虚湿蕴证。发病较缓，皮损潮红，有丘疹，瘙痒，抓后糜烂渗出，可见鳞屑；伴纳少，神疲，腹胀便溏。舌淡胖，苔白腻，脉濡缓。治法：健脾利湿止痒。方药：除湿胃苓汤或参苓白术散加减。皮损集中在头面或迅速弥漫全身者，加桑叶、菊花、蝉衣；皮损集中在双下肢者，加牛膝、黄檗、薏苡仁；瘙痒剧者，加地肤子、白鲜皮、白蒺藜；皮损有脓疱者，加野菊花、蒲公英、大青叶；皮损鲜红伴发热者，加栀子、牡丹皮、连翘；渗出多者，加车前子、猪苓、泽泻。

（3）血虚风燥证。病程久，反复发作，皮损色暗或色素沉着，剧痒难忍，或皮损粗糙肥厚；伴口干不欲饮，食欲缺乏，腹胀。舌淡，苔白，脉细弦。治法：养血润肤，祛风止痒。方药：当归饮子或四物消风饮加减。如伴夜间瘙痒明显者，加珍珠母、夜交藤；伴口干心烦者，加玄参、生地黄、知母；病情顽固、皮损以暗红色斑块为主，加丹参、秦艽、乌梢蛇。

**2. 中成药治疗**

（1）湿热蕴结证。可口服龙胆泻肝丸、防风通圣丸、苦参片、黄檗胶囊、当归苦参丸等。外用止痒消炎水、复方黄檗液、甘霖洗剂等。

（2）脾虚湿蕴证。可口服二妙丸、湿毒清胶囊等。外用舒乐搽剂、儿肤康搽剂、肤疾洗剂、青鹏软膏、除湿止痒软膏、消炎癣湿药膏、丹皮酚软膏、蜈黛软膏、冰黄肤乐软膏等。

（3）血虚风燥证。可口服乌蛇止痒丸、参苓白术丸、玉屏风颗粒、肤痒颗粒、祛风止痒口服液或润燥止痒胶囊等。

**3. 中医外治**

中药溻渍、熏蒸等。

**4. 其他**

熏洗法、艾灸法、放血法、拔罐法、穴位注射法。

（编写：杨艳　审校：王建琴、朱慧兰、张三泉、李仰琪、李薇、肖常青、钟金宝、李振洁）

## 第三节　特应性皮炎

### 一、概念

特应性皮炎（atopic dermatitis，AD），又称特异性湿疹、遗传性过敏性皮炎，是一种与遗传过敏素质相关的慢性、复发性、瘙痒性、炎症性皮肤病。"特应性"的含义：①常有易患哮喘、过敏性鼻炎、湿疹的家族性倾向；②对异种蛋白过敏；③血清 IgE 升高；④血清嗜酸性粒细胞增多。典型的 AD 除了特定的湿疹表现外，还具有上述四个特点。

### 二、临床表现

AD 具有年龄阶段性特点。

（一）婴儿期（出生至 2 岁）

亦称婴儿湿疹。主要表现为渗出型和干燥型湿疹，多累及双颊、额部和头皮，持续搔抓或清洗面颊会造成红斑、鳞屑、渗出，可伴头皮、耳后黄色厚痂，少数患儿呈泛发性皮疹，表现为丘疹、红斑、鳞屑和苔藓化（图 6-9）。患儿可出现睡眠不安个烦躁。多数在 1～2 岁自愈。

（二）儿童期（2～12 岁）

皮损多发于肘窝、腘窝和四肢伸侧等处（图 6-10），其次为眼睑、颜面部（图 6-11，图 6-12）。主要表现为湿疹型和痒疹型。皮肤粗糙、肥厚、明显抓痕及色素沉着，常伴有痒疹样/湿疹样斑块。多数在 20 岁后病变逐渐消退。

（三）青年成人期（指 12 岁以后的青少年及成人阶段）

临床表现与儿童期患者相似。多位于头面部、颈部及四肢肘膝关节屈侧，对称分布，某些患者掌跖部位明显。皮损常表现为局限性苔藓样变，伴有抓痕和结痂（图 6-13），时呈急性、亚急性湿疹样改变（图 6-14），部分患者表现为泛发性干燥丘疹。瘙痒剧烈。可伴有多种特征性皮肤改变，包括皮肤干燥、鱼鳞病、掌纹症、毛周角化、唇炎、结膜炎、眶下褶、眶周黑晕、白色糠疹、颈前皱褶、皮肤白色划痕症等。

（四）老年期（>60 岁）

老年期是近几年来逐渐被重视的一个特殊类型，2%～3% 的老年人可能患 AD。

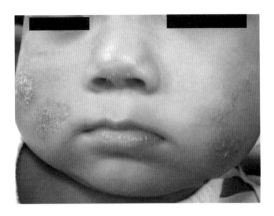

图6-9　幼儿面部 AD

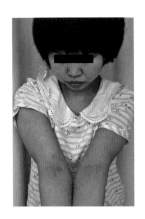

图6-10　儿童 AD 肘窝苔藓化斑

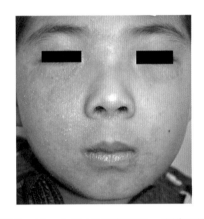

图6-11　儿童 AD 面部脱屑、皮肤干燥

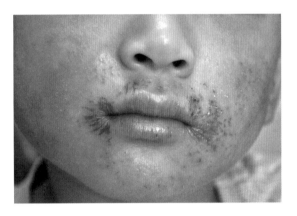

图6-12　儿童 AD 口角放射状皲裂

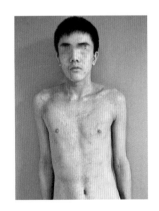

图6-13　成人特应性皮炎苔藓化斑

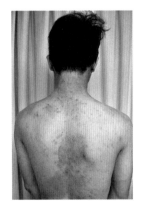

图6-14　成人 AD 背部泛发性渗出性斑块

# 三、建议检查的项目

## （一）常规检查

血常规：血清嗜酸性粒细胞水平（EO）升高；伴感染时中性粒细胞总数及分类增高；

变应原检测食物组及吸入物组：血清总 IgE 升高，特异性 IgE 升高。

（二）专科检查

过敏原皮肤斑贴试验或点刺试验：检测变应原特异性 IgE，只有存在可疑变应原的情况下才有临床意义。如有食物如牛肉、牛奶、鱼虾蟹等，吸入物如粉尘螨、花粉、屋尘等。阳性有助于确定特异性触发因素，但并不能证明某一食物或吸入物过敏原在本病发病中有临床意义，仅表明该过敏原致敏。阴性有助于排除过敏性触发因素。组织病理：为非特异性皮炎表现。

## 四、诊断与鉴别诊断

根据不同时期的皮损特点，结合患者有无家族或个人有无特应性遗传性过敏病史可确定诊断，实验室检查有助于诊断。临床上多应用 Williams 诊断标准及张氏诊断标准（表 6 - 1、表 6 - 2）。鉴别诊断：湿疹、慢性单纯性苔藓、婴儿脂溢性皮炎、肠病性肢端皮炎、高免疫球蛋白 E 综合征等。

**表 6 - 1　Williams 诊断标准**

| 必须具备皮肤瘙痒史加上以下标准中的 3 项或更多条件： |
| --- |
| 1. 2 岁以前发病（4 岁以下儿童不适用）； |
| 2. 身体屈侧皮肤受累史（包括肘窝、腘窝、踝前或颈周，10 岁以下儿童包括颊部）； |
| 3. 有全身皮肤干燥史； |
| 4. 个人哮喘或过敏性鼻炎史（或 4 岁以下儿童的一级亲属中有特应性疾病史）； |
| 5. 有可见的身体屈侧湿疹样皮损 |

**表 6 - 2　张氏诊断标准**

| 病程大于 6 个月 a 的对称性湿疹患者，符合以下 2 条中的 1 条或 1 条以上： |
| --- |
| 1. 特应性个人史 b 和/或家族史 c； |
| 2. 血清总 IgE 升高、过敏原特异性 IgE（＋）、嗜酸性粒细胞升高 |
| 注：a. 病程大于 6 个月：病程持续或反复发作超过 6 个月；b. 特应性个人史：曾经或现在患有过敏性鼻炎、哮喘或过敏性结膜炎等特应性疾病；c. 特应性家族史：三代以内的亲属中有湿疹/AD、过敏性鼻炎、过敏性哮喘或过敏性结膜炎等病史。须除：药疹、恶性嗜酸性粒细胞增多、高 IgE 综合征、皮肤感染、结缔组织病及肿瘤性疾病等 |

## 五、治疗

治疗目标为恢复皮肤的正常屏障功能、查找并去除诱发或加重因素、减轻和缓解症状、减少和预防复发。

（一）一般治疗

加强患者教育，提倡母乳喂养；衣物以棉质地、宽松、凉爽为宜。去除诱发或加重因素，除非特别确定的食物变应原与发病或加重有关，需要适当调整饮食，不推荐过度限制饮食。保持皮肤湿润，避免外部刺激，包括刺激性的化学品、碱性肥皂、尘螨，并避免职业性诱发因素；重视外用使用润肤/保湿剂，沐浴或淋浴后 3 分钟内使用软膏或油包水的乳膏能增加皮肤的水化、屏障功能；加强健康教育。

（二）外用治疗

根据病情选用，原则与湿疹相同。外用糖皮质激素类制剂是 AD 的一线治疗药物。面部、间擦部位（腹股沟、腋窝、乳房下皱褶）及尿布区通常使用低强度制剂如氢化可的松，而其他部位使用中等强度的皮质激素如 0.1% 醋酸曲安奈德。随机对照的临床观察显示，在受累部位每周两次外用中等强度的皮质激素，同时坚持使用润肤剂，可明显减少患者复发，且在治疗 1 年后未发现皮肤萎缩或毛细血管扩张。苔藓化斑块及手掌、足趾皮损则需更强效的皮质激素软膏，如氟轻松。近年来应用钙调磷酸酶抑制剂如 0.03% 或 0.1% 他克莫司软膏及 1% 吡美莫司软膏治疗 AD 均取得较好疗效，特别适合面部和间擦部位，避免了皮肤萎缩等外用糖皮质激素相关副作用，也可用于每周 2～3 次主动维持治疗，可以预防 AD 发作，不增加药物的总体使用量。1% 本维莫德乳膏是一种非激素小分子免疫调节剂，通过激活芳香烃受体信号能络来治疗该病。用于 12 岁以上 AD 患者。磷酸二酯酶 4 抑制剂（PDE4 抑制剂），2% 克立硼罗软膏用于 2 岁以上儿童和成人的中度 AD 患者，每日外用 2 次，可以替代激素外用治疗皮肤褶皱部位的治疗。中度 AD 可以联合激素外用治疗。目前处于临床试验或上市的外用 JAK 抑制剂有托法替尼（tofatinib）、芦可替尼（ruxolitinib）和全 JAK 抑制剂迪高替尼（delgocitinib）软膏，其中 0.5% 迪高替尼用于 16 岁以上轻中度 AD 患者，1.5% 芦可替尼乳膏用于 12 岁以上轻中度 AD 患者。

（三）系统治疗

对于难治、严重的特应性皮炎患者可选择环孢素 A [5 mg/（kg·d）]、氨甲蝶呤、硫唑嘌呤、麦考酚吗乙酯、生物制剂 [度普利尤单抗（dupilumab）、奥马珠单抗] 等治疗，用药期间需要监测其不良反应。组胺在 AD 瘙痒中的作用机制尚不明确，部分指南推荐使用具有镇静作用的抗组胺药，如苯海拉明、多塞平治疗。抗生素和消毒剂作用于继发细菌感染和金色葡萄球菌定植的情况。系统性免疫治疗、膳食补充剂、益生菌等疗法目前临床证据不够充分，应全面评估患者临床情况再考虑使用。

（四）光疗

多种光疗均能改善特应性皮炎患者的病情。可以单独使用和与多种药物联合使用。与系统免疫抑制剂相比，光疗的不良反应较轻，长期治疗需要监测晒伤、光老化及皮肤恶性肿瘤发生的潜在风险。对于就诊不方便的患者，可以在对其培训后实施家庭光疗。新版指南将儿童使用全身紫外线的年龄由 6 岁以上提高至 12 岁以上，并指出，由于曝光暴露引发 AD 的患者不建议使用 UVB 治疗，紫外线治疗不宜与外用钙调磷酸酶抑制剂联合。

（五）可用于治疗 AD 的新型生物制剂

随着现代医学的不断发展，新型医疗方法如生物制剂已经越来越广泛地应用于 AD 的治疗中。现在在 AD 治疗中疗效比较好的为人源白介素 – 4 受体 a 亚基单克隆抗体 Dupilumab。Dupilumab 以 IL-4 和 IL-13 与其结合的细胞上的受体为靶点，抑制受体的作用，从而有效阻断 2 型辅助性 T 细胞（Th2）介导的炎症。对多数难治性中重度 AD 有较好疗效，推荐成人起始剂量为 600 mg 皮下注射，后每 2 周注射 300 mg。已完成的中重度成人临床试验显示，Dupilumab 的单药治疗在第 2 周时湿疹面积严重度指数（EASI）显著下降，到第 7 周达到最大下降值（平均下降 75%），瘙痒改善与 EASI 指数改善平行。在 16 周的单药治疗研究中，40% Dupilumab 组与 7% 安慰剂组患者皮损清除或接近清除。55.7% 的 Dupilumab 组与 15.1% 安慰剂组患者瘙痒程度明显减轻。另外一种已经进行 II 期临床试验评估的人源 IL-31 a 受体单克隆抗体为奈莫利珠单抗（nemolizumab）。Nemolizumab 每 4 周行 1 次皮下注射，剂量分别为 0.1 mg/kg、0.5 mg/kg、2.0 mg/kg，持续 12 周。与安慰剂相比，Nemolizumab 使用者 EASI、SCORAD、瘙痒视觉模拟量表（VAS）、皮损体表面积和睡眠障碍等均有不同程度改善。与此同时，在两个高剂量组中，59% ~ 63% 的患者睡眠障碍减少。因此抗 IL-31a 受体抗体或许将成为抑制特应性皮炎的一种有效药物。另一 AD 的靶向新药 Janus 激酶（Janus kinase，JAK）抑制剂的上市，为顽固性 AD 患者提供了新的治疗选择。

（六）中医治疗

**1. 辨证论治**

（1）胎热证。以婴儿期为主，皮疹常在两颊发生红斑，针尖大小密集丘疹、丘疱疹、水疱和渗出，渗液干涸则结橘黄色痂皮，痂剥脱后又显露出潮红的糜烂面。舌质红，苔少，指纹紫色。治法：清心导赤，护阴止痒。方药：清心导赤散加减。

（2）湿热证。以儿童期为主，皮疹以针头大丘疹、丘疱疹和小水疱为多见，部分融合成片，轻度浸润，并多集中在肘窝、腘窝等区域。自觉痒重，搔破渗血或渗液。舌质红，苔薄黄，脉濡数。治法：清热，祛湿，止痒。方药：除湿胃苓汤加减。

（3）血燥证。以成人期为主，皮疹主要发生在肘、膝、颈等处，皮损肥厚呈苔藓样变，境界不明显，搔抓或摩擦刺激后则有少量渗出或血痂，干燥，甚则干裂不适，夜间尤重。舌质淡红，苔少，治法：滋阴除湿，润燥止痒。方药：滋阴除湿汤加减。

**2. 中成药治疗**

婴儿一般不采用，儿童及成人酌情使用。

**3. 针灸治疗**

① 毫针刺：针刺曲池、足三里、血海、委中等穴，每日 1 次。② 中药熏洗、药浴：金银花、黄精、薄荷、甘草等份水煎药浴，每日 1 次。③刺络拔罐：梅花针叩刺大椎、肺俞、膈俞、心俞及皮损部位，使局部皮肤潮红或隐隐出血后迅速拔罐，留罐 10 分钟，每日 1 次。④穴位注射：转移因子适量，用注射用生理盐水 1 mL 溶解，用 4 号或 5 号针头快速刺入两侧血海穴，各注射 5 mL，每周 1 次，持续 4 周。

**4. 其他**

熏洗法、艾灸法、放血法、拔罐法、穴位注射法。

## 六、临床治疗路径

建议临床诊疗路径如图 6 – 15 所示。

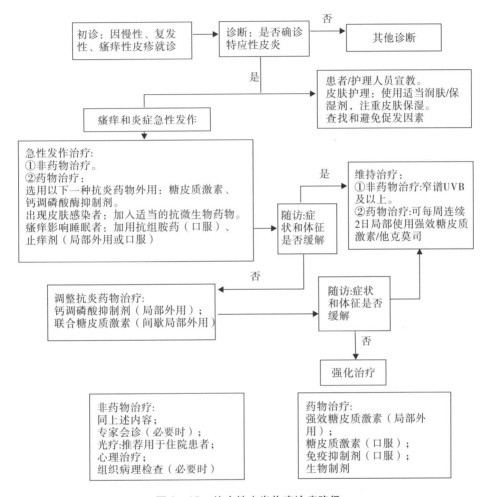

图 6 – 15 特应性皮炎临床诊疗路径

**参考文献**

［1］中华医学会皮肤性病学分会免疫学组，特应性皮炎协作研究中心．中国特应性皮炎诊疗指南（2020 版）［J］．中华皮肤科杂志，2020，53（2）：81 – 88.

［2］GOODERHAM M J，HONG C H，ESHTI AGHI P，et al．Dupilumab：a review of its use in the treatment of atopic dermatitis［J］.J Am Acad Dermatol，2018，78（31）：28.

［3］黄世杰．抗人源 IL-31 受体 A 的单克隆抗体 nemolizumab Ⅱ期临床试验资料公开发表［J］.国际药学研究杂志，2017，44（4）：365.

［4］王建琴．中国特应性皮炎诊疗指南（2020 版）解读［J］.皮肤性病诊疗学杂志，2020，27（5）：359 – 361.

［5］冯佩英. 生物制剂治疗特应性皮炎和特应性共病的研究进展［J］. 中山大学学报（医学科学版），2022. 43（1）：1-9.

（编写：杨艳　审校：王建琴、朱慧兰、张三泉、李仰琪、李薇、肖常青、钟金宝）

 第四节　自身敏感性皮炎

## 一、概念

自身敏感性皮炎（autosensitization dermatitis）是指在某些皮肤病基础上，经刺激后，患者对自身组织产生的某些物质敏感性增高而产生更广泛的皮肤炎症反应。

## 二、临床表现

多数患者有原发病灶，发病前常有原发病灶加重；皮损在病变附近或向远处扩散，以四肢为主，下肢尤甚，其次是躯干和面部。常表现为突然出现的散在或群集的小丘疹、丘疱疹、水疱及脓疱，多对称分布或泛发全身，可相互融合。患者自觉剧痒，偶有灼热感；继发病灶常随原发病灶减轻或消退，病程迁延数周。感染性湿疹样皮炎为本病的特殊类型，患者常有溃疡、窦道、慢性化脓性中耳炎等病史。

## 三、建议检查的项目

血常规：无明显异常，嗜酸性粒细胞可增高，并发感染时可有中性粒细胞增高。

## 四、诊断与鉴别诊断

结合患者是否有原发病灶，发病前原发病灶加重，经刺激后远隔部位发生类似表现，临床上应考虑本病。鉴别诊断：湿疹、传染性湿疹样皮炎、接触性皮炎、卡波西（Kaposi）水痘样疹、特应性皮炎。

## 五、治疗

治疗和控制原发灶；局部处理按急性、亚急性、慢性皮炎对症处理；感染明显时，应选用敏感抗生素外用或内服；瘙痒明显者可内服抗组胺药，病情严重者可考虑使用糖皮质激素。中医辨证治疗参见湿疹的治疗。

（编写：杨艳　审校：王建琴、朱慧兰、张三泉、李仰琪、李薇、肖常青、钟金宝）

## 第五节　瘀积性皮炎

### 一、概念

瘀积性皮炎，即静脉曲张性湿疹，好发于静脉曲张者小腿胫前的下 1/3 处及两踝附近，亦可累及足背，可呈现急性、亚急性湿疹的表现，病情顽固。因处置不当或继发感染加剧病情，严重时可诱发自身敏感性皮炎。

### 二、临床表现

（1）瘀积性皮炎常发生在患者小腿胫前的下 1/3 处及足踝部（图 6 – 16），一般起病缓慢。

（2）开始在小腿下 1/3 出现轻度水肿，休息后可消退，站立或行走时间长又复出现。

（3）受累皮肤渐起圆形红斑或褐红色斑片，有时可呈紫癜样斑片，自觉瘙痒明显，常抓破糜烂和结痂等（图 6 – 17）。渐有皮肤粗糙、脱屑、皲裂，呈苔藓样变损害。

（4）反复发作或加重，以冬季为甚。

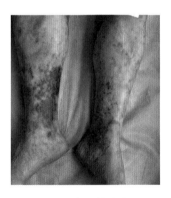 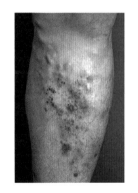

图 6 – 16　瘀积性皮炎（1）　　图 6 – 17　瘀积性皮炎（2）

### 三、建议检查的项目

必要时可行多普勒超声、皮肤活检等手段辅助检查明确诊断和/或排除其他疾病。

组织病理：静脉功能不全的早期水肿阶段有小静脉及淋巴管间隙扩张，胶原束肿胀分离，而后毛细血管扩张、充血和扭曲，真皮内有红细胞外渗和少量单核细胞浸润，有含铁血黄素沉积，用亚铁氰化钾染色呈蓝色，后期有湿疹样病理改变。

### 四、诊断及鉴别诊断

根据下肢有静脉曲张、皮损好发部位、皮损形态等诊断较易。

鉴别诊断：需要与湿疹、紫癜、色素性紫癜样皮病等相鉴别。

## 五、治疗

（1）积极治疗下肢静脉曲张可使患者症状缓解或消失。

（2）避免热水洗烫、搔抓，防止外伤等。

（3）根据皮疹类型选择不同制剂的外用药。

（4）全身用药与湿疹治疗类同，合并感染着可全身或局部使用抗生素。

（5）患者应卧床休息，并抬高患肢，可用无单力绷带等促进青脉回流。

（6）对治疗无效或反复发作者，可行曲张静脉根治术。

（编写：罗育武、曾佳聪　审校：叶兴东、刘玉梅、李薇、杨艳、何伟强）

## 第六节　荨麻疹

## 一、概念

荨麻疹（urticaria）是一种常见的因皮肤黏膜小血管扩张及渗透性增加而出现的一种局限性水肿反应，临床上特征性表现为大小不等的风团，伴有瘙痒或灼热刺痛感，可伴有或不伴血管性水肿。荨麻疹是一种以风团和/或血管性水肿为特征的疾病，需要和其他全发性风团和/或血管性水肿的疾病相鉴别，如过敏、自身炎症性疾病、荨麻疹性血管炎和缓激肽介导的血管性水肿。（参照2021版国际荨麻疹指南）

## 二、临床表现

本病常见，任何年龄均可发病。主要分为自发性荨麻疹和可诱导性荨麻疹，后者也被称为物理性荨麻疹。根据病程，可将本病分为急性荨麻疹和慢性荨麻疹。

（一）急性荨麻疹

所有荨麻疹一开始表现都是急性。患者常先有皮肤瘙痒，随即出现鲜红或苍白色、皮色的风团（图6-18）。风团的大小和形态不一，可逐渐蔓延，相互融合成片。风团此起彼伏，一般在数小时到24小时内消退，不留痕迹。但皮疹反复或成批发生，以傍晚发作者多。患者常自觉剧痒、灼热，少数患者可出现发热、恶心、呕吐、腹痛、腹泻、胸闷、呼吸困难等全身症状。

（二）慢性荨麻疹

反复发作达每周至少两次并持续6周以上者称慢性荨麻疹。患者全身症状一般较轻，风团时多时少、反复发生，偶可急性发作，表现类似急性荨麻疹。部分患者皮损发作有一定的时间规律性。无法划分为可诱导性荨麻疹的称为"慢性自发性荨麻疹"。全身任何部位可以突然发生大小不等、多发瘙痒性风团，一般在24小时之内消退。血管性水肿严重时可持续长达数天。

## （三）可诱导性荨麻疹

该类荨麻疹包括皮肤划痕荨麻疹/人工荨麻疹（图 6-19）、延迟性压力性荨麻疹、冷接触性荨麻疹、胆碱能性荨麻疹、热接触性荨麻疹、日光性荨麻疹、血管性水肿、运动性荨麻疹、水源性荨麻疹、肾上腺素能性荨麻疹等。

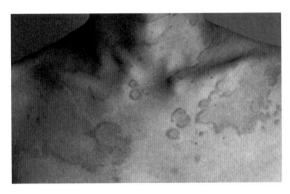

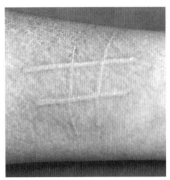

图 6-18　荨麻疹　　　　　　　　图 6-19　皮肤划痕症

# 三、建议检查的项目

该病通常不需要做过多的检查。一般情况下急性患者可通过检查血常规初步了解发病是否与感染相关。慢性患者如病情严重、病程较长或对常规剂量的抗组胺药治疗反应差时，可考虑进行相关的检查，如血常规、粪虫卵、肝肾功能、免疫球蛋白、红细胞沉降率、C 反应蛋白、补体、相关自身抗体和 D-二聚体等，以排除感染及风湿免疫性疾病等。必要时可进行变应原筛查、自体血清皮肤试验、幽门螺杆菌感染检测、甲状腺自身抗体测定和维生素 D 的测定等，以尽可能找出可能的发病因素。可诱导性荨麻疹还可根据诱因不同，做划痕试验、光敏实验、冷热临界阈值等检测，以对病情严重程度进行评估。IgE 介导的食物变态反应可提示机体对特定食物的敏感性，其结果对明确荨麻疹发病诱因有一定参考价值，但对多数慢性荨麻疹发病诱因的提示作用较为有限。

目前，唯一广泛应用的筛查试验——自体血清皮肤试验（ASST），是针对 FcεR（高亲和力 zgE 受体）受体的自身抗体的检查，也是一种非特殊性筛查，不仅可用于评估是否释放组胺的自身抗体，而且可评估血清内是否存在任何类型的组胺释放因子。

# 四、诊断及鉴别诊断

主要根据反复发作的瘙痒性风团、风团持续数小时可自然消退、消退后不留痕迹等症状进行诊断。多数患者的病因诊断较为困难，应详细询问病史、生活史及生活环境的变化等。鉴别诊断：需要与荨麻疹性血管炎、荨麻疹型药疹、血清病样反应、丘疹性荨麻疹、败血症、成人斯蒂尔病（adult Still's disease，AOSD）、遗传性血管性水肿、大疱性类天疱疮、肥大细胞增生症、全身炎症反应综合征、严重过敏反应等相鉴别，可依据其他临床表现、实验室检查或组织病理学检查明确诊断。

## 五、治疗

治疗目的是达到症状完全控制，提高患者生活质量。去除病因，尽可能查出过敏原，避免接触或暴露，以达到病因学治疗；避免加重皮肤血管扩张的因素，抗过敏和对症治疗。

### （一）急性荨麻疹的治疗

去除病因，治疗上首选第二代非镇静抗组胺药。常用的第二代抗组胺药包括西替利嗪、左西替利嗪、氯雷他定、地氯雷他定、非索非那定、阿伐斯汀、依巴斯汀、依匹斯汀、咪唑斯汀、苯磺贝他斯汀、奥洛他定等。在明确并祛除病因以及口服抗组胺药不能有效控制症状时，可选择糖皮质激素：泼尼松 30～40 mg/d，口服 4～5 天后停药，或相当剂量的地塞米松静脉或肌内注射，特别适用于重症或伴有喉头水肿的荨麻疹患者；1:1000肾上腺素注射液 0.2～0.4 mL 皮下或肌内注射，可用于急性荨麻疹伴休克或严重的荨麻疹伴血管性水肿患者。儿童患者应用糖皮质激素时可根据体重酌情减量。

### （二）慢性荨麻疹的治疗

#### 1. 一线治疗

首选第二代非镇静抗组胺药，治疗有效后逐渐减少剂量，以达到有效控制风团发作为标准，以最小的剂量维持治疗。慢性荨麻疹疗程一般不少于 1 个月，必要时可延长至 3～6 个月，或更长时间。第一代抗组胺药治疗荨麻疹的疗效确切，但中枢镇静、抗胆碱能作用等不良反应限制其临床应用，因此不作为一线选择。2021 年最新指南指出，以标准剂量的第二代抗组胺药开始用于治疗，如有必要，可增加第二代抗组胺药剂量（最大 4 倍）。

#### 2. 二线治疗

第二代抗组胺药常规剂量使用 1～2 周后不能有效控制症状时，考虑到不同个体或荨麻疹类型对治疗反应的差异。可更换抗组胺药品种，或联合其他第二代抗组胺药以提高抗炎作用，或联合第一代抗组胺药睡前服用以延长患者睡眠时间，或在获得患者知情同意情况下将原抗组胺药增加 2～4 倍剂量。2021 年最新指南将奥马珠单抗提升到二线治疗。

#### 3. 三线治疗

上述治疗无效的患者，可考虑选择以下治疗。雷公藤多苷片，每日 1～1.5 mg/kg，分 3 次口服，使用时需注意对造血系统的抑制、肝脏的损伤及生殖毒性等不良反应。环孢素，每日 3～5 mg/kg，分 2～3 次口服，因其不良反应发生率高，只用于严重的、对任何剂量抗组胺药均无效的患者。2021 年最新指南指出，在第二代抗组胺药的基础上加用奥马珠单抗，如有必要，增加剂量和/或缩短治疗间隔。糖皮质激素，适用于上述治疗效果不佳的患者，一般建议予泼尼松 0.3～0.5 mg/（kg·d）（或相当剂量的其他糖皮质激素）口服，好转后逐渐减量，通常疗程不超过 2 周，不主张常规使用。国外有研究显示，部分难治性慢性荨麻疹采用补骨脂素长波紫外线（PUVA）或中波紫外线均有一定治疗作用，并以 PUVA 疗效更佳。

#### 4. 其他新的治疗药物

随着对 CSU 发病机制认识的深入，除了奥马珠单抗外，一些新的治疗方式不断涌现，包括变普利尤单抗、利格利珠单抗（ligelizumab）、司库奇尤单抗、抗 IL-5/ZL-5 受体抗体等，但对 CSU 发病机制和治疗方式的研究仍任重而道远。

（三）诱导性荨麻疹的治疗

基本治疗原则同自发性荨麻疹，首选第二代非镇静抗组胺药，效果不佳时酌情增加剂量。但部分诱导性荨麻疹对常规抗组胺药反应较差，治疗无效的情况下，要选择一些特殊治疗方法。奥马珠单抗已经成功用于治疗寒冷性荨麻疹、延迟压力性荨麻疹、热接触性荨麻疹、日光性荨麻疹及人工荨麻疹等。

（四）妊娠和哺乳期妇女及儿童等特殊人群的治疗

原则上，妊娠期妇女应尽量避免使用抗组胺药。但如症状反复发作，严重影响患者生活和工作，必须采用抗组胺药治疗，应告知患者目前无绝对安全可靠的药物。现有的研究仅为西替利嗪的小样本研究和氯雷他定的荟萃分析，尚无由于怀孕期间使用第二代抗组胺药而导致婴儿出生缺陷的报道，因此在权衡利弊情况下可选择相对安全可靠的第二代抗组胺药，如氯雷他定、西替利嗪和左西替利嗪。所有抗组胺药都可能经乳汁分泌，因第一代抗组胺药可能引起婴儿食欲降低和嗜睡等反应，应避免使用。哺乳期也首选无镇静作用的第二代抗组胺药。另外，现有的临床试验也证实孕期使用奥马珠单抗具有安全性，无致畸性，可在抗组胺药疗效不佳时酌情使用。

无镇静作用的第二代抗组胺药也是治疗儿童荨麻疹的一线选择。同样，在治疗无效的患儿中，建议在患者监护人知情同意的情况下酌情增加剂量（按体重调整）。要关注镇静类抗组胺药给患儿学习、运动等带来的影响。

老年人应优先选用二代抗组胺药，以避免一代抗组胺药可能导致的中枢抑制作用和抗胆碱作用，防止由此引起的跌倒风险及青光眼、排尿困难、心律失常等不良反应的出现。对于合并肝肾功能异常的荨麻疹患者，应在充分阅读药物使用说明书后，根据肝肾受损的严重程度合理调整抗组胺药物的种类和剂量。如依巴斯汀、氯雷他定等主要通过肝脏代谢，西替利嗪等则经由肾脏代谢，在出现肝肾功能不全时，这些药物应酌情减量或换用其他种类抗组胺药物。

（五）中医治疗

1. 辨证论治

（1）风热证。多发于夏季，起病急，风团色红，自觉灼热瘙痒，遇热加重，遇冷减轻。多伴有恶心、心烦、口渴、咽部肿痛，舌质红苔薄，脉象浮数。治法：疏风清热，辛凉透表。方药：消风散或桑菊饮加减。

（2）风寒证。多发于冬季，风团色白或淡，遇冷加剧，得热则减轻，自觉瘙痒。可伴有畏寒恶风，口不渴。舌淡红，苔薄白或腻，脉浮紧、迟或濡缓。治法：疏风散寒，辛温解表，调和营卫。方药：桂枝汤或麻黄桂枝各半汤加减。

（3）气血两虚证。风团色淡红，反复发作迁延数月数年，日久不愈。劳累后复发加剧。自觉瘙痒，伴有神疲乏力、失眠多梦。舌胖舌淡，苔薄白，脉濡细。治法：益气养血，疏风止痒。方药：八珍汤或当归饮子加减。

（4）胃肠实热证。风团发生时伴有恶心、呕吐、脘腹疼痛、腹胀、腹泻或大便结燥、神疲纳呆。舌红苔黄腻，脉滑数。有的可有肠道寄生虫。治法：解表，通腑泄热，除湿止痒。方药：防风通圣散合茵陈蒿汤加减。

（5）冲任不调证。风团色暗，时轻时重，多在月经前数天出现，月经干净后病情缓解，风团出现与月经有关。可伴有经期腹痛，月经不调，面色晦暗，色暗或有瘀斑，脉细涩。治法：调摄冲任，养血止痒。方药：四物汤合二仙汤加减。

### 2. 中成药治疗

根据发病证型可选用玉屏风颗粒、四物合剂、防风通圣丸、肤痒颗粒、贞芪扶正颗粒等口服。

### 3. 针刺疗法

风团泛发于全身，取穴选用风市、风池、大椎、大肠俞。风团发于下半身者取血海、足三里、三阴交等穴。每日 1 次。

### 4. 耳针疗法或耳穴压丸

取脾、肺、皮质下、肾上腺、内分泌、神门、荨麻疹等穴，每周贴压 1 次。

### 5. 中药熏洗法

香樟木、蚕沙各 30～60 g，或藓草、苍耳草、凌霄花、冬瓜皮适量，任选 1～2 味煎汤熏洗。

### 6. 放血疗法

①耳背静脉放血：用消毒三棱针刺之出血，每 3 日 1 次，10 次为 1 个疗程。②在双耳轮、双中指尖、双足趾尖消毒后用三棱针刺之放血，每 3 日 1 次，5 次为 1 个疗程。

### 7. 其他

艾灸法、拔罐法、穴位注射法。

## 六、临床治疗路径

建议的临床治疗路径如图 6 - 20 所示。

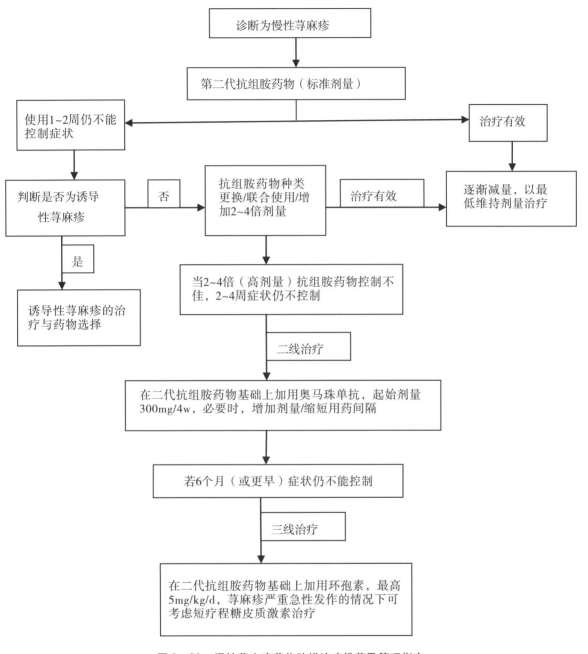

图 6-20　慢性荨麻疹药物阶梯治疗推荐及管理指南

**参考文献**

［1］徐金华. 中国荨麻疹诊疗指南（2018 版） ［J］. 中华皮肤科杂志，2018，52（1）：1-5.

［2］ZHAO Z T, JI C M, YU W J, et a1. Omalizumab for the treatment of chronic spontaneous urticaria：a meta-analysis of randomized clinical trials ［J］. J Allergy Clin lmmunol, 2016, 137（6）：1742-1750.

［3］ZUBERBIER T, ABDUL Latiff AH, ABUZAKOUK M, et al. The international EAACI/GA？LEN/EuroGuiDerm/APAAACI guideline for the definition, classification, diagnosis, and management of urticaria. Allergy. 2022；77（3）：734－766.

［4］ZUBERBIER T, ABERER W, ASERO R, et al. The EAACI/GA？LEN/EDF/WAO guideline for the definition, classification, diagnosis and management of urticaria. Allergy. 2018；73（7）：1393－1414.

（编写：杨艳　审校：王建琴、朱慧兰、张三泉、李仰琪、李薇、肖常青、钟金宝、李振洁）

 第七节　血管性水肿

## 一、概念

血管性水肿（angioedema）又称巨大荨麻疹，是一种发生于皮下疏松组织或黏膜的局限性水肿，可分为获得性血管性水肿和遗传性血管性水肿两种类型。

## 二、临床表现

（一）获得性血管性水肿

该病可由药物、食物、吸入物或物理刺激等因素引起。常见的药物 ACEZ 占68%，其他常见药物有抗癫痫药物、ARBs、NSAZDs 等。表现为急性局限性水肿，好发于皮下组织疏松处，如眼睑、口唇、包皮及肢端、头皮、耳郭，口腔黏膜、舌、喉等。水肿处皮肤张紧发亮，境界不明显，呈淡红色或苍白色，质软，为非凹陷性水肿。患者自觉不痒或轻痒，或有麻木胀感。肿胀经 2～3 天或更久消退，消退后不留痕迹。常单发或在同一部位反复发生。常伴发荨麻疹，偶可伴发喉头水肿、消化道受累等。

（二）遗传性血管性水肿

该病为常染色体显性遗传，主要由 $C_1$ 酯酶抑制物（$C_1$ esterase inhibitor, $C_1INH$）功能缺陷所致。多数患者在儿童或少年期开始发作，往往反复发作至中年，甚至终生发作，外伤或感染可诱发。主要发生在皮下组织、腹腔脏器、上呼吸道。可分为两型，Ⅰ型最常见，为 $C_1INH$ 形成不足。Ⅱ型 $C_1INH$ 水平正常或增高，其功能缺少或外伤等刺激血管活性肽释放，导致发病。

## 三、建议检查的项目

（1）$C_1$ 酯酶是否缺乏或仅有无活性的 $C_1INH$ 以及补体成分（$C_1$、$C_4$、$C_2$）水平异常。

（2）zgE 可增高。

（3）血常规。部分口才血象异常，血嗜酸性粒细胞增高。

## 四、诊断与鉴别诊断

根据典型的临床表现一般不难诊断；若患者发病年龄较早且家族中有近半成员发病，则应考虑为遗传性血管性水肿。发病期间 C4 水平显著降低、血清 C1INH 水平降低有助于诊断。鉴定诊断：面肿型皮肤恶性网状细胞增生症、梅克松－罗森格尔综合征（Melkersson-Rosenthal syndrone）、上腔静脉梗阻综合征。

## 五、治疗

获得性血管性水肿的治疗同急性荨麻疹，抗组胺药常有效。发生过敏性休克时应予高度重视，按过敏性休克的抢救措施进行及时处理。抗组胺药物、皮质激素和肾上腺素对 C1INH 缺陷均无效果。C1INH 缺陷的血管性水肿应当予静脉应用 C1INH 或重组 C1INH。皮下注射醋酸艾替班特（icatibant，一种特异性缓激肽 $\beta_2$ 受体拮抗剂）也有效。中医治疗辨证论治、中成药及特色疗法参照荨麻疹的治疗方法。

尽管抗组胺药或糖皮质激素治疗遗传性血管性水肿无效，但长期服用达那唑可预防该病发作。目前国内推荐的治疗方法是在诱发因素发生前 5 天给予达那唑，持续使用至诱发因素终止 2 天。长期预防用于所有明确诊断的患者，目的是减少 HAE 对日常生活的影响，防止致命性水肿发生。

我国长期预防该病的常用药物包括：①弱化雄性激素，如达那唑、司坦唑醇、羟甲烯龙等；②抗纤溶药物，如氨基己酸，此类药物虽不如雄性激素疗效显著，但可作为孕妇的选择。

**参考文献**

［1］任华丽，王学艳. EAACH/GA²LEN/EDF/WAO 荨麻疹及血管性水肿诊疗指南（2009版）解读［J］.实用医学杂志，2010，26（4）：531－534.

［2］管志伟，李钦峰. 遗传性血管性水肿防治进展［J］.中国中西医结合皮肤性病学杂志，2021，20（4）：424－436.

（编写：杨艳　审校：王建琴、朱慧兰、张三泉、李仰琪、李薇、肖常青、钟金宝）

 第八节　药疹

## 一、概念

药疹（drug eruption）亦称药物性皮炎，指药物通过注射、内服、吸入和外用途径进入机体后引起的皮肤、黏膜的炎症反应，严重者尚可累及机体其他系统。临床上常引起本病的药物有抗生素、解热镇痛类、安眠镇静药及抗癫痫药、抗通风药、异种血清制剂及中药等。

## 二、临床表现

药疹的临床表现多种多样，常见表现如下。

（1）发疹型药疹又称麻疹样型或猩红热样型，临床最常见，表现为弥漫性鲜红色斑或半米粒大至豆大红色斑丘疹，密集对称性分布。皮疹一般持续1～2周。

（2）荨麻疹及血管性水肿型药疹皮疹特点为大小不等的风团，色泽较一般荨麻疹红，持续时间长（图6-21）。患者自觉瘙痒，可伴有刺痛、触痛，亦可伴发或单独表现为血管性水肿。严重者出现支气管痉挛、喉头水肿，甚至过敏性休克。

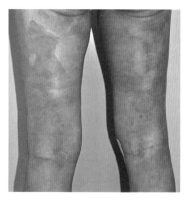

图6-21 荨麻疹性血管炎型药疹

（3）剥脱性皮炎或红皮病型药疹的表现为患者全身皮肤鲜红肿胀，伴以渗液、结痂，继之大片叶状鳞屑剥脱，渗液有臭味。本型较严重，常伴明显全身症状，如发热、寒战、呕吐、恶心，亦可合并淋巴结肿大、蛋白尿、肝大、黄疸等全身症状。

（4）大疱性表皮松解坏死型药疹即药物引起的患者中毒性表皮坏死症，是药疹最严重的一型。发病急，皮疹初起呈深红色、暗红色及略带铁灰色斑，很快融合成片，泛发至全身。斑上发生大小不等的松弛性水疱及表皮松解，如烫伤样。亦可伴有黏膜大片坏死剥脱。全身中毒症状严重，伴高热和内脏病变。如治疗不及时，可死于感染、毒血症、肾衰竭、肺炎或出血。

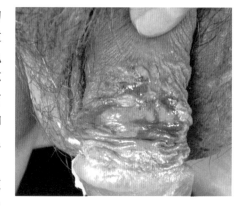

图6-22 固定性药疹

（5）固定性药疹较常见，具有特殊的形态。皮疹特点是局限性圆形或椭圆形水肿性红斑，鲜红色或紫红色，中央可形成水疱，愈后遗留色素沉着（图6-22）。数目可单个或多个，大小一般0.2 cm到数厘米不等。皮损可发生于患者全身任何部位，尤以口唇及口周、龟头、肛门等皮肤黏膜交界处，指（趾）间皮肤、手背、足背、躯干等处多见。可在同一部位反复发生，亦可发生在其他部位。消退时间1～10天不等。

（6）多形红斑型药疹皮损特点为患者皮肤出现豌豆大至蚕豆大、圆形或椭圆形的水肿性红斑或丘疹，中央常有水疱，边缘带紫色，对称性发生于四肢。患者常伴有发热、关节痛、腹痛等症状。严重者累及黏膜，伴剧痛，重者称为史-约综合征（Stevens-Johnson syndrome）。

（7）药物超敏综合征（drug-induced hypersensitivity syndrome，DHS）是药物引起的特异质反应，亦称为伴嗜酸性粒细胞增多及系统症状的药疹（DRESS）。发病突然，特点是发热、皮疹及内脏器官损害（特别是肝功能异常三联征）。这部分患者存在 HLA 等位基因变异以及人疱疹病毒、CMV、EBV 等病毒感染参与发病。

（8）湿疹样型药疹常由外用药物引起，局部接触致敏发生湿疹样皮炎后，患者再次内服或注射同一类似药物，则可泛发湿疹样皮损。病程常在 1 个月以上。

（9）光敏皮炎型药疹皮损形态类似于湿疹样，以暴露部位较严重，但远离暴露日光部位亦可发生。分光毒性和光敏性两种。

（10）苔藓样疹型药疹皮损在临床和组织学上类似扁平苔藓，紫红色丘疹，可累及口腔。患者皮损广泛，可侵及其四肢躯干。鳞屑明显，伴有湿疹样变，愈后遗留明显色沉，停药后可逐渐消退，亦迁延成慢性。

（11）紫癜型药疹皮损表现为患者皮肤出现针头大至黄豆大或更大的出血性紫斑，皮疹平或稍隆起。

（12）血管炎型药疹好发于小血管。皮损表现为紫癜、瘀斑、结节、坏死，亦有呈结节性多动脉炎样病变。全身性者可伴有发热、关节痛、水肿、蛋白尿、血尿或肾衰竭，很少发生肌炎、冠状动脉炎、肺炎及胃肠出血。

（13）泛发性脓疱型药疹又称为急性泛发性发疹性脓疱病（AGEP）或中毒性脓皮病。患者急性发病，常开始于面部或皱褶处，表现为针头大至半颗米粒大的浅表非毛囊性无菌性脓疱，散在、密集，皮疹迅速泛发至全身，重者脓疱融合成"脓湖"，消退后可有大片脱屑。自觉烧灼或痒。可伴有发热、寒战、白细胞增高、嗜酸性粒细胞增多、肾衰竭等全身性症状。

（14）痤疮样疹药疹表现为毛囊性丘疹、脓疱，类似于寻常痤疮，皮疹发生缓慢，病程长。

## 三、建议检查的项目

血常规、肝肾功能，皮肤激发试验可呈阳性反应。皮肤病理活检。

血常规：部分患者出现白细胞增高及嗜酸性粒细胞增多，有的出现白细胞、红细胞或血小板减少；重症药疹可有不同程度的肝肾功能损害。

皮肤组织病理：不同类型的药疹，其组织病理不同。

## 四、诊断及鉴别诊断

主要根据病史及各型药疹的典型临床症状综合分析，同时排除具有类似皮损的其他皮肤病及发疹性传染病。患者发病前有明确或可疑用药史，有一定的潜伏期，发病较急，皮疹多对称而泛发，形态各异，一般药疹的颜色较类似的皮肤病鲜艳，痒感重于其他传染病。停用致敏药物后较快好转或消退。药物超敏反应综合征的诊断标准为：①药疹；②血液学异常（嗜酸性粒细胞≥1000/L 或异形淋巴细胞阳性）；③系统受累（淋巴结肿大，直径≥2 cm，肝炎、间质性肾炎、间质性肺炎、心肌炎）。同时符合以上 3 条诊断标准的病例即可确诊。一些重症药疹存在特殊的遗传学背景，对高危患者用药前应该进行相关 HLA 等位基因的检测。

鉴别诊断：需要与内科疾病、皮肤科及传染性疾病有相似皮损的疾病相鉴别。主要需要鉴别的疾病有麻疹或猩红热、葡萄球菌性烫伤样皮肤综合征、天疱疮、大疱性类天疱疮、系统性红斑狼疮；生殖器部位的固定型药疹出现破溃时，应与生殖器疱疹、硬下疳等进行鉴别。

# 五、治疗

药疹为药源性疾病，严重时可危及患者生命，因此预防尤为重要。临床用药中应注意：①严格控制药物应用，尽可能减少用药品种；②用药前详细询问过敏史；③注意药疹的前驱症状，如发热、瘙痒、轻度红斑、胸闷、气喘、全身不适等症状，及早发现并停药；④某些药物如青霉素、普鲁卡因、抗血清等，应用前应对患者进行划痕或皮内试验。

## （一）治疗原则

①停用或更换可疑药物；②促进体内药物排泄；③对症及支持治疗；④防治继发感染等并发症。

## （二）药物治疗

轻症者予抗组胺药物、维生素 C 及钙剂治疗；重症者则需加用糖皮质激素，待患者病情好转则逐渐减量至停药。

## （三）外用疗法

主要根据皮炎的一般处理原则，对剥脱性皮炎及大疱性表皮松解型药疹则以暴露疗法为好。

## （四）重症药疹的治疗原则

（1）大量糖皮质激素静脉滴注用甲泼尼龙，相当于泼尼松 $1.5 \sim 2.0$ mg/（kg·d）；待患者病情稳定后，逐渐减量，改泼尼松口服，必要时采用大剂量糖皮质激素冲击疗法。

（2）防止继发感染。

（3）维持患者水、电解质平衡，防治低钾。

（4）对患者静脉注射免疫球蛋白，一般 $5 \sim 20$ g/d，连用 $3 \sim 5$ 天。

（5）对患者加强护理，特别是眼部、口腔损害的护理。

（6）血液净化。常用于治疗重症药疹的血浆净化疗法为血浆置换、血浆灌流。

（7）生物制剂。①TNF-α 因子拮抗剂。可通过抑制 TNF-α 来控制损伤，国内外均有使用 TNF-α 拮抗剂成功治疗重症药疹的报道。②奥马珠单抗。2016 年有使用奥马珠单抗治疗 TEN 的记录，但目前缺乏更多的证据证明奥马珠单抗对重症药疹的作用。

## （五）过敏性休克的治疗

必须争取时间，对患者就地抢救。一般抢救措施如下。

（1）立即皮下或肌内注射 1：1000 肾上腺素 $0.5 \sim 1.0$ mL，病情严重时考虑静脉给药。

（2）有呼吸困难者给氧；静脉注射氨茶碱，必要时气管插管，气管切开。

（3）注意患者的血压情况。

（4）对患者进行糖皮质激素、地塞米松 5 mg 肌内注射或静脉注射。

## （六）中医治疗

**1．辨证论治**

（1）风热证。皮损为丘疹、红斑、风团。起病急，发病快，以身体上部为主，伴有畏寒发热、头痛鼻塞、咳嗽。舌红苔薄黄、脉数。治法：祛风清热。方药：消风散加减。

（2）湿热证。皮肤肿胀、潮红、糜烂渗出、滋水淋漓，以身体下部为甚，可伴有胸闷、纳呆、口干苦、但不欲饮。舌淡红或红，苔白腻或黄腻，脉滑数。治法：清热利湿。方药：萆薢渗湿汤加减。

（3）血热证。皮肤红斑，颜色鲜红，甚有水疱、大疱或血疱、肌衄，伴口干、溲赤。舌红苔黄，脉弦数。治法：清热凉血。方药：犀角地黄汤加减。

（4）火毒证。皮损广泛，累及黏膜，红斑肿胀，水疱、糜烂，常伴有内脏损害，高热烦渴，甚者可伴神昏谵语等。舌红绛，苔黄腻，脉洪数。治法：清营解毒。方药：清营汤加减。

（5）气阴两伤证。疾病后期耗气伤阴，表现为片状脱屑，伴神疲乏力，纳呆便溏，口干欲饮。舌红有裂纹，少苔，脉细数。治法：益气养阴。方药：增液汤合益胃汤加减。

**2．中成药治疗**

①风热证：防风通圣胶囊等。②湿热证：当归苦参丸等。③血热证：丹参注射液等。④火毒证：清热解毒胶囊等。⑤气阴两伤证：生脉注射液等。

**3．中医外治**

红斑、丘疹等损害，可选用三黄洗剂。

**4．其他**

艾灸法、放血法、拔罐法、穴位注射法。

**参考文献**

［1］赵辨．中国临床皮肤病学［M］，2版．南京：江苏凤凰科学技术出版社，2017．

［2］博洛格尼，等．皮肤病学［M］.朱学骏，王宝玺，孙建方，等译．4版．北京：北京大学医学出版社，2019．

［3］JAMES W D. 安德鲁斯临床皮肤病学［M］.雷铁池，主译．12版．北京：科学出版社，2019．

［4］张建中．皮肤病治疗学最新循证治疗策略［M］.3版．北京：人民卫生出版社，2011．

［5］周杰、李娇、杨荣杰，等．重症药疹的治疗进展［J］.中国麻风皮肤病杂志，2020，36（9）：566－570．

（编写：杨艳　审校：王建琴、朱慧兰、张三泉、李仰琪、李薇、肖常青、钟金宝）

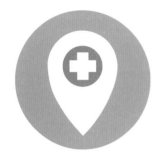

第七章 ｜ 职业性皮肤病

## 第一节 工业职业性皮肤病

### 一、概念

工业职业性皮肤病（industrial occupational dermatoses）是人在工业生产过程中接触物理、化学、生物等有害因素或物质所致的皮肤及其附属器疾病。大多数职业性皮肤病由化学因素所致。

### 二、临床表现

根据接触工业有害物质的性质不同及个体反应差异，临床表现多样，常见的有接触性皮炎与湿疹型，痤疮、毛囊炎型，皮肤黏膜溃疡型，色素异常型，新生物型，皮肤瘙痒症型，药疹型，感染型，毛发、指甲异常型等。

（一）接触性皮炎与湿疹型

该病最多见。有些表现为职业性刺激性接触性皮炎，初发时多呈急性或亚急性，以接触部位的水肿性红斑、糜烂、渗出为主（图7-1）。以后逐渐转为慢性，以浸润、肥厚为主，可向未接触部位蔓延。一般患者脱离接触物可痊愈或减轻，再次接触后可复发，对于部分高度敏感者即使脱离接触物仍不能痊愈。还有部分表现为职业性变应性接触性皮炎即初次接触致敏物不引起皮肤反应，经过一定潜伏期后，再次接触时很快在接触部位发生皮肤反应，常呈湿疹样改变，并向非接触部位蔓延，即使脱离致敏物，病程仍可能迁延。还有一些是接触光敏性物质后受到日光或人工紫外线照射后引起的光毒性或光变应性接触性皮炎。

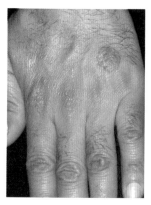

**图7-1 职业性刺激性接触性皮炎**

（二）痤疮、毛囊炎型

该病见于人长期接触矿物油或某些卤代烃类化合物所致的皮肤毛囊、皮脂腺系统的慢性炎症损害。接触矿物油所致者又称油疹，好发于手臂、指背、前臂等处，表现为痤疮、毛囊炎样损害，严重时可形成囊肿及脓肿。接触卤代烃类化合物所致者称氯痤疮，好发于眼外下侧、两侧颞部及耳郭前后，也可波及阴囊、躯干及臀部；皮损以黑头粉刺为主，炎性丘疹较少见。耳郭周围及阴囊等处常有草黄色囊肿。

（三）皮肤黏膜溃疡型

该病为原发刺激物或腐蚀性物质（强酸、强碱）所致。多好发于四肢远端，尤其是指、腕、踝关节等处或原已有皮肤破损处。皮损多为单发，也可多发，溃疡深浅及大小与接触物的性质、接触量和接触方式不同而异。皮损初起多为局限性水肿性红斑或丘疹，继之中心呈淡灰色或灰褐色坏死，并于数日内破溃，绕以红晕，溃疡不易愈合，愈后留有萎缩性瘢痕。初期溃疡疼痛不明显，继发感染时疼痛明显。由铬、铍、砷等所致皮损为边缘整齐的鸡眼样溃疡，其气雾剂和粉尘可致鼻中隔穿孔及眼结膜炎；汞、砷可致口腔炎。

（四）色素异常型

该病为人长期接触煤焦油、石油、沥青、砷、氟化物或橡胶防老化剂等所致，可致皮肤色素沉着。多见于手、面、颈等暴露部位，典型皮损经过红斑期、色素沉着及毛孔角化期到皮肤异色期，在弥漫性色素沉着基础上出现表皮萎缩和毛细血管扩张。除皮肤表现外有的患者可伴有头痛、头晕、乏力、食欲不振、消瘦等全身症状。铅、汞可引起齿龈蓝灰色线；苯基酚和烷酚类有脱色作用而导致色素减退斑。

（五）新生物型

石棉工人可因石棉纤维刺入皮肤引起疣状赘生物；煤焦油、沥青等所含的致癌物质及砷、汞、放射线等长期接触可引起皮肤肿瘤，多见于面、手臂、前臂等处。

（六）皮肤瘙痒症型

该病由人接触玻璃纤维、棉絮、铜粉等粉末或气体挥发物所致，可引起患者局限性或全身性皮肤瘙痒，常在车间中成批发生，沐浴更衣后常迅速消退。

（七）药疹型

人接触生漆、高锰酸钾及某些有机溶剂可发生荨麻疹或血管性水肿；接触磺胺、氯丙嗪、青霉素、二硝基氯苯等发生猩红热样或麻疹样红斑；接触有机汞等药物引起多形红斑等；少数具有高度敏感体质者，可在不直接接触而只嗅到化学物的气味时即可引起全身泛发性皮损；接触三氯乙烯、甲胺磷、乐果等化学物可引起重症多形红斑、大疱表皮坏死松解症或剥脱性皮炎等损害，常累及黏膜，伴有发热，严重时伴有肝、肾等其他脏器损害。此型发病率不高，但病情常较严重。

（八）感染型

餐饮工作人员因手长期在温水中浸泡容易患念珠菌感染，导致指间擦烂和甲沟炎；矿业工人容易患足癣和脓皮病；长期从事洗脚服务者容易患手癣；奶牛畜牧场工人容易患挤奶者结节。

（九）毛发、指甲异常型

长期机械刺激可使人的局部毛发增生；接触砷、汞、锂、氯丁二烯的工人可致脱发；碱厂工人由于长期接触碱尘或蒸汽，可使暴露在外的头发脱发、变黄或变白；木工、机械工等多用手劳动者常会出现甲板增厚、变硬以至末端向内弯曲（甲沟弯症），部分患者指甲缘段出现分离，甲板与甲床的空隙被脏物填塞；长期接触碱液或机油的工人可引起平甲或匙甲。

## 三、建议检查的项目

建议的检查项目有皮肤斑贴试验、光斑贴试验、点刺试验、毛囊虫检查、真菌镜检及培养等。病理检查可用于排除非职业性皮肤病，还可通过检测血、尿中砷、铅、汞的含量明确是否为砷、汞、铅所致。

皮肤斑贴试验是诊断变应性接触性皮炎的重要手段，必须结合职业接触史、临床表现、现场调查资料综合分析才能做出正确的诊断。在接触性皮炎急性期不宜进行斑贴试验。皮肤斑贴试验只适用于寻找变应性接触性皮炎的变应原，不适用于刺激性接触性皮炎。

光斑贴试验通过在皮肤表面直接敷贴变应原，并同时接受一定剂量波长紫外线照射。该方法可以检测光毒性与光变应性皮炎的光敏剂，判断机体对某些光敏剂的光毒性或光变应性反应的一种皮肤试验。

点刺试验对于乳胶、药物接触所致速发型超敏反应可呈阳性。

## 四、诊断及鉴别诊断

根据患者明确的接触史与临床表现，必要时结合皮肤斑贴试验或其他特殊检查，参考作业环境的调查和同工种发病情况综合分析，并排除非职业因素引起的类似皮肤病方可诊断。若脱离工作环境后皮损消失，再接触又复发者有助于诊断。鉴别诊断：需要与非职业性因素所致的皮炎及湿疹、寻常痤疮、药物性皮炎、猩红热、内脏恶性疾病的皮肤表现、毛发红糠疹、皮肤异色病、艾迪生病（Addison's disease）病、黄褐斑、白癜风、深脓疱疮、脱发、甲癣、银屑病、扁平苔藓、普通甲损害等相鉴别。

## 五、治疗

首先应及时清除患者皮肤上残留的致病物，治疗期间避免和减少致病因素，然后根据不同的临床表现采用相应的治疗方案。

### （一）接触性皮炎与湿疹型

患者瘙痒明显时可口服抗组胺药；皮损广泛或反复发作者可短期使用糖皮质激素，如口服泼尼松起始 $0.5 \sim 1$ mg/（kg·d），病情好转后逐渐减量；由刺激物引起的应根据接触物性质选用中和剂，碱性物质可采用 3% 硼酸溶液等中和；酸性物质可采用肥皂液或 2%～5% 碳酸氢钠溶液等，中和时间不宜过长，随后用清水冲去中和剂；红斑、糜烂、渗液的急性损害采用 3% 硼酸溶液等做冷湿敷，无渗液的红斑、丘脓疱损害可用复方炉甘石洗剂或粉剂；伴少量渗液的亚急性损害宜用氧化锌糊或霜剂；浸润增厚或苔藓样变的慢性损害宜外用含煤焦油或糠馏油软膏或糖皮质激素霜剂。继发感染的应根据病情局部或系统应用抗生素。

### （二）痤疮、毛囊炎型

凡有明显皮脂溢出或患严重痤疮者，不宜从事接触焦油、沥青、高沸点馏分的矿物油、卤代及某些溴代芳烃化合物的工作。治疗时遵循寻常痤疮的去脂、溶解角质、杀菌、消炎治疗原则。药物治疗基础上可联合痤疮治疗、红蓝光照射、光动力疗法等治疗。囊肿较大者可考虑手术切除。

### （三）皮肤黏膜溃疡型

暴露部位有严重皮肤病者如有湿疹、银屑病等患者不宜从事接触铬、铍、砷等化合物的工作。治疗时首先应用 0.1% 的依沙吖啶溶液清洁创面，然后可给予红光照射等辅助治疗，部分难以愈合的溃疡清创后可用生肌的中药粉撒入溃疡内，并用无菌纱布覆盖固定。

### （四）色素异常型

患有黑变病和严重的色素沉着性皮肤病者不宜从事橡胶加工及接触矿物油类等工作。职业性黑变病者可给予静脉注射大剂量维生素 C、β－巯乙胺，局部可外用氢醌霜等；色素减退者可按非职业性白癜风给予外用糖皮质激素或钙调神经磷酸酶抑制剂等，并给予 NB-UVB、308 准分子激光及准分子光（每周 2～3 次）局部光疗等综合治疗。

### （五）新生物型

长期接触煤焦油、页岩油和石油产品的工人必须定期进行体格检查，如发现扁平疣样或寻常疣样损害一般不需特殊治疗，但要做好详细记录，每 3～6 个月复查一次；若疣体增长迅速或有乳头瘤时及时切除行病理检查，同时须将患者调离原工作岗位，继续观察数年；若为上皮癌患者则应及时进行手术切除或作放射治疗，并调离原工作岗位。由石棉纤维或玻璃纤维刺入皮肤所致的寻常疣样损害，须用针将刺入的纤维挑出。

### （六）皮肤瘙痒症型

该病一般不须特殊治疗，患者及时清洗更换干净衣物后即可消退。

### （七）药疹型

此型一般病情较重，应早期、足量给患者使用糖皮质激素，并注意适量维持，然后根据皮疹及全身情况逐渐减量，及时处理各种并发症，用药力求简单。

### （八）感染型

念珠菌感染、间擦疹和甲沟炎的患者应保持皮肤清洁干燥；足癣和脓皮病患者保持皮肤干燥透气，并按相应疾病进行抗真菌或抗感染治疗；发现挤奶员结节应立即隔离可疑病牛，尽量减少直接接触，并进行相应的消毒，局部对症治疗，防止激发感染。

### （九）毛发、甲异常型

该病不须特殊治疗，除去病因后，可逐渐恢复正常。

对工人做好职业性皮肤病防治知识的宣传，改善生产设备和条件、加强个人防护、使工人避免和减少有害物质接触、工作前涂皮肤保护剂、工作后立即使用皮肤清洁剂是有效的预防措施。

## 六、随访及劳动能力评估

对于易发皮肤病的工种应给工人定期体检，一般 1～2 年体检一次。职业性皮肤病一般不丧失劳动能力，在加强防护条件下可继续工作。但如出现严重变应性反应或长期发病不愈者，应调换工种，安排不接触致敏物的工种。患皮炎急性期、溃疡及某些感染性皮肤病等者在治疗期间应酌情休息或调换工种；职业性黑变病、职业性白斑、职业性皮肤癌确诊后应调换工种，脱离发病环境；聚合性或合并多发性毛囊炎、囊肿的职业性痤疮，长期治疗无效者应考虑调换工种。

**参考文献**

[1] 张学军. 皮肤性病学［M］.8 版. 北京：人民卫生出版社，2013：213.

［2］ ALCHORNEADE O，ALCHORNE M M，SILVA M M，et al. Occupational dermatoses. An Bras Dermatol. 2010 Mar-Apr；85（2）：137－45；quiz 146－7.

［3］ Alchorne AOA，Alchorne MMA，Macedo MS. Dermatoses Ocupacionais. ［M］//Schor N，ed.；Rotta O，coord. Guias de Medicina Ambulatorial e Hospitalar da UNIFESP-EPM. Guia de Dermatologia Clínica，Cirúrgica e Cosmiatrica. Barueri；Manole；2008.

（编写：钟雪莲　审校：邓蕙妍、陈荃、唐亚平、王焕丽、李振洁、龚业青）

## 第二节　农业职业性皮肤病

### 一、概念

农业职业性皮肤病（agriculture occupational dermatoses）是人在农业劳动过程中由生物、化学、物理等因素引起的皮肤损害。

### 二、临床表现

因病因及生产条件不同其临床表现也有差异，常见的有稻农皮炎、菜农皮炎、农药皮炎、毛虫皮炎、谷痒疹等。

（一）稻农皮炎

常见的有浸渍擦烂性皮炎和血吸虫尾蚴皮炎。浸渍擦烂性皮炎：5～8月高发，多在人连续下水田劳动2～5天后发生，女性手、足皮肤多发。初发时在指（趾）间皱褶处皮肤浸渍、肿胀、发白，自觉瘙痒，可因不断摩擦继之出现表皮剥脱，露出红色湿润基底时可自觉疼痛，易继发感染，部分患者在掌跖部位可见绿豆到黄豆大小圆形、椭圆形似蜂窝状角质剥脱。易合并甲沟炎、甲损伤，一般手足背、前臂和小腿不发病。血吸虫尾蚴皮炎：皮损一般局限小腿、手、前臂接触疫水部位，少数可泛发。尾蚴到达皮肤后5～10分钟局部出现瘙痒并可见水肿性红斑，继之出现针尖大小丘疹、丘疱疹。瘙痒剧烈，夜间尤甚，可因搔抓出现血痂或继发感染。皮损可在1～2周后逐渐消退，再次感染病情较初发者重。

（二）菜农皮炎

常见的有光感性皮炎和花粉症。光感性皮炎：多发生在双手、颜面等暴露部位。接触某些光敏性蔬菜（如芹菜），经日光照射后，出现红斑、水肿，严重者可有水疱、大疱，自觉烧灼痛。花粉症：长期多次吸入某些蔬菜花粉（如青菜、甘蓝、苤蓝花粉）后，常在数分钟内出现鼻痒、打喷嚏、流清涕等症状，随后才出现眼痒、结膜充血、咳嗽、痰多和喘息等其他过敏症状。接触花粉行鼻黏膜激发试验阳性，接触花粉生理盐水行皮肤点刺试验阳性。

（三）农药皮炎

农药皮炎主要是由农药对人体皮肤的化学刺激引起的一种疾病。人一般在接触农药后

1～2天出现症状，有个别患者可出现速发型炎症。其主要症状表现是：皮肤出现红色丘疹、斑疹、水疱、肿胀，奇痒，重者局部会出现糜烂、疼痛感，少数患者伴有发烧、呕吐、恶心。

### （四）毛虫皮炎

本病好发于夏秋季，干燥、大风季节可流行，桑树、松树及各种果树园毛虫较多是致病基本原因。好发于颈、肩、上胸和四肢屈侧。表现为接触毒毛数分钟至数小时后，首先在接触部位出现剧痒，继而出现绿豆至黄豆大小水肿性红斑、风团、丘疹、斑丘疹、丘疱疹或水疱，皮损中央有时可见一针尖大小、深红色或黑色点，皮损可数个至数百个不等，常成批出现。瘙痒明显，晚间尤甚。一般全身症状轻微，重者可出现低热等全身症状。病程一般为1周，如反复接触毒毛或搔抓则使病程延长。若毒毛进入眼内或附着于眼睑因揉搓而进入眼内，则可引起急性结膜炎、角膜炎，甚至导致失明；部分患者可累及骨和关节，多以单个手足小关节为主，表现为关节红肿疼痛，活动受限，一般3～7天后逐渐消退，少数可延至数周或数月，反复发作者可形成关节畸形。

### （五）谷痒疹

该病由寄生在谷物内的螨虫叮咬所致。好发于颈、肩、前臂，表现为丘疹性荨麻疹样损害。初起常感局部瘙痒，随后出现水肿性红斑、丘疹、丘疱疹及风团等，圆形或椭圆形，孤立散在，境界清楚，粟粒至花生米大小，其顶端可见叮咬痕迹或有针头大小疱壁紧张的小水疱。瘙痒剧烈，夜间尤甚，一般5～7天后表面开始平复，痒感减轻，愈后局部可有暂时性色素沉着。

## 三、建议检查的项目

建议的检查项目有点刺试验、IgE抗体测定、斑贴试验。

点刺试验及IgE抗体测定：花粉症患者的点刺试验可呈阳性，其血清特异性IgE抗体升高，点刺试验对花粉症的诊断价值高于血清特异性IgE抗体检测。

斑贴试验：农药皮炎行皮肤斑贴试验可呈阳性。

## 四、诊断及鉴别诊断

根据患者明确的接触史及临床特点可诊断。鉴别诊断：与念珠菌感染、特应性皮炎、湿疹、非职业性瘙痒症、多形红斑、日光性皮炎、烟酸缺乏症、风湿性关节炎等相鉴别。

## 五、治疗

实施机械化耕田、插秧，加强人畜粪便管理消灭传染源，消灭钉螺及尾蚴可切断传播途径；加强劳动时个人防护，劳动后立即清洗并换干净衣物均是有效的预防措施。

（1）稻农皮炎。针对不同类型皮炎，采用相应的治疗方法。

①浸渍糜烂型皮炎：以干燥收敛为主，有浸渍者注意保持清洁干燥，可用枯矾粉等干燥粉剂外用；糜烂处可用3%硼酸溶液湿敷后，再涂抹氧化锌糊或3%甲紫液；继发感染者应暂停下水，外用1：5000高锰酸钾溶液浸泡，再视病情行局部或全身抗感染治疗。

②血吸虫尾蚴皮炎：治疗以消炎、止痒、防止继发感染为原则，局部清洗后外用炉甘石洗剂，5%樟脑乙醇、糖皮质激素霜等，重者可口服抗组胺药或糖皮质激素。

（2）菜农皮炎。光敏性皮炎给予口服维生素 B1、维生素 C 和烟酸等。严重者可口服皮质类固醇，如泼尼松每日 3 次，每次 10 mg。局部治疗与急性皮炎或湿疹的处理相同。花粉症患者应该避免变应源，口服抗组胺药物，局部抗过敏药物点鼻可改善过敏性鼻炎，严重的过敏性鼻炎可给予脱敏治疗。

（3）农药皮炎。首先反复用肥皂水冲洗皮肤，或用弱碱液清洗（接触敌敌畏类农药皮炎患者禁用碱性液体清洗，应用大量清水冲洗处理），禁用热水或酒精擦洗，以免使血管扩张促进毒物吸收。系统应用糖皮质激素、抗组胺药物，必要时给予抗感染药物，水疱大的应抽取疱液，然后给予肤炎净软膏外擦及 0.02% 的呋喃西林湿敷交替进行，干燥后涂龙胆紫液。有乙酰胆碱酯酶活力下降者加用阿托品及解磷定注射液等。

（4）毛虫皮炎。人接触毒毛或其污染物后立即用弱碱性溶液清洗，或用透明胶带、胶布反复粘除皮损部位的毒毛，避免反复搔抓和热水烫洗。局部可外用 1% 炉甘石洗剂或糖皮质激素霜；皮损泛发剧痒者可口服抗组胺药，全身症状明显者可口服糖皮质激素；对松毛虫引起的关节炎以抗炎、镇痛，防止关节畸残为主。

（5）谷痒疹。去除致病因素，局部治疗可外用 1% 薄荷炉甘石洗剂或 1% 薄荷霜及糖皮质激素霜止痒消炎；皮损广泛和瘙痒较剧烈的可口服抗组胺药；若有继发感染予以抗感染治疗。

### 参考文献

［1］张学军. 皮肤性病学［M］.8 版. 北京：人民卫生出版社，2013：213.

［2］BHATIA R, SHARMA V K, RAMAM M, et al. Clinical profile and quality of life of patients with occupational contact dermatitis from New Delhi, India［J］. Contact Dermatitis. 2015 Sep; 73（3）：172–81.

［3］HOSSLER E W. Caterpillars and moths: part I. dermatologic manifestations of encounters with Lepidoptera. J Am Acad Dermatol. 2010 Jan; 62（1）：1–10; quiz 11–2.

［4］王晓丽，王夕娟，张续德，等. 点刺试验与血清特异性 IgE 检测在蒿属花粉症中的诊断价值［J］.潍坊医学院学报，2016，38（1）：57–59.

（编写：钟雪莲　审校：邓蕙妍、陈荃、唐亚平、王焕丽、李振洁、龚业青）

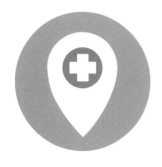

# 第八章 | 结缔组织病

## 第一节 红斑狼疮

### 一、概念

红斑狼疮（lupus erythematosus，LE）是一个谱系性疾病。病谱的一端为盘状红斑狼疮，病变主要局限于皮肤；另一端为有内脏多系统累及并常有皮肤损害的系统性红斑狼疮。中间有很多亚型，如播散性盘状红斑狼疮、深在性红斑狼疮、亚急性皮肤型红斑狼疮和抗核抗体阴性的系统性红斑狼疮（图8－1）。

### 二、临床表现

#### （一）皮肤红斑狼疮

皮肤红斑狼疮的临床表现多种多样，主要包括以下几类：①急性皮肤红斑狼疮（ACLE），主要表现为面部的蝶形红斑；②亚急性皮肤红斑狼疮（SCLE），皮肤表现为环状/多环或丘疹鳞屑；③慢性皮肤红斑狼疮（CCLE），其中盘状红斑狼疮（DLE）最常见。

#### （二）皮肤型红斑狼疮的其他类型

肿胀性红斑狼疮、狼疮性脂膜炎和冻疮样狼疮等。

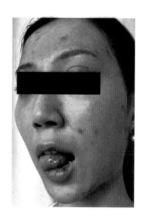

图8－1 系统性红斑狼疮

### 三、建议检查的项目

建议行血常规检查、尿液分析、ANA筛查、抗核抗体谱检查、肝肾功能检查、红细胞沉降率、免疫五项、组织病理等。

组织病理：患者表皮增生或萎缩，基底层液化变性，晚期皮损基底膜增厚，真皮内血管、附属器周围淋巴细胞、浆细胞团块样浸润，急性期可见中性粒细胞及白细胞碎裂型血管炎改变。

## 四、诊断流程

皮肤型红斑狼疮的诊断流程如图 8 - 2 所示，该流程可用于指导诊断。例如，皮损活检做 DIF 可与 HE 染色同时进行。

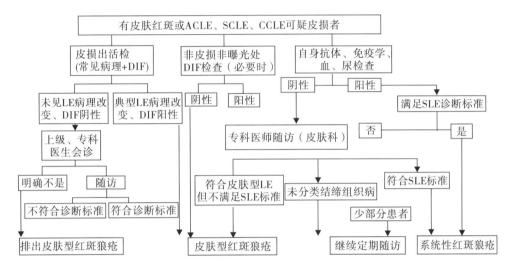

图 8 - 2 皮肤型红斑狼疮的诊断流程

注：摘自邓丹琪、陆前进、张建中《皮肤型红斑狼疮诊疗指南（2012）》。

系统性红斑狼疮可累及患者多个器官、系统。最常累及关节、皮肤、血液、肺、肾和中枢神经系统。目前诊断一般采用美国风湿病学会 2019 年修订的 SLE 诊断标准。（表 8 - 1）

（1）ANA：至少 1 次人喉癌上皮细胞（Hep - 2）上检测 ANA≥1：80 或其他等效的阳性试验。高度推荐人喉癌上皮细胞免疫荧光法或固相 ANA 筛选免疫试验检测 ANA。

（2）发热：体温 >38. 3℃。

（3）白细胞减少：白细胞数目 <4000/mm³。

（4）血小板减少：血小板数目 <100000/mm³。

（5）自身免疫性溶血：存在溶血的证据，比如：网织红细胞增多、结合珠蛋白减少、间接胆红素增多、乳酸脱氢酶（LDH）升高以及直接抗人球蛋白（Coombs）试验阳性。

（6）谵妄：①意识或唤醒水平的改变，同时伴有注意力下降；②症状发展的时间从数小时到 <2 天；③全天症状波动；④急性亚急性认知改变（如记忆缺失或定向障碍）；或行为、情绪或情感上的变化（如躁动，睡眠/觉醒周期的逆转）。

（7）精神症状：①没有洞察力的妄想和（或）幻觉；②无谵妄。

（8）癫痫：原发性全身性发作或部分性/局灶性发作。

（9）非瘢痕性脱发：临床医生观察到的非瘢痕性脱发。

（10）口腔溃疡：临床医生观察到的口腔溃疡。

（11）亚急性皮肤性或盘状狼疮：临床医生观察到的亚急性皮肤性红斑狼疮：环状或丘疹性鳞状（银屑病样）皮疹，通常在光照部位。如果进行皮肤活检，必须出现典型的改变（界面空泡性皮炎，包括血管周围淋巴组织细胞浸润，常伴有真皮黏液）或者：临床医生观察到的盘状狼疮：继发于萎缩性瘢痕的红斑－紫红色皮肤病变，色素沉着，常为毛囊角化过度/堵塞，导致头皮上的瘢痕脱发。如果进行皮肤活检，必须出现典型的改变（界面空泡性皮炎，包括血管周围和（或）附属器周围淋巴组织细胞浸润。在头皮，可以看到毛囊角蛋白塞。在长期病变中，可能会有黏蛋白沉积。

（12）急性皮肤性狼疮：临床医生观察到的蝴蝶斑或全身性斑丘疹。如果进行皮肤活检，必须出现典型的改变（界面空泡性皮炎，包括血管周围淋巴细织细胞浸润，伴有真皮黏液。血管周围中性粒细胞浸润可能在病程早期出现）。

（13）胸腔或心包积液：胸腔积液或心包积液的影像学证据（如超声、X 射线、CT 扫描、MRI），或两者兼有。

（14）急性心包炎：包含以下 4 点中 2 点或 2 点以上：①心包性胸痛（剧痛，吸气相加重，身体前倾可改善）；②心包摩擦音；③心电图伴有新的广泛 ST 段抬高或 PR 压低；④影像学上发现新的或加重的心包积液（如超声、胸部 X 线片、CT 扫描、磁共振成像）。

（15）关节受累：涉及 2 个或 2 个以上关节的滑膜炎，特征为肿胀或渗出，或 2 个或 2 个以上关节压痛，晨僵至少 30 分钟。

（16）尿蛋白定量（24 小时）＞0. 5g：尿蛋白（24 小时）＞0. 5g 或等效尿蛋白－肌酐比。

（17）根据 ISN/RPS 2003 分类进行肾活检的 Ⅱ 或 Ⅴ 类 LN：Ⅱ 型。系膜增生性 LN：单纯系膜细胞增生，任何程度或光镜下可见系膜基质扩张，伴有系膜免疫复合物沉积。免疫荧光或电子显微镜可见少数孤立的上皮下或内皮下免疫复合物沉积，但光学显微镜不可见。Ⅴ 型。膜性 LN：通过光镜和免疫荧光或电子显微镜观察到的球性或节段性上皮下免疫复合物沉积伴或不伴系膜改变。

（18）根据 ISN/RPS2003 分类进行肾活检的 Ⅲ 或 Ⅳ 型类 LN：Ⅲ 型。局灶性 LN：活动性或非活动性局灶性、节段性或全身性毛细血管内或毛细血管外肾小球肾炎，累及 ＜50% 的肾小球，通常伴有局灶性内皮下免疫沉积，伴或不伴系膜改变。Ⅳ 型。弥漫性 LN：活动性或非活动性，节段性或球性毛细血管内或毛细血管外肾小球肾炎，涉及所有肾小球的 ≥占 50%，典型的弥漫性内皮下免疫沉积，伴有或不伴有系膜改变。此类包括弥漫"白金耳样"内皮下沉积而少或无肾小球增殖性病变。

（19）抗磷脂抗体（APL）阳性：抗心磷脂抗体（IgA，IgG 或 IgM）中或高滴度（＞40APL，GPL，或 MPL，或 ＞第 99 百分位数）或抗 β－糖蛋白 I 抗体阳性（IgA，IgG 或 IgM）或狼疮抗凝物阳性。

（20）低 C3 或低 C4：C3 或 C4 低于正常下限。

（21）低 C3 和低 C4：C3 和 C4 均低于其正常下限。

（22）抗 dsDNA 抗体或抗 Sm 抗体：免疫分析中的抗 dsDNA 抗体对 SLE 的特异性为 90%，或抗 Sm 抗体。

表 8 - 1 系统性红斑狼疮诊断

| 入门标准 |
| --- |
| 人喉癌上皮细胞上效价为≥1∶80 的 ANA 或同等阳性试验<br>↓<br>如果不存在，不要归类为 SLE<br>如果存在，应用相加标准<br>↓<br>相加标准<br>如果有比 SLE 更可能的解释，不要计算该标准<br>相关标准只要出现一次即可参与计算<br>SLE 的分类诊断至少需要一个临床标准和总得分≥10 分<br>相应标准无需同时出现<br>在每个评价象限内，只有加权最高的标准计入总分 |

| 临床领域和标准 | 权重 | 免疫领域和标准 | 权重 |
| --- | --- | --- | --- |
| 疾病症候　发热 | 2 | 骨骼与肌肉　关节受累 | 6 |
| 血液学　白细胞减少 | 3 | 肾脏　蛋白尿定量（24 小时）＞0.5g | 4 |
| 血小板减少 | 4 | 肾活检Ⅱ 或 Ⅴ 型 LN | 8 |
| 自身免疫性溶血 | 4 | 肾活检Ⅲ 或Ⅳ 型 LN | 10 |
| 神经精神病学　谵妄 | 2 | 抗磷脂抗体　抗心磷脂抗体或 | 2 |
| 精神症状 | 3 | 抗糖蛋白Ⅰ抗体或狼疮抗凝物 | |
| 癫痫 | 5 | 补体蛋白　　低 C3 或低 C4 | 3 |
| 皮肤黏膜　非瘢痕性脱发 | 2 | 低 C3 和低 C4 | 4 |
| 口腔溃疡 | 2 | SLE 特异性抗体　抗 dsDNA 抗体或 | 6 |
| 亚急性皮肤性或盘状狼疮 | 4 | 抗 Sm 抗体 | |
| 急性皮肤性狼疮 | 6 | | |
| 浆膜　胸腔或心包积液 | 5 | | |
| 急性心包积液 | 6 | | |

| 总得分：<br>↓<br>如果符合入门标准，得分≥10 分则将其分类为 SLE |
| --- |

注：ISN/RPS：国际肾脏病协会和肾脏病理学会；Ig：免疫球蛋白。

## 五、预后

SLE 是比较慢性的疾病，经过多变，缓解和活动期往往交替发生。患者总的预后良好，确诊后，5 年生存率为 97%，10 年为 90%，15 年为 84%。一般肾和中枢神经系统病变严重时预后差，其次为心脏病变。侵犯单一器官（如关节、肝、肺）者预后较好。SLE

的死亡原因首先为进行性肾功能衰竭，其次为中枢神经系统血管炎产生的癫痫、昏迷、精神病及麻痹，最后为心肺功能衰竭、感染，糖皮质激素的副作用等。

## 六、诊断及鉴别诊断

DLE 主要根据皮疹特点及皮肤病理检查来进行诊断。有条件可行免疫荧光带试验（DIF）以助确诊。

SLE 的诊断主要根据患者病史、临床表现及实验室检查三方面综合确定。目前，一般采用美国风湿病学会 2019 年修订的 SLE 诊断标准。

本病需要与皮肌炎、硬皮病、风湿热和类风湿性关节炎等相鉴别。

## 七、治疗

### （一）一般治疗

患者应避免日晒，避免过度劳累，急性或活动期 SLE 应卧床休息，避免受凉、感冒或其他感染，增强机体抵抗力，注意营养及维生素补充。

### （二）皮肤红斑狼疮的治疗

**1. 系统治疗**

（1）抗疟药。如羟氯喹每日 0.2～0.4 g，病情好转后减为半量。疗程视患者耐受情况和病情而定，一般总疗程为 2～3 年。开始用药后 6 个月应做一次眼底检查，以后每 3 个月复查一次。

（2）沙利度胺。可使用，初量 200 mg/d，分两次口服。出现疗效后减为每日 100 mg 维持，并持续 3～5 个月。

（3）泛发病例可以口服小剂量糖皮质激素。

**2. 局部治疗**

外用糖皮质激素软膏，如曲松素乳膏制剂，每日 2 次，或封包。或皮损内注射糖皮质激素，如曲安奈德、醋酸氢化可的松混悬液等，1～2 周注射 1 次。

### （三）SLE 的治疗

首先评估病情的活动性，目前多采用"系统性红斑狼疮活动指数"（SLEDAI）进行评估，再根据病情活动性，选用不同的治疗方案。

**1. 非甾体消炎药**

单独用于轻型病例，如仅有皮疹、低热或关节症状者，或与糖皮质激素合用，以尽量减少糖皮质激素用量。一般应用阿司匹林 3 g；吲哚美辛 25 mg，每日 3 次。

**2. 糖皮质激素**

（1）治疗原则。早期、足量和持续用药，待患者的。病情控制后缓慢减量。预防和及时处理糖皮质激素的副作用，积极控制感染。

（2）观察疗效。糖皮质激素减量指标主要根据临床症状的改善和有关实验室指标，包括 ANA、dsDNA 抗体，血清补体 C3、C4，血沉、人血白蛋白、球蛋白和血、尿常规等。

（3）推荐剂量。轻型 SLE 泼尼松每日 < 0.5 mg/kg，一般为 20～40 mg/d；病情中等

者每日 1.0 mg/kg，一般为 60～80 mg/d；病情重者用大剂量，必要时用地塞米松静滴，每日相当于泼尼松 2～3 mg/kg，一般为 100～200 mg/d；对弥漫增殖性狼疮肾炎、神经精神性狼疮、重症溶血性贫血以及血小板减少等症状迅速恶化病例可应用大剂量甲泼尼松龙冲击疗法，剂量为 1 g/d，连续使用 3 天，然后迅速减至常规剂量。

### 3. 抗疟药

用于病情较轻及皮肤损害明显者，糖皮质激素减量过程中也可加用。

### 4. 免疫抑制剂

常用硫唑嘌呤和环磷酰胺（CTX）。CTX 目前常用于中、大剂量糖皮质激素不能控制的狼疮性肾炎和神经精神性狼疮。环孢素 A 可作为二线免疫抑制药物。吗替麦考酚酸酯也可用于狼疮肾病的治疗。来氟米特可用于狼疮肾病的治疗。

### 5. 雷公藤

适用于轻、中度病情的 SLE 患者。注意对生殖系统的毒副作用。

### 6. 免疫调节剂

可配合采用胸腺素、转移因子等。

### 7. 血浆置换疗法

一般用于糖皮质激素治疗效果差的进行性多脏器损害者、器质性脑病综合征、全血细胞减少及活动性肾炎等重症病例。

### 8. 静脉注射丙种球蛋白

对于有溶血性贫血或血小板减少症的患者及用糖皮质激素治疗效果不满意的 SLE 患者可考虑使用。剂量为每日 400 mg/kg，连用 5 天，以后每 3 周用一个单剂。

### 9. 生物制剂

对难治性（经常规治疗效果不佳）或复发性 SLE 患者，使用生物制剂等可较为显著的增加患者的完全和部分缓解率，降低疾病活动度、疾病复发率及减少激素用量。虽然有多种生物制剂已经尝试用于 SLE 的治疗且取得一定的临床疗效，但目前仅有贝利尤单抗获得 FDA 和国家药品监督管理局（National Medical Products Administrtion，NMPA）的批准用于治疗 SLE。推荐给药方案为 10 mg/kg，前 3 次每 2 周给药一次，随后每 4 周给药一次，应持续评估患者病情。

### （四）中医治疗

### 1. 内治

（1）辨证施治。①热毒炽盛型：清营凉血，解毒化斑。清瘟败毒饮加减。②气阴两虚型：益气养阴，解毒清热。生脉饮加减。③心脾两虚型：养心健脾，益气补血。归脾汤加减。④肝脾不和型：疏肝理脾，条达气机。逍遥散加减。⑤脾肾两虚型：补益脾肾，利湿解毒。四君子汤合二仙汤加减。⑥气滞血瘀型：行气活血，解毒化瘀。桃红四物汤或血府逐瘀汤加减。

（2）中成药治疗。①阴虚火旺证：知柏地黄丸。②气滞血瘀证：丹参注射液。③雷公藤总甙片：每次 20 mg，每日 3 次，口服。④昆明海棠片：每次 2～4 片，每日 3 次，口服。其他常用中成药还有血府逐瘀口服液、大黄䗪虫胶囊、六味地黄丸、金匮肾气丸、丹参酮胶囊、防风通圣颗粒、萆薢分清丸等。

### 2. 外治

（1）中药外用药。有蚨黛软膏、羌月乳膏等。

（2）针灸疗法。①围刺法：适用于盘状红斑狼疮，每日一次，10 次为 1 疗程。②辨证取穴：热毒炽盛型取大椎、委中、阳陵泉、肾俞、太溪、三阴交；气阴亏虚型取曲池、合谷、迎香、风池、劳宫、涌泉、膈俞、肝俞、肾俞、太冲、三阴交；阳气虚衰取百会、曲池、合谷、足三里、命门、商丘、脾俞、肾俞、关元、天枢、中脘；气滞血瘀型取膻中、气海、合谷、太冲、章门、内关、印堂、肝俞、膀胱俞、血海、三阴交。方法：平补平泻，得气后留针 30 分钟，每日 1 次。③针挑法：适用于盘状红斑狼疮。大抒（双）、风门（双）、肺俞（双），常规消毒和局部麻醉后，采用三棱针破皮约 0.2 cm，挑起筋膜，左右摇动，以不挑断为宜，外盖消毒敷料，每次只挑一对穴，间隔 30 ～ 40 天再挑，1 ～ 4次为 1 疗程。④耳针疗法：取穴肝、肾、脾、内分泌、皮质下、交感、神门、面颊，方法采用两耳交替选穴，每次采用王不留行籽 1 粒，胶布固定，每日按压 3 ～ 5 次，每次持续1 分钟，2 天 1 次。

还可以采用梅花针、艾灸、刮痧、走留罐等外治法。

**参考文献**

［1］赵辨．中国临床皮肤病学［M］.南京：江苏凤凰科学技术出版社，2009：789 – 806.

［2］曾小峰，陈耀龙.2020 中国系统性红斑狼疮诊疗指南［J］.中华内科杂志，2020（3）：172 – 185.

［3］中华医学会皮肤性病学分会红斑狼疮研究中心．皮肤型红斑狼疮诊疗指南（2019 版）［J］.中华皮肤科杂志，2019，52（3）：149 – 155.

［4］邓丹琪，陆前进，张建中．皮肤型红斑狼疮诊疗指南（2012）［J］.临床皮肤科杂志，2012，41（6）：390 – 392.

［5］李常红，刘湘源.2019 欧洲抗风湿联盟/美国风湿病学会系统性红斑狼疮分类标准发布［J］.中华风湿病学杂志，2019，23（12）：862 – 864.

（编写：张淑娟　审校：梁碧华、罗权、田歆、高爱莉、李仰琪、李振洁、龚业青）

## 第二节　皮肌炎

## 一、概念

皮肌炎（dermatomyositis）是以红斑、水肿为皮损特点，伴有肌无力和肌肉炎症、变性的疾病，主要累及皮肤、骨骼肌和血管，常伴有关节、心肌等多器官损害，各年龄组均可发病。儿童皮肌炎多发生在 10 岁以前，常伴钙质沉积，预后相对较好；成人皮肌炎在40 ～ 60 岁时高发，常伴恶性肿瘤。

## 二、临床表现

仅根据皮肌炎特异性抗体（myositis specific antibodies，MSA）谱和临床表现，特发性炎症性肌病（IIM）分为 DM、包涵体肌炎（IBM）、免疫介导的坏死性肌炎（IMNM）或抗合成酶综合征（ASS）。

### （一）皮肤损害

可有面颈部紫红色斑片（图 8 – 3）、Gottron 丘疹和 Gottron 征是皮肌炎特有的。Gottron 丘疹为掌指/指（趾）关节伸侧的紫红色丘疹（图 8 – 4）；Gottron 征为掌指/指（趾）关节伸侧、膝、肘关节伸侧及内踝对称融合的紫红色斑，伴或不伴水肿。上眼睑的水肿性紫红色斑和甲周毛细血管扩张提示血管病理变化，具有诊断意义，对治疗方案的选择也有指导意义。

### （二）肌炎

对称性近端肌无力是肌炎的主要临床表现。任何横纹肌均可受累，多为对称性。四肢近端肌肉先受累，以后再累及其他肌肉。最常累及的肌群为肩胛带肌、四肢近端肌群、颈部肌群、咽喉部肌群，出现举手、下蹲、上台阶、抬头、吞咽困难及声音嘶哑等相应症状。

### （三）儿童皮肌炎

儿童皮肌炎是指患者在 18 岁及以下患的皮肌炎。表现与成人型类似（图 8 – 5、图 8 – 6），但较少伴发恶性肿瘤，较多钙质沉着。儿童皮肌炎中，抗黑色素瘤分化相关蛋白 5（anti-melanoma differentiation-associated gene，anti-MDA5）阳性者，70% 患者可能合并肺间质病变（interstitial lung disease，ILD）或者快速进展性 ILD。需要进行相关标志物检测。

### （四）无肌病的皮肌炎

部分有典型皮肌炎皮损的患者在有典型皮损后 2 年或更长的时间并不出现肌病，或只有轻微的一过性的肌病。

### （五）其他

除了皮肤及肌肉的病变，亦可合并其他各系统的病变，包括关节病变、ILD、心脏病变、消化道病变、肾脏病变等。皮肌炎相关的 ILD 患者中，50% 患者 MDA5 抗体阳性，而在皮肌炎相关的快速进展性 ILD 中，80% 患者 Anti-MDA5 抗体阳性。

### （六）伴发恶性肿瘤

皮肌炎患者的恶性肿瘤并发率较高，在成人诊断皮肌炎后 1 年内肿瘤发生率最高并且持续到随后的 5 年，皮肌炎肿瘤发生率预计为 20%，且患者往往出现抗转录中介因子 1-γ（TIF1-γ）和抗核基质蛋白 2（NXP-2）抗体。此外，小泛素样修饰激活酶（small ubiquitin-like modifer activating enzyme，SAE）抗体（anti-SAE）阳性者肿瘤发生率高，并发的恶性肿瘤较多发生于胃肠道、食管、肺、乳腺、前列腺、卵巢、子宫、肾、睾丸、鼻咽等。患者的恶性肿瘤切除或治疗后皮肌炎可好转。

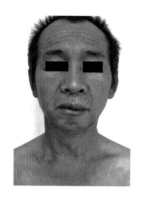

图 8-3 皮肌炎面颈部紫红色斑片

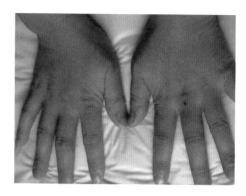

图 8-4 皮肌炎 Gottron 丘疹

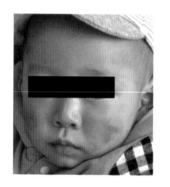

图 8-5 儿童皮肌炎

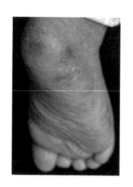

图 8-6 儿童皮肌炎足跟脱屑性红斑

## 三、建议检查的项目

### （一）常规检查

可有贫血、白细胞增多、蛋白尿和血沉增快。

### （二）免疫学异常

可有球蛋白升高，血清和循环免疫复合物增高。可测到一些自身抗体，但阳性率不高。

### （三）大部分患者的血清中可检出自身抗体

这些抗体可分为：①只在炎性肌病中出现的肌炎特异性自身抗体，如 anti-Jo-1；②常出现在炎性肌病中但对肌炎无特异性的自身抗体；③在肌炎和其他疾病重叠的综合征中出现的自身抗体。如伴发 SLE 者可检出抗 rRNP 及抗 Sm 抗体，伴发系统性硬化症者可检出抗 Scl-70 抗体，伴发干燥综合征者可检出抗 SSA 和抗 SSB 抗体。④抗黑素瘤分化相关基因 5 抗体（MDA5 抗体），该抗体为急进性和亚急进性肺间质病变合并溃疡性戈特隆征（Gottron sign）患者的标志性抗体，用于早期发现急进性和亚急进性肺间质病变，以及判断其肺间质性病变的严重程度。⑤皮肌炎伴发肿瘤相关抗体：抗转录中介因子 1-γ（TIF1-γ）抗体。用于预测 CADM 及 DM 患者发生肿瘤的可能性，阳性者肿瘤发生率高，除此之外，抗 NXP2 抗体、可溶性程序性死亡配体 1（sPDL-1）阳性者，肿瘤发生率也高。其他如抗肌红蛋白抗体、类风湿因子、抗肌球蛋白抗体、抗肌钙蛋白、原肌球蛋白抗体等非特异性抗体。

### （四）血清肌酶谱检查

肌酸激酶（CK）、天冬氨酸转氨酶（AST）、丙氨酸转氨酶（ALT）、乳酸脱氢酶（LDH）和醛缩酶（ALD）显著增高。

### （五）尿肌酸排泄增高

24小时排泄量大于200 mg，常达400～1200 mg，伴肌酐排泄量减少。

### （六）肌电图

损害为肌原性病变而不是神经源性病变。

### （七）组织病理

表皮萎缩、基底膜增厚，胶原疏松、胶原间大量黏液性物质沉积、阿尔辛蓝染色阳性，血管周围散在淋巴细胞、浆细胞浸润；肌肉活检可见横纹肌肌丝溶解，肌纤维间淋巴细胞浸润。

## 四、诊断和鉴别诊断

需要与SLE、系统性硬皮病和各种可能累及肌肉的疾病，如进行性肌营养不良症、重症肌无力等相鉴别。建议诊断流程见图8-7。

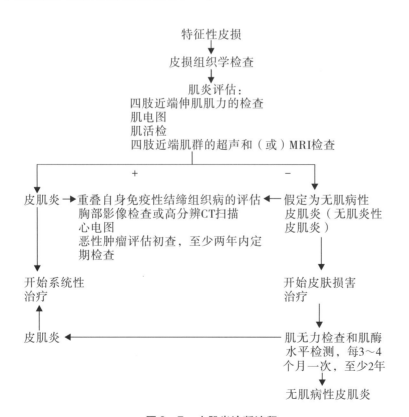

图8-7 皮肌炎诊断流程

## 五、治疗

皮肌炎的治疗需要综合考虑患者皮损特征（是否累计血管病理改变）、肌肉受累程度、特异性抗体以及系统症状、患者年龄因素等，以便获得更有效且具有针对性的治疗。部分类型的皮肌炎治疗流程见图 8 - 8、图 8 - 9。

### （一）去除病因和诱因

去除感染病灶，检查患者有无并发恶性肿瘤，如有则需要及时对症处理。

### （二）一般治疗

患者应合理休息，避光、预防感染、受凉；给予患者高维生素、高蛋白饮食支持及对症治疗。

### （三）糖皮质激素

该治疗方法为一线治疗，尤其是合并肌肉病变者。治疗开始多选用泼尼松，剂量取决于疾病活动程度，开始宜用较大剂量。急性期一般初始泼尼松为每日 1 ～ 2 mg/kg，待病情控制后逐渐减量。若病情控制不佳，可考虑用甲泼尼龙静脉冲击法。儿童需要大剂量糖皮质激素才能缓解，开始剂量每日 1.5 ～ 2.0 mg/kg，随着病情改善，逐渐减量。如临床症状较轻、无肌炎或肌肉损伤较轻，可不使用激素治疗（可选用羟氯喹、雷公藤治疗）。

### （四）免疫抑制剂

非血管病理性的皮肌炎的首选用药，对糖皮质激素无效的或因并发症不能耐受大剂量的患者，需加用一种免疫抑制剂。可用硫唑嘌呤，剂量 2 ～ 3 mg/（kg·d）；氨甲蝶呤，剂量 15 ～ 25 mg/w；环孢素 5 mg/（kg·d），MMF 1000 ～ 1500 mg，每日 2 次，也可用雷公藤等中药制剂。

### （五）血浆置换

小部分患者对糖皮质激素和免疫抑制剂都无效，可推荐血浆置换。

### （六）蛋白同化剂

如丙酸睾酮或苯丙酸诺龙等。

### （七）皮疹的治疗

使用遮光剂，局部应用糖皮质激素，如曲松素制剂，外用他克莫司；口服小剂量羟氯喹等。

### （八）生物制剂

首选利妥昔单抗，对于皮肌炎血管病理性病变或者合并钙质沉着，或儿童 anti-NXP2 阳性，成人皮肌炎 anti-MDA5 阳性者，利妥昔单抗合并糖皮质激素是首选治疗，并且有助于糖皮激素快速撤退。皮肌炎特异性抗体（MSA）阳性者对利妥昔单抗的疗效反应好于 MSA 阴性者。DM 合并甲周毛细血管病变者，利妥昔单抗是唯一有效药物，提示 MSA 参与致病。

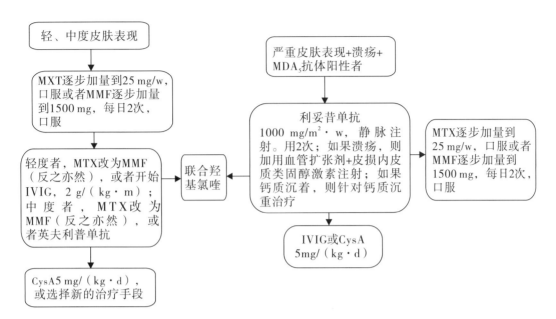

图8-8 成人皮肌炎治疗流程

注：摘自 WALDMAN R, DEWANE M E, Lu J. Dermatomyositis: Diagnosis and treatment [J]. J Am Acad Dermatol, 2020, 82 (2): 283-296。

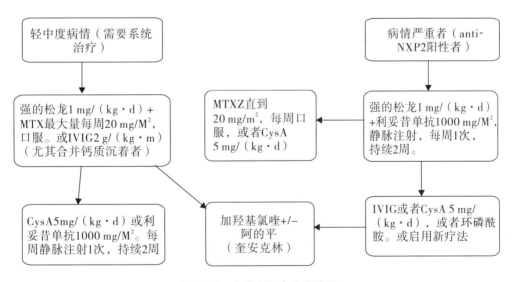

图8-9 儿童皮肌炎治疗流程

注：摘自 WALDMAN R, DEWANE M E, Lu J. Dermatomyositis: Diagnosis and treatment [J]. J Am Acad Dermatol, 2020, 82 (2): 283-296。

### （九）中医治疗

**1. 辨证施治**

①热毒炽盛型：清热解毒，泄热养阴，凉血活血。清营解毒汤或清瘟败毒饮加减。②湿热郁蒸型：清热解毒，利湿消肿。茵陈蒿汤合萆薢渗湿汤加减。③热伤肺胃型：清热解毒，润燥生津。苇茎汤合清燥救肺汤加减。④脾虚湿热型：健脾和胃，清热利湿。清肌渗湿汤加减。⑤气血两虚型：补气益血，活血通络。四物汤合五阳还五汤加减。⑥肝肾亏损型：补益肝肾，滋阴清热。虎潜丸加减。⑦脾肾阳虚型：温补脾肾，活血通络。二仙汤合右归丸加减。

**2. 常用中成药**

六味地黄丸、金匮肾气丸、萆薢分清丸、蒲地蓝胶囊等。

**3. 中医外治法**

蜈黛软膏、羌月乳膏、冰黄肤乐软膏等。

**4. 针灸疗法**

（1）针刺。足三里、三阴交、曲池，配穴阳陵泉；尺泽、照海、委中、太溪、肾俞。两组穴交替使用，每日1次，平补平泻法，针刺得气后，留针30分钟，10～65天为1疗程，适用于肌肉肿胀、疼痛、肌肉无力等症。

（2）水针疗法。穴位注射：上支取肩髃穴，下肢取环跳、新伏兔；配穴合谷、曲池、足三里、血海。应用泼尼松针、利多卡因注射液，每3日1次。对改善肌肉挛缩和运动功能障碍有明显的控制作用。

（3）其他疗法。也可以选择梅花针、耳针、放血及艾灸疗法。还有熏洗法、艾灸法、拔罐法等。

## 六、预后

本病病程多为慢性渐进性，患者在2～3年趋向逐步恢复，仅少数死亡。肺间质纤维化伴感染以及周围性呼吸衰竭是本病最主要的死亡原因。

影响预后的因素：年龄大、有吞咽困难、起病急、治疗晚者预后差。

**参考文献**

[1] CAO H，XIA Q，PAN M，et al. Gottron papules and gottronsign with ulceration：a distinctive cutaneous feature in asubset of patients with classic dermatomyositis and clini [1] cally amyopathic dermatomyositis [J]. J Rheumatol，2016，43（9）：1735－1742.

[2] 夏群力，刁立诚，吴海曦，等. 抗转录中介因子 1-γ 抗体是成人皮肌炎合并恶性肿瘤的血清学标志物 [J].诊断学理论与实践，2020：19（3）：274－278.

[3] WALDMAN R，DEWANE M E，LU J. Dermatomyositis：Diagnosis and treatment [J]. J Am Acad Dermatol，2020，82（2）：283－296.

（编写：张淑娟，叶兴东　审校：叶兴东 罗权、田歆、高爱莉、李仰琪、李振洁、龚业青）

**第三节 硬皮病**

## 一、概念

硬皮病（scleroderma）是以局限性、弥漫性皮肤及内脏器官结缔组织的纤维化或硬化，最后发生萎缩为特点的疾病。

该病主要分为局限型硬皮病和系统型硬皮病。两类硬皮病有不同的临床表现，其内脏损害和预后不同。局限性硬皮病病变主要局限于皮肤，内脏一般不受累，预后较好；系统性硬皮病则有广泛分布的皮肤硬化、雷诺现象和多系统受累，预后不定，大多较好，弥漫性者预后不良。在硬皮病的局限性和弥漫性两极型之间可见一些中间型，如局限性硬皮病中的泛发性硬斑病和系统性硬皮病中的肢端硬皮病和 CREST 综合征，因此，本病亦为病谱性疾病。两类硬皮病均以女性发病率较高，男女比例约为 1 : 3。

## 二、临床表现

### （一）局限性硬皮病

该病包括点滴状硬斑病、斑块状硬斑病、线状硬斑病和泛发性硬斑病等多种类型，以斑块状硬斑病和线状硬斑病最常见。

**1. 斑块状硬斑病**

典型皮疹呈淡黄或象牙色，表面干燥平滑，具有蜡样光泽，周围有轻度紫红色晕，触之有皮革样硬度（图 8-10、图 8-11）。局部无汗，亦无毛发。病程经过缓慢，数年后硬度减轻，渐渐萎缩，中央色素脱失。

**2. 线状硬斑病**

皮肤硬化常沿肋间神经或一侧肢体呈带状分布，亦可发生于前额近正中部向头皮延伸似刀砍状（图 8-12、图 8-13）。带状损害常累及皮下脂肪、肌肉、筋膜，最终固定于下方组织，常引起严重的畸形，跨越关节时可使关节活动受限。

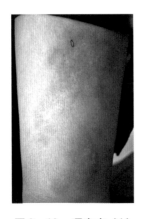

图 8-10 硬皮病（1）

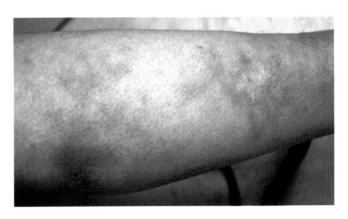

图 8-11 硬皮病（2）

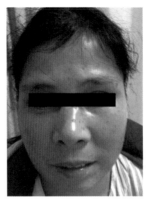 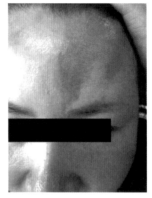

图8-12  硬皮病（3）    图8-13  硬皮病（4）

（二）系统性硬皮病

**1. 前驱症状**

多数患者有雷诺现象、关节痛、神经痛、不规则发热、食欲减退、体重下降等症状。

**2. 皮肤症状**

皮肤坚实发亮，呈灰黄色，似蜡样，可有色素异常和毛细血管扩张。患者面部表情丧失，呈假面具样。指关节活动受限可呈爪状手。胸部皮肤受累可影响呼吸运动。皮肤、皮下组织、肌肉均可萎缩，甚至皮肤直接贴于骨面。

皮肤表现常见有肢端硬皮病，占系统性硬皮病的95%，病情进展缓慢；弥漫硬皮病，约占系统性硬皮病的5%，病情进展迅速，经2年左右全身皮肤大部分均硬化，晚期侵犯内脏，预后差。

CREST综合征是指指（趾）硬皮病合并有皮肤钙者、雷诺现象和毛细血管扩张者。

**3. 黏膜损害**

舌、齿龈、软腭、咽喉、阴道黏膜等均可硬化萎缩。

**4. 系统病变**

系统性硬皮病可侵犯内脏各器官，以关节、肺、食管多见，其他如心、肠道、胃、肾、肌肉、肝、脾、骨髓、淋巴结、中枢神经系统、内分泌腺等也会受到侵犯。骨关节表现为关节痛和关节炎，可有少量关节渗液。食管远端运动障碍是内脏受累的最常见症状，主要表现为不同程度的吞咽困难。患者肺部可出现弥漫性间质性纤维化，约半数患者可出现呼吸困难。心脏病变表现有气急、胸闷、心悸和各种房性与室性心律失常等。肾脏病变以慢性型居多，表现为患病2～3年后逐渐发生轻度蛋白尿和镜下血尿，常为疾病严重的表现。

**5. 其他**

患者除内脏病变引起的表现外，还有低热、消瘦、全身衰弱等症状。

## 三、建议检查的项目

在进行性系统性硬化症（PSS）中，抗Scl70抗体阳性率为40%～70%，特异性高，是 PSS 的标志抗体。在 CREST 综合征中，抗着丝点抗体阳性率为 55% ～ 96%，是该综合征的标志抗体，该抗体为硬皮病预后良好的指标。

组织病理：表现为表皮增生或萎缩，早期皮损基底层液化变性、晚期基底膜增厚，胶原增生、硬化，早期皮损血管周围炎细胞浸润明显、晚期皮损炎症不明显。

## 四、诊断及鉴别诊断

根据局限性皮肤象牙色水肿性硬化斑，病变活动期其周围有淡红色晕可初步诊断为局限性硬皮病，确诊需要组织病理检查。系统性硬皮病根据系统性硬皮病诊断标准进行诊断。

局限性硬皮病应与特发性斑状萎缩、硬化萎缩性苔藓、类脂质渐进性坏死等相鉴别。系统性硬皮病应与雷诺病、成人硬肿病及其他结缔组织病等相鉴别。

## 五、治疗

### （一）局限性硬皮病

一般认为该病具有自限性，多数患者几乎不需要治疗。外用氟化糖皮质激素等效果不能令人满意。局部皮损内注射糖皮质激素悬液的疗效尚有争议。

四肢受累病例应使用物理疗法，如音频、蜡疗、推拿、按摩等。坚持体疗、配合蜡疗能很快改善带状硬皮病的肢体关节挛缩及活动受限，恢复肢体功能。口服维生素 E，每日 200 ～ 300 mg，有一定效果。

光疗：采用具有较高穿透深度的 UVA1（340 ～ 400 nm）进行治疗。中大剂量的 UVA1 通过对局部皮损中细胞因子、信号传导通路等多方面的影响，促进新生胶原的合成，改善局部皮肤的弹性，具有良好的治疗效果。

### （二）系统性硬皮病

#### 1. 一般治疗

患者应避免精神刺激及过度紧张，注意保暖休息，避免潮湿，防止寒冷刺激，停止吸烟和避免其他诱发和加重血管收缩的因素。去除体内慢性感染病灶，尽早作进行维持功能的理疗及给予营养丰富的饮食等。

#### 2. 糖皮质激素

糖皮质激素对处于病情进展期的系统性硬皮病，以及伴关节、肌肉和肺部等器官系统累及者和弥漫性硬皮病，可谨慎使用，一般先用泼尼松 30 mg/d，连用数周，渐减为维持量 5 ～ 10 mg/d。能改善关节症状，减轻皮肤水肿和硬化及全身一般症状，对间质性肺炎和心肌病变有一定的疗效。肢端型硬皮病一般不建议系统使用糖皮质激素，对肺纤维化或有肾损害者，则应限制使用或不使用。

#### 3. 青霉胺

青霉胺对硬皮病有一定疗效，但其临床应用价值尚有争论，而且可能有严重不良反应，只限用于弥漫性硬皮病或迅速进展的肢端型硬皮病。

#### 4. 秋水仙碱

秋水仙碱对肢端动脉痉挛和皮肤硬化有一定疗效。

### 5．积雪苷

积雪苷临床对软化硬皮、消除组织水肿，缓解关节疼痛、愈合溃疡等均有相当效果。

### 6．血管痉挛的治疗

使用血管扩张剂，如肼屈嗪、地巴唑、妥拉唑林、低分子右旋糖酐等；增强纤维蛋白溶解，如斯坦唑醇；使用抗血小板凝固药物，如阿司匹林；使用其他抗血管痉挛的药物，如前列腺环素、硝苯地平、盐酸哌唑嗪等。

### 7．局部治疗

患者发生指部溃疡时需局部清创，切除纤维和脓性物，油纱布包扎加之抗生素和止痛剂。疼痛性钙化结节可外科切除。

### 8．血浆置换

严重 PSS，有报道试用血浆置换疗法。

### （三）中医治疗

### 1．内治

（1）辨证施治。①风寒外犯肺卫型：祛风散寒，宣肺达卫。荆防败毒散加减或麻黄桂枝各半汤加减。②肺脾阻阳型：温阳散寒，健脾利湿，化痰通络。阳和汤加减。③脾肾阳虚，寒湿凝滞型：温补肾阳，散寒除湿。右归丸合麻黄附子细辛汤加减。④津络瘀痹型：散寒化痰，化瘀通络。血府逐瘀汤合桂枝汤加减。⑤升降失调型：散寒除湿，调理脾胃。平胃散合藿香正气散加减。⑥肺络痹阻型：温肺化痰，散寒通络。小青龙汤加减。⑦寒湿蒙心窍：散寒化湿，益气通脉。生脉饮合瓜蒌薤白汤加减。⑧湿毒瘀阻，气化不利型：化气利水，利湿解毒。五苓散加减。

（2）常用中成药。六味地黄丸、金匮肾气丸、萆薢分清丸、四妙丸、血府逐瘀口服液、大黄䗪虫胶囊等。

### 2．外治

（1）中药外用药。活血通络类中药煎水、熏洗，或者泡酒外搽及按摩患处。对于局限性硬皮病可以使用拔膏疗法。

（2）针灸疗法。局限性硬皮病取阿是穴，皮损处经脉循行的邻近穴位。系统性硬皮病主穴取，肺俞、肾俞、皮损区；配穴取，大椎、曲池、三阴交、膈俞、外关、肝俞、阳陵泉、命门、太溪。采用实则泻之、虚则补之的原则，每日或隔日一次。肾阳虚及气血凝滞者可适当配合温针法。也可使用耳针、艾灸及梅花针等疗法。

## 六、预后

局限性硬皮病预后较好，部分硬化性斑可自行缓解或经治疗消退，但是线状型和致残型为进行性，通常不能消退。

系统性硬皮病的自然病程差异很大，一般为慢性进行性，但可自行缓解，病程中缓解与病情加重常交替进行。有肾、心和肺受累者预后差。

本病部分患者死于肾衰竭、心力衰竭、肺部感染、营养障碍、肠坏死等。

参考文献

［1］ 赵辨. 中国临床皮肤病学［M］.2 版. 南京：江苏凤凰科学技术出版社，2017：865 － 885.

［2］ 黄茂芳，田歆，罗育武，等. 中剂量 UVA1 对 11 例斑块状性硬皮病的临床疗效观察［J］.皮肤性病诊疗杂志，2015，11（2）：109 － 111.

（编写：张淑娟 审校：罗权、田歆、高爱莉、李仰琪、李振洁、龚业青）

 **第四节 混合性结缔组织病**

## 一、概念

混合性结缔组织病（mixed connective tissue disease，MCTD）是抗 RNP 抗体阳性、具有独特临床表现的一种自身免疫性疾病，于 1972 年被首次描述。本病具有特定的血清学表现，如抗 U1RNP 抗体阳性，临床典型表现包括雷诺现象、指（趾）炎（典型的称为"腊肠指"）、低热和关节炎。

## 二、临床表现

### （一）关节症状

最多见的是多发性关节痛或关节炎，也可有关节肿胀，一般无关节畸形。

### （二）皮肤损害

手部弥漫性水肿伴有指端变细或成梭形手指，手部肿胀的病例局部皮肤紧张而肥厚，似腊肠样。面部和甲皱襞上部毛细血管扩张常见。在曝光部位常见到类似红斑狼疮样皮损。

### （三）雷诺现象

在发病早期即可出现，可伴食管蠕动降低。

### （四）肌肉损害

炎症性肌肉病变表现为近心端肌压痛、肌无力。

### （五）系统症状

肺部病变发生率高，多为胸膜炎、间质性肺炎和纤维化。此外有心包炎、心肌炎、心律失常及瓣膜病变等。肾损害少见。

## 三、建议检查的项目

该病可造成患者中度贫血、白细胞减少、血沉增快，重症者有 Coombs 试验阳性的溶血性贫血；很少发生血小板减少症。约半数有类风湿因子，亦可有高球蛋白血症。

本病的免疫学特征为：①几乎 100% 患者抗 RNP 抗体（＋），滴度高（＞1：4000）；②ANA 表现为高滴度斑点型；③抗 Sm 抗体阴性；④CIC 增高，补体正常或增高；⑤皮损处直接免疫荧光可见。

组织病理表现为表皮基本正常、基底层液化变性散在、胶原间黏液样物质沉积、阿新蓝染色阳性，血管及附属器周围不同程度淋巴细胞、浆细胞浸润。

## 四、诊断及鉴别诊断

该病目前尚无统一的诊断标准，根据雷诺现象、手肿胀、手指腊肠样、皮肤硬化、高滴度抗 RNP 抗体，除外 SLE/PSS/DM 则可做出诊断。

## 五、治疗

糖皮质激素治疗疗效好，一般用泼尼松 1 mg/（kg·d），对发热、关节炎、皮疹、浆膜炎、肾炎、肌炎疗效显著，而对于手指硬化、食管蠕动弛缓、肺部病变疗效较差。

此外，也可应用雷公藤、免疫抑制剂等进行治疗。中医治疗上参考红斑狼疮、皮肌炎和硬皮病。

## 六、预后

本病的预后如 SLE，但较 PSS 为好。死亡原因主要为肺动脉高压、充血性心力衰竭及合并感染等。

（编写：张淑娟　审校：罗权、田歆、高爱莉、李仰琪、李振洁、龚业青）

## 第五节　重叠综合征

## 一、概念

重叠综合征（overlap syndrome）又称重叠结缔组织病，是指在同一患者中发生 2 种或 2 种以上的自身免疫性疾病。随着对结缔组织疾病临床和基础研究的进展，发现这些疾病在免疫及临床症状上有重叠现象，例如在同一患者身上红斑狼疮与类风湿关节炎的临床表现互相重叠，或类风湿关节炎向系统性红斑狼疮的移行。

## 二、临床表现

重叠综合征并非各个结缔组织疾病的不典型病例和诊断困难的病例，而是既有诊断某一结缔组织病的足够证据，同时又有诊断另一结缔组织病的足够证据的同一病例。2 种或 2 种以上结缔组织病同时或先后存在称为重叠综合征。重叠综合征有三种情况：①同一患者同一时间内患有 2 种或 2 种以上结缔组织病；②2 种或 2 种以上结缔组织病具有时间上差异先后发生；③同一种病的不同表现，即本来是同一种疾病，由于机体的免疫反应异常而改变疾病的症状。

对于重叠综合征的本质认识，目前还不十分清楚。

## 三、建议检查的项目

（1）全血细胞计数（FBC）、红细胞沉降率、C反应蛋白（CRP）、血清尿素肌酐。

（2）肌酸激酶、抗双链DNA、Smith抗原、抗SS-A和抗SS-B。

（3）抗Ku抗体、抗多肌炎/硬皮病抗体、其他抗合成酶抗体（PL7、PL12、OJ、EJ、KS、Ha等）。

## 四、诊断与鉴别诊断

根据临床表现和实验室指标进行诊断。需要与混合性结缔组织病和未分化结缔组织病相鉴别。

## 五、治疗

治疗依据重叠病种类型决定，采用糖皮质激素、免疫抑制剂、中药或其他药物。中医治疗上参考红斑狼疮、皮肌炎和硬皮病。

（编写：张淑娟　审校：罗权、田歆、高爱莉、李仰琪、李振洁、龚业青）

## 第六节　嗜酸性筋膜炎

## 一、概念

嗜酸性筋膜炎（eosinophilic fasclltis）是一种累及肢体皮肤深筋膜而有硬皮病样表现的结缔组织病。本病好发于男性，男女发病率之比为2∶1，任何年龄均可发病，但以30～69岁为多。

## 二、临床表现

本病好发于秋冬季节，发作突然，30%～50%的患者发病前数日至数周有肌肉负重病史、过度劳累史或外伤史等。起病时常有低热、全身倦怠、肌肉酸痛。

皮损表现初为弥漫性水肿，继而硬化与下部组织紧贴。患处凹凸不平呈橘皮状外观，在大静脉或肌腱部位可呈明显条沟状凹陷，皮面正常或为红斑，亦有色素沉着者。有疼痛及压痛。好发于四肢，也可累及躯干，面部及指（趾）很少累及。关节活动因皮肤发硬常受限制，严重病例甚至关节挛缩。雷诺现象、指尖溃疡、毛细血管扩张、食管功能障碍和内脏受累非常少见。

## 三、建议检查的项目

末梢血嗜酸性粒细胞显著增高，多发生于疾病早期。血沉增快，高球蛋白血症，常为IgG。少数患者类风湿因子、ANA阳性。血清肌酶常正常。骨髓象有嗜酸性粒细胞增高。

## 四、诊断及鉴别诊断

诊断主要依据为：①发病前常有过度劳累史；②急性发病；③硬皮病样皮肤损害；④末梢血嗜酸性粒细胞显著增高；⑤皮肤组织病理示深筋膜炎症伴嗜酸性粒细胞浸润，而表皮、真皮无明显改变。

需要与以下疾病相鉴别：系统性硬化症、皮肤 T 细胞淋巴瘤、L - 色氨酸摄入后的嗜酸性粒细胞增多 - 肌痛综合征以及高嗜酸性粒细胞综合征。

## 五、治疗

口服糖皮质激素常有显著疗效，一般用泼尼松 30～60 mg/d，2 个月后临床症状改善，1～3 年内痊愈。

曲安西龙 20 mg，肌内注射或局部注射，每周 2 次，对某些顽固难愈的皮损疗效好。

如果激素疗效不满意，可单独使用羟氯喹、环孢素、氨甲蝶呤、PUVA 或英夫利昔单抗，或与泼尼松联合使用。

近来报道用西咪替丁有效。

中医治疗参考红斑狼疮、皮肌炎和硬皮病。

## 六、预后

自然病程良性。大多数病例皮损自行消退或经糖皮质激素治疗后逐渐改善及消退。

（编写：张淑娟　审校：罗权、田歆、高爱莉、李仰琪、李振洁、龚业青）

## 第七节　嗜酸性粒细胞增多综合征

### 一、概念

嗜酸性粒细胞增多综合征（hypereosinophilia syndrome）是一组病因不明、血及骨髓嗜酸性粒细胞持续增多、组织中嗜酸性粒细胞浸润为特征的一类疾病。包括单纯性肺嗜酸细胞浸润症（Loffler 综合征）、嗜酸性粒细胞肉芽肿、Loffler 心内膜炎、播散性嗜酸性粒细胞胶原病和嗜酸性粒细胞白血病等。

### 二、临床表现

本病以中年男性多见，有皮疹者占 27%～53%。皮疹一般分为两类：①荨麻疹和血管性水肿；②红斑、丘疹和结节，包括水肿性红斑、弥漫性浸润性红斑、多形红斑、麻疹样红斑、红皮病等。此外有荨麻疹样、痒疹样、脓皮病样及黄色瘤样皮疹，亦有水疱、溃疡、淤点、色素沉着斑、角化过度等（图 8 - 15）。皮疹消退后多不留痕迹，亦可有色素沉着和瘢痕。可以仅有 1 种疹型，或 2 种及以上疹型并存。皮疹分布呈全身性，无好发部位，可分布于头面、躯干和四肢，或仅限于肢体一部分。患者自觉瘙痒或剧痒，皮疹持续或缓解后复发。

全身症状可有发热、疲倦、体重下降、水肿、关节肿痛、肌肉疼痛、肌无力等。

心血管系统可有心肌病变、充血性心力衰竭等症状，此外有心脏扩大、心律失常、高血压、心电图及超声心动图异常等症状。呼吸系统有咳嗽、胸痛、呼吸困难、哮喘，可闻及干湿啰音、哮鸣音等症状，亦有胸腔积液及胸部 X 片有浸润阴影等影像学表现。神经系统有昏迷、精神错乱等，也有视力模糊、言语不清、运动失调和周围神经炎等症状。此外，可有腹痛、腹泻、肝脾大、全身浅表淋巴结肿大等症状。

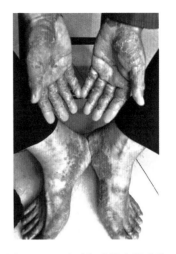

图 8 - 15　嗜酸细胞增多性皮炎

## 三、建议检查的项目

血液常规，可有贫血，大多数患者末梢血白细胞增多，总数为（10～30）×10^9/L，嗜酸性粒细胞增达 30%～70%，甚至达 90%。骨髓涂片示颗粒细胞增生，主要为嗜酸性粒细胞。血清 IgE 增高，IgG、IgA、IgM、球蛋白、CIC、补体亦可增高，类风湿因子和 C 反应蛋白可阳性。

组织病理表现为表皮轻度增生、真皮内血管周围淋巴细胞、嗜酸性粒细胞浸润，胶原间散在嗜酸性粒细胞浸润，胶原因搔抓而不同程度增生。

## 四、诊断与鉴别诊断

诊断依据：①外周血持续性嗜酸性粒细胞增多，绝对计数超过 1.5×10^9/L，达 6 个月以上；②骨髓中嗜酸性粒细胞增多；③除外嗜酸性粒细胞增多的其他疾病，如寄生虫病、过敏性疾病等；④有皮肤等组织和脏器受累证据。

## 五、治疗

糖皮质激素和免疫抑制剂（环磷酰胺等）治疗可获暂时临床缓解。因药物疗效不肯定，且有严重副作用，故有主张以出现进行性脏器受损和功能障碍时为使用指征。雷公藤亦有效。中医治疗上参考红斑狼疮、皮肌炎和硬皮病。

## 六、预后

除嗜酸细胞性白血病外，多数患者呈慢性进行性经过。死亡原因主要为嗜酸性粒细胞增多性心肌病和心脏扩大引起的心力衰竭，此外为肝肾功能障碍。

（编写：张淑娟　审校：罗权、田歆、高爱莉、李仰琪、李振洁、龚业青）

**第八节 干燥综合征**

## 一、概念

干燥综合征（sjogren's syndrome）为一种以泪腺和唾液腺的淋巴细胞浸润伴有干燥性角膜结膜炎及口腔干燥为主要临床表现的免疫介导的慢性炎症性疾病。临床上分为原发性干燥综合征和继发性干燥综合征。前者有干燥性角膜结膜炎和口腔干燥，不伴其他结缔组织病；后者则伴发其他结缔组织病，如类风湿性关节炎、系统性红斑狼疮或系统性硬皮病等。

## 二、临床表现

本病 90% 以上的患者为女性，多发生于 30～50 岁。

（一）眼

呈干燥性角膜结膜炎，常表现为眼异物感、灼热感、干燥及易疲劳感。患者反复发生眼红、眼痒、眼痛、畏光、视力模糊，内眦有丝状黏液性分泌物及泪液少；角膜可有许多散在浸润小点、糜烂或溃疡，甚至穿孔合并虹膜脉络膜炎等症状。

（二）黏膜

干燥性口腔炎为主要表现，患者唾液分泌减少，自觉口干、口渴，味觉异常，咀嚼困难。部分患者发生腮腺肿大、颌下及舌下腺肿大等症状。阴道干燥在女性患者中常见，症状可能仅表现为干燥、烧灼感及性交困难。与口干一样，念珠菌感染和细菌过度生长是常见的并发症。

（三）皮肤

约有 50% 病例表现为皮肤干燥。血管炎是与干燥综合征相关的最重要的皮肤特征。最常见的血管炎表现为下肢紫癜及紫癜样丘疹，其次为荨麻疹性血管炎。

（四）关节症状

多数病例有关节痛或关节炎。

（五）系统症状

可并发慢性支气管炎、胸膜炎、间质性肺炎及肺纤维化，亦可有颈或全身淋巴结肿大、肝脾大、间质性肾炎等、心肌炎、心包炎等症状。

## 三、建议检查的项目

原发性干燥综合征与三种主要的自身抗体相关：抗 α-胞衬蛋白抗体（约 70%）、抗 Ro/SSA 抗体（约 60%）、抗 La/SSB 抗体（约 20%）。继发性干燥综合征患者可存在其他抗体，取决于其特定的自身免疫性疾病。

组织病理：表皮基本正常、基底层不同程度基底层液化变性，陈旧皮损基底膜增厚，真皮内血管、附属器周围淋巴细胞、浆细胞浸润，汗腺周围炎症浸润明显。

## 四、诊断与鉴别诊断

干燥综合征的欧共体标准：①干眼症；②角膜损害；③口干；④唾液腺功能损害；⑤唾液腺淋巴细胞浸润；⑥检测到自身抗体（如抗 SSA 抗体）。

如符合前四项指标，再有唾液腺活检阳性或检测到自身抗体，则诊断的敏感性为97%，特异性为90%。

需要与以下疾病相鉴别：系统性红斑狼疮、类风湿关节炎以及非自身免疫病的口干。

## 五、治疗

### （一）对症处理

眼干者以0.5%羧甲基纤维素作为人造泪液。口干者可予枸橼酸或柠檬汁口服以解渴。避免应用减少唾液腺分泌的药。

### （二）糖皮质激素

合并有其他外分泌腺累及的患者常用糖皮质激素治疗，小剂量泼尼松可减轻症状，较大剂量对肺纤维化或周围神经病变等并发症有效。

### （三）免疫抑制剂

免疫抑制剂可用于具有严重内脏损害的患者。

继发性患者应首先治疗合并的结缔组织病。

### （四）中医治疗

**1．内治**

（1）辨证施治。①风热型：疏风清热，宣肺布津。桑杏汤加减。②湿热型：化湿清热，解毒通络。龙胆泻肝汤加减。③气阴两伤型：益气健脾，滋阴补肾。归脾汤合六味地黄汤加减。④阴虚内热型：养阴清热，生津润燥。一贯煎加减。⑤痰瘀壅滞型：活血化瘀，祛痰散结。血府逐瘀汤加减。

（2）常用中成药。防风通圣颗粒、蒲地蓝胶囊、归脾丸、知柏地黄丸、大黄䗪虫胶囊、血府逐瘀口服液等。

**2．外治**

（1）针刺疗法。主穴：风池、下关、肝俞、脾俞、三阴交、足三里、太溪。配穴：阴陵泉、内庭、足临泣、大椎、曲池、合谷、气海、关元、肾俞、太冲、太溪等加减。一般用中等刺激，偏弱者用弱刺激。留针30分钟，每日1次、15次为1疗程。

（2）耳针疗法。主穴：神门、肝、肾、脾、枕、肾上腺、内分泌、皮质下；配穴可根据部位及症状加咽喉、扁桃体、眼、口、荨麻疹区等。

（3）还可以使用艾灸、放血及走留罐疗法等。

（编写：张淑娟　审校：罗权、田歆、高爱莉、李仰琪、李振洁、龚业青）

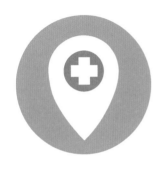

第九章 | 神经功能障碍性
皮肤病

第一节　慢性单纯性苔藓

## 一、概念

慢性单纯性苔藓（lichen simplex chronicus），又称神经性皮炎（neurodermatitis），是以阵发性剧烈瘙痒和皮肤苔藓样变为特征表现的一种慢性皮肤病。

## 二、临床表现

依受累范围不同，该病可分为局限性神经性皮炎和播散性神经性皮炎两型。

局限性神经性皮炎多见于中青年。皮损好发于颈后、颈侧、骶尾、肘窝、腘窝、会阴、阴囊等处。起病初期多表现为皮肤瘙痒，而无明显皮疹。经常搔抓或摩擦后，局部可出现米粒或豆粒大、圆形或多角形的扁平发亮丘疹。丘疹多呈肤色、淡红色或褐黄色，表面光滑或仅有少许鳞屑。病程更久者，可出现密集丘疹，皮肤苔藓样变。皮损边界多较清楚，表面可有抓痕、血痂及轻度色素沉着。患者自觉阵发性剧烈瘙痒。

播散性神经性皮炎好发于成人及老年。皮疹除可发生在局限性神经性皮炎的部位外，还可累及头面、躯干、四肢的任何部位。自觉奇痒，搔抓处皮肤易继发毛囊炎、疖肿、淋巴结炎等。

## 三、建议检查的项目

根据临床情况，必要时对患者行病原学检测排除原发和继发感染，可行皮肤镜检测、皮肤共聚焦显微镜检测和组织活检病理检查明确诊断。

## 四、诊断与鉴别诊断

主要根据局限性皮肤苔藓样变、阵发性剧烈瘙痒、慢性病程、好发部位等典型的临床表现进行断。鉴别诊断：慢性湿疹、瘙痒症、扁平苔藓、原发性皮肤淀粉样变等。

## 五、治疗

### （一）一般措施

耐心对患者讲清该病的性质，指导患者学会精神放松，摒弃紧张、悲观、焦躁等不良情绪。患者忌食辛辣食物，避免饮酒、喝浓茶等，避免对皮疹采用搔抓、热水烫等强烈刺激。

### （二）阻断"瘙痒—搔抓—瘙痒"的恶性循环

可服用有镇静安神作用的药物或有较强嗜睡作用的抗组胺药物。

### （三）局部治疗

首选外用类固醇皮质激素。根据皮损和患病部位选择合适的效价和剂型，对于肥厚性皮损可以使用效价较高或渗透较好的皮质类固醇油膏、乳膏，其他如焦油类制剂、维生素D3 衍生物、钙调磷酸酶抑制剂和水杨酸等角质剥脱剂也可选用。对较局限的皮损可行类固醇皮质激素封闭治疗。

（四）物理治疗

物理治疗包括紫外线、308 准分子激光/光、液氮冷冻、二氧化碳激光烧灼等。

（五）中医治疗

#### 1. 中医中药

患者可口服或外用中药熏洗，也可采用针灸及耳针治疗。

#### 2. 论治

早期病变以红斑、丘疹为主，瘙痒阵发，属风热交阻之证，应清热祛风，方以消风散加减。若病久后肌肤失养，皮损渐呈苔藓样斑块，表面干燥鳞屑，可见抓痕结痂，则属血虚风燥，治以养血祛风，可用养血定风汤加减。皮损泛发全身，奇痒不止，心烦内热，口渴喜冷饮者，则应清营凉血、消风止痒，方以清瘟败毒饮加减。

（编写：王菲　审校：王建琴、陈荃、罗育武、马少吟、梁碧华、李振洁）

 **第二节　瘙痒症**

## 一、概念

瘙痒症（pruritus）是指仅有皮肤瘙痒而无原发性损害的皮肤病。

## 二、临床表现

泛发性瘙痒症多始于身体的某一部分，后渐扩大，甚至波及周身。瘙痒易于入睡前、情绪紧张、气候变化、不良刺激后发生。皮肤常继发抓痕、血痂，长期过度搔抓，可引起色素沉着、苔藓样变、继发感染等。局限性瘙痒症多局限于身体某一部位，也可多处发生，常见于外阴、肛门、头皮、小腿、掌跖、外耳道等。

## 三、建议检查的项目

对患者进行真菌、细菌、寄生虫检查，以及血常规、肝肾功能、血糖、肿瘤等相关检查，以寻找引起瘙痒症的可能原因或潜在性疾病。

## 四、诊断与鉴别诊断

根据患者无原发皮疹而症状主要表现为瘙痒，易于诊断。应与虱病、慢性湿疹和慢性单纯性苔藓相鉴别。

## 五、治疗

### （一）西医治疗

（1）仔细查找病因并采取相应治疗。注意避免各种对皮肤的不良刺激及不良的生活习惯。

（2）内服药物以安神镇静类为主，包括各种有镇静嗜睡作用的抗组胺制剂。泛发者可静脉注射 10% 葡萄糖酸钙或硫代硫酸钠。

（3）局部治疗以外用止痒剂为主，如炉甘石洗剂、抗痒醋等。有感染等继发改变采用相应的制剂治疗。

（4）冬季瘙痒症者可予润肤保湿为主，如维生素 E 乳等。

### （二）中医治疗

#### 1. 辨证分型

（1）风热血热证。皮肤瘙痒，遇热或饮酒后加重，搔破后血痕累累；伴心烦、口渴，小便黄，大便干，舌质红苔薄，脉象浮数，苔薄黄，脉浮数或弦数。

（2）湿热内蕴证。瘙痒不止，抓破后渗液结痂；或外阴肛周皮肤潮湿瘙痒；伴口干口苦，胸胁胀满，食欲缺乏，小便黄，舌红苔黄腻，脉滑数。

（3）血虚风燥证。以老年人多见，病程较长，皮肤干燥瘙痒，血痕累累，伴头晕眼花，两目干涩，失眠多梦，舌红少苔，脉细数。

#### 2. 中医治疗原则

以祛风止痒为原则，应根据患者体质、皮损特点、自觉症状、舌象脉象，辨证选用中药或中成药内服、外用。

#### 3. 分证论治

（1）风热血热证。治法：清热疏风，凉血止痒。主方：消风散加减。常用药物：荆芥、防风、苦参、浮萍、生地黄、当归、牡丹皮、知母、蝉蜕、生甘草。

（2）湿热内蕴证。治法：清热利湿止痒。主方：龙胆泻肝汤加减。常用药物：龙胆草、苦参、苍术、生地黄、黄芩、栀子、车前草、白鲜皮、地肤子、生甘草。

（3）血虚风燥证。治法：养血平肝，祛风止痒。主方：当归饮子加减。常用药物：熟地黄、生地黄、当归、黄芪、天冬、麦冬、鸡血藤、首乌藤、刺蒺藜、黄芩、生甘草。

#### 4. 中成药治疗

防风通圣颗粒：解表通里，清热解毒。适用于外寒内热，表里俱实。用法：口服。肤痒颗粒：祛风活血，除湿止痒。适用于风热证。用法：开水冲服。疗癣卡西甫丸：清除碱性异常黏液质，燥湿，止痒。适用于湿热内蕴证。用法：口服。金蝉止痒胶囊：清热解毒，燥湿止痒。适用于湿热内蕴证。用法：口服。润燥止痒胶囊：养血滋阴，祛风止痒，润肠通便。适用于血虚风燥证。用法：口服。2 周为 1 个疗程。乌蛇止痒丸：养血祛风，燥湿止痒。适用于血虚风湿热邪蕴于肌肤。用法：口服。

#### 5. 药物外治疗法

（1）溶液外洗。皮损搔抓后渗液结痂、局部潮湿瘙痒，常用苦参、茵陈、马齿苋、蒲公英、地丁、黄檗、蛇床子等药物煎汤外洗，可选用复方黄檗液涂剂、皮肤康洗液等。皮损干燥瘙痒，肥厚、苔藓样变，常用大皂角、苍术、杏仁、桃仁、当归、地肤子、白鲜皮等药物煎汤外洗。

（2）洗剂。适用于各型皮肤瘙痒症，如甘霖洗剂、川百止痒洗剂等。

（3）霜剂。适用于皮损干燥瘙痒，可选用羌月乳膏、肤舒止痒膏等。

（4）软膏。适用于皮损干燥瘙痒，甚至肥厚、苔藓样变。可选用青鹏软膏、冰黄肤乐软膏、丹皮酚软膏、除湿止痒软膏等。

（编写：王菲　审校：王建琴、陈荃、罗育武、马少吟、梁碧华、李振洁）

 第三节　痒疹

## 一、概念

痒疹（prurigo）是一组伴有剧烈瘙痒的急性或慢性炎症性皮肤病。

## 二、临床表现

患者主要表现为风团样丘疹或结节，伴有剧烈瘙痒。

（1）成人痒疹好发于躯干和四肢伸侧，表现为针帽大至扁豆大风团样丘疹或丘疱疹，瘙痒剧烈；久之可有苔藓样变。

（2）Hebra 痒疹又称小儿痒疹。多见于 3 岁以前的幼儿，好发于四肢伸侧。常发生在丘疹性荨麻疹或荨麻疹后，消退的风团样丘疹或荨麻疹代之以米粒大的坚实丘疹（图 9 - 1）。瘙痒剧烈，易出现苔藓样改变、湿疹样变或继发感染。患儿还可伴有失眠、消瘦和营养不良等现象。

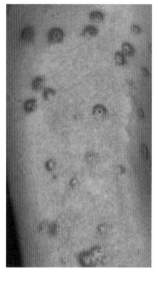

图 9 - 1　结节性痒疹

## 三、建议检查的项目

必要时可做病理、疥螨、真菌等检查，必要时以排除其他可疑疾病。

## 四、诊断与鉴别诊断

主要依据发病年龄、皮疹部位、皮疹形态特点及剧烈瘙痒进行诊断。鉴别诊断：丘疹性荨麻疹、疥疮、疱疹样皮炎、慢性湿疹等。

## 五、治疗

（一）积极寻找病因

防止虫咬、清除体内感染病灶、加强营养、改善卫生条件。

（二）药物治疗

可服用有镇静安神作用的药物或有较强嗜睡作用的抗组胺药物。

（三）局部治疗

常用的有各种效价较高或渗透较好的皮质类固醇乳剂、焦油类制剂和各种止痒剂。对较局限的皮损可行类固醇皮质激素封闭治疗。

（四）物理治疗

物理治疗包括紫外线、308准分子激光/光、液氮冷冻、二氧化碳激光烧灼等。

（五）中医治疗

口服或外用中药熏洗，也可采用针灸治疗。

**1. 辨证分型**

（1）风湿热型。主证：发病早期，以淡红色风团样丘疹、斑丘疹、丘疱疹或小水疱为主，伴抓痕、血痂。食欲缺乏，大便稀烂不畅，尿黄。舌红苔黄，脉数。治法：祛风清热，利湿止痒。方药：消风散加减，酌加牡丹皮、紫草，重用生地黄以加强凉血作用。

（2）风燥血瘀型。主证：发病后期，皮疹反复发作，皮肤粗糙、干燥，色素沉着，增厚，苔藓样变或伴有硬实小结节。大便干结，舌质暗红，苔薄黄或少苔有瘀点，脉细数。治法：祛风润燥，活血止痒。方药：血府逐瘀汤加润燥止痒汤加减。剧痒不止者选加全虫10 g、皂角刺20 g、夜交藤30 g、土茯苓30 g等；或用穿山甲10 g、全虫10 g、皂角刺15 g、桃仁10 g、红花、当归、川芎、三棱、莪术各10 g组方治疗。

**2. 中成药治疗**

消风止痒颗粒、防风通圣颗粒、荆肤止痒颗粒、大黄䗪虫胶囊、润燥止痒胶囊。

**3. 药物外治疗法**

（1）洗剂。适用于各型皮肤瘙痒症，如甘霖洗剂、川百止痒洗剂等。

（2）霜剂。适用于皮损干燥瘙痒，可选用羌月乳膏、肤舒止痒膏等。

（3）软膏。适用于皮损干燥瘙痒，甚至肥厚、苔藓样变，可选用青鹏软膏、冰黄肤乐软膏、丹皮酚软膏、除湿止痒软膏等。

（编写：王菲　审校：王建琴、陈荃、罗育武、马少吟、梁碧华、李振洁）

## 第四节　人工皮炎

### 一、概念

人工皮炎（artificial dermatitis）指患者采用机械手段或化学物质，伤害自己皮肤所引起的皮肤损害，以期获得同情、逃避责任、获得某种利益。通常该类患者会有意识地隐蔽自己的行为。

### 二、临床表现

多见于年轻女性，损伤可因刺激物不同而相异。常见刺激物为机械性或化学性。前者包括用指甲、尖锐器械等，后者包括各种有腐蚀性的酸碱等。皮损可与其他皮肤病的皮疹相似，有红斑、水疱、糜烂、坏死、刺伤外观等损害，通常有清晰的边界、奇异的形状（图9-2），并且分布在患者本人手所及处，呈线状或有规律排列（图9-3）。化学液体灼伤所造成的损害有时可见到液体流淌或滴落状皮损分布。损害可分批出现。患者自觉症状多为烧灼与疼痛感。

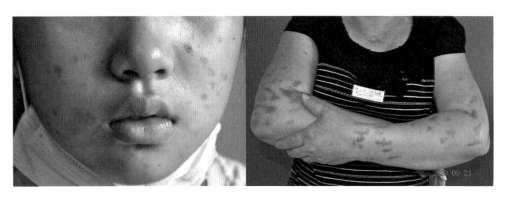

图9-2　面部人工皮炎　　　　　　图9-3　上肢形态单一的人工皮炎

## 三、建议检查的项目

一般不需要系统检查。

## 四、诊断与鉴别诊断

由于患者通常有意识地隐蔽自己的行为，因此很难获得确切的病史资料。并且医师在怀疑该类疾病时，也应当尽量不显露出对患者行为方面的过分关注。医师主要根据皮损的形态、分布特点进行诊断，而难以用其他皮肤病解释，还需要结合患者的性格与行为来判断，对少儿患者要结合家长提供的有关情况。

## 五、治疗

### （一）一般治疗

主要为精神治疗，即纠正患者的异常心理状态。保持良好的医患关系，使患者对医师有充分的信赖。对已发生的损害行对症治疗，必要时可试用抗抑郁药物。

### （一）中医治疗

本病应积极治疗皮肤损伤，认真分析其精神状况，对精神性疾病应予及时治疗，必要时可用绷带封包，以保护皮损处免受患者再次侵犯。一般不需中医药内服治疗。

（编写：王菲　审校：王建琴、陈荃、罗育武、马少吟、梁碧华、李振洁）

**第五节　寄生虫病妄想**

## 一、概念

寄生虫病妄想（parasitic delusion）是患者错误地认为自己皮肤有寄生虫感染。该病属于心理障碍范畴。

## 二、临床表现

患者常为焦虑不安的中年或老年人，女性多见，其注意力难以转移，不停地详细描述"寄生虫"形态和生活史。有的患者自行挖取小块皮肤或皮屑、毛发送来检查，或有挖除寄生虫的割伤痕迹。

## 三、建议检查的项目

对患者提供皮屑做显微镜检查及局部皮肤进行活检后可发现无真菌或寄生虫感染，系统检查一般无异常。

## 四、诊断与鉴别诊断

患者常有妄想倾向，坚信自己皮肤上感染某种寄生虫，皮肤表现可以完全正常，也可有表皮剥脱、结节和明显的溃疡。鉴别诊断：真性寄生虫病、单纯性疑病性精神病、焦虑症等。

## 五、建议的检查项目

对患者提供的皮屑进行显微镜检查及局部皮肤进行活检后可发现无真菌或寄生虫感染，系统检查一般无异常。

## 六、治疗

本病的本质是一种心理障碍性疾病，而不是躯体疾病，需要引导患者进行心理治疗。一般不需要中医药内服治疗。

（编写：王菲　审校：王建琴、陈荃、罗育武、马少吟、梁碧华、李振洁）

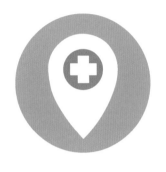

第十章 | 角化与萎缩性皮肤病

## 第一节  毛囊角化病

### 一、概念

毛囊角化病（keratosis follicularis），又称 Darier 病，是一种罕见的常染色体显性遗传性皮肤病。人群患病率约为数万分之一。大多数患者通常于 20 岁前发病，出生时没有。男女无差别。

### 二、临床表现

本病通常在儿童期发病，以 8～16 岁最多，5 岁以前少见。皮损好发于皮脂溢出部位。典型病变位于面部、前额、头皮和胸背。皮损也可发生于无皮脂腺部位（如掌跖），角化和无角化上皮如黏膜、角膜和下颌下腺。初期皮疹为细小、坚实、正常肤色的小丘疹，接着会有油腻性、灰棕色、黑色的痂覆盖在丘疹顶端凹面，去除后顶端可见漏斗状小凹（图 10-1）。丘疹逐渐扩大，常群集并趋向融合，形成不规则疣状斑块。屈侧腋下、臀沟及阴股部等多汗、摩擦处的损害增殖尤为显著（图 10-2），形成有恶臭的乳头瘤样和增殖性损害，常有皲裂、浸渍及脓性渗出物覆盖。指甲可发生甲下角化过度，甲脆弱、碎裂、白色或红色纵纹，甲游离缘有三角形缺损。指甲变化具有特征性，对诊断有帮助。皮疹通常是对称和广泛分布的。在局限性患者中，皮疹沿 Blaschko 线局限性或带状分布，躯干为其好发部位。本病常在夏季加重，患者对热敏感，在日晒、出汗和受热时加重。

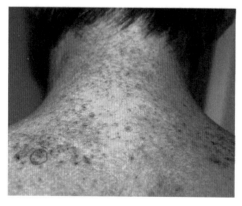

图 10-1  肩背部毛囊角化病

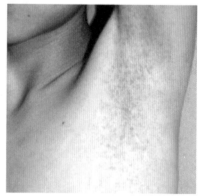

图 10-2  腋胁处毛囊角化病

### 三、建议检查的项目

对患者可行血常规、尿常规、肝肾功能、免疫五项、抗 O、血生化等检查，也可行真菌镜检或培养、细菌培养、皮肤镜检查及皮肤 CT，必要时行组织病理检查、基因检测、肿瘤筛查。

毛囊角化病的典型组织病理特征有：①基底层上方棘层松解，基底层上方出现腔隙或陷窝；②真皮乳头不规则上延，上方仅有一层基底细胞，形成所谓绒毛样外观；③表皮常有角化过度以及角化不全，表皮常出现凹陷或与外界穿通；④表皮内有特殊形态的角化不良细胞，形成圆体细胞和谷粒细胞。

## 四、诊断及鉴别诊断

根据患者的发病年龄、临床表现及组织病理检查结果，不难进行诊断。鉴别诊断：本病需与黑棘皮病、融合性网状乳头瘤病、脂溢性角化、暂时性棘层松解性皮病、疣状角化不良瘤、家庭性良性慢性天疱疮（又称 Hailey-Hailey 病）、日光性角化病进行鉴别。

## 五、治疗

### （一）一般治疗

毛囊角化病的治疗根据患者病情严重程度而定。轻症患者只需要滋润皮肤，局部使用润滑剂，避免日晒和过热的环境即可。中度至重度的患者，主要采用口服维 A 酸类药物治疗。比较有效和常用的合成维 A 酸有三种：异维 A 酸、阿维 A 酯及其主要代谢产物阿维 A 酸。其他有效的治疗方法包括局部外用氟尿嘧啶、他扎罗汀、卡泊三醇。对炎症皮损局部治疗包括外用糖皮质激素，也可外用水杨酸、煤焦油或硫黄软膏。对小斑片损害，用曲安奈德局部注射可使皮损获得迅速但暂时的缓解。对于一些难治性皮损，可尝试口服环孢素，或者切除对治疗抵抗的皮损后行皮肤移植。

### （二）中医治疗

该病在中医学无确切病名，徐谊厚教授将其列入肌肤甲错类予以辨治。

#### 1. 血虚失养证

初期阶段，皮疹好发于头面、颈胸以及四肢屈侧，表面多有油腻污垢痂，其皮肤损害粟粒大小，触之较硬，状如蟾皮，触之甲错，指趾甲脆薄而裂，伴有口舌干燥，舌红少苔，脉细数。治法：养血润燥。方药：清燥救肺汤加减。

#### 2. 脾不布津证

见于静止期，皮损好发于面颊、肩背、外阴、腋胁处，分布较广泛，皮疹呈绿豆大小，触之较硬，可伴有脓样黏液。口唇皲裂、结痂、糜烂，掌跖皮肤肥厚坚硬，触之如胼胝；身重，懒言，腹胀便溏；舌质淡红有齿痕，脉细无力。治法：健脾助运。方药：参苓白术散加减。

#### 3. 中医传统疗法

熏洗法、艾灸法、梅花针法、埋线法、穴位注射法。

**参考文献**

[1] 张磊，李小静，孙建方. 阿维 A 缓解毛囊角化病 1 例 [J].临床皮肤科杂志，2010.39
(9)：597－598.

[2] 郑礼宝，陈俊，翁立强. 毛囊角化病 1 例及家系调查 [J].临床皮肤科杂志，2011

（12）：764 – 765.

［3］ 常建民. 毛囊角化病［J］.临床皮肤科杂志，2011.40（10）：649 – 649.

［4］ 赵小燕，等. 毛囊角化病患者 ATP2A2 基因的突变分析［J］.中华医学遗传学杂志，2016.33（5）：641 – 644.

［5］ 赵辨. 中国临床皮肤病学［M］.2 版. 南京：江苏凤凰科学技术出版社.2017，1172 – 1175.

（编写：张静、孟珍　审校：王建琴、杨艳、田歆、陈荃、李振洁）

## 第二节　汗孔角化病

### 一、概念

汗孔角化病（porokeratosis）是由 Mibelli 提出的一种少见、遗传性的慢性进行性角化不全性皮肤病，皮损特征为一个或多个离心性环状斑，中央呈轻度萎缩，边缘堤状角质嵴围绕。目前已报道许多汗孔角化病的变异型。

### 二、临床表现

汗孔角化病有以下分型。

（一）经典斑块型

该病皮损开始为一小的角化性丘疹，缓慢地向周围扩展形成环形、地图形、匍形性或不规则形的边界清楚的斑片，边缘呈堤状、有沟槽的角质性隆起，灰色或棕色，中心部分皮肤干燥光滑而有轻度萎缩，缺乏毳毛，其间汗孔处有时有针头大细小的角质栓。常为单个或仅数个孤立性角化损害，主要分布在手足、前臂和大腿处。

（二）浅表播散型

该病多见于面、颈、前臂、躯干及掌跖，边缘纤细如一圈黑线，中央有色素沉着，类似萎缩性扁平苔藓。

（三）单侧线状型

该病皮损类似疣状线状表皮痣，常单侧分布。本型可能是线状苔藓的一个型或为非遗传性，起病于婴儿期并可自愈的特殊类型，或为外伤所致的同形反应现象。

（四）播散性浅表性光线性汗孔角化病

该病是汗孔角化病中最常见的一种类型，患者多 30 ～ 40 岁发病，好发于日光暴露部位，病损浅表播散，以多发环形棕褐色角化皮损为特征。

（五）显著角化过度型

皮损发红，中心区增厚及边缘角化过度明显，其他同典型斑块型。

（六）炎症角化型

皮损类似老年角化症，并可发生破溃、结痂的增生性炎症反应而使外观似鳞癌（图

10 - 3、图 10 - 4）。

（七）掌跖泛发性型

好发于男性，与日光无关，首先在掌跖部发生皮疹，以后泛发到全身。

（八）点状汗孔角化病

多在儿童或青春期发病，为 1 ～ 2 mm 大小点状角化性或棘状丘疹，少数皮疹为 3 ～ 5 mm 的角化性丘疹。

（九）丘疹型

为 2 ～ 4 mm 大小褐红色形态不规则的丘疹，可有融合现象，部分区域可见汗孔角化病的典型损害。

（十）疣状斑块型

多见于青壮年臀部等易受压或摩擦部位，表现为疣状增生性丘疹或斑块，皮损面积大（图 10 - 5、图 10 - 6），遗传史可不明确，但有特征性组织病理—角质层内可见由角化不全细胞组成的"鸡眼样板"，其下方颗粒层减少或消失，棘层内有角化不良细胞。

（十一）混合型

同一个患者除有经典斑块和浅表播散型皮损外，还存在非本病特征的皮损，如结节等。

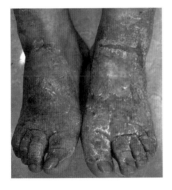
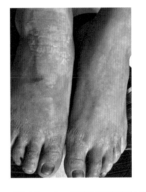

图 10 - 3　双足炎症斑块型汗孔角化病（治疗前）

图 10 - 4　双足炎症斑块型汗孔角化病（治疗后）

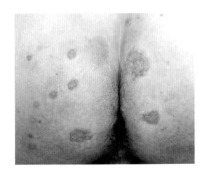
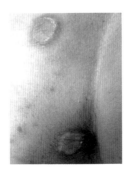

图 10 - 5　臀部汗孔角化病

图 0 - 6　左臀部疣状斑块型汗孔角化病

223

## 三、建议检查的项目

对患者可行血常规、尿常规、肝肾功能、免疫五项、抗 O、血生化等检查，也可行真菌镜检或培养、细菌培养、皮肤镜检查及皮肤 CT，必要时行组织病理检查、基因检测、肿瘤筛查。

组织病理：汗孔角化病共同的组织病理学特征为位于皮损边缘的角化不全板或"鸡眼板"，皮损中央的特征为表皮薄、过度角化、部分类型有表皮增生。角化不全下方表皮、真皮的交界面有液化变性。真皮乳头层及皮肤上部围绕血管周围可见轻度淋巴细胞组织浸润，同时可见到日光变性。对于疣状斑块型汗孔角化病角化过度和棘层肥厚较明显，部分可见疣状增生和表皮突延长，真皮上部血管周围慢性炎症细胞浸润更突出。

## 四、诊断与鉴别诊断

本病根据临床表现，一般不难进行诊断，因本病的组织病理象有诊断价值，必要时可做活检以确诊。本病需要与扁平苔藓、萎缩性硬化性苔藓、疣、光线性角化症、疣状表皮痣、鲍温（Bowen）病、环状穿通性肉芽肿、环状晚期梅毒疹、环状弹性纤维溶解性肉芽肿以及匐行性穿通性弹性纤维病相鉴别。

## 五、预防及治疗

各种治疗方法疗效均不满意，任何治疗方法都不能防止其复发。

### （一）药物治疗

一般来说，使用润肤剂及角质松懈剂，如 10% 水杨酸软膏或 0.05%～0.1% 维 A 酸软膏、外用氟尿嘧啶等，可以改善症状，但无助于皮损的治疗。内服阿维 A 酯、阿维 A 或异维 A 酸往往在用药期间有效。对疑与日晒有关的患者，可试服羟氯喹治疗。

### （二）物理治疗

包括冷冻、二氧化碳激光及皮肤磨削术治疗，对播散性浅表性光线性汗孔角化病、经典斑块型患者的皮损面积小的可试用二氧化碳或液氮治疗。有人试用脉冲染料激光治疗线状汗孔角化收到良好效果。此外，也有人使用他卡西醇治疗播散性浅表性光线性汗孔角化病。

总之，对于汗孔角化病众多学者使用多种不同的治疗方法，但未发现哪一种更有效。据统计大约有 7% 的汗孔角化病会发展为鳞状细胞癌。建议避免过度的日晒，使用遮光剂并定期随访皮肤科医生，以及时发现并制止皮肤的恶变。

### （三）中医治疗

中医病名：鸟啄疮。

#### 1. 风湿外袭证

多见于初起阶段，常发生于成年人。皮损成孤立角化损害，或边缘纤细，可缓慢向外扩展，中央有褐色斑片。舌淡苔白，脉弦细。治法：祛风除湿，养血润燥。方药：当归饮子加味。

**2．瘀血阻滞证**

多在幼年发病，有家族病史。皮损为黑褐色角化型丘疹，类圆形或不规则形，周边隆起，触之刺手，皮损多静止不变。舌质暗红或有瘀斑，脉象涩滞。治法：活血化瘀，疏通经络。方药：通窍活血汤合大黄䗪虫丸加减。

**3．中医传统疗法**

熏洗法、火针法、艾灸法、梅花针法、埋线法、穴位注射法。

**参考文献**

叶兴东，等．实用皮肤性病的诊断与治疗［M］．北京：科学技术文献出版社，2019：
299－307.

（编写：张静、孟珍　审校：王建琴、杨艳、田歆、陈荃、李振洁）

 **第三节　掌跖角化病**

## 一、概念

掌跖角化病（palmoplantar keratodermas）是一组以掌跖弥漫性或局限性角化过度为特点的遗传性皮肤病。

## 二、临床表现

掌跖角化病以手掌和足跖皮肤增厚、角化过度为特点的一组慢性皮肤病，大多为先天性，常有家族史，分为显性 X 连锁和隐性遗传，也包括一部分获得性疾病。该病是一个大的临床表现谱，也可以是其他皮肤病如鱼鳞病、银屑病、毛发红糠疹、痣样基底细胞癌综合征等或其他一些全身性疾病的表现。因临床表现、遗传方式及发病时间的不同，构成了许多不同的综合征。

掌跖角化病有以下临床类型。

### （一）弥漫性掌跖角化病

该病为常染色体显性遗传，常为婴儿期发病，亦可推迟至儿童期。初期病变为局灶性，6 个月至 1 岁后才为掌跖部弥漫性损害，以及边界清楚的坚硬角化斑块，呈黄色，蜡样斑块，边缘常呈淡红色，掌跖可单独或同时受累。损害一般不扩散至手足背面。可伴有掌跖多汗、甲板增厚浑浊。部分患者可合并鱼鳞病或其他先天性异常，如假性趾（指）断症和遗传性色素异常症等。

### （二）进行性掌跖角皮症

该病为弥漫性非表皮松解性染色体显性遗传型掌跖角皮症的典型变异，少见。患者在 2 岁以后出现掌跖部角质增厚，其发病年龄晚于弥漫性掌跖角皮症，以后症状逐渐加重，范围逐渐扩大可达数年，有时直至 30 余岁时才停止发展。掌跖角化过度通常较轻，呈弥漫性，而手足的侧缘及背面角化总是很明显存在，手臂和腿部也可出现不规则的角化过度斑片，呈青灰色。部分病例可有雷诺现象，并伴多汗症及腱反射亢进，甲受累不常见。

### （三）局限性掌跖角化病

本病罕见，属隐性遗传。常在儿童期发病，在跖部、指尖和小鱼际隆起压力点处，出现触痛的胼胝状硬结。患者常伴发智力低下、颊黏膜白斑病与角膜营养障碍，可有甲的异常。

### （四）条纹状掌跖角皮症

该病又称肢端角化病、Brunaur-Fuhs-Siemens 综合征，为一种少见的局灶性掌跖角皮症，属于常染色体显性遗传。本病一般自婴幼儿起发病，临床表现多种多样，主要表现为手掌沿手指辐射状条纹形角化过度，皮损多分布于摩擦和着力部位，有时肘、膝关节伸侧也可受累（图10-7）。有的患者皮肤脆性增加，外伤后皮肤容易被撕裂，但一般不起水疱。有时可累及指（趾）甲和毛发，如甲纵嵴形成和甲小皮过度角化。部分患者的颊黏膜可有乳头瘤样损害。

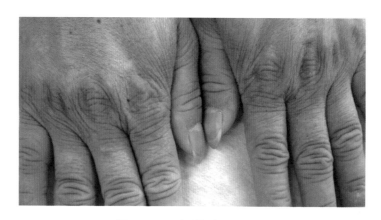

图10-7　对称性肢端角化病

### （五）点状掌跖角皮症

本病又称播散性角质瘤、掌跖播散性角皮症、丘疹性掌跖角化症。它是一种特殊类型掌跖角化病。该病通常10～45岁发病，迟于其他类型遗传性掌跖角化病；皮损表现为双手掌和双足跖部进行性增多和增大的角化性丘疹，丘疹剥离后呈火山口样凹陷；随年龄增长，皮损数目更多，分布更广泛，足跖着力部位皮损逐渐相互融合成更大丘疹或斑块；此外该病可伴有指、趾甲改变如甲缺如、甲营养不良和弯甲等。有少数患者皮损同时可累及手足背、肘、膝等部，甚至其他部位。

## 三、建议检查的项目

对患者可行血常规、尿常规、肝肾功能、免疫五项、抗O、血生化等常规检查，也可行真菌镜检或培养、细菌培养、皮肤镜检查及皮肤CT，必要时行组织病理检查、基因检测、肿瘤筛查。

组织病理：角化过度，颗粒层增厚，棘层肥厚，表皮突假银屑病样改变，真皮浅层血管周围稀疏淋巴细胞浸润；表皮松解性掌跖角化病组织象与表皮松解性角化过度型鱼鳞病相同；点状掌跖角化病时，角质层内可见致密的角化不良柱，角化过度区下方生发层呈杯状凹陷，而真皮无炎症。

## 四、诊断与鉴别诊断

掌跖角化病根据发病年龄及家族史以及临床表现的特点，一般可明确诊断。但应与获得性掌跖角化病或症状性掌跖角化病鉴别。获得性掌跖性角化病为后天性角化病，多在成年期发病，无明显的家族易感性，除少数患者可为特发性外，多数掌跖角化病患者为系统性疾病或药物的反应，如恶性肿瘤、免疫性疾病、内分泌疾病、黑棘皮病等。症状性掌跖角化病包括角化型手足癣、掌跖部慢性湿疹、非遗传性进行性掌跖角化症等。

## 五、治疗

### （一）一般治疗

本病尚无特效的治疗方法。其治疗原则为：减少角质增厚，润滑皮肤，预防皲裂，减少压力和摩擦，应以局部治疗为主，疗效欠佳。

外用角质松解剂。可外用 10%～20% 水杨酸乳膏，通过溶解角质层细胞结合物而达到角质松解作用，使增厚的角层脱落；10% 氯化钠亲水性软膏、10%～20% 尿素软膏外用或用 30% 尿素溶液浸泡有时也有效。

外用 0.1% 维 A 酸霜或 0.025% 地蒽酚软膏，最好采用晚间封包治疗，也有角质剥脱效果。

可用糖皮质激素软膏封包治疗或硬膏外贴。

系统治疗：维 A 酸类需要终身用药，但因有骨毒性，故实际不常使用。一般认为患者在服药期间角化增厚损害会有所减轻，但停药后即复发。如口服阿维 A 酯每日 0.6 mg/kg，并调整剂量以达到满意临床效果，维持 1 年，维持量 5～35 mg/d；或口服异维 酸 A 每日 0.5～1.0 mg/kg，分 2～3 次服。可联合外用维 A 酸软膏。

β-胡萝卜素可抑制角质细胞增生，达到平衡状态后细胞脱落增加，每日 1.0～2.5 mg/kg 治疗 6 周后，症状可明显改善，但停药后会有不同程度的复发。

用维生素 A 10～15 万 IU/d 和维生素 E 0.3～0.6 g/d 联合治疗，效果欠佳。

有报道显示口服辅酶生物素可改善患者临床症状。

### （二）中医治疗

中医病名：手足发胝。

#### 1. 脾虚血亏证

掌跖皮肤坚硬如胼胝，发硬变厚而色黄，冬天发生皲裂，日久则伴有头晕目眩、面色苍白、食欲缺乏，乏力；舌淡，苔少，脉细弱。治法：健脾和营，养血润燥。方药：八珍汤加减。

#### 2. 中医传统疗法

熏洗法、火针法、艾灸法、梅花针法、埋线法、穴位注射法。

**参考文献**

[1] 罗婕，郝飞. 条纹状掌跖角皮病 1 例 [J]. 中国皮肤性病学杂志，2011（11）：910.

[2] 游弋，阎衡，宋志强，等. 进行性掌跖角化病一家系调查 [J]. 临床皮肤科杂志，2012，41（4）：223－224.

[3] 马东来，方凯，刘平，等. 条纹状掌跖角皮症 1 例 [J]. 临床皮肤科杂志，2005，34（5）：314.

[4] 叶兴东，等. 实用皮肤性病的诊断与治疗 [M]. 北京：科学技术文献出版社，2019，307－312.

（编写：张静、孟珍　审校：王建琴、杨艳、田歆、陈荃、李振洁）

 **第四节　毛周角化病**

## 一、概念

毛周角化病（keratosis pilaris），又称毛发苔藓（lichen pilaris）或毛发角化病，是一种毛囊漏斗角化异常性皮肤病，青春期发病率高。

## 二、临床表现

该病常见于青少年，一般随年龄增长逐渐好转。好发于上臂、大腿伸侧、臀部、肩胛、面部，对称分布，受累部位皮肤有特殊粗糙感。皮损为针尖至粟粒大小的毛囊性丘疹，呈暗红色、褐色或肤色，不融合，顶端有淡褐色或灰白色角质栓，内含卷曲毛发，剥去角栓后遗留漏斗状小凹陷，但很快形成新角栓。皮损冬重夏轻，一般无自觉症状。

## 三、建议检查的项目

对患者可行血常规、尿常规、肝肾功能、血生化等常规检查，必要时行皮肤镜检查，以及皮肤 CT、组织病理、直接和间接免疫荧光、免疫组化、特殊染色、微量元素检查等。

组织病理：表皮基本正常，可见毛囊角栓，毛囊角栓周边角化不全，毛囊周围散在少量炎细胞浸润。

## 四、诊断与鉴别诊断

根据好发年龄及部位，以及伴有角栓的毛囊性丘疹，易于诊断。鉴别诊断：本病需与小棘苔藓、维生素 A 缺乏症、毛发红糠疹、毛囊性鱼鳞病进行鉴别。

## 五、治疗

### （一）一般治疗

一般无须治疗。可局部外用 0.05%～0.10% 维 A 酸软膏及他扎罗汀乳膏减轻皮肤粗糙，外用尿囊素、维生素 E 乳、维生素 E 霜、20% 鱼肝油软膏、5% 水杨酸软膏、复方间苯二酚软膏可缓解症状。局部也可选择化学剥脱（果酸）治疗。病情严重者可以口服维A酸类药物治疗。

#### （二）中医治疗

中医病名：肉刺毛。

**1. 血虚风燥证**

毛囊性丘疹，角质栓形成，皮肤干燥、粗糙，或伴有瘙痒；舌淡红，少苔，脉弦细。治法：养血祛风润燥。方药：当归饮子加减。

**2. 中医传统疗法**

熏洗法、火针法、艾灸法、埋线法、穴位注射法。

（编写：张静、孟珍　审校：王建琴、杨艳、田歆、陈荃、李振洁）

 ## 第五节　剥脱性角质松解症

### 一、概念

剥脱性角质松解症（exfoliative keratolysis），又称板层状出汗不良（lamellar dyshidrosis），是一种掌跖部角质层浅表性剥脱性皮肤病。患者常伴出汗不良，目前大多认为是一种遗传缺陷。多汗症可能是一种诱因。

### 二、临床表现

该病主要累及掌跖部，偶见于手、足背侧，对称分布。皮损初起为针头大白点，由表皮角质层与下方组织松解形成，并逐渐向四周扩大，类似疱液干涸的疱膜，容易自然破裂或经撕剥成为薄纸样鳞屑，其下方皮肤正常。皮损不断扩大，新鳞屑区发生，最终融合成整片可剥脱的鳞屑，无瘙痒感。易在暖热季节复发，往往合并局部多汗，病程具有自限性。

### 三、建议检查的项目

对患者可行血常规、尿常规、肝肾功能、血生化等常规检查，怀疑为真菌感染可行真菌镜检或培养、皮肤镜检查及皮肤CT，必要时可行病理活检。

### 四、诊断与鉴别诊断

根据皮损只有鳞屑而无水疱形成及炎症变化，不痒及分布部位的特点易于诊断。本病需与汗疱疹、癣菌疹、掌跖部湿疹、接触性皮炎等相鉴别。

### 五、治疗

#### （一）一般治疗

本病治疗较困难，但病程经2～3周常可自然缓解。外用5%水杨酸软膏、尿囊素、维生素 E 乳、维生素 E 霜有一定效果，用维 A 酸霜也常有效。对长期不愈者肌内注射小剂量（20～30 mg）曲安奈德常可使病情缓解。

### （二）中医治疗

#### 1．内治法

风湿郁阻：双手掌或足跖多汗，点状或片状脱屑，伴有瘙痒或灼热感；身倦纳呆，便溏不爽；舌淡苔白腻，脉濡。

治法：祛风止痒，燥湿消疹。

方药：消风散合萆薢渗湿汤加减。脾虚血燥：双手掌或足跖部皮肤干燥，点状或片状脱屑；伴面色无华，或失眠心悸，咽干口渴；舌淡红少苔，脉细。治法：补气健脾，养血润燥。

方药：八珍汤加减。

#### 2．中医传统疗法

耳穴法、熏洗法、艾灸法、埋线法、穴位注射法。

（编写：张静、孟珍　审校：王建琴、杨艳、田歆、陈荃、李振洁）

## 第六节　萎缩纹

### 一、概念

萎缩纹（striae atrophicae）又称膨胀纹（striae distensae），其症状为皮肤出现原发性条纹状萎缩，初起颜色淡红，久后转为淡白。因妊娠发生者称妊娠纹。

### 二、临床表现

该病损害呈境界清楚的波浪形条纹状萎缩，初起微高，色淡红或紫红，逐渐转为苍白色，微凹，柔软而有光泽，表面平滑而有细微皱纹，有时隐约可见皮内血管纹理，无自觉症状，一般不会消退。临床分型包括青春期萎缩纹、库欣综合征/糖皮质激素所致萎缩纹、妊娠纹。

### 三、建议检查的项目

可行皮肤镜检查及皮肤 CT，必要时行组织病理检查、内分泌功能检查、抗核抗体谱、麻风筛查等。

病理活检：表皮基本正常，真皮胶原疏松，弹力纤维染色示弹力纤维断裂、减少。

### 四、诊断与鉴别诊断

主要根据患者临床表现进行诊断。本病需与带状硬皮病、线状和漩涡状痣样色素沉着症及由炎症继发的萎缩，如麻风、扁平苔藓、盘状红斑狼疮等相鉴别。

# 五、治疗

## （一）一般治疗

本病尚无特效治疗方法，维 A 酸乳膏外用或可使皮疹减轻。

## （二）中医治疗

### 1．血虚失养证

初期阶段，患处呈波浪或条纹状萎缩，色淡红或紫红。舌质红，苔少，脉细数。治法：益气养血润燥。方药：当归饮子合清燥救肺汤加减。

### 2．瘀血阻滞证

后期阶段，患处呈波浪或条纹状萎缩，色白。舌质暗红或有瘀斑，脉象涩滞。治法：活血化瘀，疏通经络。方药：通窍活血汤合大黄䗪虫丸加减。

### 3．中医传统疗法

艾灸法、火针法、梅花针法、埋线法、穴位注射法。

（编写：张静、孟珍　审校：王建琴、杨艳、田歆、陈荃、李振洁）

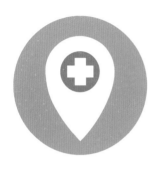

第十一章 | 红斑鳞屑性
皮肤病

### 第一节 多形红斑

## 一、概念

多形红斑（erythema multiforme，EM）是一种以靶形损害或虹膜状红斑为典型皮损的急性炎症性皮肤病，常伴不同程度黏膜损害，少数患者有内脏损害，易复发。

## 二、临床表现

该病多累及青少年，男性略多于女性。春秋季节易发，病程呈自限性，但常复发。常起病较急，可有头痛、低热、四肢倦怠、食欲不振、关节和肌肉疼痛、扁桃体炎和呼吸道感染等前驱症状。皮损呈多形性，可有红斑、丘疹、斑丘疹、水疱、大疱、紫癜和风团等。按皮损的形态不同和病情严重程度可分为红斑 - 丘疹型、水疱 - 大疱型及重症型。

### （一）红斑 - 丘疹型

此型最常见，约占80%，为多形红斑轻症型，发病与单纯疱疹病毒感染有关，病情较轻，全身症状不显著。好发于面颈部和四肢远端伸侧皮肤，黏膜受累较少。皮损主要为红斑和丘疹，亦可见风团。初为 0.5 ～ 1.0 cm 的圆形或椭圆形水肿性红斑或淡红色扁平丘疹，边界清楚，向周围逐渐扩大（图 11 - 1）；典型皮损为靶形皮损或虹膜样皮损，由三带组成，内带为紫癜或水疱，略凹陷，呈暗红色或紫色，中带为水肿性隆起，外带为红色环，境界清楚；除典型皮疹外，还有环状、多环状、弓形红斑等。可出现同形反应［又称科布内（Koebner）现象］，有轻度瘙痒感或疼痛和灼热感。皮损2～4周消退，可留有暂时性色素沉着。

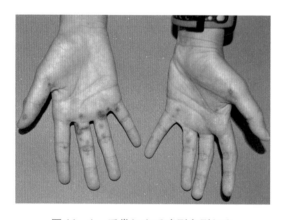

图 11 - 1　手掌红斑丘疹型多型红斑

### （二）水疱 - 大疱型

介于轻型和重症型之间，常由红斑 - 丘疹型发展而来，常伴全身症状。除四肢远端外，可向心性扩散至全身，口、鼻、眼及外生殖器黏膜可出现糜烂。皮损以水疱为主，渗出较严重，常发展为浆液性水疱、大疱或血疱，周围有暗红色晕（图 11 - 2）。

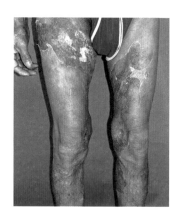

图 11 - 2　下肢水疱大疱型多型红斑

（三）重症型

重症型又称史约综合征（Stevens-Johnson 综合征），有前驱症状，发病急骤，全身症状严重。皮损为水肿性鲜红色或暗红色虹膜样斑点或瘀斑，红斑数目多，迅速扩大，相互融合，泛发全身，其上出现水疱、大疱或血疱，尼科利斯基征阳性。黏膜损害严重，常可累及两个或两个以上的黏膜部位，口、鼻黏膜可发生充血糜烂，出现灰白色假膜，疼痛明显；眼结膜充血、渗出，严重可致角膜炎、角膜溃疡、全眼球炎及失明；外阴、肛门黏膜可出现水疱、糜烂、结痂；呼吸道、消化道黏膜受累可导致支气管肺炎、消化道出血等。可并发坏死性胰腺炎、肝肾功能损害，也可因继发感染引起败血症。

## 三、建议检查的项目

对患者可行血常规、尿常规、肝肾功能、血生化等常规检查，也可行真菌镜检或培养、细菌培养、抗核抗体、梅毒血清试验、天疱疮抗体检测，必要时可行组织病理活检或免疫组化。

组织病理改变：局灶性角质形成细胞坏死和海绵状血管扩张，基底细胞液化，表皮下水疱形成，基底膜完整；真皮上部水肿，血管扩张，红细胞外渗，血管周围淋巴细胞及少数嗜酸性粒细胞浸润。免疫组化显示表皮内主要为 CD8$^+$ 细胞、巨噬细胞，表皮内主要是 CD4$^+$ 细胞。免疫荧光检测无特异性，IgM 和 C3 呈颗粒状沉积在真皮浅表血管丛周围及局灶性真皮 – 表皮交界部位。表皮基本正常，真皮胶原疏松，弹力纤维染色示弹力纤维断裂、减少。

## 四、诊断与鉴别诊断

（一）根据病史、体格检查等进行诊断

面颈部和四肢远端皮肤或黏膜有自限性红斑、丘疹、水疱发作史。重症可有全身症状和广泛黏膜糜烂及溃疡史。面颈部及四肢远端有对称性分布的丘疹，水肿性红斑或水疱、大疱。典型皮损为虹膜样红斑，可出现口腔黏膜损害。

### （二）鉴别诊断

#### 1. 红斑-丘疹型

（1）玫瑰糠疹。该病好发于春秋季节，病程呈自限性，可见椭圆形或环状玫瑰色淡红斑，直径可迅速扩大，边界清楚，伴瘙痒感，但皮损常覆细小鳞屑，且常发生于躯干和四肢近端，愈后一般不复发。

（2）体癣。该病好发于夏秋季，可形成有鳞屑的环状或多环状红斑，边缘常有丘疹、丘疱疹和水疱，常发生在腹股沟、会阴、肛周等特殊部位，直接镜检可查到菌丝或孢子。

（3）二期梅毒疹。患者有不洁性交史和硬下疳史，典型皮损为掌跖部铜红色、浸润性斑疹或斑丘疹，梅毒血清反应阳性。

#### 2. 水疱-大疱型

（1）大疱型类天疱疮。该病为自身免疫性表皮下大疱病，多见于60岁以上的老年人。典型皮损为在外观正常的皮肤或红斑基础上出现紧张性水疱或大疱，少数患者可有轻微黏膜损害，组织病理检查的特征是表皮下水疱，行 ELISA 可检测到特异性抗 BP180 和 BP230 抗体。

（2）寻常性天疱疮。该病病情较重，预后差，典型皮损为外观正常皮肤或红斑上出现水疱或大疱。病理改变为棘层松懈、表皮内水疱，行 ELISA 可检测到特异性抗 Dsg3 或 Dsg1 抗体。

#### 3. 中毒性表皮坏死松解征

该病皮损面积更大，病情更严重，有发热、咳嗽等前驱症状。重要特征是出现疼痛性红斑，后进展到大面积剥脱的水疱，大片糜烂和渗出，呈烫伤样外观，伴有胃肠道等黏膜的剥脱，内脏损害更严重。

## 五、治疗

应积极寻找病因，轻型患者多在数周内自愈，仅需要对症治疗；重症型往往可危及生命，需要积极治疗。

### （一）寻找及去除诱因

如感染因素排查单纯疱疹病毒、EB 病毒感染，排查自身免疫疾病，排查体内隐藏感染灶，停用可疑致敏药物等。

### （二）轻型治疗

轻型病例一般给予对症治疗，如内服抗组织胺药、钙剂、维生素 C 等，外用炉甘石洗剂或皮质类固醇霜剂。

### （三）重症病例

重症病例应及时给予足量类固醇皮质激素。感染诱发的多形红斑应选用适合的抗生素，皮肤黏膜糜烂严重者亦应选用抗生素防治感染，但应注意避免可能致敏的药物。同时，应根据病情给予各种支持疗法，保持水、电介质平衡，改善全身营养状况。要重视皮肤黏膜的护理，保持好口腔清洁，可用3%过氧化氢或氯己定漱口液漱口。因口腔黏膜糜烂疼痛而影响进食者，进食前可用1%利多卡因含漱。为避免或减轻眼部后遗症，要及时清理分泌物，用抗生素和可的松眼药水交替点眼，夜间可用红霉素眼膏。对皮肤大疱应抽取疱液，糜烂渗出多时用3%硼酸或1/8000高锰酸钾液湿敷。对上述治疗效果不佳者，给予大剂量丙种球蛋白治疗，亦可根据病情结合中草药治疗，中药对本病有特殊的治疗效果。

### （四）中医治疗

#### 1. 血热型

治法宜清热凉血、散风。方用凉血五根汤加减：白茅根30 g，茜草根10 g，紫草根10 g，菊花10 g，生地黄15 g，牡丹皮10 g，大青叶12 g，防风10 g，车前草15 g，薄荷3 g。热盛烦渴者加生石膏、竹叶；大便秘结者加大黄；关节痛者加秦艽、桑枝、鸡血藤；或用三花子藤方（生槐花、款冬花、地肤子、首乌藤）内服。

#### 2. 寒湿型

治法宜健脾除湿，温经散寒。方用当归四物汤加减：茯苓10 g，白术10 g，陈皮5 g，桂枝10 g，白芍10 g，吴茱萸10 g，干姜6 g，当归10 g，鸡血藤15 g。气虚明显者加生黄芪、党参；关节痛者加秦艽、老鹳草；发生于上肢者加片姜黄；发生于下肢者加木瓜。

#### 3. 局部治疗

治疗原则为消炎、收敛、止痒，防止感染。以红斑丘疹为主者选用炉甘石洗剂、类固醇皮质激素软膏。对水疱糜烂渗出者可用各种收敛抗菌剂，进行局部湿敷或涂抹油膏，如3%硼酸溶液，复方硫酸铜溶液或黄檗地榆水湿敷；复方代马妥油膏或5%紫草、10%生地榆油膏。如有口腔黏膜损害时，可用白菊花、金银花泡水含漱，可每日多次含漱。

**参考文献**

［1］吴志华，樊翌明. 皮肤性病诊断与鉴别诊断［M］. 北京：科学技术文献出版社，2008：366 – 369.

［2］赵辨. 中国临床皮肤病学［M］. 南京：江苏科学技术出版社，2010：989 – 992.

［3］张学军. 皮肤性病学［M］. 北京：人民出版社，2018：137 – 138.

（编写：罗权、熊斯颖　审校：张锡宝、刘玉梅、罗育武、罗权、李振洁）

 **第二节　离心性环状红斑**

## 一、概念

离心性环状红斑（erythema annulare centrifugum）为一种慢性反复发作的环状红斑性皮肤病，表现为缓慢离心性扩大，边缘呈堤状、环状或多环状的红斑。目前认为是一种过敏反应，是由多种病因引起，如感染、肿瘤、药物、食物和蚊虫叮咬等。

## 二、临床表现

该病好发于夏季，可发生于任何年龄，无性别差异。常反复发作，病程可持续数年，部分患者可出现关节痛、咽痛等。皮损初为淡红色扁平丘疹，离心性向外扩大，中央渐消退，边缘略隆起，形成环状或半环状红斑（图 11-3）。皮损之间相互连接或融合，呈环形、弧形、多环形及地图形。好发于大腿和臀部，很少累及头面、掌跖和黏膜。可自然缓解，如无严重并发症，预后良好；少数合并内脏恶性肿瘤和严重系统性疾病，预后须据并发症的严重程度和治疗情况而定。根据皮损特点临床上可分为浅表型和深在型。

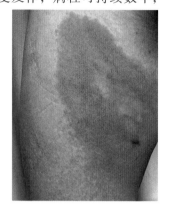

图 11-3　离心性环状红斑

### （一）浅表型

患者症状为红色环状红斑，边缘轻微隆起，内侧附着鳞屑，常伴有瘙痒。

### （二）深在型

红色环状红斑，边缘隆起较浅表型显著而坚实，无鳞屑、无瘙痒。

## 三、建议检查的项目

对患者可行血常规、尿常规、肝肾功能、血生化、免疫五项、抗核抗体谱、梅毒血清试验等常规检查，也可行真菌镜检或培养、皮肤镜检查及皮肤 CT、麻风筛查，必要时行组织病理检查。

浅表型皮损的表皮可有轻微的棘细胞层水肿、小水疱和灶性角化不全；浅表血管周围有轻微淋巴细胞、组织细胞和嗜酸性粒细胞浸润，浸润较致密，即呈"袖口样"外观，具有特异性。深在型皮损的表皮基本正常，真皮中下层常见沿血管周围排列、边界清楚的单核细胞浸润。

## 四、诊断与鉴别诊断

（1）根据患者病史、体格检查及组织病理学变化可诊断，但需要与其他反应性环状红斑病及有环状皮疹的其他皮肤病相鉴别。

（2）鉴别诊断：①体癣。有鳞屑的环状红斑片，边缘常有丘疹、丘疱疹和水疱，常发生在腹股沟、会阴、肛周等特殊部位，直接镜检查可到菌丝或孢子。②荨麻疹。皮损主要是风团，发生及消退迅速，消退后不留痕迹。③环状肉芽肿。皮损主要为正常肤色至粉红色环状及弧状斑块，边缘由多个丘疹组成，好发于肢端及四肢伸侧，病理检查可见含变性胶原及黏蛋白的栅栏肉芽肿。④结核型麻风。环形斑块伴有边缘隆起的红斑，皮损中心为色素减退，分布不对称，可伴有感觉障碍和毛发脱落等症状。病理表现为真皮小血管及神经周围有上皮样细胞浸润。⑤梅毒。患者有不洁性交和硬下疳史，典型皮损为掌跖部铜红色、浸润性斑疹或斑丘疹，梅毒血清反应阳性。

## 五、治疗

积极寻找病因，进行病因治疗。多数病例病因不明，目前主要是积极对症治疗。

（1）尽可能找出病因，并予治疗。考虑与感染有关时，可选用适当的抗生素。

（2）对症治疗，如皮疹瘙痒，可予口服抗组胺类药物治疗。

（3）针对皮疹特点，可选用外用类固醇激素乳膏和炉甘石洗剂等。皮损广泛时可口服小剂量糖皮质激素，但停药后易复发。

**参考文献**

赵辨．中国临床皮肤病学［M］．2 版．南京：江苏凤凰科学技术出版社，2017：1090 – 1091.

（编写：罗权、熊斯颖　审校：张锡宝、刘玉梅、罗育武、罗权、李振洁）

 **第三节　慢性游走性红斑**

## 一、概念

慢性游走性红斑（erythema chronicum migrans）是指人在被蜱虫叮咬后出现的红色斑疹或丘疹，为感染疏螺旋体所致莱姆病的早期皮肤表现，表现为不断扩大的圆形或椭圆形红斑。

## 二、临床表现

游走性红斑是莱姆病早期的重要临床特征。皮损多在被蜱虫叮咬后 7～15 天出现，好发于四肢和躯干，可有发热、乏力、头痛等流感样症状。皮疹常单发，开始为圆形、椭圆形小红斑或风团，缓慢离心性扩大。经数周至数月后，可从直径数毫米增大至 5 cm 以上，皮损中央消退后呈正常肤色或淡紫色，形成环状红斑，边缘较宽、隆起，附着鳞屑；可伴有水疱或结痂，有轻度瘙痒或灼热感，皮损在数周或数月后可自行消退。若在数天到数周后继发螺旋体血症和淋巴管传播，可出现继发性皮损，数目较多，但皮损较小，症状较轻。未经治疗的患者可出现关节炎、面神经麻痹、心肌炎和房室传导阻滞等系统性疾病。

## 三、建议检查的项目

对患者可行血常规、尿常规、肝肾功能、血生化、免疫五项、血沉、抗 O、抗核抗体谱、梅毒血清试验等常规检查，也可行真菌镜检或培养、皮肤镜检查及皮肤 CT、麻风筛查，必要时行组织病理检查。

组织病理：真皮的血管周围有淋巴细胞、组织细胞和浆细胞等浸润；免疫组化可见朗格汉斯细胞减少，真皮层可见炎细胞浸润，包括巨噬细胞、CD4[+] 辅助性 T 细胞和

CD45RO[+]记忆性T细胞，此外表皮内有多种凋亡细胞。应用特殊银染，可以在皮肤组织中检测到疏螺旋体菌属。

## 四、诊断与鉴别诊断

### （一）诊断

患者有被蜱虫叮咬史；皮损特征为逐渐扩大的圆形或椭圆形红斑，数周后直径可达5 cm以上，中间逐渐恢复正常皮肤颜色，好发于四肢及躯干；皮损内可查到疏螺旋体或者其特异性抗体阳性。

### （二）鉴别诊断

#### 1. 离心性环状红斑

初为淡红色扁平丘疹，皮疹多发，离心性扩大成环状，发展较快，边缘隆起，消退后色素沉着。

#### 2. 接触性皮炎

红斑发生于接触部位，发展快，停止接触后症状很快缓解，斑贴试验阳性。

## 五、治疗

应积极治疗，预防病情进一步发展。成人和大于8岁的儿童首选多西环素，小于8岁儿童及孕妇首选阿莫西林，亦可选用头孢呋辛、头孢曲松或青霉素。应用抗生素治疗时应注意过敏反应及胃肠道症状等不良反应。

**参考文献**

赵辩. 中国临床皮肤病学［M］.南京：江苏科学技术出版社，2010：999－1000.

（编写：罗权、熊斯颖　审校：张锡宝、刘玉梅、罗育武、罗权、李振洁）

 **第四节　银屑病**

## 一、概念

银屑病（psoriasis）是一种遗传与环境共同作用诱发的免疫介导的慢性、复发性、炎症性、系统性疾病。其确切病因尚未明确。目前认为，银屑病是在多基因遗传背景下，由T淋巴细胞介导的一种复杂的自身免疫炎症性疾病。特征性损害为红色丘疹或斑块上覆有多层银白色鳞屑，可累及身体的任何部位，尤以头皮和躯干伸侧最常见。

## 二、临床表现

根据临床特征而不同，该病一般可以分为寻常型银屑病、脓疱型银屑病、关节病型银屑病及红皮病型银屑病四种类型。

寻常型银屑病又分为斑块状银屑病和点滴状银屑病。

### （一）寻常型银屑病

#### 1. 斑块状银屑病（psoriasis vulgaris）

该病临床最多见，多急性起病，病程长，可持续数年至数十年。常见于四肢伸侧，特别是肘部、膝部及骶尾部。皮疹初起一般为炎性红色丘疹或斑丘疹，逐渐扩大或融合成为境界清楚的棕红色斑块，周围有炎性红晕，基底浸润明显，表面覆盖多层干燥的银白色鳞屑（图11-4）。皮损可呈多种形态，如点滴状或点状、钱币状、地图状、环状或回状、带状或蛇形状；泛发性、脂溢性皮炎样，湿疹样，蛎壳状，扁平苔藓样，疣状等。皮损可局限于某一部位，包括头皮（图11-5）、颜面、皱襞部、掌跖、黏膜、指（趾）甲（图11-6至图11-8）、毛囊性、反向性银屑病（图11-9）。患者自觉有不同程度的瘙痒。皮损表面覆盖厚层鳞屑，刮去鳞屑，犹如轻刮蜡滴（蜡滴现象），刮去银白色鳞屑可见淡红色发光半透明薄膜（薄膜现象），刮去薄膜可见点状出血〔奥斯皮茨（Auspitz）征〕。蜡滴现象、薄膜现象与点状出血对银屑病有诊断价值。

不同部位的皮损也有所差异。面部皮损多为点滴状浸润性红斑、丘疹，或呈脂溢性皮炎样改变；头皮可见境界清楚的暗红色斑块，常超出发际，头发呈束状（束状发）；腋下、乳房和腹股沟等褶皱部位因摩擦可出现糜烂、渗出及裂隙；甲板损害可见顶针状凹陷。

#### 2. 点滴状银屑病（guttate psoriasis）

该病又称发疹型银屑病，常见于青年，发病前常有咽喉部的链球菌感染史，发病急，数天可泛发全身。皮损为色泽潮红的米粒至粟粒大小的丘疹及斑丘疹，适当治疗后数周可消退，少数患者可转化为慢性病程。

根据病情发展，该病分为三期：①进行期。新皮疹不断出现，旧皮疹持续扩大，鳞屑厚积，炎症明显，出现同形反应（科布内现象）。②静止期。病变停止发展，不发生新皮疹，旧疹不消退。③退行期。炎症消退，鳞屑减少、消失，遗留色素减退或色素沉着斑。

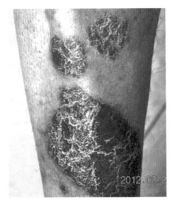

图11-4　银屑病

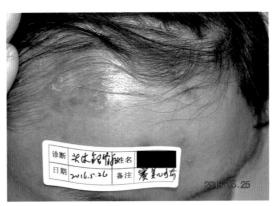

图11-5　头皮银屑病

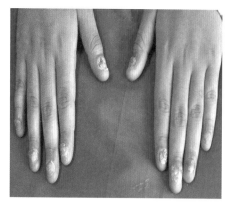

图 11 -6  甲银屑病（1）

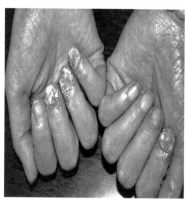

图 11 -7  甲银屑病（2）

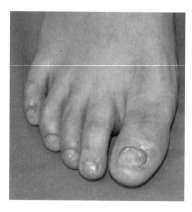

图 11 -8  趾甲银屑病

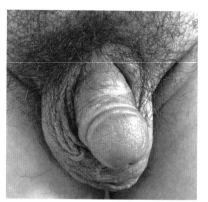

图 11 -9  反向型银屑病

### （二）脓疱型银屑病

该病临床较少见，可分为泛发性脓疱型银屑病、掌跖脓疱病及连续性肢端皮炎三种。

**1. 泛发性脓疱型银屑病**（general psoriasis pustulosa）

该病大多急性起病，典型表现为发热数天后，在红斑基础上，躯干及四肢突发黄白色无菌性小脓疱，大小为 2～3 mm，可融合成片状脓湖（图 11 -10、图 11 -11）。常泛发全身，伴灼痒，有刺痛感。全身表现包括高热、关节肿痛，体重下降、乏力和低钙血症，伴有血白细胞计数升高和血沉快。

**2. 掌跖脓疱病**

皮损局限于手掌、足跖（大小鱼际或足弓部），损害为对称性红斑，斑上出现针头至粟粒大小的无菌性脓疱。疱壁不易破裂，可自行干涸，结褐色痂，皮疹反复成批出现，指甲累及者呈浑浊肥厚。患者自觉轻度瘙痒。

**3. 连续性肢端皮炎**

这是局限性脓疱型银屑病的一种罕见类型。临床可见银屑病发生在指端，有时可发生在脚趾。脓疱消退之后可见鳞屑和痂，甲床也有脓疱，而且甲板可能会脱落。

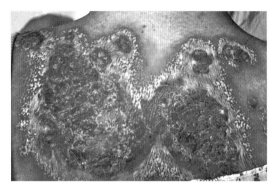

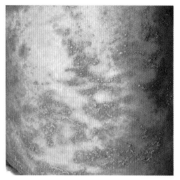

| 图 11 – 10　脓疱型银屑病 | 图 11 – 11　儿童脓疱型银屑病 |

（三）关节病型银屑病（psoriasis arthropathica）

该病又称银屑病性关节炎，可由寻常型银屑病发展而来。患者除有银屑病损害外，还出现关节症状，为非对称性外周小关节炎，指趾末端关节多见。关节红肿疼痛，伴有关节积液，活动受限，晚期出现关节畸形、功能障碍。其关节症状往往与皮肤症状同时加重或减轻。严重者可发生破坏性和严重性关节炎、残毁性关节炎、强直性脊柱炎。

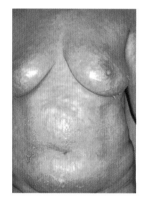

血清类风湿因子检查阴性。X 线示关节软骨消失，骨质疏松、关节腔狭窄伴有不同程度的关节侵蚀和软组织肿胀。

（四）红皮病型银屑病（psoriasis erythrodermic）

图 11 – 12　红皮病型银屑病

该病较少见，病情严重。全身皮肤弥漫性潮红、浸润，伴大量糠皮样脱屑，可伴有小片正常皮岛（图 11 – 12）。患者可出现眼睑外翻，头皮可伴头发脱落。全身表现有发热、寒战、肌无力和肌痛等。病程较长，患者可发生低蛋白血症。

## 三、建议检查的项目

（一）常规检查

三大常规、血沉、肝肾功能、血糖血脂、生化检查。

（二）专科检查

（1）包括组织病理、免疫组化、免疫荧光、特殊染色等检查；患者发生脓疱型损害时行脓疱细菌培养检查，累及关节时应行关节 X 线检查。

（2）皮肤 CT 检查。角质层厚度明显增加，角质层中下方出现规则排列、泽光不均匀的颗粒状物质（弥漫或局限角化不全）；角化不全的下方出现分叶核炎症细胞聚集［芒罗（Munro）微脓肿］，一般位于角化不全和棘层之间；分叶核炎症细胞聚集部位的下方的棘层显著变薄，真皮乳头上延；银屑病增生模式的 RCM 表现：表皮突长度显著增加；单位面积内的真皮乳头数量增加，乳头间距较一致，且伴有延伸的真皮乳头内血管显著扭曲扩张充血，血管中可见红细胞和较高折光的白细胞，基底层色素缺失或减退。

（3）皮肤镜检查。

### （三）特殊检查

如需使用生物制剂，需要检查 ANA、dsDNA 抗体、抗核蛋白抗体谱、乙肝二对半、HBsAg 病毒载量、T-spot、干扰素释放实验、PPD 及胸部 X 光片或胸部 CT 等。

### （四）病理表现

表皮角化过度，融合性或灶状角化不全；角化不全的角质层内有芒罗微脓肿，颗粒层减少或消失，棘层肥厚；表皮突增生下延，真皮乳头上延，真皮乳头内毛细血管迂曲扩张，真皮上部管周可见以淋巴细胞为主的炎症细胞浸润。脓疱型银屑病在棘层上部可见 Kogoj 微脓肿。

## 四、诊断与鉴别诊断

### （一）诊断

主要根据典型临床表现进行诊断和分型，组织病理学表现具有一定的诊断价值。

### （二）鉴别诊断

本病应与下列疾病进行鉴别：①脂溢性皮炎。与头皮银屑病鉴别，皮损为边缘不清的红斑，上覆细小的黄色油腻鳞屑；毛发可稀疏、变细、脱落，但无束状发。②慢性湿疹。与发生于小腿、前臂伸侧及骶尾部的肥厚性银屑病皮损进行鉴别。湿疹往往有剧烈瘙痒，皮肤呈浸润肥厚、苔藓样变。③二期梅毒。患者有不洁性交史和硬下疳史，典型皮损为掌跖部铜红色、浸润性斑疹或斑丘疹，梅毒血清反应阳性。④扁平苔藓。慢性病程，皮损为多角形扁平紫红色丘疹，可融合成鳞屑性斑块，黏膜常受累。⑤头癣。与头皮银屑病鉴别。皮损上覆灰白色糠状鳞屑，有断发及脱发，易查到真菌，多见于儿童。

## 五、治疗

治疗的目的在于控制病情，减缓病情向全身发展的进程，减轻患者的自觉症状及皮肤损害，尽量避免复发，提高患者的生活质量。治疗过程应遵循正规、安全、个体化的治疗原则，并且在系统用药、外用药、物理疗法、生物制剂、中药疗法、心理调节等方法中综合合理制订治疗方案。皮损 < 体表面积3%的局限型银屑病，可单独采用外用药治疗；对于严重、受累面积大者，往往需要用联合疗法治疗，根据治疗反应调整治疗药物，采用序贯、交替、间歇和联合治疗。系统治疗时应定期检测患者血常规、肝肾功能、血脂等相关检查。

### （一）润肤剂

润肤剂是局部外用药物治疗的基础用药，如凡士林、甘油、尿素软膏、维生素 E 乳等。急性期、进行期寻常银屑病和红皮病型银屑病，以润肤剂作为治疗的基础外用制剂。

### （二）外用药物治疗

外用药物适用于绝大多数银屑病患者，是首选治疗方法。治疗时应根据皮损的特点和患者的需求选择不同剂型的外用药物。急性期应使用温和无刺激药物，静止期和消退期可用作用较强、渗透较好的药物，且从低浓度开始；糖皮质激素、维生素 D3 衍生物、维 A 酸类药物联合和序贯疗法常为临床一线治疗。

### 1．糖皮质激素

外用糖皮质激素的疗效与糖皮质激素的活性、浓度和剂型等有关。低效：醋酸氢化可的松。中效：地塞米松软膏、曲松素软膏、曲安奈德、糠酸莫米松。强效：丙酸氯倍他索、卤米松。一般红皮病型和脓疱型银屑病可选用弱效或中效糖皮质激素；寻常型银屑病可选用中效或强效糖皮质激素；面部、腋窝、阴囊等部位及儿童可选用中低效非氟化糖皮质激素；掌跖银屑病可用强效类糖皮质激素。外用糖皮质激素可采用间歇、联合、轮换和序贯的治疗策略，避免长期或持续外用引起的不良反应，如皮肤萎缩、毛细血管扩张、萎缩纹、紫癜、多毛等。

### 2．维 A 酸类

可用于体表面积小于 20%、躯干和四肢部位的静止期斑块状银屑病，如 0.1% 阿达帕林凝胶、他扎罗汀乳膏等；维 A 酸类药最好与外用糖皮质激素联合，可减少刺激，增强疗效。他扎罗汀乳膏常见的不良反应是刺激性皮炎和光敏感。

### 3．维生素 D3 衍生物

主要通过抑制表皮增殖，促进角质分化和免疫调节而发挥作用，如卡泊三醇等，适用于静止期斑块状银屑病。维生素 D3 衍生物与糖皮质激素联合、交替使用，可增加疗效，降低不良反应。

### 4．角质促成剂

常用药物有 3% 水杨酸、3%～5% 硫黄、0.001% 卡泊三醇软膏、5% 鱼石脂。

### 5．角质松解剂

5%～10% 水杨酸、10% 间苯二酚、10% 硫黄、20% 尿素、0.1% 维 A 酸、10%～30% 鱼石脂等均具有角质松解作用，适用于慢性斑块状银屑病。联合用药时，水杨酸的角质松解治疗作用通常可增加其他外用药物的渗透性。角质松解治疗银屑病除常规外涂，尚可使用封包及联合其他药物。

### 6．其他

地蒽酚类、焦油类、细胞毒性药物及其他。

（三）物理疗法

### 1．淋浴疗法

淋浴疗法包括硫黄浴、中药浴、焦油浴、矿泉浴等。

### 2．窄谱 UVB

波长 311 nm（308，310，311，312）的中波紫外线，治疗银屑病的疗效佳，可单独使用；亦可联合一些外用制剂和内用药物，可用于各种类型的寻常型银屑病。红皮病型和脓疱型慎用。窄谱 UVB 不良反应主要有皮肤瘙痒、干燥、红斑、疼痛等。

### 3．光化学疗法（PUVA）

该疗法主要用于治疗中、重度银屑病。如泛发性寻常型银屑病、局限性斑块状银屑病（可外用补骨脂＋UVA）、红皮病型银屑病和脓疱型银屑病。

## （四）系统治疗

### 1. 氨甲蝶呤

氨甲蝶呤对各型银屑病均显示较好的疗效。选择适应证的依据为：BSA > 10%，PASI > 10，DLQI > 10。治疗方案意见不一。10 ~ 25 mg/w，顿服；或 2.5 ~ 7.5 mg，每 12 小时 1 次，连服 3 次；以后每周重复给药。最常见的不良反应包括胃肠道反应（恶心、乏力）、脱发（可逆性，停药后头发再生长）、肝酶升高、骨髓抑制、消化性溃疡等。如果出现不良反应，需减量或停药，同时补充叶酸。

### 2. 维 A 酸类

维 A 酸类广泛适用于各种类型银屑病，如斑块状银屑病、脓疱型银屑病。常用的有阿维 A，阿维 A 治疗斑块状、脓疱状、掌跖状、滴状、红皮病型银屑病有效。寻常型银屑病常用剂量为 20 ~ 30 mg/d。不良反应包括黏膜和皮肤不良反应、畸形、血脂代谢异常、肝炎等。

### 3. 环孢素

环孢素推荐用于治疗严重及其他疗法失败的中重度银屑病患者。对于儿童和青少年，只能在严重病例和其他药物治疗无效的情况下慎重使用。常用剂量口服 3 ~ 5 mg/（kg·d），维持量 3 mg/（kg·d）。开始治疗剂量为 3 mg/（kg·d），分 2 次口服，可增至 5 ~ 6 mg/（kg·d），一般服药 7 天内见效。不良反应包括多毛症、高血压、肾毒性、胃肠激惹等。治疗前和治疗期间监测肾功能和血压。

### 4. 糖皮质激素

糖皮质激素适用于难以控制的红皮病型银屑病、其他药物无效或禁忌的泛发性脓疱型银屑病和急性多发性关节病型银屑病，可用于造成严重关节损害者。使用后，需监测血糖、血压、电解质等。常见不良反应包括急性肾上腺功能不全、假性脑瘤伴视神经盘水肿、下丘脑－垂体－肾上腺轴抑制、体液和电解质紊乱、消化道溃疡、骨质疏松、库欣综合征等。

### 5. 抗生素

抗生素主要用于伴有上呼吸道感染的点滴状银屑病、寻常型银屑病和一些红皮病型、脓疱型银屑病，如青霉素、红霉素、头孢菌素等。

### 6. 其他免疫调节剂

其他免疫调节剂包括他克莫司、霉酚酸酯、卡介菌素、转移因子、胸腺素、左旋咪唑等。

## （五）生物制剂

生物制剂适用于中重度斑块状银屑病和关节型银屑病的治疗。泛发性脓疱型银屑病和红皮病型银屑病尚未批准为生物制剂治疗的是适应证，国内外均有临床应用的报告，如需要使用，要根据患者的具体情况进行综合评估和充分沟通。生物制剂相较于传统药物，能够快速清除皮损，改善患者的症状和提高患者生活质量。

### 1. 种类

目前国内上市临床应用的生物制剂包括 TNF-a 抑制剂，如依那西普、英夫利西单抗、阿达木单抗；IL-12/IL-23 抑制剂，如乌司奴单抗；IL-23 抑制剂，如古塞奇尤单抗；IL-17 抑制剂，如司库奇尤单抗、依奇珠单抗。使用前应排除活动性结核病和结核潜伏感染者，明确 HBV、HCV 的感染状态和心功能、肾功能肝功能等。

（1）TNF-α 抑制剂。①依那西普（重组人Ⅱ型肿瘤坏死因子受体 – 抗体融合蛋白）。适应证：我国批准依那西普的生物类似物用于成年人中重度斑块状银屑病的治疗。美国食品药品管理局和欧洲药品管理局均批准依那西普用于治疗中重度斑块状银屑病和关节病型银屑病。文献中报道的超适应证应用包括脓疱型和红皮病型银屑病。使用方法：推荐 25 mg 每周 2 次或 50 mg 每周 1 次皮下注射。儿童（4 ～ 17 岁）用药剂量为每周 0.8 mg/kg。不良反应：注射部位红肿、瘙痒等反应是依那西普最常见的不良反应，大多为轻至中度，无须特殊处理，极个别患者可能需要停药并对症处理。较少见的不良反应还有头痛、眩晕、皮疹、失眠、上呼吸道感染等，大多无须处理。②英夫利西单抗。适应证：我国批准的适应证包括需要系统治疗且对环孢素、氨甲蝶呤或光疗、光化学疗法（PUVA）等系统治疗无效、禁忌或不能耐受的成人中重度斑块状银屑病以及关节病型银屑病。美欧等多数国家批准的适应证也是中重度斑块状银屑病和关节病型银屑病。文献中报告的超适应证应用包括脓疱型和红皮病型银屑病。使用方法：首次给予 5 mg/kg，然后在首次给药后的第 2 周和第 6 周及以后每隔 8 周各给予 1 次相同剂量静脉滴注，每次静脉输注时间不得低于 2 小时，输注结束后应继续观察 1 ～ 2 小时。若患者在第 14 周后（即给药 4 次后、第 5 次给药前评估）没有满意疗效，不应继续给药。不良反应：输液反应是最常见的不良反应之一，一旦发生，应及时判断其严重程度，并采取降低输液速度、应用抗组胺药等措施，严重者应立即停止英夫利西单抗输注，并给予糖皮质激素等应对措施。对既往发生过输液反应的患者，再次输注前可给予异丙嗪 25 mg 肌内注射。上呼吸道感染也是常见不良反应。少见的严重不良反应包括 HBV 再激活、充血性心衰、严重感染（含败血症、机会性感染和结核病）、血清病样反应、系统性红斑狼疮/狼疮样综合征、脱髓鞘性疾病等。③阿达木单抗。适应证：我国批准的适应证是需要系统治疗的成人中重度斑块状银屑病，国外批准的适应证还包括关节病型银屑病。文献中报告的超适应证应用包括脓疱型和红皮病型银屑病。使用方法：首次剂量 80 mg，第 2 周 40 mg，此后每 2 周 40 mg，皮下注射。患者治疗 16 周未出现满意疗效时应慎重考虑是否继续治疗。治疗超过 16 周而疗效不充分的患者，可通过增加给药频率至每周 40 mg 来获益。不良反应：最常报告的不良反应是感染（如鼻咽炎、上呼吸道感染和鼻窦炎）、注射部位反应（红斑、瘙痒、出血、疼痛或肿胀）、头痛和骨骼肌肉疼痛，其他不良反应还有全身性感染、皮肤肿瘤、过敏反应、血液异常、高血压、代谢异常等，少见的严重不良反应包括致死性感染、心衰、恶性肿瘤、乙肝复发等。

（2）IL-12/23 抑制剂：乌司奴单抗。适应证：我国批准的适应证为对环孢素、氨甲蝶呤或 PUVA 等其他系统治疗疗效不满意、有禁忌或无法耐受的成人中重度斑块状银屑病。欧美国家批准的适应证包括中重度斑块状银屑病和关节病型银屑病。②使用方法：首次给予患者 45 mg，然后在第 4 周及以后每隔 12 周给予 1 次相同剂量皮下注射。对体重大于 100 kg 的患者，建议每次剂量为 90 mg。若患者在第 28 周（即给药 3 次后、第 4 次用药前评估）没有好转，应考虑停止给药。③不良反应：常见的不良反应有上呼吸道感染、鼻咽炎、头晕、头痛、口咽疼痛、腹泻、恶心、呕吐、皮肤瘙痒、背痛、肌痛、关节痛、疲乏、注射部位红斑疼痛。少见不良反应有蜂窝织炎、带状疱疹、过敏反应等。罕见不良反应有严重超敏反应、嗜酸性粒细胞性肺炎、剥脱性皮炎、红皮病型银屑病等。

（3）IL-23抑制剂：古塞奇尤单抗。①适应证：我国批准古塞奇尤单抗用于符合系统治疗的中重度斑块状银屑病成人患者。美国批准的适应证还包括关节病型银屑病。文献中有用于脓疱型银屑病的报道，但应慎用，并且只有当其他药物无效或不耐受时才考虑使用。②使用方法：每次100 mg，分别在第0周、4周使用皮下注射，随后维持该剂量每8周给药1次。治疗16周后仍未应答的患者应考虑停药。③不良反应：常见不良反应有上呼吸道感染、肠胃炎、单纯疱疹感染、藓菌感染、转氨酶升高、头痛、腹泻、荨麻疹、关节痛、注射部位红斑等。较少见的不良反应为超敏反应、皮疹、注射部位痛等。

（4）IL-17抑制剂。①司库奇尤单抗。适应证：我国批准司库奇尤单抗用于治疗符合系统治疗或光疗指征的成人中重度斑块状银屑病。美国和欧洲等国家批准的适应证还包括关节病型银屑病。文献中有用于脓疱型银屑病的报道，但应慎用，并且只有当其他药物无效或不耐受时才考虑使用。使用方法：每次300 mg，分别在第0周、1周、2周、3周、4周皮下注射，随后维持该剂量每4周给药1次。既往研究显示，部分患者每次150 mg即可获得满意疗效，因此对于体重低于50 kg的患者也可尝试使用150 mg剂量。不良反应：常见不良反应有上呼吸道感染、鼻咽炎、口腔疱疹、头痛、腹泻、荨麻疹等。较少见的不良反应为皮肤或口腔黏膜念珠菌感染、足癣、中性粒细胞减少、结膜炎等。在临床研究中司库奇尤单抗组和安慰剂组均观察到克罗恩病加重的病例。②依奇珠单抗。适应证：我国批准依奇珠单抗用于治疗符合系统治疗或光疗指征的中重度斑块型银屑病成人患者。美国批准的适应证还包括关节病型银屑病。文献中有用于脓疱型银屑病的报道，但应慎用，并且只有当其他药物无效或不耐受时才考虑使用。使用方法：在第0周皮下注射160 mg（80 mg注射2次），随后分别在第2周、4周、6周、8周、和12周各注射80 mg（注射一次），维持剂量80 mg（注射一次每4周给药1次。不良反应：不良反应十分常见，有上呼吸道感染、注射部位反应，常见浅部真菌感染、单纯疱疹（皮肤黏膜）、口咽痛、头痛等。偶见的不良反应为鼻炎、流感、口腔念珠菌病、结膜炎、蜂窝织炎、中性粒细胞减少症、血管性水肿、荨麻疹、皮疹、湿疹等。罕见不良反应为注射过敏反应。

**2. 生物治疗用药前的筛查与治疗过程中的监测指标**

进行生物治疗之前要对患者的健康状况进行充分的评估，重点关注有无感染、恶性肿瘤、自身免疫性疾病等系统疾病，拟应用TNF-α抑制剂者还应注意有无心功能不全，拟应用白细胞介素17A抑制剂者还应注意有无炎症性肠病等情况。治疗过程中要进行动态随访观察，以确保患者安全。出现异常检查结果时要进行综合分析，必要时请相关学科进行全面评估，以决定是否可以应用（或继续应用）生物制剂或需采取何种应对措施。（表11-1）

表11-1 银屑病患者生物制剂用药前和治疗过程中建议的检查项目

| 检查项目 | 用药前 | 用药过程中 |
|---|---|---|
| 血常规和肝功能 | √ | 依那西普、阿达木单抗、司库奇尤单抗第4周、12周及以后每3个月检查1次，英夫利西单抗、乌司奴单抗每次注射前检查 |

续表 11-1

| 检查项目 | 用药前 | 用药过程中 |
|---|---|---|
| 肾功能（肌酐） | √ | 无特殊要求 |
| HBV、HCV 血清学检测 | √ | 筛查阳性者根据情况每 3～6 个月检查 1 次 |
| HIV 血清学检测 | √ | 无特殊要求 |
| 尿妊娠试验 | √ | 无特殊要求 |
| 抗核抗体 | √ | TNF-α 抑制剂每半年检查 1 次 |
| PPD 或 T-Spot 或 Ouantiferon Gold | √ | TNF-α 抑制剂每半年检查 1 次其他生物制剂每年检查 1 次 |
| 胸部 X 线或 CT 检查 | √ | TNF-α 抑制剂每半年检查 1 次其他生物制剂每年检查 1 次 |

### 3. 特殊人群生物制剂的应用

（1）妊娠期与哺乳期患者。生物制剂作为妊娠期斑块状银屑病的三线治疗，对于严重或不稳定病例以维持母体健康具有非常重要的意义，在患者充分知情同意下可考虑使用。

（2）儿童。由于生物制剂在我国应用的时间较短，国内使用生物制剂治疗银屑病患儿的临床数据很少，目前我国银屑病患儿使用生物制剂主要参考国外 FDA 或 EMA 的推荐意见。①依那西普：EMA 批准依那西普治疗 6 岁以上对传统系统治疗反应不佳的儿童重症斑块状银屑病；FDA 批准用于治疗 4～17 岁儿童中重度银屑病。②英夫利西单抗：目前国内外均未批准用于儿童银屑病的治疗。③阿达木单抗：EMA 批准阿达木单抗为 4 岁以上重症斑块状银屑病患儿的一线治疗，我国尚未批准儿童银屑病作为其适应证。④乌司奴单抗：EMA 批准用于 12 岁以上对其他全身治疗或光疗法反应不佳的青少年重症斑块状银屑病，我国尚未批准将其用于 18 岁以下儿童银屑病。⑤司库奇尤单抗：国内外均未批准用于治疗 18 岁以下儿童银屑病。

（3）结核病患者。建议所有准备接受生物制剂治疗的银屑病患者必须认真进行结核病筛查和评估。活动性结核病患者禁用生物制剂。对于潜伏结核和非活动性结核病患者，应慎用生物制剂；如必须使用，则应在治疗前先给予预防性抗结核治疗。由于抗结核药物有一定的不良反应发生率，且部分较严重，因此建议患者在使用抗结核药物前进行血尿常规、肝肾功能检查，并在用药后第 2 周和第 4 周复查，此后每 4 周复查 1 次，以保证用药安全。在使用生物制剂过程中应严密监测患者是否出现活动性结核的症状和体征，以及相关辅助检查指标，若出现结核病症状（如持续性咳嗽、体重减轻和低热），应寻求医学指导。

（4）HBV 感染者。无论选择何种生物制剂，均应常规筛查血清 HBV 抗原抗体，必要时还需检测 HBV DNA，以区分无感染、疫苗注射后获得免疫、感染后获得免疫、慢性非活动性感染和慢性活动性感染等。对于肝功能异常者不推荐使用生物制剂，对于肝功能正常者可否应用生物制剂应咨询肝病科医生，根据患者病毒复制水平、风险及获益综合考虑，必要时联合应用抗 HBV 治疗。同时，治疗过程中每 1～3 个月监测肝功能、血清 HBV 抗原抗体及 HBV DNA 水平，以了解 HBV 感染及肝功能状态变化并及时进行针对性处理。

（5）恶性肿瘤患者。考虑到生物制剂有导致肿瘤进展的潜在可能，建议在权衡病情利弊的基础上谨慎使用。对恶性肿瘤已行根治手术 5 年以上、目前明确无复发和转移的患者，在全面评估病情后可谨慎使用生物制剂。对生物制剂联合长期光疗或既往使用 UVA或 PUVA 治疗超过 200 次的患者，需严密监测皮肤癌的发生；当生物制剂联合其他免疫抑制剂治疗时，需密切监测、评估患者肿瘤发生及复发的情况。合并有淋巴系统恶性肿瘤的患者不建议使用生物制剂治疗。

（6）生物治疗与疫苗接种。在妊娠 16 周之后使用生物制剂者，其分娩的婴儿出生后6 个月内应被视为免疫抑制状态，避免接种活疫苗。

（7）生物治疗与外科手术。通常建议中等风险手术（如泌尿道、胸部、腹部、头颈部手术等）及高风险手术（如复杂的胸腹及泌尿生殖手术、感染部位手术等）患者先停用生物制剂后 3～5 个半衰期再进行择期手术。手术后无感染征兆且伤口愈合良好的情况下可以重新启用生物制剂治疗。而对于低风险手术患者生物制剂的使用不受影响。

## （六）中医治疗

### 1. 辨证论治

（1）血热内蕴证。本证相当于进行期，皮疹发展迅速，新的皮损不断出现，皮疹颜色鲜红，鳞屑较多，瘙痒明显，伴咽喉疼痛，心烦口渴，大便干，小便黄。舌质红，苔黄，脉弦或滑数。治法：清热凉血，解毒消斑。方药：犀角地黄汤加减。咽喉疼痛者，加连翘、板蓝根；瘙痒甚者，加地肤子、白鲜皮。

（2）血虚风燥证。病程较久，皮损肥厚，颜色淡红，经久不退，干燥皲裂，自觉瘙痒，伴咽干口燥。舌质淡红，苔少，脉沉细。治法：滋阴养血，祛风润燥。方药：当归饮子加减。

（3）气血瘀滞证。皮损反复不愈，皮疹多呈斑块状，颜色暗红，鳞屑较厚。舌质暗红，有瘀点或瘀斑，脉细缓涩。治法：活血化瘀，解毒通络。方药：桃红四物汤加减。

（4）脓毒蕴蒸证。本证相当于脓疱型银屑病，在水肿、灼热红斑上出现密集浅表性小脓疱，有的融合成片，伴发热，烦躁，口渴，大便秘结，小便短赤。舌红，苔黄腻或有沟纹，脉弦滑数。治法：清热凉血，解毒除湿。方药：五味消毒饮合黄连解毒汤加减。

（5）风湿阻络证。本证相当于关节病型银屑病，常合并关节病变，以手足小关节受损为主，关节肿痛，活动受限，甚至僵硬畸形，不能伸直。舌淡，苔薄白腻，脉弦滑或濡。治法：活血通络，祛风除湿。方药：独活寄生汤加减。

（6）热毒伤阴证。本证相当于红皮病型银屑病，全身出现弥漫性潮红斑，大量片状脱屑，伴有发热恶寒，口干舌燥，面红耳赤，小便黄赤，大便干结。舌红绛，无苔或有裂纹，脉弦数。治法：清营解毒，凉血活血。方药：清营汤合犀角地黄汤加减。

### 2. 中成药治疗

（1）血热内蕴证。用复方青黛胶囊、复方青黛丸、复方青黛片、消银颗粒、消银胶囊、消银皮、克银丸、紫丹银屑胶囊、一清胶囊、丹参注射液、脉络宁注射液等。

（2）血虚风燥证。用消银颗粒、消银胶囊、消银片、紫丹银屑胶囊、苦丹皮、润燥止痒胶囊、消风止痒颗粒等。

（3）气血瘀滞证。用复方丹参片、血府逐瘀胶囊、活血通脉胶囊、六神丸、丹参注射液、脉络宁注射液等。

（4）脓毒蕴蒸证。用清开灵口服液（颗粒）、痰热清等。

（5）风湿阻络证。用百癣夏塔片、阿维 A 酯颗粒、湿毒清胶囊等。

（6）热毒伤阴证。用消银颗粒、清热地黄丸等。

### 3．中医外治

（1）中药溻渍法。龙胆草、黄柏、蒲公英、苦参、土茯苓等，水煎后溻法、渍法或浸泡患处。

（2）穴位注射。上肢甚者，取曲池、合谷、血海等穴位；下肢甚者取足三里、三阴交、血海等穴位。选定后，每次穴位注射丹参注射液 1 mL，隔日 1 次。可养血祛风。

（3）走罐法。取大椎、肝俞、脾俞等穴位，或取皮损局部。选定后走罐，隔日 1 次。

（4）耳穴压丸法。主穴取交感、神门；配穴取肾、内分泌。以王不留行置于耳穴贴压，每日按压 3～5 次，每次按压 30～60 秒，3～7 天更换 1 次，双耳交替。

**参考文献**

［1］中华医学会皮肤性病学分会银屑病专业委员会．中国银屑病诊疗指南（2018 完整版）［J］．中华皮肤科杂志，2019（10）：667－710．

［2］张学军．皮肤性病学［M］．北京：人民出版社，2018：133－137．

［3］中华医学会皮肤性病学分会，中国医师协会皮肤科医师分会，中国中西医结合学会皮肤性病专业委员会．中国银屑病生物治疗专家共识（2019）［J］．中华皮肤科杂志，2019，52（12）：863－871．

［4］张耀华．银屑病的生物制剂治疗［M］．上海：复旦大学出版社，2019：9．

（编写：罗权、熊斯颖　审校：张锡宝、刘玉梅、罗育武、罗权、李振洁）

## 第五节　副银屑病

### 一、概念

副银屑病（parapsoriasis）是一组发展缓慢的斑丘疹鳞屑性疾病，此病以慢性迁延、治疗困难和缺乏主观症状为特征。

### 二、临床表现

#### （一）点滴状副银屑病

该病较为常见，好发于青少年，男性多于女性。皮疹为多数淡红或红褐色针头至米粒大小的丘疹、斑丘疹或红斑，浸润较显著，互不融合，上覆盖少量不易剥脱的细薄鳞屑，用力刮除鳞屑后无点状出

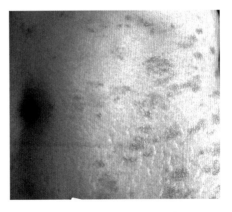

**图 11－13　点滴状副银屑病**

血现象（图 11 -13）。损害主要发生于躯干两侧、大腿和上臂等处，屈侧为多，一般不发生于头面部、掌跖及黏膜。经数周或数月皮损可消退，一般无自觉症状。

**（二）斑块状副银屑病**

该病多见于中老年人，皮损为界限清楚的肥厚性斑片或斑块，常分散存在，有时可互相融合成大片，呈圆形、椭圆形或不规则形，有轻度浸润，色淡红或紫褐，覆盖细薄鳞屑，无点状出血现象（图 11 -14）。好发于躯干和四肢，常冬季加重，夏季好转。

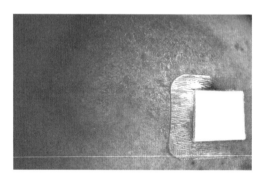

图 11 -14　斑块状副银屑病

**（三）苔藓样副银屑病**

该型皮损为粟粒大扁平丘疹，上覆盖细薄鳞屑，丛集成网状片。好发于颈部两侧、躯干、四肢及乳房处，甚至泛发全身。无自觉症状或有轻度瘙痒。

**（四）痘疮样副银屑病**

该病又称急性痘疮样苔藓状糠疹，起病急，好发于青年。皮损为淡红或红褐色针头至豌豆大的圆形丘疹、丘疱疹或脓疱，并易坏死、出血及结痂，表面覆盖鳞屑，有时可发生水痘样水疱，大多出现于躯干、上肢屈侧及腋部（图 11 - 15）。该病为自限性疾病，病程长短不一，经半年甚至数年后皮损可消退，愈后可留下萎缩性痘疮样瘢痕。

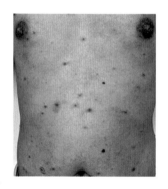

图 11 - 15　急性痘疮样苔藓状糠疹

## 三、建议检查的项目

**（一）常规检查**

三大常规、血沉、肝肾功能、血糖血脂、生化检查。

**（二）专科检查**

（1）组织病理、免疫组化、免疫荧光、特殊染色等。

（2）皮肤 CT 检查。

（3）皮肤镜检查。

（三）特殊检查

如怀疑发展为 T 细胞淋巴瘤，可选择做基因重排、基因诊断及 CT、MRI 检查。

## 四、诊断及鉴别诊断

本病形态不一，病理无特殊性改变，故诊断较困难。需要与以下疾病相鉴别。

（一）银屑病

易复发，鳞屑较厚，呈银白色，刮除鳞屑可见点状出血，伴瘙痒感。

（二）玫瑰糠疹

常发生于躯干及四肢近端，皮疹长轴与皮纹平行，病程较短，愈合后不易复发。

（三）扁平苔藓

典型皮损为紫红色扁平丘疹，可累及黏膜，常伴瘙痒。

（四）蕈样肉芽肿

常为大的斑块状皮损，浸润显著，瘙痒剧烈，常伴消瘦、乏力及内脏损害。

（五）血管萎缩性皮肤异色症

好发于颈、胸部及四肢，为局限性损害，皮肤有明显萎缩、毛细血管扩张及散在色素沉着或色素减退的斑片皮损。

（六）丘疹坏死性结核疹

皮损好发于四肢伸侧，多为鲜红或暗红色的绿豆至豌豆大的丘疹、脓疱；部分中心坏死，覆盖褐色痂皮，痂下为浅溃疡，愈后常留瘢痕。

## 五、治疗

（一）局部治疗

根据不同皮损可选用 5% 硫黄炉甘石洗剂、维 A 酸软膏和类固醇软膏外用。

（二）物理疗法

光化学疗法（PUVA）、UVB 光浴疗法或窄谱 UVB 照射，3～4 次/周，也可选用紫外线照射。

（三）系统治疗

**1. 维生素制剂**

维生素 D3 开始每日 5 万 U，口服，以后可增加至每日 15 万 U。使用期间注意发生高钙血症。还可应用维生素 E、B 族维生素、维生素 C 和烟酸。

**2. 抗组胺药**

若有明显瘙痒，可服用抗组胺药。

**3. 皮质类固醇**

对于较重的急性痘疮样苔藓样糠疹、伴有发热和关节炎的患者，排除感染后可系统使用糖皮质激素，可用泼尼松龙 20～30 mg/d 或复方倍他米松 1～2 mL，深部肌内注射，可在 2～3 周内有效控制病情。

**4．雷公藤**

对于严重病例，雷公藤多苷片 20 mg，每日 2～3 次。育龄期女性慎用，避免长时间用药引起不可逆转的停经。

**5．氨甲蝶呤**

使用糖皮质激素治疗无效的严重病例，可使用氨甲蝶呤，小剂量开始，2.5～5 mg，每 12 小时一次，每周连续使用 3 次。

**（四）中医治疗**

**1．辨证论治**

（1）风热郁肤证。相当于点滴型副银屑病。皮损为点滴状红色或淡红色斑疹，上覆鳞屑，病程较短。质薄淡红，舌苔黄，脉弦滑。治法：疏风散热，清热凉血。方药：消风散加减。若患者咽喉肿痛，可加玄参、金银花。瘙痒剧烈，夜寐不安者，加白蒺藜、珍珠母。

（2）热毒壅肤证。相当于痘疮样副银屑病。皮损为红色圆形丘疹、丘疱疹、丘脓疱，散发于四肢、躯干，伴有发热、乏力、关节疼痛。舌质红绛，苔黄腻，脉弦滑数。治法：清热凉血，解毒散结。方药：化斑解毒汤加减。若红肿灼热者加紫草、白茅根。瘙痒剧烈者，加白鲜皮、地肤子。

（3）气滞血瘀证。相当于斑块型副银屑病。皮损为浸润性斑块，色紫暗，表面干燥，有细薄鳞屑，久病不愈。舌紫暗，苔薄白，脉弦滑。治法：活血化瘀，疏肝行气。方药：桃红四物汤加减。若患者皮疹鲜红、灼热，则加牡丹皮、紫草。

**2．中成药治疗**

（1）血热内蕴证。用消银颗粒、清热地黄丸、复方青黛胶囊、百癣夏塔热片等。

（2）血虚风燥证。用湿毒清胶囊、润燥止痒胶囊、消风止痒颗粒等。

（3）气血瘀滞证。用复方丹参片、血府逐瘀胶囊、六神丸等。

**3．中医外治**

（1）穴位注射。取足三里、血海穴；选定后，每次穴位注射丹参注射液 1 mL，隔日 1 次。可养血祛风。

（2）体针法。主穴取足三里、血海。针刺采用泻法，每次留针 30 分钟，隔日 1 次，10 次为 1 个疗程。

**参考文献**

赵辨．中国临床皮肤病学［M］．南京：江苏科学技术出版社，2010：1025－1028.

（编写：罗权、熊斯颖　审校：张锡宝、刘玉梅、罗育武、罗权、李振洁）

第六节　玫瑰糠疹

## 一、概念

玫瑰糠疹（pityriasis rosea）为一种常见的急性发疹性红斑鳞屑性皮肤病。该病好发于躯干与四肢近心端，病程具有自限性。

## 二、临床表现

该病多见于青少年，女多于男，好发于春秋季节。5% 左右的病例有前驱症状，表现为发疹前有发热、全身不适、恶心、食欲不振、关节痛和淋巴结肿大。母斑皮疹开始为一孤立丘疹，1～2 天内增大成椭圆形或类圆形的黄红色斑疹，境界清楚，直径 2～10 cm，略高于皮面，表面有细薄糠秕状鳞屑。子斑于母斑出现后 2～21 天，较母斑为小，形态相似，部分皮疹呈环状，皮损长轴与皮纹方向一致，相互平行（图 11－16、图 11－17）。大小不等的新旧皮损同时存在，对称分布于躯干颈部与四肢近心端。自觉症状多有轻度或中度瘙痒，大多无全身症状。本病有自限性，愈后一般不复发。

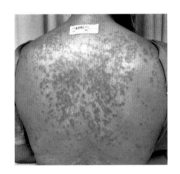 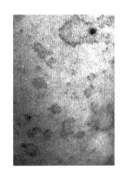

图 11－16　玫瑰糠疹（1）　　　图 11－17　玫瑰糠疹（2）

## 三、建议检查的项目

### （一）常规检查

三大常规、肝肾功能、生化检查。

### （二）专科检查

真菌镜检、RPR、组织病理、免疫组化、免疫荧光、特殊染色等、皮肤镜、皮肤 CT 检查等。

## 四、诊断与鉴别诊断

### （一）诊断

根据皮疹形态、好发位置、排列状况进行判断。

### （二）鉴别诊断

#### 1. 体癣

皮损边缘除有鳞屑外并有小丘疹或小疱疹围绕。真菌检查阳性。

#### 2. 银屑病

银屑病为浸润性丘疹及斑丘疹，境界更清楚，刮除表面银白色鳞屑可见点状出血，病程更长，易复发。

#### 3. 脂溢性皮炎

脂溢性皮炎好发于头、面、胸及背部等皮脂溢出部位，皮损为边缘不清的红斑，上覆细小的黄色油腻鳞屑。

#### 4. 梅毒

梅毒主要与二期梅毒疹鉴别，皮疹为大小相同的铜红色斑疹，分布更广泛，数目更多，无或少鳞屑，常累及掌跖和黏膜。梅毒血清学检查阳性。

## 五、治疗

### （一）一般治疗

本病有自限性，患者一般 4～6 周皮疹自行消退，遗留暂时性色素减退或色素沉着斑。治疗目的是减轻症状，缩短病程。

#### 1. 抗组胺药物

瘙痒明显者可口服抗组胺药物。

#### 2. 紫外线治疗

照射 UVB 能促进皮损消退，缩短病程。

#### 3. 炉甘石洗剂或皮质类固醇药膏

局部可外用炉甘石洗剂或皮质类固醇药膏。

### （二）中医治疗

#### 1. 辨证论治

（1）风热郁肤证。起病急，皮损为淡红色斑片，鳞屑细薄，瘙痒，伴心烦，口微渴，尿黄。舌红，苔薄白或薄黄，脉浮数。治法：疏风清热止痒。方药：消风散加减。瘙痒甚者加白鲜皮、白蒺藜；夜寐不安者加夜交藤、珍珠母。

（2）风热血热证。皮疹多发，为鲜红或玫瑰红色斑片，鳞屑较多，瘙痒较剧，伴口干心烦，尿赤，便干。舌质红，苔薄黄，脉滑数。治法：清热凉血，祛风止痒。方药：凉血消风散加减。血热甚者，加水牛角、牡丹皮、赤芍。大便秘结者，加当归、生大黄。

#### 2. 中成药治疗

（1）风热蕴肤证。用防风通圣丸、百癣夏塔热片、消风止痒颗粒等。

（2）风热血热证。用复方青黛胶囊、清开灵胶囊、一清胶囊等。

**3. 毫针疗法**

取穴合谷、曲池、大椎、肩井、血海，用泻法，留针 10 ～ 15 分钟，每日 1 次，10 次为 1 个疗程。

**参考文献**

［1］赵辨. 中国临床皮肤病学［M］. 南京：江苏科学技术出版社，2010：1029 – 1031.
［2］吴志华，樊翌明. 皮肤性病诊断与鉴别诊断［M］. 北京：科学技术文献出版社，2008：343 – 345.
［3］张学军. 皮肤性病学［M］. 北京：人民出版社，2018：137.

（编写：罗权、熊斯颖　审校：张锡宝、刘玉梅、罗育武、罗权、李振洁）

 **第七节　单纯糠疹**

## 一、概念

单纯糠疹（pityriasis simplex）又称白色糠疹（pityriasis albicans），是一种好发于儿童和青少年面部的非特异性皮炎。

## 二、临床表现

好发于儿童和青少年面部，部分患者好发于夏季，与阳光暴晒有一定关系。皮损表现为境界清楚的淡红色或淡白色斑片，圆形或椭圆形，皮损表面干燥，覆有少量灰白色细薄糠秕状黏着性鳞屑（图 11 – 18）；一般无明显炎症现象，部分病例皮损边缘可有轻度红斑或轻微隆起，皮损常逐渐扩大或增多。多无自觉症状，大多可自愈，但病情可反复发作。

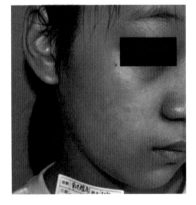

**图 11 – 18　单纯糠疹**

## 三、建议检查的项目

### （一）常规检查

三大常规、肝肾功能、生化检查。

### （二）专科检查

真菌镜检、微量元素、组织病理、免疫组化、免疫荧光、特殊染色等，皮肤镜、皮肤CT 检查等，必要时检查寄生虫卵。

## 四、诊断与鉴别诊断

### （一）诊断

诊断主要根据发生于儿童或青少年面部的圆形或椭圆形淡红色或淡白色斑片，覆有灰白色细薄糠秕状黏着性鳞屑的临床表现。

### （二）鉴别诊断

#### 1. 花斑癣

花斑癣一般夏季发病，常见于颈、躯干等，皮疹为圆形或卵圆形浅色斑，表面多有鳞屑，真菌镜检阳性。

#### 2. 白癜风

白癜风可发生于任何年龄及任何部位，白斑单发、散发或泛发。典型皮损为乳白色色素脱失斑，边界清楚，病程慢性迁徙。Wood's 灯可见灰白色或蓝白色荧光。

#### 3. 贫血痣

贫血痣是一种血管组织发育缺陷及功能异常，出生时、儿童或成人期发病，表现为大小不一的苍白色斑，摩擦或遇热后白斑周围皮肤充血发红，而白斑本身不变。

#### 4. 无色素痣

无色素痣是出生时或生后不久即有的局限性浅色斑，局灶或沿神经节段分布，境界模糊，边缘多为锯齿状，周围无色素沉着带，持续终身。

#### 5. 继发性色素减退症

继发性色素减退症有原发疾病史，如湿疹、皮炎、银屑病等。色素减退局限在原发疾病皮损部位，一般为暂时性，能自行恢复。

## 五、治疗

可口服维生素 A 和维生素 B 族，也可外用5％硫黄霜或0.03％他克莫司软膏，可选择窄谱 UVB 或 308 激光局部照射。

**参考文献**

［1］赵辨. 中国临床皮肤病学［M］. 南京：江苏科学技术出版社，2010：1031－1032。
［2］吴志华，樊翌明. 皮肤性病诊断与鉴别诊断［M］. 北京：科学技术文献出版社，2008：338－339.

（编写：罗权、熊斯颖　审校：张锡宝、刘玉梅、罗育武、罗权、李振洁）

**第八节　毛发红糠疹**

## 一、概念

毛发红糠疹（pityriasis rubra pilaris）是一种慢性鳞屑性炎症性皮肤病，以局限性毛囊角化性丘疹、掌跖角化过度以及红皮病为特征。

## 二、临床表现

皮损开始为较厚的灰白色糠样鳞屑，随后面部出现黄红色干性细薄鳞屑，类似于干性脂溢性皮炎，继而可泛发全身。皮疹的临床特征为小的毛囊角化性丘疹和散在性融合成糠秕状鳞屑性棕红色斑片或斑块（图 11-19），对称分布。77%～97%的患者有掌跖过度角化。皮疹严重时可泛发全身，发展成干燥鳞屑性红皮病。

临床分型为：典型成人型、非典型成人型、典型幼年型、非典型幼年型、幼年局限型及合并 HIV 感染相关性毛发红糠疹。

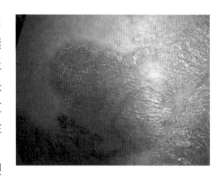

图 11-19　毛发红糠疹

## 三、建议检查的项目

### （一）常规检查

三大常规、肝肾功能、生化检查、微量元素等。

### （二）专科检查

真菌镜检、微量元素、组织病理、免疫组化、免疫荧光、特殊染色等，皮肤镜、皮肤 CT 检查等。

## 四、诊断与鉴别诊断

### （一）诊断

根据临床和组织病理学检查做出诊断。

### （二）鉴别诊断

#### 1. 脂溢性皮炎

该病好发于头、面、胸及背部等皮脂溢出部位，皮损为边缘不清的红斑，上覆细小的黄色油腻鳞屑，无毛囊角化丘疹。

#### 2. 毛周角化症

皮损为针尖至粟粒大小的毛囊性丘疹，肤色，顶端有淡褐色角质栓，内含卷曲毛发。皮损冬重夏轻，但一般不会完全缓解。

#### 3. 维生素 A 缺乏症

该病毛囊性角化性丘疹，呈圆锥形或半球形，皮肤干燥明显，往往同时伴有夜盲症和眼干燥症。

#### 4. 小棘苔藓

该病多见于儿童。成片密集的毛囊性丘疹，顶端有一根丝状的角质小棘突，境界较明显，常发生于颈部、股部和臀部。大部分患者数个月后可自然痊愈。

### 5. 扁平苔藓

丘疹为紫色或暗红色，顶部扁平、多角形，表面可见白点，较少累及头面部和掌跖部，组织病理学有特征性改变。

## 五、治疗

### （一）外用药物

可外用维 A 酸类药膏和类固醇药膏。

### （二）系统药物

#### 1. 维 A 酸类药物

异维 A 酸 0.5～1 mg/（kg·d），分 2～3 次口服；阿维 A 酯 0.5～1.0 mg/（kg·d），分 2～3 次口服，最大剂量不宜超过 75 mg/d。治疗期间应监测其可能发生的不良反应，如肝功能异常、高甘油三酯血症等。

#### 2. 维生素 E

维生素 E 100 mg，每日 2～3 次。

#### 3. 免疫抑制剂

病情严重且其他治疗无效时，可使用免疫抑制剂。氨甲蝶呤可治疗顽固性毛发红糠疹；环孢素成人剂量为 3～5 mg/（kg·d），分 2 次口服，根据病情变化可增减；硫唑嘌呤常用剂量为 50～100 mg/d 口服。

#### 4. 新型免疫抑制剂

依法利珠单抗、英夫利昔单抗等免疫调节也可用于治疗毛发红糠疹。

#### 5. 窄谱 UVB

可单独或联合维 A 酸类药物应用，可有显著疗效。

### （三）中医治疗

#### 1. 辨证论治

（1）血热风燥证。发病初期，可见头部有浸润性红斑，上覆有糠状鳞屑，四肢伸侧尤其肘膝伸侧及躯干出现密集的毛囊角化性丘疹，色红或红褐，边界清楚，密集成片，覆盖有灰白色鳞屑。自觉身热，伴咽干口渴、心烦、便秘、尿黄。舌质红，苔黄，脉数。治法：清热凉血，滋阴润燥。方药：清营汤加减。大便秘结，加生大黄、火麻仁。瘙痒甚者，加乌梢蛇、白鲜皮。

（2）阴伤血燥证。病程较长，局部皮疹干燥多鳞屑，四肢及躯干皮损色淡红或红黄，边界清楚，掌跖角化过度、增厚、脱屑、皲裂，皮肤干燥，瘙痒，伴口干唇燥、大便干结、小便黄赤。舌红少津，苔少，脉细数。治法：滋阴清热，养血润燥。方药：养血润肤饮加减。皲裂明显者，加玄参、白芍。大便秘结者，加火麻仁、生首乌。

（3）脾虚风燥证。局部除有成片干燥角化性丘疹外，伴咽干、口燥、纳呆、四肢乏力，病程长。舌淡红，苔薄白或少津，脉细。治法：健脾益气，养血润燥。方药：八珍汤加减。若患者脾气虚甚，则加黄芪、山药；瘙痒甚者，加丹参、乌梢蛇。

#### 2. 中成药治疗

（1）血热风燥证。用消风止痒颗粒、疏风清热胶囊、银翘片等。

（2）阴伤血燥证。用湿毒清胶囊、润燥止痒胶囊、大补阴丸、知柏地黄丸等。

（3）脾虚风燥证。用四物合剂、参苓白术颗粒等。

### 3. 中医外治

（1）中药溻渍法。生地黄、牡丹皮、紫草、赤芍、地肤子、白鲜皮、苦参等，水煎后溻法、渍法或浸泡患处。

（2）穴位注射。取曲池、足三里穴，选定后，每次穴位注射丹参注射液1 mL，隔日1次。

（3）走罐法。取大椎、肝俞、脾俞等穴位，或取皮损局部。选定后走罐，隔日1次。

**参考文献**

［1］吴志华，樊翌明．皮肤性病诊断与鉴别诊断［M］.北京：科学技术文献出版社，2008：411-416.

［2］赵辨．中国临床皮肤病学［M］.南京：江苏科学技术出版社，2010：1032-1035.

（编写：罗权、熊斯颖　审校：张锡宝、刘玉梅、罗育武、罗权、李振洁）

## 第九节　扁平苔藓

### 一、概念

扁平苔藓（lichen planus，LP）是一种发生于皮肤、毛囊、黏膜和指（趾）甲的常见的病因不明的慢性炎症性疾病。皮损通常为紫红色多角形瘙痒性扁平丘疹，有特征性组织病理学变化。

### 二、临床表现

皮损为紫红色扁平丘疹，呈多角形或类圆形，边界清楚，表面干燥发亮。丘疹中央可微有凹陷，附有蜡样薄膜，表面可见白色有光泽的小斑点或细微的白色网状条纹［威克姆（Wickham）纹］，急性期可发生同形反应。常累及黏膜，仅次于皮肤，损害最常见于颊黏膜后侧，以网状型多见（图11-20）。老年患者以糜烂渗出型最常见。累及甲时常见甲胬肉、甲变形、增厚或变薄、甲分离、脱甲、甲纵沟或嵴等，常与皮肤及口腔黏膜同时发生。皮损能累及体表任何部位，四肢多于躯干，四肢屈侧多于伸侧，以腕屈侧、踝周、股内侧、胫前、手背和龟头常见（图11-21）。躯干以腰部常见，对称分布，可有不同程度的瘙痒。

临床特殊类型：急性或亚急性泛发性扁平苔藓、线状（图11-22）、环状、肥厚性、萎缩性、毛囊性、大疱性、类天疱疮样、色素性、溃疡性、光线性、掌趾扁平苔藓及扁平苔藓-红斑狼疮重叠综合征等。

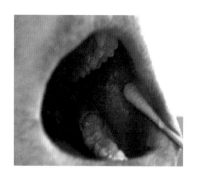

图 11-20　口腔扁平苔藓

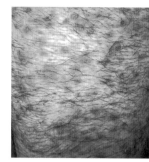

图 11-21　下肢扁平苔藓

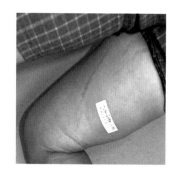

图 11-22　线状扁平苔藓

## 三、建议检查的项目

### （一）常规检查

三大常规、肝肾功能、生化检查等。

### （二）专科检查

皮肤镜、皮肤 CT、组织病理、免疫组化、免疫荧光、特殊染色等。典型的病理表现：角化过度，无角化不全，颗粒层楔形增厚，棘层不规则增生，基底细胞液化变性，真皮-表皮交界处带状淋巴细胞浸润。表皮下部和真皮浅层可见胶样小体。常有色素失禁，真皮浅层可见嗜色素细胞。

## 四、诊断与鉴别诊断

### （一）诊断

根据皮损好发部位、皮肤紫红色多角形丘疹伴有威克姆纹和黏膜所累史，结合组织病理的特征性改变诊断。

### （二）鉴别诊断

应与以下疾病鉴别。

#### 1. 点滴状银屑病

该病起病急骤，数天泛发全身，皮损为丘疹、斑丘疹，覆盖少许鳞屑。

#### 2. 扁平苔藓样疹

皮损多发生于曝光部位，有较多鳞屑，可融合或播散，病理组织有嗜酸性粒细胞。

#### 3. 扁平苔藓样角化病

皮损常为单发的丘疹或小斑丘疹，无自觉症状，可自然消退，病理表现为角化不全，真皮浸润细胞中常有嗜酸性粒细胞及浆细胞，可见日光性弹性纤维变性。

#### 4. 其他

还需要与环状肉芽肿、单侧痣、线状苔藓、色素性扁平苔藓等鉴别；黏膜扁平苔藓需与硬化性萎缩性苔藓、红斑狼疮、黏膜白斑等相鉴别。

## 五、治疗

### （一）一般治疗

患者应消除或减轻精神紧张，避免搔抓及烫洗等刺激，接受治疗前先排除药物性扁平苔藓；口腔 LP 应消除使敏感部位损害的因素，如去除牙填充物、限制烟酒及刺激性饮食；光线性 LP 应用避光剂。

### （二）系统治疗

#### 1．抗组胺药及镇静剂

对瘙痒者可使用抗组胺药及镇静剂。

#### 2．糖皮质激素

目前治疗主要的或首选药物，用于严重的病例，糜烂溃疡性黏膜损害或进行性甲破坏或脱发。一般用小剂量或中等剂量，泼尼松 30 ～ 60 mg/d，分 2 ～ 3 次口服；或最小有效剂量 15 ～ 20 mg/d，持续 2 ～ 6 周，在数周内逐渐减量，3 个月内停药。不建议用于长期维持治疗。

#### 3．维 A 酸类药

阿维 A 20 ～ 30 mg/d，连续 8 周；阿维 A 酯 50 ～ 75 mg/d，用于糜烂性口腔扁平苔藓；异维 A 酸 10 mg，每日 3 次口服，用于萎缩性扁平苔藓。

#### 4．免疫抑制剂

环孢素 A：1 ～ 6 mg/（kg·d），治疗严重顽固性糜烂性或溃疡性扁平苔藓，2 ～ 4 周起效；硫唑嘌呤：25 ～ 50 mg，每日 2 次，对类天疱疮样扁平苔藓和口腔糜烂型扁平苔藓疗效较好，也可以 CTX 或 MTX 治疗；氨苯砜：25 mg，每日 3 次。常与糖皮质激素联合治疗中重型扁平苔藓和大疱性扁平苔藓；沙利度胺：25 mg，每日 2 次。常与糖皮质激素、雷公藤总甙和 DDS 同时用于重型扁平苔藓，称四联疗法。

#### 5．免疫调节剂

左旋咪唑、干扰素、转移因子和胸腺素等。

#### 6．抗疟药物

氯喹 250 mg，每日 2 次口服，共 2 周，以后改为 250 mg，每日 1 次，连服 1 ～ 3 个月；羟氯喹：100 ～ 200 mg，每日 2 次，连服 2 周，以后改为 100 ～ 200 mg，每日 1 次。

#### 7．抗真菌药物

灰黄霉素 200 mg，每日 3 次，对口腔糜烂型及大疱性扁平苔藓有效。

### （三）外用治疗

糖皮质激素、维 A 酸类、免疫抑制剂如他克莫司等。

### （四）物理治疗

紫外光光疗、激光治疗、放射线治疗、冷冻治疗。

### （五）外科治疗

手术切除加缝合或植皮术治疗。

## （六）中医治疗

### 1．辨证论治

（1）风热血瘀证。起病急，病程短，皮疹多发或泛发全身，为紫色扁平丘疹，瘙痒剧烈，可伴身热、口干。舌质紫红，苔薄黄，脉数。治法：祛风清热，活血止痒。方药：消风散加减。瘙痒者加白鲜皮、白蒺藜；皮损色红者加紫草、丹参。

（2）肝郁血瘀证。病程较长，皮疹颜色紫暗，皮损干燥，融合成片状、环状、线状等，剧痒难忍，伴烦躁易怒，或情志抑郁，胁肋胀痛，经前乳胀。舌质暗，苔薄白，脉弦细。治法：疏肝理气，活血化瘀。方药：丹栀逍遥散合桃红四物汤加减。痒甚者，加蝉蜕、海桐皮；皮损肥厚者，加丹参、莪术、三棱。

（3）阴虚内热证。皮疹多见于黏膜部位，口腔、阴部黏膜可出现网状白色细纹、紫红色斑、糜烂，伴头晕耳鸣、五心烦热、口咽干燥、腰膝酸软等。舌质红，苔薄白，脉细数。治法：补益肝肾，滋阴降火。方药：知柏地黄汤加减。皮损伴发溃疡者加金雀根、金果榄；皮损糜烂结痂者加苦参、生薏苡仁。

### 2．中成药治疗

（1）风热血瘀证。用一清胶囊、疏风清热胶囊等。

（2）肝郁血瘀证。用加味逍遥丸、血府逐瘀胶囊、六神丸等。

（3）阴虚内热证。用湿毒清胶囊、润燥止痒胶囊、大补阴丸、知柏地黄丸等。

### 3．中医外治

（1）体针法。线状扁平苔藓可根据皮疹分布部位所属经络，循经取穴，隔日1次，10次为1个疗程。并可根据发病部位加刺选穴。

（2）耳穴压丸法。主穴取交感、神门；配穴取肾、内分泌。以王不留行置于耳穴贴压，每日按压3～5次，每日按压30～60秒，3～7天更换1次，双耳交替。

**参考文献**

［1］赵辨．中国临床皮肤病学［M］.南京：江苏科学技术出版社，2010：1037 - 1041.

［2］张学军．皮肤性病学［M］.9版．北京：人民出版社，2018：139 - 140.

（编写：罗权、熊斯颖　审校：张锡宝、刘玉梅、罗育武、罗权、李振洁）

## 第十节　硬化性萎缩性苔藓

## 一、概念

硬化性萎缩性苔藓（lichen sclerosus et atrophicus，LSA）是一种慢性炎症性皮肤黏膜疾病。损害的特征为境界清楚的瓷白色硬化性丘疹和斑块，晚期形成萎缩斑，好发于女阴和阴茎包皮部位。

## 二、临床表现

本病是一种少见病，以女性多见，好发于绝经期妇女。

### （一）肛门生殖器以外的 LSA

初起为群集性瓷白色或象牙白色的丘疹和斑块，境界清楚，有光泽感，部分中央稍凹陷，触之较硬；表面有均匀分布的小黑头粉刺样毛囊角质栓，周围绕以紫红晕。皮疹逐渐扩大融合成境界清楚的白色硬化性斑块，表面微皱，出现羊皮纸样萎缩，毛囊口和汗孔扩张时伴有小角质栓。晚期皮损萎缩为稍微凹陷的色素减退斑，也有些皮损自行消退不留痕迹。通常无症状或轻度瘙痒。皮损好发于躯干上部、颈项、上背、腋窝、臀部、大腿两侧等处。口腔 LSA 极罕见。

### （二）肛门生殖器 LSA

女性表现为女阴干枯，典型损害是瓷白色丘疹和斑块（图 11-23）；常伴有瘀斑区，边界清，毛囊口明显，表面可角化过度，毛细血管扩张，周围有浅红色水肿区，光亮发硬。大小阴唇、阴蒂及系带可完全萎缩，女阴和肛门萎缩斑常连成"8"字形或哑铃样外观。自觉剧痒。男性可发生闭塞性干燥性龟头炎，表现为龟头瓷白色扁平丘疹或白色萎缩性水肿性斑片，表面干燥，包皮硬化、糜烂，龟头粘连，尿道口狭窄等。

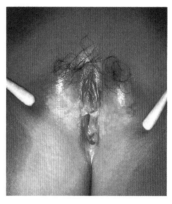

**图 11-23　外阴硬化性萎缩性苔藓**

### （三）儿童 LSA

该病可自行消退，在生殖器以外的皮损通常在青春期前后消失。

### （四）LSA 伴发恶性肿瘤

生殖器 LSA 可并发恶性肿瘤，最常见的是鳞状细胞癌、疣状癌、基底细胞癌和黑素瘤。

## 三、建议检查的项目

### （一）常规检查

三大常规、肝肾功能、生化检查。

### （二）专科检查

组织病理、免疫组化、免疫荧光、特殊染色等。病理早期表现为界面皮炎。充分发展的损害病理特点：角化过度伴毛囊角栓，颗粒层变薄，在角化过度明显处颗粒层增厚，形成楔形增厚；棘层萎缩伴基底细胞水肿、液化变性，表皮突通常完全消失，真皮浅层胶原纤维明显水肿和均质化，弹性纤维稀少，毛细血管和淋巴管扩张。在均质化的下方，可有不同程度的带状炎细胞浸润，以淋巴细胞为主。LSA 女阴损害在表皮萎缩邻近部位可见鳞状细胞增生区。此外，还有皮肤 CT 检查和皮肤镜检查。

## 四、诊断与鉴别诊断

### （一）诊断

根据典型损害为瓷白色丘疹、斑块及萎缩性斑片，其上可有黑头粉刺样角栓，质地较坚实，结合好发部位及病理变化等特征诊断。

### （二）鉴别诊断

#### 1. 萎缩性扁平苔藓

皮损为紫红色扁平丘疹，中央逐渐萎缩变成淡白色，其外周有紫红色扁平小丘疹。

#### 2. 硬斑病

硬斑病即局灶性硬皮病，皮损为大小不等的水肿性红斑，逐渐硬化呈淡黄色或黄白色，无黑头粉刺样角栓。

#### 3. 斑状萎缩

皮损为圆形或椭圆形紫暗红斑疹，境界清楚，可扩大最终呈灰白色松弛性扁平隆起，对称分布于躯干及四肢。

#### 4. 白癜风

白癜风导致色素脱失斑，呈乳白色，不萎缩或硬化。

## 五、治疗

LSA 可自然消退。要对症处理，缓解症状，减少局部刺激，预防感染，检测癌变。

### （一）外用药物治疗

#### 1. 糖皮质激素

该激素为首选药物，常选用强效糖皮质激素霜和软膏。一般每日 1 次，治疗 4 周后改为隔日 1 次，再用 4 周后改为每周 2 次，夜间用药。

#### 2. 钙调磷酸酶抑制剂

0.1% 他克莫司或 1% 吡美莫司软膏，外用，每日 1～2 次。

#### 3. 性激素制剂外用

2% 丙酮睾酮软膏或霜、黄体酮软膏、己烯雌酚软膏。

#### 4. 其他

如维生素 A 软膏、焦油制剂及维 A 酸软膏或霜。

### （二）物理疗法

激光治疗、液氮冷冻治疗、光疗。

### （三）系统药物治疗

#### 1. 维 A 酸类药

阿维 A 20～30 mg/d，口服 16 周；阿维 A 酯 0.6～1 mg/（kg·d），分次口服，疗程 3 个月。维胺脂 25 mg，每日 3 次，或用异维 A 酸 10 mg，每日 2 次，均为 1 个月一疗程。

#### 2. 抗生素类药

红霉素或青霉素类药，如阿奇霉素.

### 3．其他

1，25－二羟维生素 $D_3$、司坦唑醇、雷公藤总甙、维生素类等。

### （四）手术治疗

对于药物治疗无法改善的硬化性苔藓引起的包茎，可行包皮环切术。

### （五）中医治疗

#### 1．肝郁型

内服逍遥散加减，外洗用茵陈、蒲公英、紫花地丁、首乌、地肤子、冰片等。

#### 2．心脾两虚型

内服归脾汤加减，外洗用当归、赤芍、首乌、菖蒲等。

#### 3．肝脾血虚型

内服当归、首乌、白芍、赤白芍、熟地黄、鸡血藤、淫羊藿，外洗用当归、淫羊藿、冰片等。

#### 4．脾肾虚寒型

内服淫羊藿、补骨脂、首乌、当归、赤芍、生地黄、鸡血藤、吴茱萸，外洗用淫羊藿、当归、首乌等。

**参考文献**

赵辨．中国临床皮肤病学［M］．南京：江苏科学技术出版社，2010：1046－1048.

（编写：罗权、熊斯颖　审校：张锡宝、刘玉梅、罗育武、罗权、李振洁）

 **第十一节　线状苔藓**

## 一、概念

线状苔藓又称线状苔藓样皮病（linear lichenoid dermatosis）和 Blaschko 线状获得性皮肤疹（blaschko linear acquired inflammatory skin eruption）。本病是一种多见于儿童的自限性线状炎症性皮肤病。损害由苔藓样小丘疹组成，呈线条状排列。起病突然，多在 1 年内自愈。多无自觉症状，偶有瘙痒。

## 二、临床表现

该病多在 5～15 岁发病，女性多于男性，比例为（2～3）：1。皮损开始为散在的 1～3 mm 大小的丘疹，呈圆形或多角形，稍隆起，粉红色或皮肤色，伴少量细小鳞屑。丘疹迅速增多，群集后便互相融合，呈连续或断续的线状排列，线条宽 0.2～3.0 cm，皮损沿着 Blaschko 线分布于四肢、躯干或颈部。典型皮损可合并甲损害，表现为甲板变薄或增厚，甲有条纹、纵嵴、开裂或甲缺失等损害。偶见线状苔藓仅限于甲。损害通常表现为单侧性发疹，偶见双侧者，线状排列的皮损多仅有一条，多条损害互相平行排列较罕见。病程不定，持续时间为 4 周至 3 年，通常在 1 年内消失。

## 三、建议检查的项目

### （一）常规检查

三大常规、肝肾功能、生化检查等。

### （二）专科检查

皮肤镜、皮肤 CT 检查、组织病理、免疫组化、免疫荧光、特殊染色等。

组织病理：为表皮出现海绵形成和细胞内水肿，常伴有局灶性角化不全和淋巴细胞外移。棘层可见散在坏死的角质形成细胞和朗格汉斯细胞。真皮浅表血管主要有淋巴细胞和组织细胞浸润，乳头层可见带状细胞浸润，网状层的小汗腺和毛囊周围有较多炎细胞浸润。

## 四、诊断与鉴别诊断

### （一）诊断

主要根据病史，突然出现线状皮疹的特点，较为特征的皮肤病理变化进行诊断。

### （二）鉴别诊断

需要与以下几种疾病进行鉴别。

**1. 线状扁平苔藓**

该病有紫红色扁平丘疹及威克姆纹、剧烈瘙痒，以及特征性病理变化。

**2. 带状银屑病**

该病有银白色云母状鳞屑的红色斑丘疹、奥斯皮茨（Auspitz）征阳性，以及特征性病理变化。

**3. 带状慢性单纯性苔藓**

该病有典型的皮肤苔藓样变、瘙痒剧烈、病程长。

**4. 线状或带状表皮痣和炎症性线状表皮痣**

该病多在出生时已存在，无自愈倾向，病理表现为有疣状和乳头瘤样增生。

## 五、治疗

### （一）一般治疗

本病因能自愈，又无明显自觉症状，故一般不需给予治疗。局部外用糖皮质激素制剂或外用钙调磷酸酶抑制剂（如他克莫司软膏或吡美莫司乳膏等）可加速皮疹消退。甲损害用糖皮质激素霜剂封包治疗有效，口服维生素 $B_2$ 也有一定疗效。

### （二）中医治疗

中药可采用养血润肤、祛风止痒法。方用当归饮子合沙参麦冬汤加减。

**参考文献**

赵辨. 中国临床皮肤病学［M］.南京：江苏科学技术出版社，2010：1052 – 1053.

（编写：罗权、熊斯颖　审校：张锡宝、刘玉梅、罗育武、罗权、李振洁）

 **第十二节　光泽苔藓**

## 一、概念

光泽苔藓（lichen nitidus）是一种原因尚未明确的少见的慢性炎症性丘疹皮肤病，具有特殊的临床和组织病理特征。该病好发于儿童和青少年，性别无明显差异或男性略多见，家族性发病少见。

## 二、临床表现

皮损多呈一致性针尖至粟粒大的圆形或平顶的坚实发亮的丘疹，呈正常皮肤色、淡白色、银白色、粉红色或淡黄色，闪烁发亮，孤立散在，从不融合（图 11 – 24），覆有少量的细小白色鳞屑。好发于阴茎、龟头、下腹部、前臂、胸部、大腿内侧、肩胛部，阴囊及阴唇也可发疹，甚至可播散全身，称为泛发性光泽苔藓。累及掌跖表现为多发性细小的角化过度性丘疹，可融合成弥漫性角化过度性斑块，粗糙增厚及皲裂，类似于角化过度性手部湿疹及汗疱疹。累及甲表现为甲点状小凹点、甲纵嵴和纵纹增多。通常无自觉症状，偶尔瘙痒，慢性病程，皮损可在几周内消退，亦可持续数年。愈后不遗留瘢痕或色素沉着。

**图 11 – 24　腰背部粟粒大小丘疹，皮色或带光泽**

此外，光泽苔藓还有少见的角皮病型、水疱型、出血型、紫癜型及小棘状毛囊性型、穿通型光泽苔藓等。

## 三、建议检查的项目

本病无明显自觉症状，除了病理检查协助诊断外，可进行血常规及出凝血时间检查。其病理改变具有诊断意义，表现为真皮乳头变宽，真皮乳头部局限性球形致密浸润灶，主要由淋巴细胞和组织细胞组成，有少数上皮样细胞、成纤维细胞与载黑素细胞；偶见多核巨细胞，呈肉芽肿性改变或结核样结构，无干酪样坏死。浸润灶两侧表皮突延伸，环抱着浸润灶而呈抱球状。灶内毛细血管扩张，浸润灶上方表皮萎缩，角化不全，基底细胞液化变性。

## 四、诊断及鉴别诊断

### （一）诊断

根据皮疹的形态、好发部位、无自觉症状及组织病理变化等特点，可以确诊。

### （二）鉴别诊断

需要与以下疾病相鉴别。

#### 1. 扁平苔藓

典型皮损为多角形或圆形的紫红色扁平丘疹，表面有蜡样薄膜，可见特征性的白色光泽小点或细浅的白色网状条纹，病理有特征性改变。

#### 2. 瘰疬样苔藓

多见于儿童，好发于躯干，皮损为成片的毛囊性丘疹，呈正常肤色或棕红色，无光泽，顶端覆少量鳞屑。

#### 3. 阴茎珍珠状丘疹

多见于成人，好发于冠状沟边缘，皮损为珍珠状大小一致的白色或肤色圆形、孤立散在的小丘疹。

#### 4. 其他

还需要与银屑病、扁平疣、毛发苔藓、小棘苔藓、丘疹性湿疹慢性手部湿疹、苔藓样梅毒疹、鲍温样丘疹病、结节病、苔藓样淀粉样变性等相鉴别。

## 五、治疗

### （一）一般治疗

本病病程有自限性，故常无须治疗。如病程持久，瘙痒严重，局部使用超强效或强效糖皮质激素制剂或外用钙调磷酸酶抑制剂的软膏有效。泛发而严重的病例可同时内服抗组胺类药物或维 A 酸类药物。用 PUVA、UVA/UVB 光治疗，口服糖皮质激素、小剂量环孢素、左旋咪唑等均有成功的病例报道。

### （二）中医治疗

#### 1. 肝郁型

内服逍遥散加减，外洗用茵陈、蒲公英、紫花地丁、何首乌、地肤子、冰片等。

#### 2. 心脾两虚型

内服归脾汤加减，外洗用。当归、赤芍、何首乌、首蒲等。

#### 3. 肝脾血虚型

内服当归、何首乌、白芍、赤白芍、熟地黄、鸡血藤、淫羊藿，外洗用当归、淫羊藿、冰片等。

#### 4. 脾肾虚寒型

内服淫羊藿、补骨脂、何首乌、当归、赤芍、生地黄、鸡血藤、吴茱萸，外洗用淫羊藿、当归、何首乌等。

**参考文献**

赵辨．中国临床皮肤病学［M］．南京：江苏科学技术出版社，2010：1056－1057.

（编写：罗权、熊斯颖　审校：张锡宝、刘玉梅、罗育武、罗权、李振洁）

 **第十三节　小棘苔藓**

## 一、概念

小棘苔藓（lichen spinulosus）又称棘状角化病（keratosis spinulosa）、棘状毛囊角化病（keratosis follicularis spinulosa）。其特征为群集成片毛囊性小丘疹，顶端有一角质丝棘突，多见于儿童的颈项、股臀、四肢伸侧等部位。大多病例于数月后自然消退，无自觉症状。

## 二、临床表现

损害为针头大的毛囊性小丘疹，其中央有一根细丝状干燥性角质小棘突出，可长达数毫米，触之坚硬，呈灰白色或正常皮色。丘疹可分散但大都群集成片，不融合，形成直径2～5 cm的圆形或卵圆形斑片。多见于儿童的颈项、股臀、四肢伸侧等部位，颜面、掌跖较少累及。皮损为片状密集的针尖大小的毛囊性角化丘疹，一般基底为正常肤色，每个丘疹顶端有一纤细角质丝，触之粗糙刺手。损害可在短期内成批出现，群集成片，形成圆形、卵圆形或不规则片状。有的于几天之内可出现全部症状。无自觉症状或微痒，常于数月后痊愈。少数患者可持续1年以上。

## 三、建议检查的项目

皮肤镜、皮肤CT检查、组织病理、免疫组化等。

## 四、诊断与鉴别诊断

（一）诊断

根据皮损的特点、发病年龄及好发部位等进行诊断。

（二）鉴别诊断

本病需要与下列疾病相鉴别。

### 1. 维生素A缺乏病

皮损为四肢伸侧针头大至米粒大的圆锥形毛囊性角化丘疹，皮肤干燥和粗糙，患者有暗适应障碍或夜盲、角膜及结膜干燥等症状。

### 2. 瘰疬性苔藓

有结核病史，损害为粟粒大的苔藓样毛囊性丘疹，散在性发生在儿童躯干，病理改变为结核样结构。

### 3. 其他

还应与毛囊性扁平苔藓、毛发苔藓、脂溢性皮炎、梅毒、毛发癣菌、眉部瘢痕性红斑及 HIV 感染的泛发性小棘苔藓样疹相鉴别。

## 五、治疗

### （一）一般治疗

本病为慢性经过，预后良好，可自然消退。内服维生素 A、维生素 E，外用温和的角质溶解剂，如 3% 间苯二酚软膏、水杨酸软膏或凝胶、维 A 酸软膏、10%～20% 尿素软膏，症状可好转或痊愈。

### （二）中医治疗

#### 1. 肝郁型

内服逍遥散加减，外洗用茵陈、蒲公英、紫花地丁、何首乌、地肤子、冰片等。

#### 2. 心脾两虚型

内服归脾汤加减，外洗用当归、赤芍、何首乌、石菖蒲等。

#### 3. 肝脾血虚型

内服当归、何首乌、白芍、赤白芍、熟地黄、鸡血藤、淫羊藿，外洗用当归、淫羊藿、冰片等。

#### 4. 脾肾虚寒型

内服淫羊藿、补骨脂、何首乌、当归、赤芍、生地黄、鸡血藤、吴茱萸，外洗用淫羊藿、当归、何首乌等。

**参考文献**

[1] 张学军. 皮肤性病学 [M]. 北京：人民卫生出版社，2013：176－178.
[2] 张建中. 中外皮肤病诊疗指南：专家解读 [M]. 北京：中华医学电子音像出版社，2014：118－127.
[3] 赵辨. 中国临床皮肤病学 [M]. 南京：江苏科学技术出版社，2010：1054－1055.

（编写：罗权、熊斯颖　审校：张锡宝、刘玉梅、罗育武、罗权、李振洁）

## 第十四节　红皮病

## 一、概念

红皮病（erythroderma）又称剥脱性皮炎（exfoliative dermatitis），是一种严重的全身性疾病。一般认为红皮病与剥脱性皮炎为同一种疾病，前者以广泛的红斑浸润伴有糠秕状脱屑为特征，而后者存在广泛性水肿性红斑，伴有大量脱屑。皮肤受累面积≥90% 是诊断本病的先决条件。

## 二、临床表现

本病发生于任何年龄，以 40 岁以后居多，但由于引起红皮病的原发疾病不同，初发年龄不定，男性多于女性，比例为（2～4）∶1，种族无差异。

（一）皮肤、黏膜、毛发、指甲改变

**1. 皮肤表现**

（1）急性期。潮红、肿胀、渗出，尤其腋部、肘部、会阴部和肛门周围渗液更显著，鳞屑呈片状结痂。

（2）亚急性期。渗液减少，肿胀减轻，鳞屑增多。

（3）慢性期。皮肤浸润增厚，鳞屑反复剥脱，鳞屑干燥呈细小糠状、片状或小叶状，手掌、足跖部位鳞屑可呈手套、袜子形脱落。

（4）恢复期。鳞屑减少，红斑颜色转暗，有色素沉着，皮肤呈古铜色，亦可见色素脱失。

**2. 黏膜症状**

可出现眼结膜炎、眼睑缘炎、角膜炎、角膜溃疡，口腔红肿、溃疡、疼痛，吞咽时症状加重。女阴、尿道、肛门部位的黏膜常常糜烂，有分泌物。

**3. 毛发、指甲表现**

可出现脱发，指甲增厚，失去光泽、变色，或甲体萎缩，甲板有小凹坑，有纵嵴和横沟，随着疾病好转可逐渐恢复。

（二）内脏损害

**1. 淋巴结、肝、脾**

大多数病例有淋巴结肿大，以腋淋巴结、腹股沟淋巴结、颈淋巴结肿大最为常见。有淋巴、单核吞噬细胞系统肿瘤者可侵犯胸腔和腹腔内淋巴结，少数为肿瘤性浸润。1/3～2/3 的患者伴有肝脾肿大。药物过敏和淋巴瘤所致的红皮病，肝脾肿大的机会较多。若有明显的肝脾肿大，应考虑恶性淋巴瘤。

**2. 肾损害**

表现为蛋白尿、血尿，药物可引起肾小管坏死，发生急性肾衰竭。

**3. 心功能障碍**

由于脱水、电解质紊乱和血管通透性增高，可引起血流动力学改变，出现心律失常、高输出性心力衰竭，出现颈静脉怒张、肝大和下肢水肿。

**4. 内分泌改变**

有少数男性患者可出现乳房女性化、睾丸萎缩、精子减少等症状。女性可致月经失调、乳房组织增生，并伴有性激素及其代谢产物异常。

（三）代谢紊乱

**1. 基础代谢增高**

红皮病皮肤病变广泛，皮肤炎症充血，基础代谢率升高。

**2. 蛋白质代谢紊乱**

患者有大量鳞屑脱落，丢失大量蛋白质，加上红皮病肠道病变，影响蛋白质吸收和利用，造成负氮平衡，使血浆总蛋白降低，尤其白蛋白降低，出现低蛋白血症。

**3. 水和电解质紊乱**

患者皮肤屏障功能遭到破坏，水分从皮肤过度蒸发，引发脱水，造成低血容量、低血钠、低血氯等系统变化，引起血流动力学改变和心脏功能障碍。

**4. 体温调节障碍**

正常情况下，人体产热和散热过程保持动态平衡。红皮病患者由于毒素被吸收和皮肤散热机能失常，可引起不同程度的发热，多数患者体温在 38 ～ 39 ℃。患者如果发生高热、中毒症状明显，应考虑并发感染。

（四）预后

红皮病是严重疾病，预后取决于以下因素。

**1. 原发疾病性质**

常见的病因为继发于其他皮肤病如银屑病、特应性皮炎，药物超敏反应，皮肤 T 细胞淋巴瘤等恶性肿瘤，其他全身疾病如皮肌炎、肝炎等。其中恶性肿瘤引起的红皮病，预后差，有较高的发病率和死亡率。

**2. 并发症情况**

有严重内脏损害和不能控制的感染，预后差。

**3. 红皮病治疗是否合理、正确、积极**

红皮病死亡率国内报道为 11.4%，常见死亡原因有：①原发疾病恶化，如恶性肿瘤扩散、转移；②脏器功能衰竭（心、肝、肾等）；③严重并发症（败血症、肺部感染等）。

## 三、建议检查的项目

（一）常规检查

三大常规、血沉、肝肾功能、血糖血脂、生化检查等。

（二）专科检查

可进行组织病理、免疫组化、免疫荧光、特殊染色等检查，以及全血细胞计数、综合代谢评估、血培养等。有淋巴结肿大的，必要时进行淋巴结活检。原因不明的要考虑进行 HIV 检查。

组织病理学可以是非特异性的，因此可对新发红皮病或快速演变的红皮病患者进行皮肤多次活检，为病因提供线索。红皮病的病理学特征取决于病因和皮损持续时间。急性红皮病组织病理表现为表皮有海绵形成和角化不全，真皮乳头水肿，浅层血管周围有淋巴细胞、组织细胞等炎症细胞浸润；慢性红皮病表现为表皮棘层肥厚、明显的角化过度、真皮层血管周围有慢性炎症细胞浸润，也有银屑病样增生和乳头瘤样增生。

其他病理特征可为病因提供线索。银屑病引起的红皮病具有表皮的银屑病样增生、颗粒层减少或消失、角化不全的病灶。特应性皮炎引起的红皮病表现为海绵形成和血管周围炎症细胞浸润，以嗜酸性粒细胞浸润为主。落叶性天疱疮引起的红皮病在表皮棘细胞层上部可见棘层松懈现象，直接免疫荧光试验出现 IgG 细胞间抗体阳性。淋巴瘤引起的红皮病，表皮内可见 Pautrier 微脓肿，真皮内炎症呈苔藓样反应，出现多形性和亲皮性的炎细胞，有不典型的单核细胞。交替存在的角化过度和角化不全伴有银屑病样增生则提示毛发红糠疹。

（三）特殊检查

如怀疑患者患淋巴系统恶性肿瘤，可选择做基因诊断及 CT、MRI 检查。

## 四、诊断及鉴别诊断

主要根据患者典型的临床表现、病史（包括既往皮肤病史及病理活检史、药物史、日晒等）、组织病理检查及对治疗的反应等确诊。皮肤活检有助于排除 Sézary 综合征（全身瘙痒、阵发性多汗、皮肤增厚，有银屑病样或湿疹样皮损）及其他恶性病变等疾病。淋巴结肿大明显时，提示淋巴系统恶性肿瘤的可能性。按淋巴结肿大治疗未能达到效果时，应对淋巴结进行活检。相关系统检查包括全血细胞计数综合代谢评估和血培养。在病因不明确情况下，还有考虑影像学检查、HIV 检测和重复皮肤活检。

## 五、治疗

### （一）局部治疗

（1）糜烂渗出明显者，用3%硼酸湿敷。

（2）干燥部位可用粉剂、洗剂、乳剂及软膏，如炉甘石洗剂、氧化锌油及各种皮质类固醇软膏等。

（3）眼、口腔及外阴损害应给予相应护理。

（4）局部治疗的原则是止痒、保护皮肤防止感染。

### （二）全身治疗

（1）病因治疗。尽量寻找病因，针对不同病因进行适当治疗。

（2）支持治疗。给予高蛋白饮食，补充多种维生素，维持水、电解质平衡，注意保暖、保湿。有感染时应及时应用抗生素。

（3）激素治疗可缓解症状、缩短病程。一般可用泼尼松口服，病情重者可采用地塞米松静脉滴注。

（4）阿维 A、氨甲蝶呤、雷公藤可用于银屑病、毛发红糠疹所引起的红皮病，以减少激素用量且有益于原发病的治疗。避免使用肿瘤坏死因子抑制剂等，防止潜在恶性肿瘤恶化。

（5）抗组胺剂有镇静、止痒作用，瘙痒明显者可使用。

（6）初期红皮病得到控制后，可以考虑光疗，但晒伤可能使急性红皮病中的皮疹恶化。

### （三）对药物变态反应引起者的治疗

及早给予患者大剂量类固醇皮质激素，尽快控制病情。外用药应尽量简单，避免使用高浓度的或有刺激性的药物。

### （四）预防感染

加强护理，预防继发感染。

### （五）中医治疗

#### 1. 毒热入营型

发病初期为猩红热或麻疹样红斑，迅即发布于全身，潮红、肿胀、干燥、脱屑，间有渗出，严重则可出现毛发脱落，指甲变形，咽干口燥，心烦不宁，辗转难眠、口唇眼睑俱肿，舌质红，苔少或光剥，脉细数。

### 2．瘀热燔营型

起病急骤，身体大部分皮肤潮红、深红或紫红，浸润、肿胀，压之褪色，触之灼热，反复脱屑，甚则皮肤红肿渗出，形成痂皮。重则毛发脱落，指甲变形，伴有高热、咽干口渴，心烦不宁，便结溲黄，皮肤瘙痒，舌质红，苔黄燥，脉弦数。

### 3．热毒伤阴型

病至后期，经过治疗皮损有好转，如全身弥漫性红斑，色渐浅红，或红褐或暗红，出现正常皮肤而斑块分化缩小，浸润肿胀减轻；但面部及四肢层层脱屑如麸皮样，手足脱屑如手套袜状脱皮，口干思饮，舌质红，苔光剥，脉细数。

## 六、预防

（1）避免滥用药物，对急性期的患者勿用刺激性强的药物。

（2）宜食高蛋白食物，多吃水果蔬菜，忌饮酒及辛辣刺激性食物。

（3）对药物过敏所致的红皮病，治疗过程中选择用药应特别慎重，避免出现交叉过敏反应。

（4）注意皮肤的清洁及保持良好的环境，如空气流通、定期空间消毒、被褥的清洁等，尤其须做好口腔、眼、外阴的护理。

**参考文献**

［1］张学军．皮肤性病学［M］.北京：人民卫生出版社，2013：176－178.

［2］张建中．中外皮肤病诊疗指南：专家解读［M］，北京：中华医学电子音像出版社，2014：118－127.

［3］赵辨．中国临床皮肤病学［M］.南京：江苏科学技术出版社，2010：1054－1055.

（编写：罗权、熊斯颖　审校：张锡宝、刘玉梅、罗育武、罗权、李振洁）

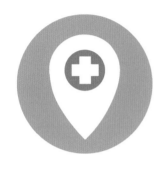

第十二章 | 大疱与疱疹性皮肤病

第一节 天疱疮

## 一、概念

天疱疮（pemphigus）是一组由于表皮棘层松解而导致的慢性大疱性皮肤病，具有易反复、病情严重等特点，是一种自身免疫性疾病。

## 二、临床表现

本病好发于中年人。我国传统上将天疱疮分为以下四型：寻常型天疱疮、增殖型天疱疮、落叶型天疱疮和红斑型天疱疮。

### （一）寻常型天疱疮

寻常型天疱疮表现为皮肤及口腔黏膜的松弛性大疱及浅表糜烂（图12-1），部分患者的口腔黏膜损害为其唯一临床表现。黏膜损害通常表现为疼痛性糜烂面，边界清晰，形状不规则。可累及口腔内任何部位，最常见于颊黏膜及上颚黏膜。皮肤损害可出现在全身任何部位，表现为在正常皮肤或红斑基础上的松弛、壁薄、极易破裂的大疱（图12-2），疱内液体黄色澄清，后期可变浑浊、血性，尼氏征阳性。疱壁破裂后形成红色的疼痛性糜烂面，伴有浆液及血性渗出，逐渐形成黄色厚痂。

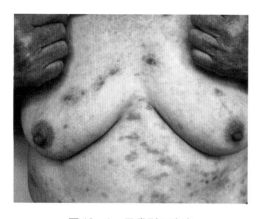
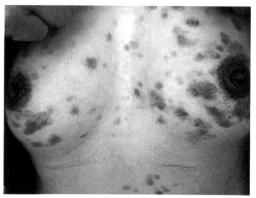

图12-1 寻常型天疱疮　　　　　　图12-2 寻常型天疱疮

### （二）增殖型天疱疮

增殖型天疱疮同样可累及黏膜形成疼痛性糜烂面，皮肤损害通常累及脂溢部位如头面、腋下、脐窝、阴股等处。早期为松弛的水疱，破裂后形成糜烂面，后迅速发展为增殖型斑块、乳头状增生。可分为轻型（Hallopeau型）和重型（Neumann型）。

### （三）落叶型天疱疮

落叶型天疱疮是在正常皮肤或红斑基础上出现松弛性大疱，发展成糜烂面后由于浆液渗出形成黄褐色、油腻厚痂，痂下湿润，有腥臭味。尼氏征阳性。此型极少累及黏膜。

### （四）红斑型天疱疮

红斑型天疱疮为落叶型天疱疮的一种局限型。表现为局限的红斑上出现脂溢性鳞屑、黄痂，且不易脱落，尼氏征阳性。通常无黏膜损害。

## 三、建议检查的项目

### （一）常规检查

血常规、血沉、肝肾功能、生化、CEA、AFP 等检查。

### （二）专科检查

（1）病变组织及周围皮肤组织病理、直接和间接免疫荧光检查、免疫组化、特殊染色等。

典型表现为表皮内细胞松解，产生裂隙、水疱，其中可见棘层松解细胞。血管周围可见淋巴细胞、组织细胞、中性粒细胞和嗜酸性粒细胞浸润。不同分型其病理表现有所不同：①寻常型天疱疮。裂隙或水疱位于基底细胞和棘细胞间。②增殖型天疱疮。裂隙或水疱位于基底层上方。表皮增生明显，在增生的棘细胞层可见由嗜酸性粒细胞形成的微脓肿。③红斑型天疱疮和落叶型天疱疮。裂隙或水疱位于颗粒层或角层下方。

（2）天疱疮抗体：大疱病四项。

（3）盐裂试验。

### （三）特殊检查

如怀疑副肿瘤天疱疮，可建议做 B 超、X 线及 CT、MRI 检查，或 PT-CT 查找原发灶。

## 四、诊断及鉴别诊断

### （一）诊断

满足"临床表现"中至少 1 条，"组织病理"或"免疫诊断"中至少 1 条即可确诊。临床表现：①皮肤出现松弛性水疱和大疱；②水疱和大疱破溃后形成顽固性糜烂；③黏膜区域出现非感染性水疱或糜烂；④尼氏征阳性。组织病理：表皮细胞间水疱形成。

诊断：①皮损区或周围正常皮肤 DIF 可见 IgG 和（或）补体沉积于表皮细胞间；②IIF检测到血清中出现抗细胞间抗体或 Elisa 检测到血清中出现抗 Dsg 抗体。

### （二）鉴别诊断

需要与大疱性类天疱疮、疱疹样皮炎、多形红斑等相鉴别。

（1）大疱性类天疱疮是一种病因不明的自身免疫性表皮下大疱病，好发于中老年人。表现为疱壁厚、紧张不易破的大疱，尼氏征阴性。组织病理为表皮下水疱，疱内有嗜酸性粒细胞，真皮浅层血管周围及乳头内淋巴细胞及数量不等的嗜酸性粒细胞浸润。

（2）疱疹样皮炎是一种伴随剧烈瘙痒的慢性复发性丘疹水疱性皮肤病，好发于中青年，常同时患有谷蛋白敏感性肠病。表现为红斑、丘疹、风团、水疱。水疱紧张，疱壁厚，尼氏征阴性。黏膜受累少见。自觉瘙痒、灼热感。多房或单房性表皮下水疱，真皮乳头顶部可见中性粒细胞聚集，形成微脓肿，微脓肿与其上表皮间有裂隙。

（3）多形红斑可与感染、药物、食物相关。患者通常表现为靶形或虹膜状红斑，可发展为浆液性水疱、大疱或血疱，周围有暗红色晕，常伴有黏膜损害，全身症状明显。组织病理为角质形成细胞坏死，基底液化变性，表皮下水疱形成。

此外，天疱疮还需要与线状 IgA 大疱性皮肤病、阿弗他口腔炎、扁平苔藓等相鉴别。

## 五、治疗

### （一）一般治疗

患者保护皮肤创面和预防继发感染，保持创面干燥、高蛋白饮食。

### （二）局部治疗

（1）保护皮肤创面：小面积创面每日清创，可暴露；大面积创面可用湿性敷料，可外用成纤维细胞生长因子促进创面愈合。

（2）预防继发感染：破溃处外用抗菌剂。

（3）口腔护理：利多卡因、制霉菌素、生理氯化钠配成含漱液。

（4）眼部护理：生理氯化钠溶液冲洗数次，外用抗生素眼膏预防感染。

### （三）系统治疗

根据患者病情严重程度进行相应系统治疗，可分为初始治疗阶段和维持治疗阶段（表12-1）。

表 12-1　天疱疮严重程度评分

| 分值 | 受累面积 | 尼氏征 | 新发水疱 | 天疱疮抗体 | | 口腔黏膜受累 |
| --- | --- | --- | --- | --- | --- | --- |
| | | | | IIF | ELISA | |
| 1 | <5% | 个别 | 每周数个 | <1:40 | <50 | <5% |
| 2 | 5%～15% | 阳性 | 1～4 个/天 | 1:40～320 | 50～150 | 5%～30% |
| 3 | >15% | 显著 | ≥5 个/天 | ≥640 | >150 | >30% |

注：日本标准为轻度≤5分，中度6～9分，重度≥10分。

（1）糖皮质激素（推荐等级 A），为一线治疗方案。病情控制需要 2～4 周。轻度患者初始泼尼松剂量为 0.5 mg/（kg·d）；中度患者为 1.0 mg/（kg·d），若 2 周内无法控制病情，剂量升至 1.5 mg/（kg·d）；重度患者初始剂量为 1.5 mg/（kg·d），若无法控制，不再增加剂量，可联合免疫抑制剂。当病情控制时开始减量：建议泼尼松 60～90 mg/d 时，每 1～2 周减 20%；40～60 mg/d 时，每 1～2 周减 10 mg；20～40 mg/d 时，每月减 5 mg；达 20 mg/d 时，每 3 月减 5 mg；直至减到 10 mg/d 长期维持。

应用激素时注意并发症的产生如感染、消化系统溃疡、心力衰竭等。

（2）免疫抑制剂。常与糖皮质激素联用，可降低糖皮质激素的用量。适用于中重度患者，尤其存在糖尿病、高血压、骨质疏松等患者。硫唑嘌呤（推荐等级 B）剂量为 1～

3 mg/（kg·d），建议起始剂量 50 mg/d，1～2 周内无不良反应可加至正常量。吗替麦考酚酯（推荐等级 B）剂量为 2g/d，对于复发性和难治性天疱疮效果较好。环磷酰胺（推荐等级 C1）剂量 2 mg/（kg·d），一般 50～100 mg/d，注意早晨顿服，用药期间需要大量饮水以减少膀胱毒性。氨甲蝶呤（推荐等级 C1）剂量 10～20 mg/w，次日口服叶酸5～15 mg 以减少骨髓抑制。环孢素（推荐等级 C1）常用剂量 3～5 mg/（kg·d）。

（3）生物制剂。利妥昔单抗（推荐等级 C1）是人鼠嵌合型 CD20 单克隆抗体，能选择性杀伤 B 淋巴细胞，使用剂量为 1000 mg，间隔 2 周，静脉滴注。感染、HIV 阳性、恶性肿瘤、严重内科疾病患者禁用。英夫利西单抗是嵌合性抗肿瘤坏死因子 α 单克隆抗体，能降低 Dsg1 和 Dsg3 的抗体水平，但目前尚无证据证明其对天疱疮治疗有效。天疱疮目前被认为是 Th2 型细胞因子过度表达的疾病，因此抗 IL-4 治疗的度普利尤单抗可以作为天疱疮的一种潜在治疗方法。使用剂量为首剂 600 mg，后 300 mg，间隔 2 周，皮下注射。

（4）免疫球蛋白。多用于常规治疗无效的顽固性天疱疮，或对激素、免疫抑制剂禁忌的患者。常用剂量 400 mg/（kg·d），连用 5 天。对偏头痛的天疱疮患者慎用，此类患者可发生无菌性脑膜炎。

（5）血浆置换和免疫吸附。

**参考文献**

［1］左亚刚. 寻常型天疱疮诊断和治疗的专家建议［J］. 中华皮肤科杂志，2016，（11）.

［2］MASAYUKI A，AKIKO T，et al. Japanese guidelines for the management of pemphigus［J］. J Dermatol，2014，41（6）：471－486.

［3］Hall R P，Fairley J，et al. A multicentre randomized trial of the treatment of patients with pemphigus vulgaris with infliximab and prednisone compared with prednisone alone［J］. Br J Dermatol，2015，172（3）：760－768.

［4］TAVAKOLPOUR S. Dupilumab：a revolutionary emerging drug in atopic dermatitis and its possible role in pemphigus［J］. Dermatol Ther，2016，29（5）：299.

（编写：张三泉、叶倩如 审校：张锡宝、张三泉、李仰琪、何伟强）

 **第二节 大疱性类天疱疮**

## 一、概念

大疱性类天疱疮（bullous pemphigoid，BP）是一种最常见的表皮下大疱性皮肤病，为自身免疫性疾病，典型表现为伴随瘙痒的紧张性大疱为主，大疱疱壁厚、紧张不易破。

## 二、临床表现

本病好发于 50 岁以上的中老年人。主要临床特点如下。

（1）早期为非特异性的瘙痒性皮损，后发展为正常皮肤或红斑基础上的紧张性大疱，疱壁紧张，疱液澄清，尼氏征阴性。皮损通常成批出现或此起彼伏（图12－3）。

（2）一般累及胸腹部、腋下、腹股沟、四肢屈侧等部位，较少累及黏膜部位（图12－4）。

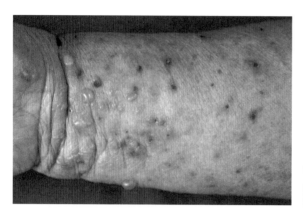
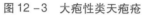
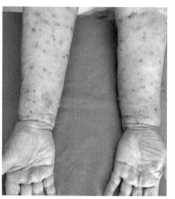

图12－3　大疱性类天疱疮　　　　　　　　图12－4　大疱性类天疱疮

## 三、建议检查的项目

### （一）常规检查

血常规、血沉、肝肾功能、生化、CEA、AFP等检查。

### （二）专科检查

（1）病变组织及周围皮肤组织病理、直接和间接免疫荧光检查、免疫组化、特殊染色等。

典型表现为表皮下水疱，水疱为单房性，疱顶表皮大致正常。水疱内为纤维蛋白构成的网架，含嗜酸性粒细胞及中性粒细胞。真皮浅层血管周围可见淋巴细胞、嗜酸性粒细胞及少量中性粒细胞浸润。真皮乳头水肿。

（2）天疱疮抗体检测。

（3）盐裂试验。

### （三）特殊检查

如怀疑副肿瘤天疱疮，可建议做B超、X线及CT、MRI检查，或PT-CT查找原发灶。

## 四、诊断及鉴别诊断

### （一）诊断

诊断依据：①红斑或正常皮肤上出现紧张性大疱，尼氏征阴性；②黏膜损害少且轻微；③病理提示表皮下水疱；④基底膜带可见IgG线状沉积，血清中有抗基底膜带循环抗体。

### （二）鉴别诊断

需要与天疱疮、疱疹样皮炎、多形红斑等相鉴别。

### 1. 天疱疮

天疱疮是一种由表皮松解引起的自身免疫性慢性大疱性皮肤病，好发于中年人。表现为皮肤及黏膜的松弛性水疱或大疱，疱壁薄、易破呈糜烂面，尼氏征阳性。组织病理为表皮内水疱。

### 2. 疱疹样皮炎

疱疹样皮炎是一种伴随剧烈瘙痒的慢性复发性丘疹水疱性皮肤病，好发于中青年，常同时患有谷蛋白敏感性肠病。表现为红斑、丘疹、风团、水疱。水疱紧张，疱壁厚，尼氏征阴性，黏膜受累少见。自觉瘙痒、灼热感。组织病理为多房或单房性表皮下水疱，真皮乳头顶部可见中性粒细胞聚集，形成微脓肿，微脓肿与其上表皮间有裂隙。

### 3. 多形红斑

多形红斑可与感染、药物、食物相关，通常表现为靶形或虹膜状红斑；可发展为浆液性水疱、大疱或血疱，周围有暗红色晕，常伴有黏膜损害，全身症状明显。组织病理为角质形成细胞坏死，基底液化变性，表皮下水疱形成。

### 4. 其他

大疱性类天疱疮还需要与线状 IgA 大疱性皮肤病、虫咬皮炎等相鉴别。

## 五、治疗

### （一）一般治疗

保护患者皮肤创面和预防继发感染，保持创面干燥、高蛋白饮食。

### （二）局限性 BP 及轻度 BP 的治疗

局限性 BP 为皮损面积小，仅累及 1 个体表部位；轻度 BP 的皮损较广泛，但每天新发水疱小于 5 个。

### 1. 外用糖皮质激素（推荐等级 A）

多选用强效激素如卤米松软膏或 0.05% 氯倍他索乳膏，局限性 BP 仅用于皮损处（每日 10 g），轻度 BP 可外用于除面部以外其余所有部位（每日 20 g）。

### 2. 抗生素联合烟酰胺（推荐等级 D）

可选用米诺环素 100 mg 每日 2 次、多西环素 100 mg 每日 2 次或红霉素 2 g/d；烟酰胺 600～1500 mg/d，分 3 次口服。米诺环素和多西环素常见不良反应为头痛和消化道症状。

### 3. 系统使用糖皮质激素

不推荐，若上述两种方案治疗 3 周后无效者，可口服小剂量激素 0.3 mg/（kg·d）或 20 mg/d。

### （三）泛发性 BP 的治疗

泛发型 BP 指每天新发水疱超过 10 个，或新发水疱少但皮损累及一处或几处较大体表面积。

（1）外用糖皮质激素（推荐等级 A）。多选用强效激素如卤米松软膏或丙酸氯倍他索乳膏（每日 30～40 g），外用于除面部以外其余所有部位。

（2）系统使用糖皮质激素（推荐等级 A）。推荐起始剂量 0.5 mg/（kg·d）；治疗 7 天后未控制（每日新发水疱大于 5 个，瘙痒未减轻），可加量至 0.75 mg/（kg·d）。若 1～3 周后病情仍未控制，继续加至 1.0 mg/（kg·d）。病情控制后持续治疗 2 周开始减量。1.0 mg/（kg·d）时每周减 10%，减至 30 mg/d 时每 4 周减 5 mg，减至 15 mg/d 时，每 3 个月减 2.5 mg，减至 2.5 mg/d 时，可采用隔日口服 5 mg 服用 3 个月后可减为每周口服 5 mg，维持 3 个月后停药，总疗程约 2 年。减量过程中出现复发，恢复至减量前剂量，若于 15 mg/d 时复发，应恢复至 20 mg/d 并维持 1 个月。糖皮质激素需要注意其副作用如消化道溃疡、感染等，须严密观察，一旦出现考虑快速减量或停用。

（3）免疫抑制剂。若病情较重或不宜使用糖皮质激素时刻考虑使用。甲氨蝶呤（推荐等级 D）推荐剂量 5～20 mg/w，次日口服叶酸 5～15 mg 以减少骨髓抑制。硫唑嘌呤（推荐等级 D）剂量 1～3 mg/（kg·d）。环磷酰胺剂量 2～4 mg/（kg·d），连用 2 周，停用 1 周。不良反应有胃肠道反应、出血性膀胱炎等。

（4）免疫球蛋白。推荐剂量为 400 mg/（kg·d），连用 3～5 天。

（5）血浆置换。

（6）生物制剂。利妥昔单抗（推荐等级 D）是人鼠嵌合型 CD20 单克隆抗体，能选择性杀伤 B 淋巴细胞。使用剂量为 375 mg/m$^2$，每周 1 次，4 周为 1 疗程，静脉滴注。奥马珠单抗（推荐等级 D）是一种抗 IgE 的重组人源化单克隆抗体。目前有报道使用奥马珠单抗治高 IgE 抗体的 BP，并取得一定疗效，使用剂量为 300 mg，间隔 4 周，皮下注射。近年来部分病例报道中将度普利尤单抗用于治疗顽固性 BP，使用剂量为首剂 600 mg，后 300 mg，间隔 2 周，皮下注射，并取得一定疗效。

**参考文献**

［1］晋红中，左亚刚. 大疱性类天疱疮诊断和治疗的专家建议［J］. 中华皮肤科杂志，2016，49（6）：384-387.

［2］VENNING V A，TAGHIPOUR K，et al. British Association of Dermatologisis' guideline for the management of bullous pemphigoid 2012［J］. Br J Dermatol，2012，167：1200-1204.

［3］FELICIANI C，JOLY P，et al. Management of bullous pemphigoid：the European Dermatology Forum consensus in collaboration with the European Academy of Dermatology and Venereology［J］. Br J Dermatol，2015，172：867-877.

（编写：张三泉、叶倩如　审校：张锡宝、张三泉、李仰琪、何伟强）

第三节　疱疹样皮炎

## 一、概念

疱疹样皮炎（dermatitis herpetiformis，DH）是一种伴随剧烈瘙痒的慢性复发性丘疹水疱性皮肤病，常同时伴有谷蛋白敏感性肠病。

## 二、临床表现

本病好发于中青年。主要临床特点如下。

（1）表现为红斑、丘疹、风团、水疱，通常以水疱为主。水疱紧张，疱壁厚，尼氏征阴性，常簇集排列，大小不等。

（2）皮损好发于肩甲区、臀部、肘膝部以及四肢伸侧，多形、对称分布。黏膜受累少见。

（3）自觉剧烈瘙痒，伴有灼热疼痛感。

## 三、建议检查的项目

### （一）常规检查

血常规、血沉、肝肾功能、生化、CEA、AFP 等检查。

### （二）专科检查

（1）病变组织及周围皮肤组织病理、直接和间接免疫荧光检查、免疫组化、特殊染色等。

典型表现为表皮下水疱，在真皮乳头顶部有多数中性粒细胞及核尘构成微脓肿，微脓肿与其上表皮间有裂隙。表皮下裂隙及水疱内可见纤维素。真皮乳头水肿，浅层血管周围淋巴细胞及中性粒细胞浸润，常见坏死的基底细胞。

（2）天疱疮抗体检测。

（3）使用 25%～50% 碘化钾软膏做斑贴试验。

## 四、诊断及鉴别诊断

### （一）诊断

诊断依据：①水疱为主的多形性皮疹，尼氏征阴性。②皮疹通常对称，瘙痒剧烈。③病理可见表皮下水疱，真皮乳头可见中性粒细胞微脓肿。④真皮乳头可见颗粒状 IgA 和 C3 沉积。

### （二）鉴别诊断

需要与天疱疮、大疱性类天疱疮、多形红斑等相鉴别。

## 1. 天疱疮

天疱疮是一种由表皮松解引起的自身免疫性慢性大疱性皮肤病，好发于中年人。表现为皮肤及黏膜的松弛性水疱或大疱，疱壁薄、易破呈糜烂面，尼氏征阳性。组织病理为表皮内水疱。

## 2. 大疱性类天疱疮

大疱性类天疱疮是一种病因不明的自身免疫性表皮下大疱病，好发于中老年人。表现为疱壁厚、紧张不易破的大疱，尼氏征阴性。组织病理为表皮下水疱，疱内有嗜酸性粒细胞，真皮浅层血管周围及乳头内淋巴细胞及数量不等的嗜酸性粒细胞浸润。

## 3. 多形红斑

多形红斑可与感染、药物、食物相关。通常表现为靶形或虹膜状红斑，可发展为浆液性水疱、大疱或血疱，周围有暗红色晕，常伴有黏膜损害，全身症状明显。组织病理为角质形成细胞坏死，基底液化变性，表皮下水疱形成。

## 4. 其他

疱疹样皮炎还需要与线状 IgA 大疱性皮肤病、大疱性表皮松解症等相鉴别。

# 五、治疗

## （一）一般治疗

无谷蛋白饮食（如玉米、燕麦等），至少持续 6 个月，通常为 2 年，对肠道损害及皮肤均有改善。

## （二）局部治疗

（1）保护皮肤创面。小面积创面每日清创，可暴露；大面积创面可用湿性敷料，可外用成纤维细胞生长因子促进创面愈合。

（2）预防继发感染。破溃处外用抗菌剂。

（3）保持创面干燥。

## （三）系统治疗

（1）氨苯砜使用剂量为 1 mg/（kg·d），可控制瘙痒和水疱的发生。用药期间需密切监测肝肾功能；监测是否出现溶血情况（用药后 2 周内可出现急性溶血）。须注意其副作用如溶血性贫血、全身乏力、皮疹、周围神经病、抑郁、嗜睡、肾功能衰竭、恶心、呕吐、胃肠道不适、甲状腺功能减退等。

（2）柳氮磺胺吡啶。不适合用氨苯砜的患者可使用柳氮磺胺吡啶替代治疗，建议用量为 2 g/d。用药 3 个月内需每月检测尿常规，此后每 6 个月检测一次。副作用为皮疹、溶血性贫血、蛋白尿、恶心、呕吐等。

（3）糖皮质激素。口服糖皮质激素疗效欠佳，外用强效糖皮质激素（丙酸氯倍他索）可减少瘙痒。

（4）抗组胺药物。可选用第三代抗组胺药物以止痒。

（编写：张三泉、叶倩如　审校：张锡宝、张三泉、李仰琪、何伟强）

## 第四节 Hailey-Hailey 病

### 一、概念

Hailey-Hailey 病 (Hailey-Hailey disease，HHD)，又称家族性良性慢性天疱疮 (familial benign chronic pemphigus)，是一种常染色体显性遗传性皮肤病，通常表现为反复发作的间擦部位的水疱和糜烂。

### 二、临床表现

本病好发于中青年，约半数患者有家族史。主要临床特点如下。

（1）表现为正常皮肤或红斑基础上出现成群的水疱或大疱，疱壁松弛，尼氏征阳性。水疱破溃后形成浸渍、糜烂、结痂。皮损局部潮湿，常伴有恶臭。

（2）皮损一般累及颈部、腹股沟、腋窝等部位（图12-5）。病变可局限，亦可泛发，少数患者可累及黏膜。

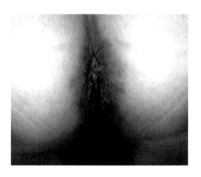

图12-5 家族性良性慢性天疱疮

### 三、建议检查的项目

（一）常规检查

血常规、血沉、肝肾功能、生化、CEA、AFP 等检查。

（二）专科检查

（1）病变组织及周围皮肤组织病理、直接和间接免疫荧光检查、免疫组化、特殊染色等。

典型表现为表皮内出现局限或成片的棘层松解，形成"砖墙倒塌"样外观，基底层上裂隙形成。表皮轻度增生，棘层肥厚，真皮乳头水肿，浅层血管周围以淋巴细胞浸润为主。

（2）天疱疮抗体检测。

（3）局部真菌及细菌涂片、培养。

### 四、诊断及鉴别诊断

（一）诊断

诊断依据：①在正常皮肤或红斑基础上出现成群水疱或大疱；②慢性病程，可有家族史，病变常见于皮肤皱褶部位；③病理可见表皮内棘层松解，呈"砖墙倒塌"样外观。

（二）鉴别诊断

需要与天疱疮、毛囊角化病等相鉴别。

### 1．天疱疮

天疱疮是一种由表皮松解引起的自身免疫性慢性大疱性皮肤病，好发于中年人。表现为皮肤及黏膜的松弛性水疱或大疱，疱壁薄、易破呈糜烂面，尼氏征阳性。组织病理为表皮内水疱。

### 2．毛囊角化病（Darier 病）

该病好发于儿童，主要于脂溢部位如颜面、头颈、前胸等部位出现角化性丘疹，常伴有甲萎缩。病理可见基底层上方小裂隙，可见较多角化不良细胞。通常不形成大疱，棘层松解不明显。

## 五、治疗

### （一）一般治疗

患者应注意保持通风透气、选择宽松柔软衣物、控制体重等，以减少间擦部位摩擦、汗液浸渍。注意个人卫生，保持皮肤干爽。

### （二）局部治疗

急性加重期可局部使用中强效糖皮质激素，2 次/日，持续 2～16 周，病情控制或出现局部萎缩时需停用；稳定期使用他克莫司乳膏，2 次/日。出现细菌或真菌感染时选用 1% 克林霉素乳霜、2% 莫匹罗星乳膏或 2% 酮康唑乳膏外用，2～4 次/日，持续 2～4 周。难治性患者局部可予骨化三醇乳膏（2 次/日，持续 4 周）、他卡西醇软膏（2 次/日，持续 3 周）、5－氟尿嘧啶（2 次/周，持续 3 月后改为 1 次/周）等外用药物对症治疗。

### （三）系统治疗

（1）抗生素。可用于局部治疗效果欠佳或感染较严重的患者。

（2）维 A 酸类药物。适用于难治性患者。剂量为 30 mg/d，注意其致畸性。

（3）糖皮质激素。口服小剂量糖皮质激素维持治疗。注意长期使用的副作用以及停药后病情容易出现反复。

### （四）激光治疗

二氧化碳激光，注意瘢痕形成和色素沉着等副作用。

### （五）手术治疗

药物治疗无效时可选用皮肤磨削术、植皮等手术治疗。

（编写：张三泉、叶倩如　审校：张锡宝、张三泉、李仰琪、何伟强）

## 第五节　获得性大疱性表皮松解症

## 一、概念

获得性大疱性表皮松解症（epidermolysis bullosa acquisita，EBA）是一种罕见的获得性表皮下大疱性皮肤病，与连接真皮和表皮的Ⅶ型胶原的自身免疫相关。

## 二、临床表现

本病好发于成年人。根据临床表现可分为经典型、大疱性类天疱疮型、瘢痕性类天疱疮型、Brusting-Perry 类天疱疮型、IgA 大疱性皮肤病型。

经典表现为非炎症性机械性大疱，好发于易受外伤的部位如四肢，在无炎症的皮肤上出现水疱、大疱，部分为出血性，后发展成脱屑、结痂、糜烂，愈合后可留下萎缩性瘢痕、粟丘疹、色素沉着或色素减退（图 12 −6）。

其他临床类型可表现为泛发性炎症性大疱，疱壁紧张，疱周炎症性红斑或水肿，愈合后无明显粟丘疹和萎缩性瘢痕；或呈瘢痕性类天疱疮样改变，累及黏膜，出现糜烂和瘢痕。病程中几种类型可相互转换，或共同存在。

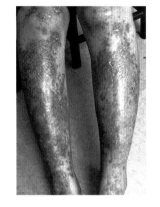

图 12 −6 获得性大疱性表皮松解症

## 三、建议检查的项目

### （一）常规检查

血常规、血沉、肝肾功能、生化、CEA、AFP 等检查。

### （二）专科检查

（1）病变组织及周围皮肤组织病理、直接和间接免疫荧光检查、免疫组化、特殊染色等。典型表现为可见表皮下水疱，疱内有大量中性粒细胞及淋巴细胞浸润。真皮浅层血管周围少量淋巴细胞浸润。

（2）抗核抗体检测。

## 四、诊断及鉴别诊断

### （一）诊断

诊断依据：①好发于成人，易受伤部位出现水疱、瘢痕、粟丘疹；②病理可见中性粒细胞浸润的表皮下水疱；③基底膜带可见 IgG 线状沉积；④排除大疱性类天疱疮和大疱型系统性红斑狼疮。

### （二）鉴别诊断

需要与大疱性类天疱疮、大疱型系统性红斑狼疮等相鉴别。

#### 1. 大疱性类天疱疮

该病是一种病因不明的自身免疫性表皮下大疱病，好发于中老年人，表现为疱壁厚、紧张不易破的大疱，尼氏征阴性。组织病理为表皮下水疱，疱内有嗜酸性粒细胞，真皮浅层血管周围及乳头内淋巴细胞及数量不等的嗜酸性粒细胞浸润。

#### 2. 大疱型系统性红斑狼疮

该病多见于重症活动期 SLE 患者。于正常皮肤或盘状红斑损害基础上出现张力性水疱，尼氏征阴性。皮损多见于暴露部位，患者全身症状明显。抗核抗体、抗双链 DNA 抗体及 Sm 抗体阳性，狼疮带试验阳性。病理可见表皮下疱，大量中性粒细胞浸润，真皮内可见黏蛋白沉积。

## 五、治疗

### (一) 一般治疗

患者应保持皮肤干燥,保护创面,减少摩擦,避免继发感染。注意保持水电解质平衡,及时补液及维持营养需求。

### (二) 局部治疗

(1) 保护皮肤创面。小面积创面每日清创,可暴露;大面积创面可用湿性敷料,可外用成纤维细胞生长因子促进创面愈合。

(2) 预防继发感染。破溃处外用抗菌剂。

(3) 口腔护理。利多卡因、制霉菌素、生理氯化钠配成含漱液。

### (三) 系统治疗

(1) 系统应用糖皮质激素。治疗效果欠佳,适用于皮损广泛患者。使用剂量为泼尼松 $1 \sim 1.25$ mg/ (kg·d),皮损控制后减量。

(2) 免疫抑制剂。硫唑嘌呤 [3 mg/ (kg·d)]、环磷酰胺 (50 ~ 150 mg/d) 或环孢素 [3 ~ 5 mg/ (kg·d)] 等免疫抑制剂的使用均有报道,均与糖皮质激素及氨苯砜等药物联用。

(3) 氨苯砜。须注意其副作用如溶血性贫血、全身乏力、皮疹、周围神经病、抑郁、嗜睡、肾功能衰竭、胃肠道不适等。

(4) 免疫球蛋白。推荐剂量为 400 mg/ (kg·d),连用 3 ~ 5 天。

(编写:张三泉、叶倩如　审校:张锡宝、张三泉、李仰琪、何伟强)

## 第六节　疱疹样脓疱病

## 一、概念

疱疹样脓疱病 (impetigo herpetiformis) 是一种急性危重性皮肤病,以成批出现的群集性小脓疱为主要表现。

## 二、临床表现

该病好发于中年孕妇的妊娠中期,主要临床特点如下:

(1) 早期为红斑基础上出现针头或绿豆大小脓疱,后逐渐扩散,泛发全身。脓疱可相互融合形成脓湖,脓疱干涸后形成暗褐色痂皮,糜烂面覆盖黄绿色厚痂。

(2) 通常发生在腹股沟、腋下、乳房下、脐周等部位。

(3) 伴有轻度瘙痒,可出现发热、乏力、呕吐、腹泻等不适。

## 三、建议检查的项目

### （一）常规检查

血常规、血沉、肝肾功能、生化、血液和脓疱细菌培养等检查。

### （二）专科检查

（1）病变组织及周围皮肤组织病理、直接和间接免疫荧光检查、免疫组化、特殊染色等。检查发现表皮棘层肥厚，可见 Kogoj 脓疱，中性粒细胞、嗜酸性粒细胞浸润，脓疱周围表皮细胞间水肿。真皮浅层血管周围可见淋巴细胞、嗜酸性粒细胞以及中性粒细胞浸润。

（2）天疱疮抗体检测：天疱疮四项。

## 四、诊断及鉴别诊断

### （一）诊断

诊断依据：①中年孕妇于皮肤皱褶处出现群集环状排列的小脓疱，愈后色素沉着明显，周围可见新发脓疱；②全身症状明显；③病理可见表皮内 Kogoj 脓疱，中性粒细胞及嗜酸性粒细胞浸润。

### （二）鉴别诊断

需要与妊娠疱疹、表皮下脓疱性皮病、脓疱型银屑病等相鉴别。

#### 1. 妊娠疱疹

该病见于妊娠期妇女，常于妊娠 4～6 个月时出现。皮疹多形性，可见红斑、水疱、大疱，瘙痒剧烈。病理可见表皮下疱，真皮乳头水肿，可见较多嗜酸性粒细胞浸润。基底细胞空泡改变，可见坏死的角质形成细胞。直接免疫荧光可见基底膜带补体 C3 线状沉积，间接免疫荧光检查可见血清中有妊娠疱疹因子。

#### 2. 表皮下脓疱病

该病好发于中年女性，可见无菌性小脓疱，疱壁薄、松弛，可融合。好发于腋下、前胸、腹部及四肢近端。全身症状不明显。病理可见角层下疱，其内有中心粒细胞及少许棘层松解细胞。棘细胞层可见少许中性粒细胞浸润及轻度海绵水肿。

#### 3. 脓疱型银屑病

该病是在红斑基础上成批出现的针尖至绿豆大小无菌性脓疱，最终泛发全身，可累及黏膜，全身症状明显。脓疱出现前通常有典型银屑病的皮损。病理可见表皮内脓疱，大多位于棘细胞上层，可见较多中性粒细胞浸润，形成海绵状脓疱，真皮浅层血管周围可见淋巴细胞、组织细胞及中性粒细胞浸润。

## 五、治疗

（1）一般治疗：补充钙剂、维生素 D 等对症处理。严重病例需终止妊娠。

（2）系统使用糖皮质激素：初始剂量泼尼松 30～60 mg/d，病情控制后减量维持，停药易复发。

（3）磺胺类抗生素。

（4）免疫抑制剂如氨甲蝶呤、秋水仙碱、雷公藤等。

（5）绒毛膜促性腺激素 500～1000 U，每周 2 次肌内注射，可以预防妊娠时复发。

（编写：张三泉、叶倩如　审校：张锡宝、张三泉、李仰琪、何伟强）

 **第七节　掌跖脓疱病**

## 一、概念

掌跖脓疱病（palmoplantar pustulosis）是一种慢性复发性的疾病，病变局限于掌跖部位，以无菌性脓疱为特征。

## 二、临床表现

该病好发于 50～60 岁女性，临床特点如下。

（1）于掌跖部位出现暗红斑，红斑基础上可见无菌性小脓疱，伴有角化、鳞屑；后期脓疱干涸、脱屑，形成红色嫩薄表皮（图 12−7）。

（2）自觉瘙痒，病程慢性，容易反复。

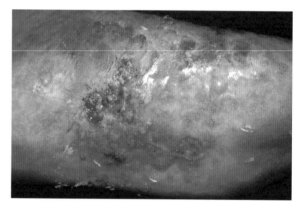

图 12−7　足掌脓疱病

## 三、建议检查的项目

（一）常规检查

血常规、血沉、肝肾功能、生化、甲状腺功能、血液和脓疱细菌培养等。

（二）专科检查

（1）病变组织及周围皮肤组织病理、直接和间接免疫荧光检查、免疫组化、特殊染色等。

表皮内单房脓疱，可见较多中性粒细胞浸润，其上为角质层。脓疱周围表皮内可见嗜中性海绵状脓疱，轻度棘层肥厚。真皮浅层血管周围可见淋巴细胞、组织细胞及中性粒细胞浸润。

（2）皮肤 CT。

（3）斑贴试验：协助寻找病因。

## 四、诊断及鉴别诊断

### （一）诊断

诊断依据：①掌跖部位出现红斑基础上脓疱；②慢性病程，伴有不同程度瘙痒；③病理可见表皮内脓疱；④免疫荧光可见脓疱壁、基底膜带、血管壁内 IgG、IgM、IgA 和 C3 沉积。

### （二）鉴别诊断

需要与脓疱型银屑病、连续肢端皮炎、疱疹样脓疱病等相鉴别。

#### 1. 脓疱型银屑病

该病是在红斑基础上成批出现的针尖至绿豆大小无菌性脓疱，最终泛发全身，可累及黏膜，全身症状明显。脓疱出现前通常有典型银屑病的皮损。病理可见表皮内脓疱，大多位于棘细胞上层，可见较多中性粒细胞浸润，形成海绵状脓疱。真皮浅层血管周围可见淋巴细胞、组织细胞及中性粒细胞浸润。

#### 2. 连续肢端皮炎

患者先于指趾端出现群集的脓疱，可见甲下脓湖，随着疾病发展可泛发全身，累及黏膜，全身症状明显。病理可见表皮内脓疱，可见较多中性粒细胞浸润，形成海绵状脓疱，真皮浅层血管周围可见淋巴细胞、组织细胞及中性粒细胞浸润。

#### 3. 疱疹样脓疱病

该病多见于妊娠期妇女，皮疹可自然消退，再次妊娠可复发。早期为红斑基础上出现针尖或绿豆大小脓疱，后泛发全身。常发生在腹股沟、腋下、乳房下、脐周。病理可见 Kogoj 脓疱，中性粒细胞、嗜酸性粒细胞浸润。真皮浅层血管周围可见淋巴细胞、嗜酸性粒细胞以及中性粒细胞浸润。

## 五、治疗

### （一）一般治疗

金属斑贴试验阳性患者须去除感染病灶如金属牙料及填充剂等。

### （二）局部治疗

强效糖皮质激素封包治疗为佳，后期可联用维 A 酸软膏或他卡西醇软膏。

### （三）系统治疗

（1）维 A 酸类药物如阿维 A，使用剂量 0.5 ~ 1.0 mg/kg，使用 2 个月左右；若长期使用应注意不良反应，定期复查肝肾功能、血脂等相关指标。

（2）免疫抑制剂如秋水仙碱（0.5 ~ 1.0 mg/d）、雷公藤等。

## 六、临床诊疗路径

临床诊疗路径如图 12 - 8 所示。

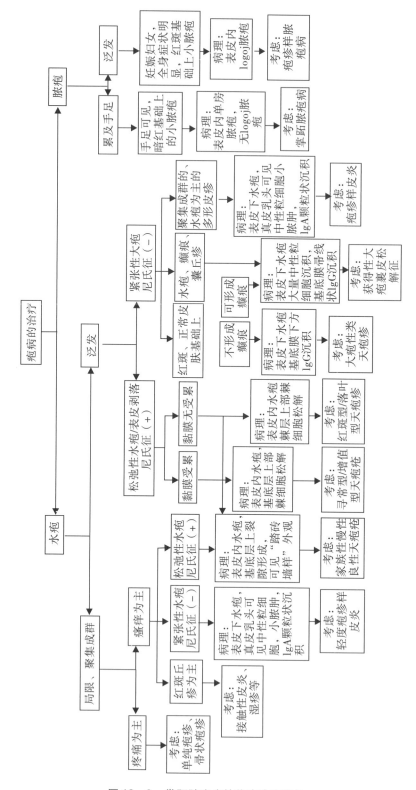

图 12-8　掌跖脓疱病的临床诊疗路径

**参考文献**

［1］张学军. 皮肤性病学［M］，北京：人民卫生出版社，2013：176 – 178.

［2］JAMES W D. 安德鲁斯临床皮肤病学［M］. 徐世正，主译. 11 版. 北京：科学出版社，2015.

［3］BOLOGNIA J L. 皮肤病学［M］. 朱学俊，等译. 2 版. 北京：北京大学医学出版社，2010.

（编写：张三泉、叶倩如 审校：张锡宝、张三泉、李仰琪、何伟强）

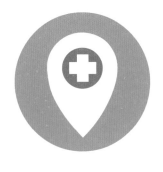

# 第十三章 │ 血管性皮肤病

### 第一节 变应性皮肤血管炎

## 一、概念

变应性皮肤血管炎（allergic cutaneous vasculitis）是一种主要累及毛细血管、微静脉、微动脉的小血管坏死性（白细胞碎裂性）血管炎，是皮肤科最常见的血管炎，儿童及成人均可累及，以青年女性多见。

## 二、临床表现

患者表现为下肢斑丘疹、丘疹、可触及性紫癜（为最常见的特征性损害）、风团、结节或溃疡等（图 13 – 1、图 13 – 2）；可伴有发热、乏力及关节痛，血沉快，可伴有内脏损害。

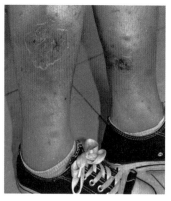
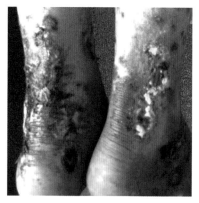

图 13 – 1　变应性血管炎（1）　　　　图 13 – 2　变应性血管炎（2）

## 三、建议检查的项目

### （一）常规检查

血常规、血沉、肝肾功能、补体、生化等检查。

### （二）专科检查

（1）病变组织及周围皮肤组织病理、直接和间接免疫荧光检查、免疫组化、特殊染色等。典型变化是以真皮上部小血管为中心的节段性分布的白细胞碎裂性血管炎。

（2）PPD：排除硬红斑。

## 四、诊断及鉴别诊断

根据发生于小腿及踝部为主的以可触及性紫癜为主的多形性损害，有反复发作倾向，即可考虑本病。

1990 年，美国风湿病学会提出了以下过敏性血管炎的诊断标准。

过敏性血管炎的诊断标准

（1）发作年龄大于 16 岁；

（2）在疾病发作前有用药史；

（3）可触及性紫癜；

（4）斑丘疹性皮疹；

（5）活检包括细动脉和细静脉有血管内外的中性粒细胞浸润。

## 五、治疗

### （一）一般治疗

仅累及皮肤时可选用抗组胺药、非甾体抗炎药等对症支持治疗。

### （二）糖皮质激素治疗

适用于有系统累及或有溃疡的病例，泼尼松每日 30 ～ 40 mg 常可有效控制，病情稳定后可逐渐减量至维持。

### （三）免疫抑制剂治疗

适用于病情进展快或伴有严重系统累及时，如雷公藤总甙 10 ～ 20 mg，每日 3 次，连续用三四周或以上，环磷酰胺 2 mg/（kg·d）或每月冲击治疗，氨甲蝶呤每周 5 ～ 20 mg，环孢素 3 ～ 5 mg/（kg·d）。免疫抑制剂使用时须定期复查血象。

### （四）氨苯砜（50 ～ 200 mg/d）

秋水仙碱每日 0.5 ～ 1.0 mg，连用 2 ～ 3 周后减量停用。

### （五）生物制剂

阿仑单抗等。

### （六）局部治疗

氦氖激光、红光和紫外线光疗等的减轻局部炎症修复创面。

**参考文献**

赵辨．中国临床皮肤病学［M］．南京：江苏科学技术出版社，2010：871.

（编写：罗育武、曾佳聪　审校：叶兴东、刘玉梅、李薇、杨艳、何伟强）

 **第二节　过敏性紫癜**

## 一、概念

过敏性紫癜（allergic purpura）是一种病因未明的以侵犯皮肤或其他器官的毛细血管

及毛细血管后静脉的过敏性小血管炎，多见于儿童。

## 二、临床表现

（1）皮肤及黏膜紫癜，好发于四肢伸侧，对称分布，并伴有发热、头痛、不适或食欲不振（图13-3、图13-4）。

（2）累及胃肠道时，胃肠道症状可发生于本病任何阶段，有绞痛、呕吐、出血或肠麻痹、肠套叠等。

（3）累及关节时以关节痛为主要症状，多见于膝及踝关节。

（4）累及肾脏时表现为轻度的蛋白尿和血尿。

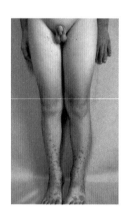 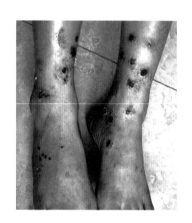

图13-3　过敏性紫癜（1）　　图13-4　过敏性紫癜（2）

## 三、建议检查的项目

### （一）常规检查

血常规、尿常规、血沉、肝肾功能、补体、抗O、生化等检查。

### （二）专科检查

（1）病变组织及周围皮肤组织病理、直接和间接免疫荧光检查、免疫组化、特殊染色等。①紫癜损害表现为真皮上部毛细血管和毛细血管后静脉的白细胞碎裂性血管炎；②皮损及皮损旁的皮肤直接免疫荧光检查可见真皮血管壁中有 IgA、C3 和纤维素的沉积。

（2）毛细血管脆性试验。

（3）皮肤 CT。

## 四、诊断及鉴别诊断

（1）根据反复出现以下肢为主的可触及性紫癜，伴有胃肠道或关节症状，或有累及肾脏的表现，且血小板计数正常等可临床诊断。

（2）根据本病血管周围 IgA 沉积的特征可与其他血管炎，如变应性皮肤血管炎、韦氏（wegener）肉芽肿病、变应性肉芽肿等鉴别。

## 五、治疗

本病有自限性，大部分病例可在数周或数月内痊愈。治疗首先应该去除致敏因素。

（1）皮肤型。可用抗组胺制剂、钙剂、维生素 C、复方芦丁等治疗。

（2）进行性肾损害。单用大剂量糖皮质激素或与环磷酰胺和双嘧达莫联用；严重肾炎患者可用大剂量甲泼尼松连用 3 天后改口服激素或免疫抑制剂等；对于严重的进行性病例可使用血浆置换、静脉滴注丙种球蛋白等治疗。

（3）胃肠道症状。糖皮质激素或麻黄碱可缓解腹痛。

（4）非甾体抗炎药可治疗本病引起的关节痛，但不应用于肾脏受累者。

（编写：罗育武、曾佳聪　审校：叶兴东、刘玉梅、李薇、杨艳、何伟强）

## 第三节　白塞病

## 一、概念

白塞病（behcet's disease，BD）又称眼、口、生殖器综合征，是口腔阿弗他溃疡、外生殖器溃疡和虹膜炎三联综合征，多见于成年人，以青壮年为主，发病率男性多于女性。

## 二、临床表现

### （一）一般症状

一般症状包括疲劳、关节酸痛、头痛头晕、食欲下降等。

### （二）口腔溃疡

界线清楚的圆形或椭圆形溃疡，中央有淡黄色坏死基地，可单发或多发，最常累及舌、唇、颊黏膜和齿龈，可自然消退，常隔数天至数月反复发作。

### （三）生殖器溃疡

局部表现及病程与口腔溃疡相似，男性主要发生于阴囊、阴茎、龟头或尿道。女性主要发生于大小阴唇，也可见于阴道和宫颈。两性皆可发生于会阴、腹股沟、尿道口和肛门或直肠内。常伴有明显疼痛。

### （四）眼部病变

眼部病变发生较晚，初始可有剧烈的眶周疼痛和畏光，眼球后段的视网膜血管炎引起的色素层炎具有诊断意义，眼部症状亦可反复发作。

### （五）皮肤症状

皮疹以结节性红斑、毛囊炎样损害或痤疮样损害为主。皮疹多见于躯干和下肢，大部分患者皮肤针刺反应阳性。

### （六）关节症状

表现为多发性游走性不对称性非侵蚀性关节炎，红肿热痛及关节积液均可发生。

## （七）血管炎

大小血管均可累及，累及静脉时表现为复发性浅表性或深在性血栓性静脉炎，好发于四肢。累及动脉时可有无脉症、雷诺现象、间歇性跛行等症状。

## （八）神经系统病变

脑膜脑炎具有诊断价值。

# 三、建议检查的项目

## （一）常规检查

血常规、尿常规、C反应蛋白、血沉、肝肾功能、补体、抗O、生化等检查。

## （二）专科检查

主要检查病变组织及周围皮肤组织病理、直接和间接免疫荧光检查、免疫组化、特殊染色等。

本病基本病变为血管炎，大小血管均可受到不同程度累及。口腔及皮肤损害常为小血管的白细胞碎裂性和淋巴细胞性血管炎。①血清黏蛋白和血浆铜蓝蛋白；②类风湿因子；③抗核抗体；④凝血因子检测；⑤血流动力学；⑥末梢微循环测定。

# 四、诊断及鉴别诊断

## （一）诊断

1990年，国际白塞病研究组织发布以下的白塞病诊断标准。

### 1. 必备条件

复发性口腔溃疡：阿弗他溃疡，由医生检查到或患者提供可靠的反复发作病史，至少12个月内有3次发作。

### 2. 具备以下条件中任意2条

（1）复发性生殖器溃疡或瘢痕，尤其是男性，由医生检查到或者由患者提供可靠的病史。

（2）眼部损害：①前色素层炎，后色素层炎和在裂隙灯下的玻璃体中的cells；②眼科医生检查到的视网膜血管炎。

（3）皮肤损害：①结节性红斑样皮疹，由医生检查或患者提供可靠病史，假性毛囊炎和丘脓疱疹损害；②青春期后未接受糖皮质激素者，由医生检查到与白塞病一致的痤疮样结节。

（4）针刺反应阳性。

## （二）鉴别诊断

诊断该病前需要排除其他的有口腔溃疡的疾病如炎症性肠炎、口腔单纯疱疹、天疱疮等。以关节症状为主者需要与风湿关节炎相鉴别。结合反复发作、针刺反应阳性及全身多系统症状，鉴别一般不难。

## 五、治疗

### （一）沙利度胺

口腔、生殖器溃疡及皮肤病变首选沙利度胺，剂量为 $25 \sim 50$ mg，3 次/天。

### （二）秋水仙碱

对关节病变、结节性红斑、口腔和生殖器溃疡、眼损害均有一定治疗作用，常用剂量每次 0.5 mg，每日 $2 \sim 3$ 次。

### （三）糖皮质激素

该药为主要的系统用药，主要用于以下情况：①急性发作的眼部病变；②伴有中枢神经系统病变者；③全身中毒症状严重，伴高热者；④血栓性大血管炎；⑤口腔和外阴溃疡面积大而深，疼痛剧烈者。一般口服泼尼松每日 $30 \sim 60$ mg，病情得到控制后减量，缓解后停用或小剂量维持。

### （四）免疫抑制剂

这类药物常与糖皮质激素联用，对合并重要脏器损害的白塞病可选用，分别有硫唑嘌呤、氨甲蝶呤、环磷酰胺、环孢素 A、柳氮磺吡啶等。

### （五）生物制剂

干扰素 $-\alpha-2a$、肿瘤坏死因子（TNF）$-\alpha$ 抑制剂等均有治疗白塞病有效的报道，特别是治疗难治性白塞病。

### （六）其他治疗

非甾体抗炎药如吲哚美辛、阿司匹林等具有消炎退热作用；改善循环的药物也对治疗有效，如抗血小板药物。

### （七）局部对症治疗

主要为缓解疼痛及防止感染。

**参考文献**

Criteria for diagnosis of Behcet's disease. International StudyGroup for Behcet's Disease ［J］. Lancet，1990，335（8697）：1078 - 1080.

（编写：罗育武、曾佳聪　审校：叶兴东、刘玉梅、李薇、杨艳、何伟强）

## 第四节　急性发热性嗜中性皮病

## 一、概念

急性发热性嗜中性皮病（acute febrile neutrophilic dermatosis，AFND），又名 sweet 综合征（sweet syndrome，SS）。本病主要表现为发热，四肢、面部、颈部有疼痛性红色丘疹、斑块或结节。末梢血中性粒细胞增多，组织病理学真皮有密集的中性粒细胞浸润。

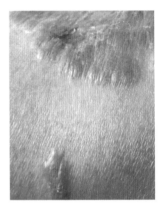

## 二、临床表现

该病多见于中年以上女性，依照发病机制临床可分为四类：①经典型或特发型；②恶性肿瘤相关性；③炎症性疾病相关型；④妊娠相关型。四种亚型的临床表现很相似。最常见为经典型或特发型，其临床特征为发热、中性粒细胞增高和血沉加快，皮肤表现包括迅速发展的境界清楚的红色、紫色疼痛性结节、斑块。斑块表面可有假性水疱（图 13-5）。

图 13-5  急性发热性嗜中性皮病

## 三、建议检查的项目

### （一）常规检查

血常规、尿常规、C 反应蛋白、血沉、肝肾功能、补体、抗 O、生化等检查。

### （二）专科检查

（1）病变组织及周围皮肤组织病理、直接和间接免疫荧光检查、免疫组化、特殊染色等。

（2）主要变化在真皮、真皮乳头层明显水肿，偶可形成表皮下疱，真皮浅中层毛细血管扩张，内皮细胞肿胀。真皮上部密集的以中性粒细胞为主的浸润，常为弥漫性浸润。

（3）免疫组化排除恶性肿瘤。

（4）抗核抗体。

（5）针刺反应。

## 四、诊断及鉴别诊断

根据本病特有的临床表现，结合组织病理变化可诊断。

诊断必须满足以下的 2 条主要标准和 4 条次要标准中的 2 条标准。

### （一）主要标准

（1）典型皮损的急性发作：疼痛或触痛性红色斑块或结节，偶有水疱、脓疱或大疱。

（2）组织病理学表现：真皮中主要以中性粒细胞浸润，无白细胞碎裂性血管性表现。

### （二）次要标准

（1）有先于本病的非特异性呼吸道或胃肠道感染或预防接种或相关的疾病。①炎症性疾病如慢性自身免疫性疾病、感染；②血液系统增生性疾病或实体恶性肿瘤；③妊娠。

（2）伴有一段时间的发热大于 38 ℃或有全身不适。

（3）发作时有异常的实验室检查结果，需要以下 4 条中的 3 条：①ESR > 20mm/h；②血细胞计数 > $8 \times 10/L$；③外周血中性粒细胞 > 70%；④CRP 升高。

（4）糖皮质激素或碘化钾治疗效果好。

本病还需要与持久性隆起性红斑、变应性皮肤血管炎、多性红斑相鉴别。

## 五、治疗

（1）通常抗生素治疗效果不好，系统应用皮质类固醇（口服或冲击疗法）仍是一线疗法。70%的患者口服泼尼松［0.5～1.0 mg/（kg·d）］治疗4～6周即可获得迅速缓解。

（2）秋水仙碱是另一种一线药物，常用剂量为1.0～1.5 mg/d，治疗2～4天后90%患者的病情得到迅速改善。

（3）其他的二线药物包括环孢素、硫唑嘌呤、环磷酰胺、吲哚美辛、沙利度胺及氯法齐明等。

**参考文献**

［1］VILLARREAL-VILLARREAL C D，OCAMPO-CANDIANI J，VILLARREAL-MARTÍNEZ A. Sweet syndrome：a review and update［J］. Actas Dermosifiliogr，2016，107（5）：369－378.

［2］WALLACH D，VIGNON-PENNAMEN M，MARZANO A V. Neutrophilic Dermatoses［M］. France：Springer，2018.

（编写：罗育武、曾佳聪　审校：叶兴东、刘玉梅、李薇、杨艳、何伟强）

## 第五节　荨麻疹性血管炎

### 一、概念

荨麻疹性血管炎（urticarial vasculitis）是指组织病理中有白细胞碎裂性血管炎表现的、反复发作且风团持续时间超过24小时的荨麻疹。表现为急性或亚急性病程，风团消退后留有色沉，患者往往伴低补体血症、关节炎及腹部不适等。部分患者甚至有符合SLE诊断标准的临床和血清学表现。

### 二、临床表现

（1）主要发生于30～40岁女性。

（2）常伴有不规则发热，躯干或四肢近端风团样皮损，风团持续时间长，为24～72小时，触之有浸润，自觉痒或烧灼感（图13－6）。

（3）常伴有关节痛及关节炎，主要见于四肢关节，也可有腹部不适、淋巴结肿大等。

（4）低补体性荨麻疹性血管炎的病情较无低补体血症者重。

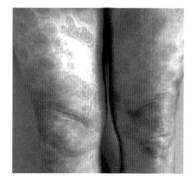

图13－6　荨麻疹性血管炎

（5）最常见的异常为持久的低补体血症，特别 C4 降低更明显，血沉快。

## 三、建议检查的项目

### （一）常规检查

血常规、尿常规、C 反应蛋白、血沉、肝肾功能、补体、抗 O、生化等检查。

### （二）专科检查

（1）病变组织及周围皮肤组织病理、直接和间接免疫荧光检查、免疫组化、特殊染色等。

（2）皮损主要为侵犯毛细血管后静脉的白细胞碎裂性血管炎。血管内皮细胞肿胀，血管周围较多中性粒细胞、单核细胞及嗜酸粒细胞浸润，血管壁有纤维蛋白样变性。真皮浅层水肿明显，低补体血症性荨麻疹性血管炎在间质中见大量中性粒细胞，这点可与血补体正常的荨麻疹性血管炎相鉴别。

（3）抗核抗体。

## 四、诊断及鉴别诊断

### （一）诊断

可根据风团持续时间 24 小时以上，有疼痛，愈后留下色素沉着，伴发热、关节痛、血沉快及持久而严重的低补体血症，以及病理组织变化来诊断。

### （二）鉴别诊断

本病需要与慢性荨麻疹、SLE 相鉴别。

## 五、治疗

（1）一般抗组胺类药物无效，早期诊断后应及时使用糖皮质激素以预防肾损害等并发症，一般用中到大剂量糖皮质激素治疗。

（2）细胞毒药物包括硫唑嘌呤、氨甲蝶呤或环磷酰胺单用或与激素联用可控制病情。

（3）对于以上方法治疗效果不佳的，也可用氨苯砜、秋水仙碱、羟氯喹，非甾体抗炎药可用于治疗关节痛。

（编写：罗育武、曾佳聪　审校：叶兴东、刘玉梅、李薇、杨艳、何伟强）

 **第六节　结节性红斑**

## 一、概念

结节性红斑（erythema nodosum）是一种主要累及皮下脂肪组织的急性炎症性疾病，多见于中青年女性。常见于小腿伸侧，临床表现为红色或紫红色疼痛性结节，春秋季好发，有自限性。

## 二、临床表现

临床表现为对称分布的红色结节、斑块，结节略高于皮面，皮肤表面光滑紧张，周围水肿。自觉疼痛或压痛，皮温高，常见于双侧小腿伸侧、膝部及踝部，皮损可缓慢自行消退（3～6周），不溃破，可反复发作（图 13 –7）。本病急性发作时可伴有全身不适、低热、乏力等症状。

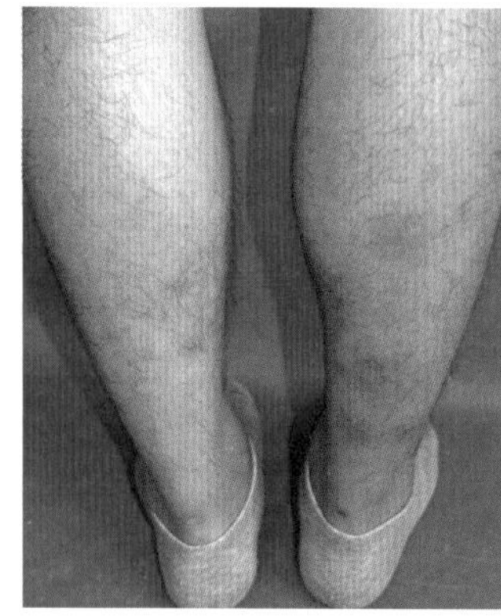

图 13 –7　结节性红斑
（T-spot 阴性）

## 三、建议检查的项目

### （一）常规检查

血常规、尿常规、C反应蛋白、血沉、肝肾功能、补体、抗O、生化等检查检查。

### （二）专科检查

（1）病变组织及周围皮肤组织病理、直接和间接免疫荧光检查、免疫组化、特殊染色等。

（2）脂肪小叶间隔型脂膜炎，早期脂肪间隔水肿，有淋巴细胞浸润。脂肪间隔内的中小血管管壁不同程度水肿，内膜增生。间隔内可见 Miescher 结节，即组织细胞围绕细小静脉或卫星型裂隙周围放射状排列，此为结节性红斑的特征性病理表现。

（3）胸片、T-spot 及 PPD 排除结核。

（4）抗核抗体。

（5）梅毒血清学检查排除梅毒。

## 四、诊断及鉴别诊断

（1）临床表现结合组织病理检查可诊断此病。

（2）此病应与结节病、结核、链球菌感染及梅毒相鉴别。

## 五、治疗

（1）急性期卧床休息、抬高患肢减轻水肿。

（2）有明显感染者使用抗生素治疗。

（3）疼痛显著者可用非甾体抗炎药或止痛药缓解。

（4）严重病例可用糖皮质激素治疗。

系统治疗药物的推荐依序如下：非甾体抗炎药、碘化钾、秋水仙碱、羟氯喹、氨苯砜、沙利度胺和泼尼松。

（编写：罗育武、曾佳聪　审校：叶兴东、刘玉梅、李薇、杨艳、何伟强）

## 第七节 坏疽性脓皮病

### 一、概念

坏疽性脓皮病（pyoderma gangrenosum，PG）是一种少见的慢性复发性、溃疡性、非感染性嗜中性皮病。典型表现为疼痛性、坏死性溃疡，常伴有潜在的系统疾病。

### 二、临床表现

本病可发生于不同年龄，以40～60岁常见，少见于儿童。主要临床特点如下：①皮损多样性，初起可为炎性丘疹、水疱、脓疱或小结节；皮损单发或集簇状多发，很快出现中心坏死，形成大小不等的疼痛性溃疡；溃疡不断向外围扩大，并向深层发展，界限清，边缘皮肤紫红色、水肿（图13-8）。溃疡周围可出现卫星状排列的紫色丘疹，溃破后与中心溃疡融合。溃疡基底部可溢脓。溃疡中心可不断愈合形成菲薄的萎缩性筛状瘢痕，同时不断远心性外扩。②好发于下肢、臀部或躯干，此外亦可发生于创伤部位，尤其为注射部位。③伴有全身症状如发热、不适、肌痛等。④可复发，间隔时间不定。碘化钾可加重病情。

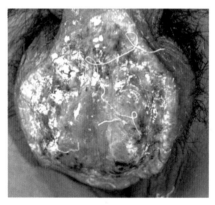
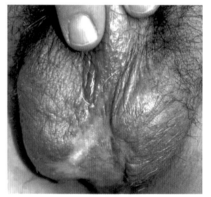

图13-8 阴囊坏疽性脓皮病治疗前后

### 三、建议检查的项目

（一）常规检查

血常规、尿常规、C反应蛋白、血沉、肝肾功能、补体、抗O、生化等检查。

（二）专科检查

（1）病变组织及周围皮肤组织病理、直接和间接免疫荧光检查、免疫组化、特殊染色等。

（2）该病的组织病理因皮损的类型、位置、病程及治疗等不同而有不同表现，但无特异性。典型表现为溃疡边缘呈假上皮瘤性增生，真皮内可有血管炎改变，浅部有炎性浸润和坏死，深部有肉芽肿可达皮下组织。

（3）分泌物涂片染色。

（4）抗核抗体。

（5）细菌培养。

（6）真菌镜检或培养。

## 四、诊断及鉴别诊断

### （一）诊断

本病临床以发展迅速、持久不愈的疼痛性溃疡为特点。既往认为确诊本病之前需排除细菌急性感染、分枝杆菌感染、深部真菌感染、皮肤淋巴瘤及风湿性疾病。但最近 Maverakis 等美国一些专家组织讨论了本病的诊断共识，该诊断标准包括：

（1）主要诊断标准：溃疡边缘的活组织检查显示中性粒细胞浸润。

（2）八个次要标准：①排除感染；②病理性溃疡；③炎症性肠病或炎症性关节炎的病史；④病史中出现丘疹、脓疱或水疱，且在出现后的 4 天内发生溃疡；⑤皮损周边的红斑、潜嗜性边缘、溃疡部位的压痛；⑥多发性溃疡，至少有 1 个溃疡发生在小腿前部；⑦溃疡愈合部位出现筛状或皱纹纸样的瘢痕；⑧免疫抑制治疗后 1 个月内溃疡的面积缩小。

满足主要诊断标准及 4 个次要标准即可确诊。

该诊断标准的敏感性为 86%，特异性为 90%，使得坏疽性脓皮病的诊断不再是单纯的排除性诊断，而是根据病史、临床表现、组织病理及皮损改善的方式来进行诊断。

### （二）鉴别诊断

需要与感染性溃疡、急性发热性嗜中性皮病及某些有血管炎表现的综合征相鉴别。

#### 1. 感染性溃疡

感染性溃疡常见的是革兰氏阳性细菌性感染，表现为红肿热痛、皮肤温度高等。初期质地较硬，后期炎症得到控制后会变软，继而形成脓液，后期表皮会破溃形成溃疡。革兰氏阴性杆菌感染相关的急性女性溃疡等；真菌感染性溃疡如孢子丝菌病、皮肤着色芽生菌病、脓癣等；感染性溃疡的发病部位无特异性、发生于生殖器的感染性溃疡如梅毒螺旋体感染的硬下疳、杜克雷丝血杆菌感染的软下疳、生殖器疱疹合并感染等。依据病史、临床表现、病原学检测、血清学检测可以鉴别。

#### 2. 急性发热性嗜中性皮病

该病可能与感染、自身免疫、肿瘤和药物、妊娠等有关，中青年女性多见。典型表现为略微隆起的水肿性、坚实、暗红或褐红色的结节和斑块，称为假性水疱，直径 0.2～2.0 cm 或更大，边界清楚，呈圆形或卵圆形，或是形状不规则，可以互相融合。数目及大小不定，往往是多个，不对称发病。血像可见白细胞总数可达（10～20）×$10^9$/L，其中 90% 是嗜中性粒细胞，针刺反应阳性。皮损组织病理可见真皮乳头层水肿，严重时成为表皮下水疱；真皮浅部及中部的毛细血管扩张，血管周围有弥散浸润，主要是嗜中性粒细胞，可见核尘。

### 3. 变应性血管炎

该病为白细胞碎裂性血管炎，可能与感染、自身免疫、SLE、化学药物等有关。常发生于青壮年，女性多于男性。病变好发于下肢，尤踝部和小腿下部多见，皮损多形性。表现为疼痛性丘疹、斑丘疹、紫癜、血疱、溃疡、呈对称性，其中可触及的紫癜为本病特征性表现。组织病理表现为白细胞碎裂性血管炎。

### 4. 其他

坏疽性脓皮病还需要与术后进行性坏疽、梅勒尼（Meleney）协同性坏疽、韦氏肉芽肿、爆发性紫癜、芽生菌病等相鉴别。

## 五、治疗

应根据疾病的严重程度分级治疗，同时寻找病因并对伴随的原发性疾病进行治疗。

### （一）一线治疗

对早期或轻型损害，可选用局部治疗，加强支持疗法，清洁创面，双氧水清洁创面，用生理盐水湿敷保持湿润；疼痛明显者给予镇痛，后外涂抗菌剂或用中强效皮质激素霜剂，或外用 0.03% 他克莫司软膏。皮损小者可以局部糖皮质激素注射封闭治疗。

### （二）二线治疗

（1）糖皮质激素。适用于病情较重的急性病例或局部外用治疗效果差的病例。泼尼松 $0.5 \sim 1.0$ mg/（kg·d），症状控制后可迅速减量。也可以联合环孢素，$5 \sim 10$ mg/（kg·d）。

（2）免疫抑制剂。可单用或联合糖皮质激素治疗，氨甲蝶呤、硫唑嘌呤、霉酚酸酯，环磷酰胺等均可选用。

（3）非甾体消炎药。氨苯砜每日 $150 \sim 200$ mg，尤其适用慢性病例。沙利度胺 50 mg，每日 4 次口服。氯苯芬嗪 $200 \sim 400$ mg/d。

（4）其他。如四环素、多西环素、苯丁酸氮芥。

### （三）三线治疗

主要是生物制剂或血液制品。如英夫利昔单抗（infliximab）、阿达木单抗（adalimumab）、益赛普（etanercept）、乌司奴单抗（ustekinumab）、抗 IL-1 抗体，静脉注射免疫球蛋白、局部血小板生长因子等。

### （四）物理治疗

可以采用弱激光，结合溃疡面的大小，可以采用氦氖激光照射，每日 1 次，每次15 ～ 20 分钟，促进肉芽生长，以及溃疡修复。

### （五）手术治疗

切除术一般不能施行，切除后植皮往往不能成功，而且取皮处可以发生新溃疡。

（编写：罗育武、曾佳聪　审校：叶兴东、刘玉梅、李薇、杨艳、何伟强）

第八节 色素性紫癜性皮病

## 一、概念

色素性紫癜性皮病（pigmentary purpuric dermatosis，PPD）是一组在毛细血管周围以淋巴细胞浸润为主的亚急性或慢性炎症性疾病。包括进行性色素性紫癜性皮病、色素性紫癜性苔藓样皮病和毛细血管扩张性环状紫癜三种临床类型。也有学者将 PPD 分为五种类型：Schamberg 紫癜、Gougerot Blum 紫癜、Majocchi 紫癜、金黄色苔藓、Doucas 和 Kapetanakis 湿疹样紫癜。本病是一种良性、自限性疾病，其特征为孤立或散在紫癜性斑疹，也可融合成片，表面有薄屑，伴不同程度瘙痒（图 13 - 9），单侧线状毛细血管炎（象限性毛细血管病）和肉芽肿性色素性紫癜。

## 二、临床表现

### （一）进行性色素性紫癜性皮病

该病又称为 Schamberg 病或特异性进行性色素性皮病。本病好发于中年男性。病变常发生于小腿下部伸侧与踝和（或）足背部，也可发生于大腿等部位。损害开始为群集性淡红或暗红色针尖大小瘀点，外观似撒的胡椒粉状。随后瘀点扩大或相互融合成瘀斑或大小不等不规则性斑片，中央色淡，逐渐消退并出现色沉，同时可见有新淤斑点发生（图 13 - 10）。患者通常无自觉症状，少数可出现轻度瘙痒。本病病程常为慢性，可持续数年，也可自愈。

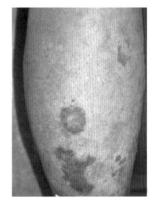

皮损融合形成斑块，表面脱屑

图 13 - 9 右侧小腿苔藓样色素性紫癜性皮病

### （二）色素性紫癜性苔藓样皮病

色素性紫癜性苔藓样皮病又称为 Gougerot-Blum 病或色素性紫癜性苔藓样皮炎。本病常发生于 40 岁以上中老年男性。病变好发于小腿，也可波及大腿或躯干下部。损害开始为棕红色苔藓样丘疹，逐渐增多扩大，并互相融合呈斑块，呈暗红色，压不褪色或可部分减退，随后颜色变为淡棕褐色、淡黄色，并色素沉着，同时可有新损害不断出现。损害局部皮肤干燥，可见有少量鳞屑，还可伴有毛细血管扩张。多数患者无自觉症状，少数有轻度瘙痒。本病病情通常缓慢发展，病程长。

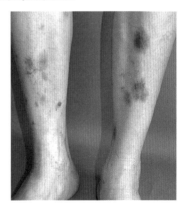

图 13 - 10 踝周起始的进行色素性紫癜性皮病

### （三）毛细血管扩张性环状紫癜

毛细血管扩张性环状紫癜又称为 Majocchi 病。本病好发于青年女性。病变开始于小腿下部，逐渐向上发展，可波及大腿、臀部或腰腹部或上肢等部位。损害开始为 1～3 cm 大小环状红斑，其内为暗红色瘀斑点，可见有毛细血管扩张。随后，损害中央部颜色消退，呈淡红色、棕红色或淡黄色或色素沉着。损害可不断发生并扩大或形成靶形、多环形、半环形等多种形状（图 13 – 11）。有的损害消退后可遗留轻度皮肤萎缩。患者通常无自觉症状。本病呈慢性经过，一般需要数月至 1 年左右消退，但可复发。

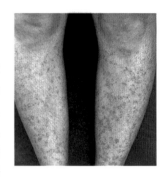

图 13 – 11　双小腿毛细血管扩张型环状紫癜

### （四）其他临床类型

其他临床类型包括金黄色苔藓、Doucas & Kapetanakis 湿疹样紫癜等。

金黄色苔藓是一种好发于下肢的以金黄色色素过度沉着性苔藓样丘疹、斑丘疹为特征的少见病，有学者认为是色素性紫癜性皮病的一种亚型。本病成人、儿童均可发病。皮损突然出现，通常为多数簇集的针尖大小的斑疹和扁平丘疹组成的苔藓样斑片，偶尔为线状节段性损害，皮疹呈金黄色或铁锈色，直径 2～30 cm，境界清楚，大小不一，单发或多个损害，易被患者误认为挫伤。

Doucas & Kapetanakis 湿疹样紫癜（又称为播散性瘙痒性血管性皮炎）的累及范围更广，病因不明，患者通常也会主诉严重瘙痒。症状持续数周甚至数月后可自然好转，但也可能会复发。这可能是由于对衣物/橡胶的接触过敏，本质上是进行性色素性紫癜的变种皮肤病（Schambergs 病）。

## 三、建议检查的项目

### （一）常规检查

血常规、出凝血时间、凝血酶原时间等检查。

### （二）专科检查

循环免疫复合物、食物不耐受抗体检测、组织病理检查。该病 3 个临床类型组织病理检查结果类似。早期真皮上部和真皮乳头内毛细血管内皮细胞肿胀，毛细血管周围有大量淋巴细胞、组织细胞、偶有少量中性粒细胞浸润。浸润细胞可侵犯表皮，棘细胞层轻度海绵形成及散在的角化不全。陈旧性损害炎症浸润不如早期明显，不再有红细胞外渗，但常见不同量的含铁血黄素。

### （三）特殊检查

结合病情需要选择。

## 四、诊断与鉴别诊断

### （一）诊断

本病诊断并不难，双下肢出现无症状的胡椒粉样瘀点、小片状瘀斑、或融合性斑块伴脱屑即要考虑本病。

（二）鉴别诊断

本病需要与过敏性紫癜、瘀积性湿疹相鉴别。过敏性紫癜多见于儿童，以侵犯皮肤或其他器官的毛细血管及毛细血管后静脉的过敏性小血管炎为主。好发于四肢伸侧，表现为大小不等的紫红色出血斑，压之不退，或高出皮面，甚至有血疱、坏死（如爆发性紫癜）；常伴有发热、关节痛、腹痛等。瘀积性湿疹多见于中重度静脉曲张的患者，表现为小腿中下 1/3 处开始的丘疹、红斑，与色素紫癜性皮病不同的是，瘀积性湿疹有明显瘙痒，甚至渗出。

## 五、治疗

本病尚无特效治疗，以对症治疗为主。

（一）一般治疗

积极治疗静脉曲张等可能的病因性疾病。患者应避免长时间行走与站立，避免剧烈活动；休息时应注意抬高患肢；避免热水肥皂烫洗及摩擦等刺激；避免辛辣与酒类等刺激性食物。

（二）局部治疗

皮肤病变可外涂糖皮质激素制剂或他克莫司软膏，促进血管活性药物。但糖皮质激素类药物可加重色素沉着，应尽可能少用或不用。

（1）糖皮质激素外用。急性期可以短期使用，1～2 周为宜，以中弱效等级为主。如地奈德乳膏、丁酸氢化可的松、糠酸莫米松乳膏等。每日 1～2 次。

（2）多磺酸黏多糖乳膏。通过作用于血液凝固和纤维蛋白溶解系统而具有抗血栓形成作用。另外，它通过抑制各种参与分解代谢的酶以及影响前列腺素和补体系统而具有抗炎作用。多磺酸黏多糖还能通过促进间叶细胞的合成以及恢复细胞间物质保持水分的能力从而促进结缔组织的再生。因此，本药能防止浅表血栓的形成，促进它们的吸收，阻止局部炎症的发展和加速血肿的吸收。多磺酸黏多糖促进正常结缔组织的再生。用法：将 3～5 cm 的乳膏涂在患处并轻轻按摩，一日 1～2 次。喜辽妥乳膏也适用于作为药膏辅料。治疗非常疼痛的炎症时，应把乳膏仔细的涂在患处及其周围。

（3）钙调磷酸酶抑制剂。

（三）系统治疗

内用药物可选用：维生素 C 钙胶囊 0.426，每日 3 次；维生素 E 50～100 mg，每日 3 次口服；芦丁 20 mg，每日 3 次，口服。复发丹参片 2～3 片，每日 3 次，口服。乙酮可可碱 400 mg，每日 3 次，口服。抗组胺药可用于有瘙痒症状者。有专家用复方甘草酸苷（美能）和（或）门冬氨酸钙和维生素 C 加入氯化钠注射液中静脉滴注对某些病例有较好的疗效，也有用氨苯砜、沙利度胺、碘化钾或环孢素治疗者。但选择这类药物时要考虑药物的不良反应，权衡利弊。

（四）物理治疗

可以采用窄谱中波紫外线照射，每 2～3 天 1 次。

（五）中医治疗

中医病名：血疳。

（1）血热伤络证。主证：病较急，皮肤瘀点多发，针尖大小，颜色鲜红，如撒辣椒粉状，瘙痒轻微、舌质红，苔薄黄，脉滑数。治法：清热凉血祛风。方药：犀角地黄汤合凉血五根汤加减。

（2）血瘀挟湿证。主证：病程较长，皮肤瘀点攒集成群，颜色暗红，或呈苔藓样斑片，脱屑，瘙痒；数多踝肿胀，下肢沉重；舌质暗红，或舌边尖有瘀点、瘀斑，苔腻，脉弦细。治法：活血化瘀，清热除湿。方药：桃红四物汤合三妙丸加减瘀点在足部甚者，加地龙、秦艽、白鲜皮；足踝肿胀明显者，加泽兰、泽泻。

**参考文献**

［1］ZALDIVAR F J，ANJUM F. Schamberg Disease ［J］. 2022.

［2］叶兴东，彭学标，孙乐栋，等. 实用皮肤性病的诊断与治疗 ［M］. 北京：科学技术文献出版社，2019：567.

［3］SARDANA K，SARKAR R，SEHGAL V N. Pigmented purpuric dermatoses：an overview ［J］. Int J Dermatol，2004，43（7）：482－488.

（叶兴东）

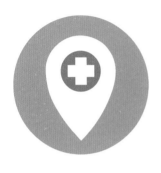

第十四章 | 非感染性
肉芽肿

**第一节 结节病**

## 一、概念

结节病（sarcoidosis）亦称 Besnier-Boeck-Schaumann 病、Boeck 肉样瘤，是一种可累及皮肤和多系统的全身性肉芽肿性疾病。结节病临床表现多样，缺乏特异性，病理为典型的无干酪样坏死的上皮样细胞肉芽肿。发病机制尚不清楚，目前认为本病发生可能是在遗传因素基础上，由感染、环境、免疫等因素相互作用所导致的免疫功能紊乱。

## 二、临床表现

该病可侵犯全身任何器官和组织，肺、淋巴结最易受累。结节病可只侵犯单一系统或组织，也可以几个系统同时或先后受累。一般症状无特异性。

（一）30% 的结节病患者累及皮肤

皮损有多种类型，如丘疹、结节、斑块，呈淡红、紫红或紫褐色；常为多个，表面有毛细血管扩张或微薄鳞屑，损害向周围扩展，中央消退凹陷，边缘呈环状隆起。可经数月数年，最后完全消退。一般分为以下类型。①结节红斑型。见于本病早期，红色触痛结节，好发于四肢伸侧，有发热、关节痛，尤以年轻女性胫前部多见。皮疹为红、肿、热、痛的皮下结节，可伴有发热、关节痛、肺门淋巴结肿大、红细胞沉降率增快。此型预后良好，80% 皮损在 6 个月后消退。②丘疹型。为针头至黄豆大半球状丘疹，数目不等，多至数百，密集。损害类似于汗腺瘤、睑黄疣、扁平苔藓及毛发上皮瘤，见于眼睑、颈、四肢。③结节型。蚕豆大圆形结节，1 个或数个，黄红色、紫红色，中央萎缩，表面毛细血管扩张。④斑块型。见于两颊、鼻、四肢、肩部，为表面扁平而轻微隆起的大分叶状结节性斑块。⑤冻疮样狼疮。鼻、颊、唇、耳、指（趾）、膝部有硬蓝紫色发亮斑块，冬季加重。⑥银屑病样。为边界清楚的斑块，上有银屑病样鳞屑。⑦环状型结节病。好发于面、颈部。前额、面部、项部的损害形成环状。⑧其他类型，如瘢痕型、血管扩张性狼疮疹型等。

（二）肺是最常累及的器官，约占 90%

早期多无症状，仅在胸部 X 片时发现肺门淋巴结肿大。后期可有咳嗽、咳痰、胸闷、气促，也有少数患者发展至肺间质纤维化和肺心病，表现为渐进性呼吸困难和发绀。胸膜累及时，多出现单侧的胸腔积液，胸水中以淋巴细胞为主，常在 4～8 周内自行消退。

（三）淋巴结

其可为首先出现的症状，如颈部和腋窝淋巴结无痛性肿大，其他部位的淋巴结也可触及；此外，常有双侧肺门淋巴结对称性肿大。

（四）眼部病变

最常见的表现为肉芽肿性葡萄膜炎，巩膜、视网膜和视神经均可受累。

（五）结节病

结节病可累及神经系统的任何部位，但诊断比较困难。最常受累的是面神经。此外，还可出现神经肌病、颅内占位性病变、脑膜炎等临床表现。若损及下丘脑或垂体后叶则引起尿崩症。

（六）肝脏受累

肝脏受累者常无症状，5%～40%有肝、脾肿大，肝内结节形成，有时患者碱性磷酸酶水平升高。必要时，需组织活检才能确诊。

（七）肌肉组织发生肉芽肿

患者常无症状，或者有局部疼痛、触痛、肌痉挛、假性肌肥大、皮下结节。偶尔出现筋膜炎，也有报道出现对称性近端肌肉肌力减退。活检显示非干酪性肉芽肿，伴淋巴细胞浸润、肌细胞坏死修复。高钙血症者肌肉及其他软组织偶尔钙化。

（八）骨关节系统占5%

其主要表现为手足肿胀，X线检查示骨小梁变粗糙，有小的囊状透光区。多关节炎常见于结节性红斑型患者。

（九）心脏结节病多伴有其他系统受累，很少单独发生

临床诊断心脏受累约占结节病患者的5%，然而有研究表明活检证实的心脏受累所占比例高达25%。心脏的任何结构成分均可受累，临床症状包括心悸、晕厥、气短、胸痛或周围水肿；可以为无症状患者的偶然发现，也可以表现为危及生命的心源性猝死，这些症状的表现取决于结节所累及的结构。患者常伴有心脏传导阻滞、室性心动过速、心室颤动或心肌病所致的心力衰竭，而引起心脏结节病患者死亡的主要原因是心肌肉芽肿浸润所致的进行性心力衰竭，其约占结节病死亡原因的25%。特别强调的是当眼部结节病伴脉络膜受累时，提示血管内皮功能障碍，这易与心脏疾病并存，因此，此时需对心脏结节病进行评价。

## 三、建议检查的项目

（1）血液学检查。血尿常规（白细胞总数及淋巴细胞计数可降低）、肝肾功能异常（转氨酶和碱性磷酸酶可升高），血沉可加快，大多数患者淋巴细胞减少及外周血淋巴细胞CD4∶CD8值下降。

（2）影像学检查。胸部X光、胸部CT等可显示双侧肺门淋巴结对称性肿大。

（3）肺功能检查。部分患者可有限制性肺疾病，表现为肺活量、残气量、肺总量及弥散能力降低。

（4）结核菌素试验为阴性或弱阳性。

（5）病理组织：典型表现为真皮全层"裸结节"，即由大量上皮样细胞组成的结节，周围常有纤维组织包绕，无或仅有少量淋巴细胞浸润。表皮无变化或轻度萎缩。

## 四、诊断与鉴别诊断

结节病的诊断，需要结合临床症状、影像学表现和病理学证据，同时除外其他肉芽肿

性炎疾病。国外学者统计结节病的确诊时间平均需要 3 个月，并且在诊断之前通常需要就诊 3 次以上，极易延误病情。该病的诊断标准为：①X 线显示双肺门及纵隔对称性淋巴结肿大，伴或不伴有肺内网状、结节状、片状阴影，必要时参考胸部 CT 进行分期；②组织病理学检查符合结节病；③Kveim 试验阳性；④血清 ACE 升高；⑤结核菌素试验为阴性或弱阳性反应；⑥高血钙、高尿钙症、碱性磷酸酶和血浆免疫球蛋白增高，支气管肺泡灌洗液中 T 淋巴细胞数量增加，$CD4^+$ 细胞/$CD8^+$ 细胞的比值≥3。

具有第 1、第 2 或第 1、第 3 条者，可诊断为结节病。第 4、第 5、第 6 条为重要的参考标准。

鉴别诊断：需要与肺门淋巴结结核、寻常狼疮、颜面播散性粟粒性狼疮、结核样型麻风、光线性肉芽肿、淋巴瘤等相鉴别。

## 五、治疗

由于大多数肺结节病具有自限性，且部分患者无临床症状，且非进展性疾病而不需要治疗，因此，结节病确诊后不需要立即开始治疗。在下列情况下应考虑治疗：呼吸系统症状加重，尤其是呼吸困难；严重的肺功能损害或肺功能恶化（FVC 下降超过 10% 或 DL-CO 从基线水平降低超过 15%）；主要影像学进展（包括空洞、蜂窝肺及肺间质异常）。一旦开始治疗，通常需要持续 9～12 个月，若疾病复发则需持续治疗更长时间。

### （一）糖皮质激素

该药为治疗本病的首选药物，起始剂量 30～50 mg。以后每 2 个月减 5 mg，疗程一般为 2 年。对于单发或少数结节状病灶，可给予病灶内注射糖皮质激素。

大剂量使用糖皮质激素者不宜怀孕。孕妇慎用糖皮质激素。哺乳期妇女应用生理剂量或维持剂量的糖皮质激素对婴儿一般无明显不良影响。但若哺乳期妇女接受中等剂量、中程治疗方案的糖皮质激素时不应哺乳，以避免经乳汁分泌的糖皮质激素对婴儿造成不良影响。儿童长期应用糖皮质激素应注意密切观察不良反应，以避免或降低糖皮质激素对患儿生长和发育的影响。老年患者使用本品及其他糖皮质激素易发生高血压和骨质疏松，更年期后的女性易发生骨质疏松。糖皮质激素毒性作用与累积剂量和治疗持续时间相关，但与较小剂量糖皮质激素相比，大剂量糖皮质激素治疗不能显著改善肺功能，且导致的不良反应相应增加。

### （二）免疫抑制剂

免疫抑制剂通常用于对糖皮质激素无反应的、不能耐受糖皮质激素不良反应的患者，或需长期使用大剂量糖皮质激素（超过 10 mg/d）的患者。也可和糖皮质激素联用，减少复发机会，缩短疗程。最常见的二线治疗药物包括免疫抑制剂（即氨甲蝶呤、硫唑嘌呤、来氟米特和霉酚酸酯），以及应用于难治性结节病患者的 TNF-α 单克隆抗体。免疫抑制剂主要作为替代药物使用，并可与低剂量糖皮质激素联合使用。氨甲蝶呤是最常用的二线药物，是一种安全有效的糖皮质激素替代药物，部分患者经治疗后可显著改善其肺功能。硫唑嘌呤、来氟米特、霉酚酸酯等免疫抑制剂在结节病中均有效，可显著改善患者肺功能或减少糖皮质激素使用剂量。

**（三）其他**

其他包括抗疟药、维 A 酸、米诺环素、多西环素、TNF 抑制剂等。TNF-α 拮抗剂约对 2/3 的难治性结节病患者有效，因不良反应而不能耐受英夫利昔单抗治疗的结节病患者，可改为阿达木单抗替代治疗。

**（四）局部治疗**

对于单发的或少数皮肤损害可外用糖皮质激素制剂，或皮损内注射泼尼松龙混悬液。

**（五）中医治疗**

**1. 辨证分型**

（1）肺气亏虚，肺失宣降。主证：神倦乏力，气短、发热、鼻塞、咽痛，咳嗽有少量白痰，舌淡苔薄白，脉细弱。治法：补益肺气、宣肺止咳。方药：生黄芪 15 g、太子参 20 g、白术 10 g、防风 6 g、紫菀 15 g、前胡 10 g、知母 6 g、百部 10 g、贝母 10 g、甘草 6 g。

（2）肺脾两虚，痰浊阻肺。主证：神倦乏力，气短，咳嗽，咳吐白痰，自汗怕冷，脘腹胀满，饮食减少，大便溏，舌淡体胖，苔白腻，脉虚弱。治法：补肺健脾、燥湿化痰。方药：黄芪 15 g、党参 10 g、茯苓 15 g、白术 10 g、法半夏 10 g、杏仁 12 g、贝母 10 g、枇杷叶 15 g、厚朴 10 g、丹参 15 g、川芎 10 g。

（3）气阴不足，血脉瘀阻。主证：气短乏力，咳嗽，咳痰色白少而黏，偶有少量咳血，潮热盗汗，皮肤见结节红斑，或颜面四末发绀，脉弦细，舌暗红，边有齿痕，苔薄白少津。治法：益气养阴、活血通脉。方药：黄芪 15 g、太子参 20 g、麦冬 15 g、五味子 6 g、贝母 10 g、百合 15 g、元参 15 g、丹参 15 g、当归 10 g、赤芍 10 g、知母 10 g、地骨皮 15 g。

（4）阴阳俱虚证。主证：气喘咳嗽，动则喘甚，胸胁胀满，心悸汗出，畏寒肢冷，小便短少，下肢浮肿或口咽干燥，五心烦热，潮热盗汗，面唇四肢发绀，脉细微，舌暗红，边有齿痕，苔少津亏。治法：滋阴温阳。方药：人参（单煎）6 g、熟附片 6 g（先煎）、桂枝 6 g、生熟地黄各 15 g、茯苓 15 g、泽泻 15 g、猪苓 15 g、山茱萸 10 g、生熟龙牡各 15 g、炙麻黄 6 g、丹参 15 g。加减：若口咽干燥、五心烦热、潮热盗汗，去人参、附片、桂枝，改用西洋参、麦冬、五味子，益气养阴；若痰浊黏稠，蔽阻心窍出现嗜睡、神昏、言语错乱可灌服苏合香丸。

**2. 中医特色治疗**

（1）针灸。取肺俞、大椎、合谷、三阴交、足三里、内关，留针 15 分钟，隔日 1 次。脾虚加胃俞、脾俞，阴阳两虚者加血海、命门。

（2）推拿按摩。采用脊背提拿法，摩按季肋下法，点按侧胸肤法。脾阳虚者加上按摩法，按揉胃俞法，点按足三里法；肾阳虚者加点按命门；阴阳两虚者加按揉大椎，点按血海、命门及足三里。

**参考文献**

[1] 吴志华、范翌明. 皮肤性病诊断与鉴别诊断 [M]. 北京：科学技术文献出版社，

2009：697 – 702.

［2］李劼，余德厚，龙义国，等．结节病 1 例 ［J］.中国皮肤性病学杂志，2018，32（11）：1294 – 1297.

［3］李杰，刘辉，左中，等．泛发性环状型结节病 ［J］，临床皮肤科杂志，2017，46（7）：509 – 510.

［4］钟连生，郭武，魏志平．米诺环素联合倍他米松乳膏治愈皮肤结节病1 例 ［J］，中国皮肤性病学杂志，2017，31 （2）：227.

（编写：周欣　审校：张三泉、刘玉梅、赵晓岚、杨艳、李润祥、何伟强）

 **第二节　环状肉芽肿**

## 一、概念

环状肉芽肿（granuloma annulare，GA）是一种以环状丘疹和结节损害为特征的慢性非感染性炎性皮肤病。病理表现为真皮和皮下组织胶原纤维变性及栅栏状肉芽肿形成。该病的病因和发病机理不明。任何年龄阶段均可发病，以儿童和青少年多发，女性多于男性，约为男性的 2.3 倍。

## 二、临床表现

临床上分局限型、泛发型、穿通型、皮下型、巨大型、丘疹型、线状型等。局限型最常见，表现为小的、光滑、质硬的丘疹，中心消退、周围紧密排列，形成环状（图 14 – 1），大小不等，手背和前臂多见。泛发型皮损多散在、对称分布、数目可达上百个（图 14 – 2）。好发于腕部、前臂和大腿，有时可全身发疹。穿通型环状肉芽肿多发生在手背和四肢，开始表现为浅表型丘疹或小结节，后逐渐增大，中央出现脐凹和小溃疡，可挤出黏液样物质。该型可能与季节有关，夏多冬少。

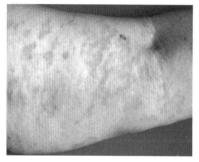 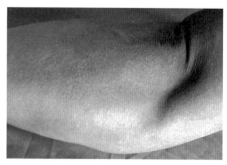

图 14 – 1　左上臂环状肉芽肿　　　　图 14 – 2　左肘背环状肉芽肿

## 三、建议检查的项目

血液学检测无特异性，少数病例有糖耐量、甲状腺抗体、抗核抗体等异常。昆虫叮咬所致者可出现外周嗜酸性粒细胞增多。组织病理的病变主要累真皮，特征性的表现为局灶性胶原纤维变性、炎症反应和纤维化。根据浸润类型和血管改变分为四种组织学类型：①栅栏状肉芽肿型；②散在组织细胞浸润；③上皮样结节；④混合型。

## 四、诊断与鉴别诊断

根据病史、临床表现及组织病理学检查结果可诊断。

鉴别诊断：需要与环状扁平苔藓、结节病、光线性肉芽肿等相鉴别。

## 五、治疗

部分患者无须治疗，皮疹可自行消退。局部涂抹或皮下注射糖皮质激素目前被认为是治疗 GA 的首选方法。钙调磷酸酶抑制剂如他克莫司和吡美莫司是另一种有效的治疗药物，维生素 E、咪喹莫特亦可应用于局部治疗。对于局限性皮损可采用二氧化碳冷冻；对于泛发型患者可以酌情口服糖皮质激素、异维 A 酸、环孢素 A、英夫利昔单抗、多西环素、羟氯喹等。另外可使用 NB-UVB、点阵激光、准分子激光治疗。

**参考文献**

［1］吴志华、范翌明．皮肤性病诊断与鉴别诊断［M］.北京：科学技术文献出版社，2009：697－702.

［2］吕永梅，杨春俊，张学军．环状肉芽肿的病因及相关发病机制的研究进展［J］.中国皮肤性病学杂志，2017，31（12）：1371－1373.

［3］王韵琼，吴易．泛发型环状肉芽肿合并糖尿病 1 例．［J］.中国皮肤性病学杂志，2015，29（11）：1175－1179.

［4］孙彩虹，张俊，胡飞虎．环状肉芽肿 4 例误诊分析［J］，中国皮肤性病学杂志，2016，30（12）：1298－1300.

（编写：周欣　审校：张三泉、刘玉梅、赵晓岚、杨艳、李润祥、何伟强）

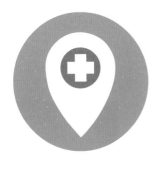

第十五章 | 皮肤附属器疾病

## 第一节　脂溢性皮炎

### 一、概念

脂溢性皮炎（seborrheic dermatitis，SD）是发生于皮脂溢出基础上的一种慢性炎症性皮肤病，好发于头皮、耳部、面部、胸中部及间擦部位，可伴不同程度的瘙痒。该病分婴儿型与成人型，也可以是 HIV 感染的一个皮肤表现。

### 二、临床表现

初期表现为毛囊周围炎症性丘疹，渐发展为界限比较清楚黄红色斑片或斑丘疹。表面覆油腻性鳞屑或痂皮，严重时伴有点状糜烂、渗出、结痂，或干性红斑上有灰白色糠秕样鳞屑（图15-1）。患者自觉轻度瘙痒。严重者继发细菌感染，发生毛囊炎、疖，局部淋巴结肿大。本病为慢性经过，易反复发作。严重者泛发全身，发展为红皮病。根据其部位分布及发病年龄，常见的有头皮脂溢性皮炎、皱褶部脂溢性皮炎、婴儿脂溢性皮炎等。

急性及亚急性组织病理学表现：轻度至中度海绵形成，银屑病样增生，毛囊口角化不全，可见角栓。毛囊口顶端有含中性粒细胞的鳞屑痂。真皮血管周围少数淋巴细胞及组织细胞浸润。慢性期表现：除了上述表现，还有明显毛细血管及浅静脉丛血管扩张。

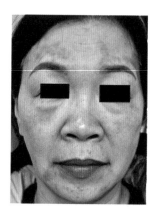

图15-1　脂溢性皮炎

### 三、建议检查的项目

痤疮常规检查（糠秕孢子菌＋螨虫）、真菌镜检及培养、滤过紫外线检查（伍德灯）检查、皮肤镜或皮肤CT，必要时行常规病理活检。

### 四、诊断与鉴别诊断

根据典型的临床症状、体征，诊断多无困难。婴儿脂溢性皮炎需要与婴儿湿疹、特应性皮炎相鉴别；成人脂溢性皮炎应与下列疾病相鉴别：头皮银屑病、玫瑰糠疹、体癣、红斑狼疮、湿疹、红斑型天疱疮等。婴儿湿疹皮损常为多形性，且瘙痒明显，无油腻性鳞屑及痂皮。头皮银屑病表现为鳞屑性红斑，损害处可见束发征、薄膜现象和点状出血现象，必要时采用皮肤CT及病理活检鉴别。

### 五、治疗

婴儿脂溢性皮炎有自限性，只需要简单的皮肤护理（如洗澡及用润肤剂），皮损广泛且持久的患儿需要采用酮康唑乳膏。

成人脂溢性皮炎的治疗要进行

## （一）患者教育

生活规律、少吃脂肪和辛辣刺激性食物。避免过度清洗。

治疗原则是减少皮脂分泌、抗炎止痒。

## （二）局部治疗

### 1. 一线治疗

使用抗真菌制剂。如 2% 酮康唑洗剂或 1% 联苯苄唑香波洗发、洗澡，3% 克霉唑乳膏、2% 咪康唑乳膏、联苯苄唑乳膏等均可使用。

### 2. 二线治疗

①硫黄和（或）水杨酸洗剂及其他复方硫黄洗剂。每晚 1 次外用，5% 硫黄软膏外用；硫化硒洗剂或硫黄软皂，每周洗 1～2 次头。②抗菌药外涂 2% 红霉素软膏或凝胶、5% 甲硝唑霜或莫匹罗星软膏。③润肤霜。如维生素 E 乳。④糖皮质激素制剂。在皮疹炎症重、瘙痒明显时，可酌情加用。如 0.1% 丁酸氢化可的松软膏、曲安奈德氯霉素乳膏、0.05% 地塞米松软膏等，选择一种，每日 1～2 次外用，疗程 1～2 周。⑤钙调神经磷酸酶抑制剂：具有抗炎作用的钙调神经磷酸酶抑制剂（如他克莫司、吡美莫司等）已经用于治疗脂溢性皮炎。临床观察发现其复发率较低，但少数患者有红斑、瘙痒等不良反应。

## （三）系统治疗

可口服维生素 $B_2$、维生素 $B_6$ 和复合维生素 B 等和锌剂；剧烈瘙痒时可予抗组胺药止痒镇静；皮损面积大而炎症重时加用小剂量泼尼松，20～40 mg/d，分 2～3 次口服，或短期雷公藤总甙。重症皮脂溢性皮炎或有明显渗出时，给予米诺环素 50～100 mg，每日 2 次，口服，或多西环素 0.1 每日 2 次，口服，以抗感染治疗；或抗真菌剂如酮康唑 200 mg 每日 1 次，连用 14 天，或伊曲康唑 0.1～0.2 g，每日 2 次，疗程 1～2 周。

## （四）物理治疗

脱敏治疗、UVB 光疗、面部冷喷治疗及 LED 红/蓝光治疗等。

## （五）中医治疗

脂溢性皮炎的中医治疗需根据皮损情况，结合患者体质、伴随症状及舌脉，选用适宜的治疗方法。急性期以疏风清热利湿为主，缓解期以润燥祛风止痒为主。

**参考文献**

［1］赵辨. 中国临床皮肤病学 ［M］. 2 版. 南京：江苏凤凰科学技术出版社，2017：775 - 776.

［2］博洛格尼，等. 皮肤病学 ［M］. 朱学骏，王宝玺，孙建方，等译. 2 版. 北京：北京大学医学出版社，2015：257 - 260.

［3］李铁男，李上云. 脂溢性皮炎中医治疗专家共识 ［J］. 中国中西医结合皮肤性病学杂志，2020，19（3）：283 - 284.

（编写：李仰琪、徐霞、邵蕾　审校：王建琴、黄茂芳、唐亚平、马少吟、何伟强）

**第二节　石棉状糠疹**

## 一、概念

石棉状糠疹（pityriasis amiantacea，PA）是指头部鳞屑堆积成的厚痂，酷似石棉状。本病好发于儿童及青年的头皮，女性多于男性，呈慢性经过，易复发。

该病为非真菌感染，常认为本病为皮脂溢出的干性型而有退行性改变，亦有认为可能是银屑病或脂溢性皮炎的一种继发感染。

## 二、临床表现

本病的主要症状为毛发鞘、糠状鳞屑和毛囊口棘状隆起。①毛发鞘：其特征为头发近端有酷似石棉结晶的纯白色鞘状物包绕，白色发梢随毛干上下移动。②糠状鳞屑：白色糠状鳞屑堆积、黏着在毛发近端成块状，用力剥离可见层层小片鳞屑脱落。白色厚痂处的头发及头皮无异常改变。③毛囊口棘状隆起：成石棉状，纯白色，紧紧包绕头发根部。可伴有轻微瘙痒。组织病理表现为无特异性改变，毛囊口有角质增生，有时可见皮脂腺退化，可发现皮脂腺萎缩。

## 三、建议检查的项目

真菌镜检及培养、滤过紫外线检查（伍德灯）检查、皮肤镜或皮肤 CT，必要时行常规病理活检。

## 四、诊断与鉴别诊断

根据其皮损特点、好发部位，不难进行诊断。需要与头皮银屑病、干性皮脂溢出、白癣等相鉴别。

头皮银屑病：可出现散在白色鳞屑性斑片，但无白色发鞘，强行剥离鳞屑可出现点状出血。

## 五、治疗

### （一）治疗原则

为对症处理，软化角质，去除鳞屑。

### （二）局部治疗

在患者发病初期，可选择具有脱脂、去角质作用的洗发水洗头，如 2% 酮康唑洗发香波、2.5% 二硫化硒香波、硫黄香皂，可口服维生素 $B_2$ 和 $B_6$ 作为预防和辅助治疗。

头皮痂皮较厚者可局部外用角质剥脱剂，如软化角质 5%～10% 硫黄软膏、5% 水杨酸软膏、0.1% 维 A 酸软膏。

（三）系统治疗

有文献报道采用维胺酯治疗成人石棉状糠疹取得良好效果。

**参考文献**

［1］赵辨．中国临床皮肤病学［M］．2 版．南京：江苏凤凰科学技术出版社，2017：1287 – 1288.

［2］刘光华，汤桂梅，刘广德．维胺酯胶囊治疗石棉状糠疹 10 例［J］．中华皮肤科杂志，2004（3）：51.

（编写：李仰琪、徐霞、邵蕾　审校：王建琴、黄茂芳、唐亚平、马少吟、何伟强）

 **第三节　痤疮**

## 一、概念

痤疮（acne）是一种毛囊皮脂腺慢性炎症性疾病。其发病与遗传、感染、神经内分泌失调（尤其是雄激素水平上升和（或）受体敏感性升高）、毛囊口角化异常有关。痤疮杆菌（propionibacterium acne）等感染是痤疮的促发因素。临床类型包括寻常痤疮（acne vulgaris）、聚合性痤疮、坏死性痤疮、爆发型痤疮、职业性痤疮、类固醇痤疮等。寻常痤疮好发于青春期，男女发病率基本相同。寻常痤疮包括粉刺、结节型痤疮、囊肿型痤疮、聚合性痤疮。新生儿痤疮是受母亲雄激素水平影响的一过性痤疮。

致病因素为不同种系型别的皮肤痤疮杆菌、表皮葡萄球菌、马拉色菌之间菌群失调，T 细胞及相关细胞因子异常表达，毛囊皮脂腺导管角化异常，饮食如糖类或脂肪过多食入，精神紧张，化学物品如职业性接触矿物油、碘与溴等，以及药物如糖皮质激素等。近年来，痤疮已被大多数学者认为是一种环境因素与遗传因素相互作用而引起的慢性炎症性疾病。雄激素水平升高、皮脂分泌增加、毛囊皮脂腺导管角化异常阻塞毛孔、痤疮杆菌、表皮葡萄球菌、马拉色菌菌群失调以及化学性与细胞介质导致的炎症是痤疮发生的机制。

## 二、临床表现

该病多发于青年男女，好发育面颊、额、胸、背及肩部等，常有皮脂溢出。典型皮疹为粉刺、浅表脓疱、炎性丘疹、结节、囊肿及瘢痕等。目前，国内主要依据皮损性质将痤疮分为三度、四级，即轻度（Ⅰ级）：仅有粉刺；中度（Ⅱ级）：有炎性丘疹；中度（Ⅲ级）：出现脓疱（图 15 – 2）；重度（Ⅳ级）：有结节、囊肿（图 15 – 3 至图 15 – 5）。另外尚有许多特殊类型，聚合性痤疮属于较严重类型，表现为严重结节、囊肿、窦道及瘢痕（图 15 – 6、图 15 – 7）。爆发性痤疮指少数患者病情突然加重，并出现发热、关节痛、贫血等全身症状。

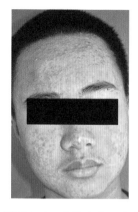 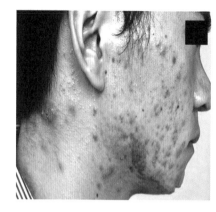 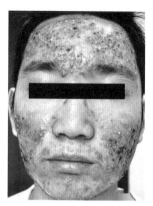

图 15 - 2　寻常痤疮（中度）　图 15 - 3　寻常痤疮（重度）(1)　图15 - 4　寻常痤疮（重度）(2)

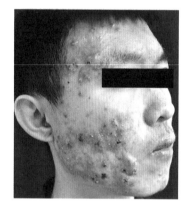 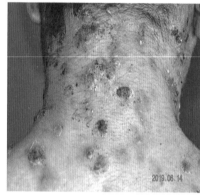 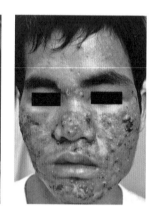

图 15 - 5　寻常痤疮（重度）(3)　　图 15 - 6　聚合性痤疮(1)　　图15 - 7　聚合性痤疮(2)

## 三、建议检查的项目

痤疮皮损常规镜检（糠秕孢子菌 + 螨虫）、细菌培养、血常规、性激素（疑似多囊卵巢综合征患者或重度痤疮患者）、肝肾功能、血脂检查（长期使用口服药物的患者需要定期检测），必要时行病理活检。

## 四、诊断与鉴别诊断

该病主要根据临床表现进行诊断。鉴别诊断：玫瑰痤疮、颜面播散性粟粒性狼疮等。玫瑰痤疮皮损多分布鼻尖、鼻周、面颊，局部常伴有毛细血管扩张，常有有阵发性潮红等症状。颜面播散性粟粒性狼疮皮损表现为形态一致的黄褐色丘疹，玻片压诊呈黄色或褐色，在下眼部位往往融合成堤状。

## 五、治疗

治疗的原则是去脂、溶解角质、杀菌、消炎、调节激素水平，保护皮肤屏障。强调痤疮的分级治疗及个体化治疗相结合，外用药物治疗是痤疮的基础治疗。轻度及轻中度痤疮可以以外用药物治疗为主，中重度及重度痤疮在系统治疗的同时辅以外用药物治疗。

（一）一般治疗

适度清洁患处，不能过度清洗；对患者应限制高糖和油腻饮食及奶制品，尤其是脱脂牛奶的摄入；规律作息、避免熬夜。

Ⅰ级：局部治疗为主。①外用药物：痤疮洗剂、硫黄软膏（洗面奶用）、维A酸类药物、过氧化苯甲酰凝胶等。②治疗：痤疮治疗、药物面膜综合治疗、化学剥脱（果酸）等。少数患者可口服异维A酸。

Ⅱ～Ⅳ级：根据患者情况，采用口服、外用、物理、辅助等联合治疗。

（1）口服。系统性抗生素治疗：主要是抑制痤疮丙酸杆菌繁殖，常用多西环素、米诺环素、大环内酯类等，需规范使用，疗程不超过8周，避免单独使用。如多西环素0.1～0.2 g/d，米诺环素50～100 mg/d。维A酸类包括异维A酸和维胺酯，异维A酸通常0.25～0.5 mg/（kg·d）作为起始剂量，之后可根据患者耐受性和疗效逐渐调整剂量至0.5～1.0 mg/（kg·d），疗程可达16～20周；一般3～4周起效，在皮损控制后可以适当减少剂量继续巩固治疗2～3个月或更长时间。注意致畸、诱发抑郁和影响情绪等不良反应，12岁以下儿童也尽量不用口服维A酸类药物，部分患者在使用2～4周时出现一过性的皮疹加重现象。口服雌激素：有高雄激素表现的痤疮女性患者及女性青春期后痤疮，包括雄激素受体阻断剂和雄激素产生抑制剂，如螺内酯（60～200 mg/d，疗程3～6个月）、达英-35（起效时间需要2～3个月，疗程建议在6个月以上）、西咪替丁；糖皮质激素：炎症明显的重度痤疮患者可短期口服，如强的松20～30 mg/d，连用5天后改为10～20 mg/d，连用5天，以减轻炎症反应。

（2）外用。除Ⅰ级的外用药外，含抗生素类的制剂及复方制剂也可使用。

（3）物理。除Ⅰ级的治疗外，还有红蓝光治疗、强光治疗、激光、光动力、射频、面部脱敏治疗等。根据治疗的效应（杀菌、消炎、减轻色素沉着、修复瘢痕、修复皮肤屏障等），分别选择适合患者的治疗。

（4）辅助。重度痤疮患者囊肿多、疼痛明显的，可以采用手术切开排脓、穿刺联合抗生素冲洗等方法处理。增生性结节在控制感染的前提下，可采取皮损内激素注射的封闭治疗。

（二）痤疮后遗症处理

痤疮后红斑可以选择强脉冲光、脉冲染料激光、非剥脱点阵激光（1440 nm、1550 nm、1565 nm）及长脉冲1064 nm Nd：YAG激光治疗。痤疮后色素沉着可以外用改善色素类药物如维A酸类药物、熊果苷、左旋维生素C等；果酸、强脉冲光及Q开关1064 nm Nd：YAG激光也是后遗色素沉着的有效治疗方法。痤疮后瘢痕：萎缩性瘢痕首选剥脱性点阵激光如二氧化碳点阵激光治疗，也可采用黄金微针；增生性瘢痕与瘢痕疙瘩治疗均较困难，目前多采用综合治疗，如激素局封注射联合激光治疗（脉冲染料激光、二氧化碳点阵激光）。痤疮诊疗流程见图15-8。

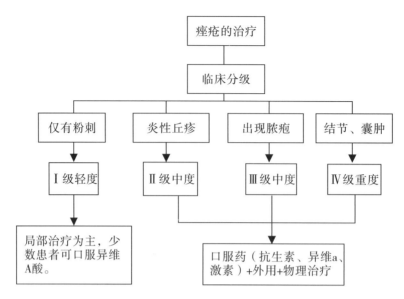

图 15 - 8　痤疮的诊疗流程

痤疮后遗症的诊疗流程见图 15 - 9。

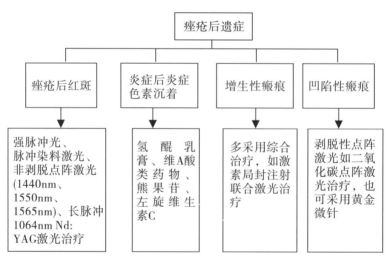

图 15 - 9　痤疮后遗症的诊疗流程

**参考文献**

[1] 张学军. 皮肤性病学 [M]. 8 版. 北京：人民卫生出版社，2013：176 - 178.

[2] 张建中. 中外皮肤病诊疗指南：专家解读 [M]. 北京：中华医学电子音像出版社，2014：118 - 127.

[3] 中国痤疮治疗指南专家组. 中国痤疮治疗指南（2019 修订版）[J]. 临床皮肤科杂志，2019，48（9）：583 - 588.

（编写：李仰琪、徐霞、邵蕾　审校：王建琴、黄茂芳、唐亚平、马少吟、何伟强）

## 第四节　化脓性汗腺炎

### 一、概念

化脓性汗腺炎（hidradenitis suppurativa，HS）是好发于腋部和会阴部的慢性复发性大汗腺炎症，病因不清，是毛囊闭锁三联征之一（图15－10）。

### 二、临床表现

患者以中青年女性为主，皮损初起为一个或多个较硬的小结节，逐渐增多，群集或融合。数周后结节深部化脓，向表面破溃，形成广泛的窦道及溃疡，愈后形成纤维化（图15－11）。在腋窝、肛门或生殖器部位可见多量黑头粉刺，具有诊断意义。一般无全身症状。未经治疗者病程很长，易反复发作。

HS病情的Hurley分级方法：①Hurley Ⅰ级的特征是仅有脓肿形成，但没有窦道瘘管和瘢痕。②Hurley Ⅱ级是指单个或多个复发性脓肿，伴有瘘管或瘢痕。③Hurley Ⅲ级是指多个相联系的瘘管，脓肿也几乎覆盖整个解剖区域。

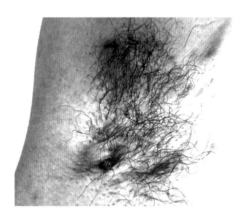
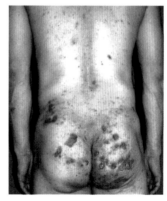

图15－10　毛囊闭锁三联征（右腋下）　　　图15－11　化脓性汗腺炎

### 三、建议检查的项目

（一）常规检查

血常规、分泌物细菌培养，肝肾功能、炎症因子检查。部分患者可能并发贫血和低蛋白血症。

（二）专科检查

专科检查包括探针探查深度，以及影像学检查是否存在骨、关节病变，免疫球蛋白检查等。

（三）特殊检查

结合病情需要决定。

## 四、诊断及鉴别诊断

根据其临床特点（硬性结节、潜行溃疡、交通性瘘管）及好发于腋窝、腹股沟等部位，可诊断典型病例。需要与皮肤结核病、腹股沟肉芽肿、性病性淋巴肉芽肿等相鉴别。

（1）皮肤结核病。病理检查及结核菌素实验、干扰素释放实验可资鉴别。

（2）腹股沟肉芽肿。由肉芽肿荚膜杆菌感染所致，临床分为溃疡肉芽肿型、疣状增生型、坏死型及硬化瘢痕型肉芽肿。通常为慢性病程，有不洁性接触史，潜伏期30天左右，发生于生殖器、肛周及腹股沟部位结节、溃疡，一般无痛。组织病理镀银染色可以找到利 - 杜小体（Leishman-Donovani body）。

（3）性病性淋巴肉芽肿。又称腹股沟淋巴肉芽肿。由性传播感染沙眼衣原体L1 ~ L3血清型所致。潜伏期平均10天，表现为早期初疮、中期淋巴结病、晚期生殖器象皮肿和直肠狭窄。

## 五、治疗

HS的治疗与其严重程度、并发症、患者耐受性、治疗成本、方案的可及性有关。除了局部抗生素和抗炎辅料外，还有系统口服抗生素（克林霉素联合利福平、四环素）、阿维A、糖皮质激素疗法。最近有TNF-α抑制剂、IL-17A抑制剂靶向治疗中重度HS获得成功，其中阿达木单抗是美国FDA批准的第一个用于治疗成人HS的生物制剂。

（一）治疗原则

早期诊断，规范治疗，控制炎症，提高患者生活质量。

（二）局部治疗

皮损外涂莫匹罗星、夫西地酸等。皮损内可使用糖皮质激素加青霉素或链霉素局部注射。

（三）系统治疗

对于Hurley Ⅰ级轻症患者，以口服治疗为主，而Hurley Ⅱ级及以上患者，应联合口服、静脉给药、局部治疗，甚至外科手术处理相结合。

（1）抗生素。轻中度HS患者的首选四环素类，常用四环素口服，2 g/d；或米诺环素0.1 g/d，连续10天，或多西环素，0.1 g，每日1次或2次，副作用少；对于治疗失败者，联合林可霉素、利福平等。

（2）免疫抑制剂。HS的发病机制中致炎因子参与是重要环节，因此严重病例，在抗菌治疗基础上，可以联合免疫抑制治疗，包括短期口服中小剂量泼尼松治疗（30 ~ 40 mg/d），连续7 ~ 10天；联合氨甲蝶呤口服。

（3）维A酸类药物。应用存在争议。维A酸类药物与相应受体结合后，促进抗炎因子的合成，有利于促进HS炎症消退，欧盟HS治疗指南推荐阿维A用于治疗HS，我们也应用口服异维A 20 ~ 30 mg/d，治疗中重度HS。但也有研究表明：与正常人群相比，HS

与皮脂腺减少有关，因此，口服维 A 酸药物如异维 A 酸，可能减少皮脂腺，并诱发或加重 HS。所以，维 A 酸类药物在 HS 治疗中的应用需要更多的循证依据。

（4）生物制剂。肿瘤坏死因子（TNF-α）抑制剂——阿达木单抗是美国食品药品监督管理局批准用于治疗 HS 的第一个生物制剂。英夫利昔单抗、抗 IL-12/IL-23 的乌司奴单抗也有用于 HS 治疗的报道。具体用法及注意事项见"银屑病"治疗的生物制剂部分。

A. 阿达木单抗。

作用机制：TNF-α 抑制剂，纯化人重组免疫球蛋白 GI 单克隆抗体，特异性拮抗肿瘤坏死因子 -α（TNF-α）。

使用方法：首次剂量 80 mg，第 2 周 40 mg，此后每 2 周 40 mg，皮下注射。治疗 16 周未出现满意疗效时应慎重考虑是否继续治疗。治疗超过 16 周而疗效不充分的患者，可通过增加给药频率至每周 40 mg 来获益。

不良反应：最常报告的不良反应是感染（如鼻咽炎、上呼吸道感染和鼻窦炎）、注射部位反应（红斑、瘙痒、出血、疼痛或肿胀）、头痛和骨骼肌肉疼痛；其他不良反应还有全身性感染、皮肤肿瘤、过敏反应、血液异常、高血压、代谢异常等；少见的严重不良反应包括致死性感染、心衰、恶性肿瘤、乙肝复发等。

B. 英夫利昔单抗。

作用机制：抗 TNF-α 的单抗，与 TNF-α 有较高的亲和力，与之结合后，TNF-α 便不能与 T 细胞上的 TNF-α 受体结合，从而阻抑细胞尤其 T 细胞的活化。

使用方法：首次给予 5 mg/kg，然后在首次给药后的第 2 周和第 6 周及以后每隔 8 周各给予 1 次相同剂量静脉滴注，每次静脉输注时间不得低于 2 小时，输注结束后应继续观察 1 ~ 2 小时。若患者在第 14 周后（即给药 4 次后、第 5 次给药前评估）没有满意疗效，不应继续给药。

不良反应：输液反应是最常见的不良反应之一，一旦发生，应及时判断其严重程度，并采取降低输液速度、应用抗组胺药等措施。严重者应立即停止英夫利昔单抗输注，并给予糖皮质激素等应对措施。对既往发生过输液反应的患者，再次输注前可给予异丙嗪 25 mg 肌内注射。上呼吸道感染也是常见不良反应。少见的严重不良反应包括 HBV 再激活、充血性心衰、严重感染（含败血症、机会性感染和结核病）、血清病样反应、系统性红斑狼疮/狼疮样综合征、脱髓鞘性疾病等。

C. 司库奇尤单抗（Cosentyx，secukinumab）。

作用机制：人 IgG1 单克隆抗体选择性结合至白介素 -17A（IL-17A）细胞因子和抑制它与 IL-17 受体相互作用。IL-17A 是涉及正常炎症和免疫反应一种天然地存在细胞因子。苏金单抗抑制促炎性细胞因子和趋化因子对释放。

使用方法：用法用量：皮下注射：300 mg，开始注射后的 1 周、2 周、3 周、4 周后各注射一次，然后每间隔 4 周后注射 2 次，共 7 次注射。根据体重调节使用量。60 kg 以下的患者考虑每次 150 mg。

不良反应及注意事项：苏金单抗可能增加感染的风险；可使克罗恩氏病的病情加重，对有活动性克罗恩氏病应谨慎使用；有可能出现超敏反应；使用该药期间不应接受疫苗；以往有严重超敏性反应病史、对依那西普或对赋形剂过敏史者禁用苏金单抗。

上述生物制剂靶向治疗 HS 都有获得成功的报道，对于起效慢、病情严重者在使用生物制剂的同时，可以联合传统免疫抑制剂如 MTX、AZT、CysA 等。

（四）其他治疗

其他治疗包括浅层 X 线照射治疗、手术清创排脓后配合光动力治疗。

（五）中医治疗

**1．辨证施治**

（1）肝脾湿热。治法：清利湿热。方药：龙胆泻肝汤加减，龙胆草 10 g、黄芩 15 g、栀子 10 g、车前子（包煎）30 g、木通 6 g、滑石 12 g、柴胡 12 g、板蓝根 30 g。水煎，每日 1 剂，分 2 次服。

（2）阴虚邪恋。治法：滋阴除湿。方药：滋阴除湿汤加减，当归 20 g、赤芍 20 g、生地 15 g、知母 20 g、地骨皮 30 g、黄檗 15 g、制苍术 12 g、泽泻 15 g、白花蛇舌草 30 g、山楂 15 g、天冬 15 g。水煎，每日 1 剂，分 2 次服。

**2．外治法**

（1）中药外洗。清热解毒方剂煎煮，药液熏蒸、消炎治疗。

（2）脓肿形成时，切开引流，用九一丹药条拔毒提脓，脓尽用生肌散收口。

（3）形成瘘管用扩创术或外科切除病灶缝合。

**参考文献**

［1］ HORVATH B, JANSE I C, BLOK J L, et al. Hurley staging refined: a proposal by the Dutch Hidradenitis Suppurativa Expert Group ［J］. Acta Derm Venereol, 2017, 97 (3): 412 – 413.

［2］ WONG D, WALSH S, ALHUSAYEN R. Low-dose systemic corticosteroid treatment for recalcitrant hidradenitis suppurativa ［J］. J Am Acad Dermatol, 2016, 75(5):1059 – 1062.

［3］ GENOVESE G, CAORSI R, MOLTRASIO C, et al. Successful treatment of co-existent SAPHO syndrome and hidradenitis suppurativa with adalimumab and methotrexate ［J］. J Eur Acad Dermatol Venereol, 2019, 33 Suppl 6: 40 – 41.

［4］ ZOUBOULIS C C, DESAI N, EMTESTAM L, et al. European S1 guideline for the treatment of hidradenitis suppurativa/acne inversa ［J］. J Eur Acad Dermatol Venereol, 2015, 29 (4): 619 – 644.

［5］ GALLAGHER C G, KIRTHI S K, COTTER C C, et al. Could isotretinoin flare hidradenitis suppurativa? A case series ［J］. Clin Exp Dermatol, 2019, 44 (7): 777 – 780.

（编写：贺海英，叶兴东　审校：叶兴东、李润祥、王焕丽、罗育武、钟金宝）

第五节　玫瑰痤疮

## 一、概念

玫瑰痤疮（rosacea）是一种累及面部血管及毛囊皮脂腺单位的慢性炎症性皮肤病，曾被称为酒渣鼻，主要累及 20 ～ 50 岁的成年人，儿童和老年人同样可以发病。

## 二、临床表现

玫瑰痤疮多发于面颊部，也可见于口周、鼻部，部分可累及眼和眼周，具有多种多样的临床表现。根据不同部位、不同时期、不同皮损特点，可分四种类型，而两种以上的型别可相互重叠：①红斑毛细血管扩张型（血管型）（图 15 – 12）；②丘疹脓疱型（炎症型）（图 15 – 13、15 – 14）；③肥大增生型；④眼型（图 15 – 15）。

组织病理表现为轻型改变常仅限于血管扩张和轻度水肿。可见血管周围及毛囊周围淋巴组织细胞浸润，最严重可以见到毛囊周围非干酪样上皮样肉芽肿以及窦道形成。

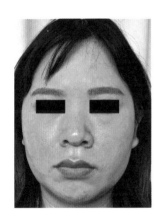

图 15 – 12　玫瑰痤疮（血管型）

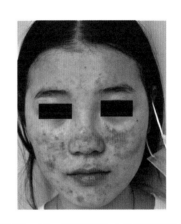

图 15 – 13　玫瑰痤疮（丘疹脓疱型）

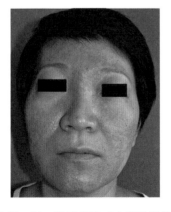

图 15 – 14　玫瑰痤疮（肉芽肿性型）

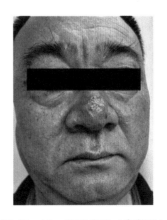

图 15 – 15　玫瑰痤疮（鼻赘型）

## 三、建议检查的项目

皮肤生理学检测、痤疮常规镜检（糠秕孢子菌＋螨虫）、细菌培养、血常规检查、性激素 5/6 项检查、肝功能检查、肾功能检查、眼底检查、血清自身抗体检测，必要时行皮损组织病理检查。

## 四、诊断与鉴别诊断

诊断玫瑰痤疮的必备条件：面颊或口周或鼻部无明显诱因出现阵发性潮红，且潮红明显受温度、情绪及紫外线等因素影响，或出现持久性红斑。次要条件：①灼热、刺痛、干燥或瘙痒等皮肤敏感症状；②面颊或口周或鼻部毛细血管扩张；③面颊或口周或鼻部丘疹或丘脓疱疹；④鼻部或面颊、口周肥大增生改变；⑤眼部症状。排除明显诱因例如口服异维 A 酸胶囊或化学换肤或局部外用糖皮质激素引起皮肤屏障受损而导致的阵发性潮红或持久性红斑，必备条件加 1 条及以上次要条件即可诊断为玫瑰痤疮。

该病需要与寻常痤疮、脂溢性皮炎、蠕形螨性毛囊炎、激素依赖性皮炎、颜面播散性粟粒性狼疮、红斑狼疮、红色毛发角化病等相鉴别。

（1）痤疮。痤疮与玫瑰痤疮都可能出现丘疹、脓疱，但痤疮常有粉刺，而玫瑰痤疮有阵发性潮红及毛细血管扩张。另外，玫瑰痤疮与痤疮重叠存在的情况并不少见。

（2）面部脂溢性皮炎。脂溢性皮炎一般发生于前额部、眉弓、鼻唇沟或下颌部等皮脂腺丰富的部位，而玫瑰痤疮一般发生于面颊部、鼻翼或口周；脂溢性皮炎表现为黄红色斑片，玫瑰痤疮有阵发性潮红和毛细血管扩张。

（3）激素依赖性皮炎。可出现玫瑰痤疮样皮损，是因长期外用糖皮质激素或含糖皮质激素的护肤品后形成的一种激素依赖状态，在停用后 3 天左右出现明显的灼热、干燥、瘙痒等"难受三联征"。而玫瑰痤疮不会出现"难受三联征"，灼热、干燥常见，偶见瘙痒，但玫瑰痤疮患者长期误用糖皮质激素治疗可逐步出现激素依赖性皮炎的症状。

## 五、治疗

### （一）局部治疗

#### 1. 一般护理

使用对皮肤屏障具有修复作用的保湿润肤制剂，无论哪种类型玫瑰痤疮均应使用，防晒，避免理化刺激，减少情绪波动。

#### 2. 局部冷敷或冷喷

使用冷喷仪，每日冷喷 20 分钟；也可使用普通冷水湿敷，每次冷敷 15 ～ 20 分钟。

#### 3. 外用药物治疗

①0.75% 甲硝唑乳剂，每日 1 ～ 2 次。②15% ～ 20% 壬二酸凝胶，每日 2 次。③抗生素：常用的有 1% 克林霉素或 2% 红霉素。④过氧化苯甲酰凝胶。⑤钙调磷酸酶抑制剂：建议用于糖皮质激素加重的玫瑰痤疮或伴有瘙痒症状的患者。注意药物最初的刺激反应。常用吡美莫司乳膏和 0.03% 他克莫司软膏。⑥外用缩血管药物：常用 0.03% 酒石酸溴莫尼定凝胶，每日 1 次。⑦其他：5% ～ 10% 硫黄洗剂、菊酯乳膏及 1% 伊维菌素乳膏具有抗

毛囊蠕形螨作用。⑧眼部外用药物：包括含激素的抗生素眼膏（如妥布霉素地塞米松眼膏）、局部涂用茶树油、甲硝唑等。并发干眼时，需要给予优质人工泪液及抗感染治疗。

### （二）系统治疗

#### 1. 抗微生物制剂

（1）口服抗生素。丘疹脓疱型玫瑰痤疮的一线治疗。常用多西环素 0.2 g/d 或米诺环素 100 mg/d，疗程 8 周左右。美国食品药品监督管理局批准了 40 mg/d 亚抗微生物剂量多西环素用于治疗玫瑰痤疮，该剂量具有抗炎作用而无抗菌作用，最大限度避免使用抗生素可导致的菌群失调和细菌耐药发生。少数患者可能有胃肠道反应、头晕及嗜睡等。对于 16 岁以下及四环素类抗生素不耐受或者禁用的患者，可选用大环内酯类抗生素如克拉霉素 0.5 g/d，或阿奇霉素 0.25 g/d。

（2）抗厌氧菌类药物。可作为玫瑰痤疮的一线用药。常用甲硝唑片 200 mg 每日 2～3 次，或替硝唑 0.5 g 每日 2 次，疗程 4 周左右。可有胃肠道反应，偶见头痛、失眠、皮疹、白细胞减少等。

#### 2. 羟氯喹

该药具有抗炎、抗免疫及抗紫外线损伤三重作用。对于阵发性潮红或红斑的改善优于丘疹和脓疱。疗程一般 8～12 周，0.2 g，每日 2 次，治疗 2～4 周后可视病情减为 0.2 g，每日 1 次，酌情延长疗程。如果连续使用超过 3～6 个月，建议行眼底检查，以排除视网膜病变。

#### 3. 异维 A 酸

作为鼻肥大增生型患者首选系统治疗以及丘疹脓疱型患者在其他治疗仍效果不佳者的二线选择，常用 10～20 mg/d，疗程 12～16 周。

#### 4. β肾上腺素受体抑制剂

卡维地洛主要用于难治性阵发性潮红和持久性红斑明显的患者。常用剂量 3.125～6.250 mg，每日 2～3 次。

#### 5. 抗焦虑类药物

氟哌噻吨美利曲辛片每次 1 片，每日早晨、中午各 1 次；或阿普唑仑 0.4 mg/d；或地西泮片 5 mg/d。一般疗程为 2 周。

### （三）光电治疗

#### 1. 强脉冲光（IPL，520～1200 nm）

靶目标为血红蛋白、水分子、皮脂腺，可以改善红斑和毛细血管扩张等症状，抑制皮脂分泌，刺激胶原新生。IPL 联合双极射频治疗对玫瑰痤疮的红斑和毛细血管扩张有显著疗效；同时也可应用于丘疹脓疱型患者，但对急性肿胀期皮损应慎用。

#### 2. 脉冲染料激光（PDL，585 nm/595 nm）

靶目标为浅表毛细血管内血红蛋白，可以改善红斑和毛细血管扩张以及瘙痒、刺痛等不适。PDL 对肥大增生型患者可以通过抑制血管增生，间接抑制皮赘的形成和增长。主要不良反应：紫癜和继发色素沉着。通常治疗后出现紫癜比不出现紫癜的效果更佳。

#### 3. 长脉宽 Nd：YAG 激光（1064 nm）

靶目标为血红蛋白、水分子，可以改善症状，对皮损局部较粗的静脉扩张或较深的血管优势明显。不良反应：紫癜和炎症后色素沉着，能量过高有形成瘢痕的风险。

### 4. 二氧化碳激光或 Er 激光

靶目标为水分子。通过烧灼剥脱作用，祛除皮赘等增生组织，软化瘢痕组织，适合早中期增生型患者。主要不良反应：破溃结痂，误工期长，炎症后色素沉着，皮肤纹理改变。

### 5. 光动力疗法（PDT）

疗效不肯定，相关文献较少。PDT 主要的不良反应是有加重玫瑰痤疮红斑的风险。

### 6. LED 光（蓝光、黄光、红光）

靶目标为原卟啉 IX、血红蛋白。蓝光对丘疹脓疱有显著的改善作用；黄光可改善红斑和毛细血管扩张，但临床效果弱于 IPL、PDL 和长脉宽 Nd：YAG 激光；红光更多结合光敏剂进行光动力学治疗。

## （四）手术疗法

对于不伴丘疹、脓疱，而以毛细血管扩张或赘生物损害为主的玫瑰痤疮，药物治疗很难奏效，需酌情选用手术治疗。

### 1. 划痕及切割术

适用于毛细血管扩张及较小的鼻赘损害。

### 2. 切削术及切除术

对于单一或数个较大的鼻赘（鼻瘤）损害，需采用切削术或切除术治疗。近年来亦有采用超声手术刀进行切除、切割，其切割速度快，止血好，没有过热现象，并且不影响切口组织的愈合。

临床上可能两种以上类型的玫瑰痤疮重叠，如毛细血管扩张基础上发生丘疹脓疱，肥大增生型也可能伴有轻度的红斑毛细血管扩张或丘疹脓疱。处理原则可以某一型别为主，根据皮损转归情况序贯采用不同的治疗方法。

**参考文献**

中国医师协会皮肤科医师分会皮肤美容亚专业委员会．中国玫瑰痤疮诊疗专家共识（2016）[J]．中华皮肤科杂志，2017，50（3）：156 - 161.

（编写：李仰琪、徐霞、邵蕾　审校：王建琴、黄茂芳、唐亚平、马少吟、何伟强）

## 第六节　激素依赖性皮炎

## 一、概念

激素依赖性皮炎（corticosteroid dependent dermatitis，CDD）又称为糖皮质激素依赖性皮炎、糖皮质激素戒断性皮炎、糖皮质激素成瘾性皮炎或红色皮肤综合征，是指患者因超剂量、超疗程、超范围使用含糖皮质激素的外用制剂所导致的一种继发的亚急性皮肤炎症性疾病。"依赖性"表现为用药期间原发皮肤病好转或消退，但停用后 3 ～ 5 天原发症状体征复发甚至加重，迫使患者继续使用以便缓解症状。因此，这种"依赖"不是心理或生理上的"成瘾"，而是缓解患者症状、体征的需要。激素依赖性皮炎患者的原发皮肤病常见包括脂溢性皮炎、酒渣鼻、湿疹、体股癣、神经性皮炎等。近年来，该病的发病率呈逐年上升趋势，顽固难治愈，影响患者的容貌及身心健康。

## 二、临床表现

症状特点：发生于面部者，表现为面部干燥、紧绷、灼热三联征（图 15 - 16、图 15 - 17）；发生于大腿、腹股沟、外阴、阴囊者等部位者，均有不同程度的刺痒、刺痛、蚁走感等（图 15 - 18、图 15 - 19）。

临床体征：发生部位取决于原发皮肤病，面部是最常见部位。原发皮肤病多为脂溢性皮炎、酒渣鼻、痤疮。本病在病理生理上表现为表皮与真皮变薄、色素减退或沉着；血管显露、毛细血管扩张；主要表现为潮红或紫红斑、丘疹、脓疱、表皮萎缩、发亮、起皱、多毛、痤疮样及酒渣样皮损。此外，也可因原发病是股癣、阴囊瘙痒症、神经性皮炎等发生于大腿内侧、外阴、下肢等部位。

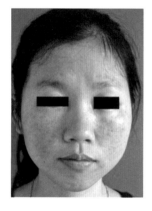
图 15 - 16　面部激素依赖性皮炎

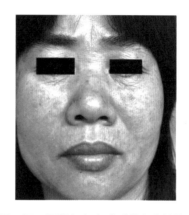
图 15 - 17　面部红斑水肿型激素依赖性皮炎

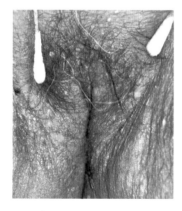
图 15 - 18　外阴激素依赖性皮炎

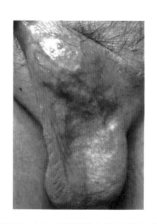
图 15 - 19　阴囊激素依赖性皮炎

## 三、诊断与鉴别诊断

### （一）诊断

（1）临床特征。患者长期反复外用糖皮质激素，或在薄嫩皮肤部位使用强效/超强效的糖皮质激素，用时可好，停药又发的现象。

（2）原发性皮肤病已治愈，又反复出现明显的红斑、丘疹、脓疱、皮纹消失、脱屑等皮炎表现。

（3）多发于面部、外阴、皱褶部等皮肤薄嫩处。

（4）患者长期用药后留下色素沉着（或减退）、萎缩纹、毛细血管扩张、多毛、脓疱等症状，伴有刺痛、烧灼感。

### （二）鉴别诊断

根据患者长期外用激素或含有激素的化妆品的病史和特有的皮损可以诊断。但需要与体癣、痤疮、酒渣鼻、脂溢性皮炎、冻疮样狼疮、面部播散性粟粒狼疮等相鉴别。

（1）体癣。面部境界清楚的红斑，中间消退，外周进展，真菌镜检阳性。

（2）痤疮。皮脂溢出明显，面部、额部及胸背部红斑、丘疹、脓疱、粉刺，无明显自觉症状。

（3）脂溢性皮炎。好发于皮脂溢出部位，无毛细血管扩张，常有不同程度的瘙痒，表现为毛囊性丘疹、暗红或黄红色斑、油腻鳞屑或痂皮，湿疹样外观。

（4）玫瑰痤疮。鼻部、颜面中部，皮肤潮红，无明显自觉症状，面部红斑，毛细血管扩张及丘疹、脓疱、鼻赘。

## 四、治疗

### （一）外用治疗

①尽可能停用糖皮质激素外用制剂。病程长、停药后反应重的患者，采用糖皮质激素递减法，直至停用；由强效制剂改用中、弱效制剂、由高浓度改为低浓度制剂、逐渐减少用药次数，并延长使用的间隔时间。病程及用药时间较短者，可停止使用糖皮质激素制剂，代之以具有舒敏保湿功能的功效性护肤品，如维生素 E 乳、珍珠膏、透明质酸面膜等，增加角质层的含水量，恢复表皮屏障功能。②糖皮质激素替代治疗：外用非激素类免疫调节剂如他克莫司、吡美莫司乳膏。

### （二）系统治疗

①抗敏治疗：氯雷他定、咪唑斯叮等。②抗感染治疗：羟氯喹、吲哚美辛、雷公藤、甘草酸苷等。③伴痤疮样皮炎：口服米诺环素、四环素、维胺酯及替硝唑等。④伴发色素沉着：维生素 C、维生素 E 和谷胱甘肽 400 mg，3 次/天。

### （三）光电治疗

可以使用强脉冲光、脉冲染料激光等封闭扩张的毛细血管，减轻皮肤炎症，帮助恢复皮肤屏障功能；LED 的红/黄光治疗可以发挥光调作用，改善皮肤代谢，减轻炎症；810nm 半导体激光可以减轻皮肤炎症，修复皮肤屏障。

### （四）中医治疗

**1. 辨证论治**

（1）风热血燥证。面部淡红色斑片，干燥脱屑，状如糠秕，瘙痒，遇风加重。伴有口干、大便干结；舌质红，苔薄白，脉细数。治法：祛风清热，养血润燥。方药：消风散加减。

（2）肠胃湿热证。皮损为潮红斑片，有油腻性痂屑，甚至糜烂、渗出；伴有口苦口黏、脘腹痞满、小便短赤、大便臭秽；舌质红，苔黄腻，脉滑数。治法：清热除湿，理气通腑。方药：茵陈蒿汤合平胃散加减。

**2. 中医传统疗法**

中药熏洗法、放血疗法、埋线疗法、穴位注射法、耳穴压籽法等。

## 五、预防

（1）在医师指导下合理使用糖皮质激素类药物，尤其面部、外阴部位。避免滥用、误用、长期使用。谨慎选择美白护肤产品。

（2）皮肤敏感者在季节或环境变化时往往容易过敏，对此需要采取相应的防治措施，如冬天保湿、夏天防晒，平时尽量使用成分简单、不含香精香料以及防腐剂的护肤品。

**参考文献**

[1] 赵辨. 临床皮肤性病学 [M].北京：江苏科学技术出版社，2010：723-724.

[2] 中国医师协会皮肤科分会美容专业组. 激素依赖性皮炎诊治指南 [J].临床皮肤科杂志，2009，38（8）：549-551.

[3] 叶兴东，彭学标，孙乐栋，等. 实用皮肤性病的诊断与治疗 [M].北京：科学技术文献出版社，2019：342.

（编写：唐亚平、马少吟 审校：朱慧兰、龚业青、陈荃、钟金宝）

## 第七节 口周皮炎

## 一、概念

口周皮炎（perioral dermatitis）是发生在上唇、颏、鼻唇沟、鼻等处的慢性炎症性皮肤病，发生在眼眶周围的又称为眶周皮炎。90%以上患者中年或青年女性，可有长期外用含氟类固醇皮质激素史及氟化牙膏史。

## 二、临床表现

皮损以丘疹、丘脓疱疹为主，基底红或融合成片，有轻度鳞屑（图15-20），侵犯部位主要是"口罩区"，即口周、颏部及鼻侧。口唇周围有一狭窄皮肤带不受侵犯，上下唇从不累及具有特征性。病程呈周期性发作，可伴有轻度到中度瘙痒和烧灼感。组织病理表现为真皮乳头水肿，毛细血管扩张，毛囊漏斗部海绵状水肿和炎细胞浸润，偶可见白细胞碎裂性血管炎，组织相与酒渣鼻相似。

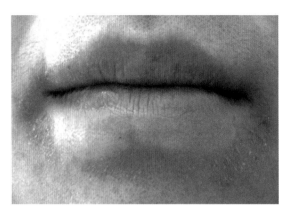

图 15 -20　口周皮炎

## 三、诊断与鉴别诊断

根据患者的典型病史及临床表现进行诊断。需要与口周湿疹、寻常痤疮、脂溢性皮炎、玫瑰痤疮、面部播散性粟粒状狼疮、接触性皮炎、肉芽肿性口周皮炎等相鉴别。

口周湿疹：皮疹表现为口周红色斑疹、斑片，表面可有渗出伴有瘙痒。

## 四、建议检查的项目

痤疮常规检查（糠秕孢子菌 + 螨虫）、真菌镜检及培养、细菌培养、斑贴试验、变应原检查等。

## 五、治疗

首先祛除可能病因及加重因素。轻症患者、儿童可仅外用治疗，如外用红霉素（2%～4%）或甲硝唑（0.75%～2%），以及治疗痤疮的外用药。对滥用肾上腺糖皮质激素外用引起者，停用糖皮质激素可能会加重病情，必要时可以用低强度激素如1%氢化可的松软膏外用，并逐渐减量，直至停用，同时可外用润肤霜如维生素 E 霜和珍珠膏。重症患者采用系统治疗：多西环素 100 mg，每日 2 次，改善后 50 mg，每日 2 次，或米诺环素 50～100 mg，每日 2 次，改善后每日 1 次。若无效则可以使用甲硝唑 250～500 mg，每日 2 次，或异维 A 0.2 mg/kg，每日 1 次。此外，联合红/蓝光治疗、液氮冷冻治疗、半导体激光、氦氖激光等治疗，疗效更佳。有报道光动力治疗有效。

**参考文献**

赵辨. 中国临床皮肤病学［M］.2 版. 南京：江苏凤凰科学技术出版社，2017：725.

（编写：李仰琪、徐霞、邵蕾　审校：王建琴、黄茂芳、唐亚平、马少吟、何伟强）

 第八节　多汗症

## 一、概念

多汗症（hyperhidrosis，HH）是指机体分泌汗液过多，超过维持生理性体温调节和内环境稳态所需而出现的过量排汗。

## 二、临床表现

多汗症可分为全身性或局限性。组织病理表现为原发性多汗症是指患者存在汗液分泌增多，而汗腺没有任何的病理改变。

## 三、诊断与鉴别诊断

原发性多汗症有以下诊断标准。

### （一）主要标准

局部的、可见的、大量出汗，持续6周或以上。

### （二）次要标准

①出汗双侧或对称性分布；②发病年龄 < 25 岁；③有家族史；④睡着后出汗停止；⑤每周至少发作1次；⑥影响日常活动。

原发性局限性多汗症具有主要标准和在6条次要标准中具有2条以上者即可确诊。

## 四、建议检查的项目

碘酒淀粉实验为阳性；头颅、肢体影像学检查，原发性多汗症绝大多数是正常结果，继发性多汗症则有与原发病相关的表现；自主神经功能检查对多汗症有辅助诊断及鉴别意义。

## 五、治疗

### （一）药物治疗

（1）外用药常用的止汗收敛剂包括20%～25%氯化铝无水乙醇、0.5%醋酸铝溶液、3%～5%甲醛溶液、5%明矾溶液、5%鞣酸溶液、间苯二酚溶液。

（2）内用药用于全身性多汗症主要是治疗相关的原发疾病。镇静药（苯巴比妥、异戊巴比妥、司可巴比妥、氯美扎酮、谷维素等）及小剂量抗焦虑药（地西泮、羟嗪、多塞平等）对情绪性多汗症有效。

### （二）物理疗法

（1）浅层X线局部照治疗，仅适用于其他治疗失败的严重的掌跖多汗症患者。

（2）自来水离子电渗疗法，适用于局部（掌跖、腋窝）外用治疗失败的患者，采用Drionic 或 Fischer 仪器。利用电流将垫子罩的水离子导入皮肤内来阻断汗腺开口出汗。加入阿托品或0.01%葡萄糖吡咯等抗乙酰胆碱类药物和2%氯化铝等，再通过电离子导入可提高疗效，每周2～3次，每次30～40分钟。安装心脏起搏器者禁用。

### （三）肉毒杆菌毒素A（BTX-A）局部注射

该治疗仅用原发性局限性多汗症的患者，多用于治疗掌、跖及腋窝多汗症，在排除了相关病因后，可以根据多汗症疾病严重程度量表（HDSS）筛选合适的患者、评价疗效。评分标准分为1～4级，3～4级提示严重的HH，见表15－1。3～4级及所有外用药效果不佳的患者均可采用肉毒素注射治疗。

表 15 -1　多汗症疾病严重程度量表

| 分级 | 回答 |
| --- | --- |
| 1 | 出汗从来不显著，并不会干扰我的日常生活 |
| 2 | 出汗是可以容忍的，但有时会干扰我的日常生活 |
| 3 | 出汗是勉强可以容忍的，常常干扰我的日常生活 |
| 4 | 出汗是不能容忍的，总是干扰我的日常生活 |

腋臭一直缺乏客观的诊断及疗效判定方法，根据《多汗症及腋臭的肉毒素注射治疗专家共识》采用如下分级（Park 和 Shin 分级），见表 15 -2。0 级以上有治疗需求的患者可接受肉毒素注射治疗。

表 15 -2　腋臭分级法

| 分级 | 定义 |
| --- | --- |
| 0 | 无气味 |
| 1 | 仅在体力劳动后有轻微气味 |
| 2 | 腋部 1 m 内有轻微气味 |
| 3 | 距腋部 1 m 外可闻及气味 |

主要是受累区皮内注射，每个注射区域（如单侧腋窝、单侧手掌）使用 50 U 肉毒素，每次治疗的总用量不超过 200 U。以腋下区域为例，常用的单点注射剂量为 2～5 U（约 0.1～0.2 mL，根据稀释程度不同），平均每侧 10～25 个注射点。一般注射后 5～7 天止汗明显，平均可维持 9～12 个月。

不良反应较少，罕见有注射反应，例如疼痛、淤血和肿胀，长期使用可能出现局灶性肌力减弱。

（四）手术治疗

手术治疗包括：①腋部多汗症外科手术治疗：选择性切除腋下分泌最活跃的汗腺部分；②微小切口刮除术；③肿胀脂肪抽吸术；④内窥镜胸交感神经切断术：此手术治疗只适用于腋部多汗症、手部多汗症和对于上述治疗方法包括对 A 型肉毒毒素（BTA）注射失败的病例，此方法选择性切除第 2 至第 4 对胸交感神经，但不适用于足跖多汗症患者。

## 六、预防

单纯的味觉性多汗应避免饮食辛辣和刺激性食物及饮料。精神因素所致的多汗症，应积极自我调整心态，避免精神紧张、情绪激动、愤怒、恐惧及焦虑等。

**参考文献**

中国中西医结合学会皮肤性病分会医美微创注射治疗学组. 多汗症及腋臭的肉毒素注射治疗专家共识［J］. 中国中西医结合皮肤性病学杂志，2017，16（1）：90 − 93.

（编写：李仰琪、徐霞、邵蕾　审校：王建琴、黄茂芳、唐亚平、马少吟、何伟强）

## 第九节　臭汗症

### 一、概念

臭汗症（bromhidrosis）是指汗腺分泌液具有特殊臭味或汗液被分解而产生臭味。多见于青壮年，以女性为多见，有遗传性。

### 二、临床表现

有全身性臭汗症与局部性臭汗症两种，多发于多汗、汗液不易蒸发和大汗腺所在部位，主要见于腋窝、足部、外阴部、肛周及女性乳房等，以腋臭和足臭最为常见。常伴有多汗症，夏季加重，以青春发育期臭味最浓，随年龄增长而减轻。

### 三、建议检查的项目

本症临床表现明显，不需要额外建议的检查项目。

### 四、诊断与鉴别诊断

根据患者临床表现及特殊气味即可确诊。该病需与汗臭恐惧症、鼻腔异物或慢性鼻窦炎及鱼腥综合征等鉴别。

### 五、治疗

#### （一）一般治疗

刮去腋毛，经常清洗局部，洗后用扑粉，保持干燥。

#### （二）局部治疗

以治疗局部多汗为主。①10% ～ 20%氯化铝无水乙醇溶液：开始可每日 1 次，以后酌情 3 ～ 7 天 1 次；②高锰酸钾：足部可用浓度为 1 ∶ 4000 ～ 1 ∶ 8000 高锰酸钾液浸泡，每天 0.5 小时；③抗生素制剂：如 1%新霉素溶液或乳剂等可外搽局部；④局部注射无水酒精或肉毒杆菌毒素 A（BTX-A）等（详细见多汗症治疗篇）。

#### （三）物理治疗

高频电针刺入毛根电凝顶泌汗腺及其导管，或脉冲二氧化碳激光脱毛后均可减轻汗味。近年来应用微波治疗仪、超脉冲二氧化碳点阵激光、Nd-YAG 激光、黄金微针和微针射频等治疗腋臭，均达到满意疗效。

## （四）手术治疗

手术治疗适用于病情严重的患者，是腋臭最可靠的根治方法，其中包括梭形切除Z成型手术、腋臭剥离术、腋下皱襞多个小切口大汗腺修剪术、腋下皱襞单切口大汗腺修剪术等。

**参考文献**

中国中西医结合学会皮肤性病分会医美微创注射治疗学组．多汗症及腋臭的肉毒素注射治疗专家共识［J］．中国中西医结合皮肤性病学杂志，2017，16（1）：90－93.

（编写：李仰琪、徐霞、邵蕾 审校：王建琴、黄茂芳、唐亚平、马少吟、何伟强）

## 第十节 斑秃

### 一、概念

斑秃（alopecia areata，AA）是一种T细胞介导的毛囊自身免疫性疾病，为非瘢痕性脱发，多数病例数月后自行缓解。

### 二、临床表现

正常皮肤上出现的斑状的毛发脱落（图15－21），脱发区周边毛发呈"惊叹号"外观。多数病例仅局限于一个或多个硬币大小的脱发斑，严重时可出现全部头发脱落（即全秃）或累全及身所有毛发（即普秃）。根据病情的进展情况，AA可分进展期（活动期）、稳定期（静止期）和恢复期。进展期：脱发斑扩大或数量增加，可有断发，脱发区边缘拉发试验（pull test）阳性，弥漫型AA患者整个头部均可出现拉发试验阳性。稳定期：毛发脱落停止，拉发试验阴性，大多局限性AA患者在3～4个月后进入恢复期。恢复期：脱发区有新生毛发长出，最初出现纤细、柔软及色浅的细发，逐渐转变为黑色毛发。

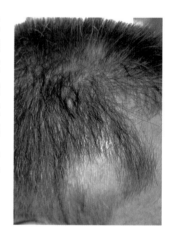

图15－21 斑秃

### 三、建议检查的项目

可行皮肤镜检查，当患者有自身免疫疾病的症状或家族史，如甲状腺炎、恶性贫血或艾迪生（Addison）病时，需要行自身抗体筛查及进一步的检查（全血细胞计数、甲状腺功能检查）。

### 四、诊断与鉴别诊断

主要依据患者的临床表现进行诊断，必要时进行头皮病理活检。鉴别诊断包括头癣、雄激素性脱发、早期红斑狼疮、脱发性毛囊炎和拔毛癣等。

（1）头癣。好发于儿童，除了斑片状脱发外，头皮有程度不等的红斑、鳞屑及结痂等炎症改变，断发中可检出真菌。

（2）拔毛癣。常表现为斑片状脱发，但脱发区形状往往不规则，边缘不整齐，脱发区毛发并不完全脱落，可见大量牢固的断发。

## 五、治疗

### （一）治疗原则

AA 的治疗目的是控制病情进展、促使毛发再生、预防或减少复发，提高患者生活质量。

### （二）局部治疗

（1）外用强效糖皮质激素，或局部多点皮内注射糖皮质激素如曲安奈德、得宝松。

（2）米诺地尔溶液。一般在用药后 1 周左右毛发可开始生长，但需要长时间的维持治疗。

（3）富血小板血浆（platelet-rich plasma，PRP）疗法（即中胚层疗法或微针注射）。将 PRP 用微针注射到头皮，其血小板激活后释放大量生长因子，能够促进休眠毛囊重新进入毛发生长周期，已逐渐成为治疗脱发的一种新型、可行且拥有广阔前景的方案。

### （三）系统治疗

（1）糖皮质激素。对迅速而广泛的脱发包括全秃和普秃可口服小剂量糖皮质激素［如泼尼松≤0.5 mg/（kg·d）］，病情稳定后逐渐减量，维持数月。若系统使用糖皮质激素 3～6 个月后无明显疗效，应停止使用。

（2）其他非特异性药物。胱氨酸、复合维生素 B 或维生素 $B_6$。

（3）生物制剂的治疗。顽固性的斑秃可以考虑使用 JAK 通道抑制剂。

### （四）物理治疗

研究报道窄谱中波紫外线和 308 nm 准分子光/激光联合药物治疗斑秃疗效肯定，尤其是一般治疗无效的顽固性斑秃。

**参考文献**

［1］LEBWOHL M G. 皮肤病治疗学：最新循证治疗策略［M］. 张建中，主译. 3 版. 北京：人民卫生出版社，2011：34 – 39.

［2］中华医学会皮肤性病学分会毛发学组. 中国斑秃诊疗指南（2019）［J］. 临床皮肤科杂志，2020（2）：69 – 72.

［3］曾菁莘，林玲，刘炜钰，等. 308nm 准分子激光对比紫外线治疗斑秃的临床疗效［J］. 中国激光医学杂志，2017，26（6）：298 – 302.

［4］WYRWICH K W，KITCHEN H，KNIGHT S, et al. The alopecia areata investigator global assessment scale：a measure for evaluating clinically meaningful success in clinical trials［J］. British Journal of Dermatology，2020，183：702 – 709.

［5］石盼丽，苗勇，胡志奇. 富血小板血浆对毛发生长影响的相关研究进展［J］. 中华整

形外科杂志，2021，37（3）：353 – 357.

（编写：李仰琪、徐霞、邵蕾　审校：王建琴、黄茂芳、唐亚平、马少吟、何伟强）

 第十一节　假性斑秃

## 一、概念

假性斑秃（pseudoalopecia areata）又称瘢痕性脱发（cicatricial alopecia）、萎缩性脱发（atrophic alopecia），为多发性圆形、椭圆形或不规则形无发区。脱发区斑片大小不一。为罕见的瘢痕性脱发，多发生于 30 ～ 55 岁女性，女性患病率比男性高 3 倍，且病程较长。

## 二、临床表现

脱发开始不明显，逐渐发展，无明显前驱症状。初发时为头发 1 ～ 2 片脱发，病变发展缓慢，有间断性；形成很多小的损害，晚期部分斑片融合成大斑片，但极少完全脱发。秃发区头皮萎缩，柔软，略凹陷，无炎症、脓疱及断发。境界清楚，边缘发不松动。秃发为永久性秃发，不能恢复。

## 三、建议检查的项目

必要时进行病理活检。

## 四、诊断与鉴别诊断

主要依据患者临床表现进行诊断。小片瘢痕性脱发，无炎症，无明显原因者即可诊断本病。应与斑秃、脱发性毛囊炎、扁平苔藓、红斑狼疮、黄瘤等引起的脱发相鉴别。

## 五、治疗

治疗效果不佳。

**参考文献**

[1] 吴志华. 现代皮肤性病学［M］. 广州：广东人民出版社，2000：746 – 747.
[2] 方洪元. 朱德生皮肤病学［M］. 4 版. 北京：人民卫生出版社，2015：633.
[3] 王侠生，廖康煌. 杨国亮皮肤病学［M］. 上海：上海科学技术文献出版社，2005：751.

（编写：李仰琪、徐霞、邵蕾　审校：王建琴、黄茂芳、唐亚平、马少吟、何伟强）

第十二节　雄激素性脱发

## 一、概念

雄激素性脱发（androgenetic alopecia，AGA）是一种雄激素依赖性疾病，常有家族性，表现为多基因遗传模式。

## 二、临床表现

男性雄激素性脱发通常在青春期发病，表现为主要从顶部和额颞部开始缓慢脱落，两侧的发际线退缩，最终头顶部头发全部脱落。通常顶枕区不受侵犯。

女性雄激素性脱发通常为头顶部弥漫性脱发，头顶前部脱发宽一些，而前额发际不受影响，但部分女性呈现颞部发际线退缩的男性型脱发。尽管额部的发际线存在，但头顶至头皮前部的头发密度会进行性减少。

## 三、建议检查的项目

一般来说，诊断并不借助于实验室检查。然而，年轻女性患者可进行性激素检查和卵巢超声检查，以除外多囊卵巢综合征；有弥漫性脱发时可进行铁蛋白和甲状腺刺激激素（TSH）等检查，以排除因贫血和甲状腺功能异常导致的脱发。

## 四、诊断与鉴别诊断

主要根据患者临床表现、病史和特殊的脱发模式进行诊断。鉴别诊断包括休止期脱发、脂溢性脱发、弥漫性斑秃、拔毛癖等。

弥漫性斑秃：一般雄激素性脱发发病缓慢，拉发实验阴性，而弥漫陛斑秃发病较快，拉发实验阳性，有时还会出现"感叹号"样发。

## 五、治疗

### （一）系统治疗

男性患者口服非那雄胺，每日 1 mg，连续服药 1 年以上，如治疗 1 年后无明显疗效则建议停药。其副作用主要为性欲减退，为可逆性，停药后可恢复正常。螺内酯用于女性患者，用法为 40～200 mg/d，能使部分患者的症状得到一定改善。

### （二）局部治疗

外用米诺地尔溶液（2% 或 5%）每日 1 次或 2 次，一般男性推荐 5% 浓度，女性推荐 2% 浓度，因为女性患者使用 5% 米诺地尔局部或广泛多毛发生率明显增加。在使用最初 1～2 个月会出现休止期毛发脱落增加的现象，之后再使用则脱发不明显，坚持使用 6 个月后观察治疗效果。

## （三）手术治疗

主要是指毛囊单位移植。

## （四）自体富血小板血浆

自体富血小板血浆（platelet-rich plasma，PRP）指自体全血经离心后得到血小板浓度相当于全血血小板浓度的 4～6 倍的浓缩物。PRP 一经激活，血小板内的仅颗粒将会释放大量的生长因子，具有改善毛囊微环境、促进毛囊生长的作用，但具体作用机制尚不完全明确，现阶段可以作为 AGA 治疗的辅助手段。

**参考文献**

［1］ JAMES W D. 安德鲁斯临床皮肤病学［M］. 徐世正，主译. 10 版. 北京：科学出版社，2008：801 – 802.

［2］ LEBWOHL M G. 皮肤病治疗学：最新循证治疗策略［M］. 张建中，主译. 3 版. 北京：人民卫生出版社，2011：40 – 42.

［3］ 中国医师协会美容与整形医师分会毛发整形美容专业委员会. 中国人雄激素性脱发诊疗指南［J］. 中国美容整形外科杂志，2019，30（1）.

（编写：李仰琪、徐霞、邵蕾　审校：王建琴、黄茂芳、唐亚平、马少吟、何伟强）

 第十三节　多毛症

## 一、概念

多毛症（hirsutism）指女性在典型的雄激素依赖区域如下颏、唇上、胸背及腹部的体毛过度生长。

## 二、建议检查的项目

睾酮水平筛查（总量及游离量）、性激素结合球蛋白水平、硫酸脱氢表雄酮水平、雄烯二酮水平、促卵泡激素（FSH）水平、促黄体激素（LH）水平、血清催乳素水平、17 羟孕酮水平、24 小时游离皮质醇、生长介素（IGF-1）。

FSH/LH 大于 2 提示多囊卵巢综合征。晨起 17 羟孕酮水平有助于发现非经典型先天性肾上腺增生。24 小时游离皮质醇水平有助于诊断库欣综合征。催乳素水平有助于诊断高催乳素血症。生长介素水平有助于诊断肢端肥大症。

## 三、诊断与鉴别诊断

主要根据患者临床表现进行诊断。鉴别诊断包括毛发过多，即与雄激素无关、无性别分布差异的毛发过度生长。

## 四、治疗

治疗原发病。非特异性抑制治疗和特异性抗雄激素治疗（口服螺内酯、非那雄胺、弗他胺），适当局部治疗或皮肤美容治疗如：半导体激光或强脉冲光脱毛。

**参考文献**

［1］LEBWOHL M G. 皮肤病治疗学：最新循证治疗策略［M］. 张建中，主译. 3 版. 北京：人民卫生出版社，2011：377 - 380.

［2］JAMES W D. 安德鲁斯临床皮肤病学［M］. 徐世正，主译. 10 版. 北京：科学出版社，2008：265 - 266.

（编写：李仰琪、徐霞、邵蕾　审校：王建琴、黄茂芳、唐亚平、马少吟、何伟强）

 **第十四节　白发**

## 一、概念

白发（white hair）是先天性或获得性，头发全部或部分变白。

## 二、临床表现

遗传性白发见于白化病（全身毛发发白）或斑驳病（成片毛发发白）。

老年白发是老年人的一种生理变化。有些青年人或中年人有早老白发，初起时只有少许白发，以后逐渐增多，尤其颞部的白发往往较多。少数患者在很短时期内头发变白。

头发早白往往是家族性，也可出现于早老症或罗斯门综合征。成片白发可出现于瓦尔登堡综合征及结节性硬化病。

白癜风及沃格特 - 小柳综合征的白斑初毛发可以变白，斑秃新长出的茸毛也是白色的，没有头发脱落的移行性白发症可代表斑秃的顿挫型。

## 三、建议检查的项目

可行微量元素、维生素等检查。

## 四、诊断与鉴别诊断

诊断主要根据临床表现。

## 五、治疗

本病缺乏有效治疗药物。为美观起见，可染发。

**参考文献**

［1］方洪元. 朱德生皮肤病学［M］. 4 版. 北京：人民卫生出版社，2015：634.

［2］王侠生，廖康煌. 杨国亮皮肤病学［M］. 上海：上海科学技术文献出版社，2005：752 - 753.

（编写：李仰琪、徐霞、邵蕾　审校：王建琴、黄茂芳、唐亚平、马少吟、何伟强）

## 第十五节 甲营养不良

### 一、概念

甲营养不良（nail dystrophy）是指（趾）甲板出现一致性损害全甲营养不良，常见于儿童，成人也并不少见。表现为全甲出现不同表现的甲损害（如甲变薄、萎缩、纵嵴、增厚、脆裂、无光泽等），一般无皮肤、毛发或牙齿损害。部分患者可合并银屑病、斑秃、扁平苔藓等。

### 二、临床表现

全甲甲板变薄、浑浊失去光泽，表面有纵嵴，游离缘有甲分离，甲易碎、无甲下及甲周病变（图 15 – 22）。

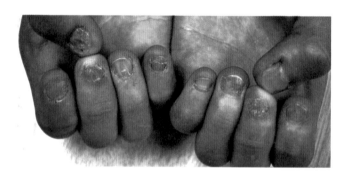

图 15 – 22　指甲营养不良

### 三、建议检查的项目

（1）常规检查：真菌镜检和培养。

（2）专科检查：血清微量元素检测、甲状腺功能。

（3）特殊检查：甲皱襞微循环血管检测。

### 四、诊断与鉴别诊断

主要依据患者临床表现进行诊断。鉴别诊断包括银屑病甲、甲扁平苔藓、钩甲等（图15 – 23 至图 15 – 26）。

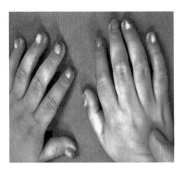

图 15 -23　先天厚甲症

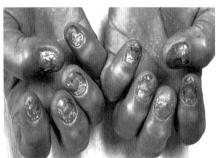

图 15 -24　甲扁平苔藓

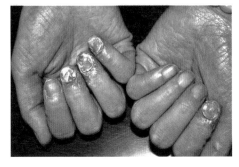

图 15 -25　银屑病甲

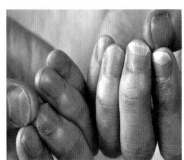

图 15 -26　甲剥离

## 五、治疗

本病无特殊治疗。可以适当补充维生素 B 族、钙剂、叶酸、烟酰胺等，嘱患者均衡饮食，部分病例随着年龄增长可逐渐好转。

**参考文献**

[1] 吴志华．现代皮肤性病学［M］．广州：广东人民出版社，2000.

[2] 王侠生，廖康煌．杨国亮皮肤病学［M］．上海：上海科学技术文献出版社，2005：761 -763.

（编写：李仰琪、徐霞、邵蕾　审校：王建琴、黄茂芳、唐亚平、马少吟、何伟强）

## 第十六节　反甲

## 一、概念

反甲（anti armour）又称匙甲、凹甲，是一种常见的甲畸形，为薄而凹陷的甲。儿童为生理性的，成人常为职业性的。反甲既可因铁代谢障碍所致，也可是普鲁姆 - 奋森综合征和血色素沉着症的体征之一。其也可见于冠心病、梅毒、红细胞增多症和黑棘皮病，还可呈家族性发病。其他相关疾病包括银屑病、扁平苔藓、硬皮病、肢端肥大症、甲状腺机能减退和甲状腺功能亢进、念珠菌感染、掌趾角化过度和多发性皮脂腺囊肿。许多病例为特发性。人为创伤加上遇冷也可引起季节性反甲。

## 二、临床表现

患者在病变较轻时，指甲变平，但无凹陷。重时中央凹陷，而四周隆起。呈匙形，可放置水滴在甲上而不外流。甲质脆，其游离缘易撕裂。有时可有灰白色点状凹窝及甲下角质增生。一般发生于几个指（趾）甲，极少全部指（趾）甲受累。

## 三、建议检查的项目

相关疾病的检测（血清铁含量、甲状腺功能、血常规等）。

## 四、诊断与鉴别诊断

诊断主要根据临床表现。鉴别诊断包括薄甲、脆甲、甲营养不良等。

## 五、治疗

治疗潜在的疾病。

**参考文献**

［1］吴志华．现代皮肤性病学［M］．广州：广东人民出版社，2000：773 – 774.

［2］王侠生，廖康煌．杨国亮皮肤病学［M］．上海：上海科学技术文献出版社，2005：757 – 758.

［3］方洪元．朱德生皮肤病学［M］．4 版．北京：人民卫生出版社，2015：655.

（编写：李仰琪、徐霞、邵蕾　审校：王建琴、黄茂芳、唐亚平、马少吟、何伟强）

 **第十七节　甲胬肉**

## 一、概念

甲胬肉（pterygium），亦名背侧胬肉，由近端甲皱襞和甲母质之间形成瘢痕而引起。典型病例见于扁平苔藓。也曾报道见于结节病和麻风病。周围循环紊乱也可能为其病因。有时似为发育障碍，但非家族性，病因不明。

## 二、临床表现

指甲较趾甲较为常见。常始于一个指甲，以后扩展至其他指甲。表现为甲皱襞与甲床粘连，一个以上的甲部分或完全破坏并为瘢痕所取代；甲板残留——"天使翼"的大小依胬肉的宽度而异，可位于胬肉的任一侧。

## 三、建议的相关检查

病理活检。

## 四、诊断与鉴别诊断

诊断主要依据临床表现。鉴别诊断包括甲反向胬肉等。

## 五、治疗

本病治疗效果多不满意。

**参考文献**

[1] JAMES W D. 安德鲁斯临床皮肤病学［M］.徐世正，主译.10 版.北京：科学出版
　　社，2008：801 – 802.

[2] 王侠生，廖康煌. 杨国亮皮肤病学［M］.上海：上海科学技术文献出版社，
　　2005：758.

（编写：李仰琪、徐霞、邵蕾　审校：王建琴、黄茂芳、唐亚平、马少吟、何伟强）

 **第十八节　甲沟炎**

## 一、概念

甲沟炎（onychia lateralis）是指近端和（或）侧缘甲皱襞的炎症，手指受累较脚趾更常见。

## 二、临床表现

（1）急性甲沟炎。常发生在受伤或轻微创伤后，特征表现为伴有疼痛的化脓性感染，感染的病菌多为金黄色葡萄球菌，但也可由厌氧菌造成。

（2）慢性甲沟炎。表现为甲皱襞的痛性红斑，伴有组织增厚、甲小皮缺失，继而出现甲板萎缩。慢性甲沟炎是最常见的甲病之一，常由反复轻微创伤以及暴露在水、刺激物和过敏物质中引起皮炎，继而发生酵母菌定植，继发细菌感染而造成（图 15 – 27）。还有一些少见原因包括如嵌甲。

在服用某些药物时可发生甲沟炎及假性化脓性肉芽肿，如系统应用维 A 酸类药物，抗反转录病毒药物如茚地那韦或拉米夫定，抗表皮生长因子抗体西妥昔单抗和表皮生长因子酪氨酸

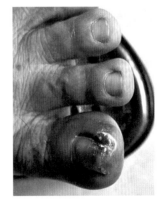

图 15 – 27　甲沟炎

激酶抑制剂吉非替尼。

肿瘤有时也可出现类似慢性甲沟炎的表现，如鲍温病、角化棘皮瘤、鳞状细胞癌、内生软骨瘤和无色素性黑素瘤。

## 三、建议检查的项目

皮肤拭子细菌和真菌及培养涂片，慢性甲沟炎必要时可行开放性斑贴试验。

## 四、诊断与鉴别诊断

主要根据患者临床表现进行诊断。鉴别诊断包括甲胬肉等。

## 五、治疗

治疗主要是保护患甲、避免损伤，并尽力保持受累指甲干燥。

（1）急性甲沟炎。染色提示有化脓性球菌时，应当口服头孢类抗生素；若治疗无效，多为厌氧菌感染，推荐使用阿莫西林联合克拉维酸，能提高治愈率；脓肿形成时需配合适当的外科切开引流。

（2）慢性甲沟炎。可联合外用抗真菌药物（如克霉唑、益康唑）、糖皮质激素及杀细菌药物（如克林霉素溶液）。常出现急性加重的慢性甲沟炎：皮损内或系统应用皮质激素合并红霉素每日 1 g 或四环素每日 1 g，治疗 1 周。由嵌甲造成者，可行甲板和（或）甲母质切除、甲周软组织切除等皮肤外科治疗。药物诱发的甲周肉芽肿：莫匹罗星和丙酸氯倍他索。西妥昔单抗引起的甲沟炎：多西环素每日 2 次，每次 100 mg。

所有类型甲沟炎均可配合氦氖激光照射促进炎症消退。

**参考文献**

［1］ JAMES W D. 安德鲁斯临床皮肤病学 ［M］. 徐世正，主译 . 10 版. 北京：科学出版社，2008：265 - 266.

［2］ LEBWOHL M G. 皮肤病治疗学：最新循证治疗策略 ［M］. 张建中，主译 . 3 版. 北京：人民卫生出版社，2011：620 - 622.

（编写：李仰琪、徐霞、邵蕾　审校：王建琴、黄茂芳、唐亚平、马少吟、何伟强）

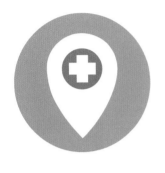

第十六章 | 内分泌、营养、代谢性皮肤病

## 第一节　黏液性水肿

### 一、概念

黏液性水肿（myxedema）指皮肤的黏蛋白聚集性水肿，多见于局限性（胫前），常与甲状腺功能亢进，特别是 Graves 病伴发；亦有泛发性黏液水肿，是甲状腺功能减退的一种表现。

### 二、临床表现

（1）局限性黏液性水肿。多发于胫前、趾部，皮疹为圆形或卵圆形非凹陷性水肿性斑块或结节，表面皮肤紧张菲薄，毛囊口扩张，呈特征性橘皮样外观，肤色正常、淡红色或棕黄色，可发展为象皮肿（图 16-1）。胫前皮疹常伴多毛、多汗。一般无不适，偶有微痒或微汗。

（2）泛发性黏液性水肿。眶周组织、舌、手和生殖器水肿，皮肤干、冷、苍白。常伴有甲状腺功能减退症的系统症状，如呆滞、侏儒、嗜睡、便秘、进食困难等等。

（3）象皮病型。两小腿为弥漫性水肿性斑块，皮肤纤维化和疣状结节，类似象皮腿。

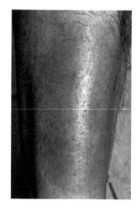

图 16-1　胫前黏液性水肿

### 三、建议检查的项目

皮肤病理活检术、甲状腺功能检查。

### 四、诊断与鉴别诊断

根据患者皮疹特征和甲状腺功能，结合组织病理检查可诊断。

### 五、治疗

#### （一）一般治疗

糖皮质激素加膜封包治疗，用曲安奈德混悬液加利多卡因或再加玻璃酸酶 1500 U 皮损内注射疗效更好。血浆透析、梯度压力疗法、奥曲肽（合并或不合并外科磨削）对本病的治疗有一些益处。

#### （二）中医治疗

**1. 湿热壅盛**

症状：皮肤绷紧光亮，胸脘痞闷，烦热口渴，或口苦口黏，小便短赤，或大便干结，舌红，苔黄腻，脉滑数或沉数。治法：分利湿热。方药：疏凿饮子。

2．**脾阳虚衰**

症状：下肢肿，脘腹胀闷，纳减便溏，食少，面色不华，神倦肢冷，小便短少，舌质淡，苔白腻或白滑，脉沉缓或沉弱。治法：温阳健脾，化气利水。方药：实脾饮。

3．**肾阳衰微**

症状：下肢肿，心悸，气促，腰部冷痛酸重，尿量减少，四肢厥冷，怯寒神疲，面色白光白或灰滞，舌质淡胖，苔白，脉沉细或沉迟无力。治法：温肾助阳，化气行水。方药：济生肾气丸合真武汤。

**参考文献**

赵辨．中国临床皮肤病学［M］．2版．南京：江苏凤凰科学技术出版社，2017：1344 - 1345.

（编写：李薇　审校：张锡宝、林玲、龚业青、马少吟、何伟强）

 **第二节　黑棘皮病**

## 一、概念

黑棘皮病（acanthosis nigricans）简称 AN，又称为黑角化病或色素性乳头状营养不良，是指以皮肤颜色加深及乳头状及天鹅绒样增厚为特征的一种少见的皮肤病图（图 16 - 2）。

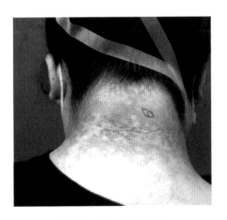

图 16 - 2　黑棘皮病

## 二、临床表现

皮疹初起为皮肤颜色加深呈灰棕色或灰黑色，表面干燥，粗糙，进而皮肤增厚，表面有许多细小乳头状隆起状似天鹅绒，触之柔软。随着病情发展，皮肤显粗厚、皮纹增宽加深，表面有乳头状或疣状结节，并可出现大的疣状赘生物。皮疹好发于腋、颈、乳房下、脐窝、腹股沟、肛门和外生殖器、肘窝、腘窝等皮肤皱褶部位，掌跖常发生角化过度。

（一）肥胖性黑棘皮病

该病又称良性获得性黑棘皮病，是最常见的类型。多见于成年人（25～60岁），也可累及儿童。黑皮肤肥胖者好发，皮疹为小的色素斑，皮肤呈天鹅绒样增厚，常伴多发性皮赘。随着体重下降，皮疹可逐渐消退，但颜色加深常持续存在。

（二）良性黑棘皮病

良性黑棘皮病罕见，常染色体显性遗传，皮疹初起为单侧性，且较轻，四肢远端不受累。口腔黏膜见细小皱褶，似天鹅绒状。青春期后病情保持稳定或逐渐消退。

（三）症状性黑棘皮病

本型为某些综合征的皮肤表现。常见综合征有耐胰岛素A型综合征、耐胰岛素B型综合征、Hirschowitz综合征、脂肪营养不良伴黑棘皮病。

（四）恶性黑棘皮病

本型由恶性肿瘤诱发。无性别差异，好发于中老年人，儿童偶见，皮疹广泛。本型可伴有内脏恶性肿瘤的三种皮肤标志，即Leser-Trelat征、掌跖高度角化和鲜红色乳头瘤病，提示四者有共同的发病机制。伴发的肿瘤绝大多数是腺癌，以胃癌最多（45%～61%）。

（五）肢端黑棘皮病

该病又称为肢端异常棘皮病，多见于黑人和黑皮肤人。好发于肘、膝、指关节背面和手足背，皮疹为褐色天鹅绒样角化过度。一般全身健康状况良好。

（六）单侧性黑棘皮病

该病又称痣样黑棘皮病，可能是良性黑棘皮病的早期表现，为不规则常染色体显性遗传。常发生于出生时、儿童期或青春期，大多数为持续反侧发疹，可逐渐扩大，经一段时间后可保持稳定或自然消退。

（七）药物性黑棘皮病

本型系由药物引起，常见致病药物系统给药的包括糖皮质激素、烟酸、雌激素、垂体浸出物等。局部皮下注射胰岛素也可引起局限性黑棘皮病。

（八）混合性黑棘皮病

患者同时发生两型或以上的黑棘皮病皮疹，一般是先发生其他型黑棘皮病，后出现恶性黑棘皮病。

## 三、建议检查的项目

皮肤病理活检术、性激素检测、糖耐量试验，肿瘤标志物检查等。

## 四、诊断及鉴别诊断

根据患者颈、腋、腹股沟等皱褶部位的皮肤出现灰棕色或灰黑色乳头状或天鹅绒样增厚不难进行诊断。鉴别诊断包括鱼鳞病、Gougerot-Carteaud综合征、Dowling-Degos病、Haber综合征、Kitamura肢端网状色素沉着。

## 五、治疗

### （一）一般治疗

对于恶性黑棘皮病者，积极探查内脏恶性肿瘤，并给予手术切除；对肥胖性黑棘皮病，应纠正肥胖。药物引起的黑棘皮病，在停用致病药后皮疹可痊愈。

耐胰岛素 A 型综合征：治疗高胰岛素血症和雄激素过多症。可用二甲双胍、奥曲肽、维 A 酸、口服避孕药，苯妥英钠对 A 型综合征的肌肉痉挛有效。耐胰岛素 B 型综合征：治疗相关自身免疫性疾病。外用：卡泊三醇、维生素 $D_3$ 类似物、水杨酸、尿素、维 A 酸软膏。

### （二）中医治疗

参见黄褐斑和毛发苔藓治疗的相关内容。

**参考文献**

赵辨．中国临床皮肤病学［M］．2 版．南京：江苏凤凰科学技术出版社，2017：1361 – 1364.

（编写：李薇　审校：张锡宝、林玲、龚业青、马少吟、何伟强）

 第三节　黄瘤病

## 一、概念

黄瘤病（xanthomatosis）是指由真皮、皮下组织及肌腱中含脂质的组织细胞 – 泡沫细胞（又称黄瘤细胞）聚集而形成的一种棕黄色或橘黄色皮肤肿瘤样病变。它是脂质沉积在真皮、皮下组织和肌腱中的结果，患者多伴有高脂蛋白血症。

## 二、临床表现

黄色或棕黄色或橘黄色或红黄色丘疹、结节、斑块、斑（疹），大小不一、数目不定，全身泛发或局限于某处，但多对称分布，一般无不适。皮疹的形态与升高的脂质相对特异。发疹性黄瘤与高甘油三酯血症相关，而其他类型的黄瘤与高胆固醇血症有关。一般分型如下。

### （一）睑黄瘤

该病又称睑黄疣，是最常见的一种黄瘤。多见于中年女性。皮疹为麂皮色或橘黄色柔软的长方形或多角形丘疹和斑块，长 2 ～ 30 mm，好发于两侧上眼睑和内眦周围（图 16 – 3）。

### （二）腱黄瘤

皮疹为进展缓慢的皮下结节，直径 5 ～ 25 mm，发生在肌腱、韧带、筋膜和骨膜上，与皮肤不粘连，其上皮肤正常，常累及跟腱和手足伸肌腱，也可发生在骨隆凸处。

### （三）结节性黄瘤

始发于任何年龄，皮疹形态和大小各异，多为扁平或隆起的圆形结节，直径数毫米或2.5 cm，或为更大的肿瘤样结节。好发于关节伸面，尤其是膝和肘关节。

### （四）发疹性黄瘤

皮疹为枕头大或更大的黄色或橘色丘疹，分批出现或突然发生，急性期炎症明显，皮疹周围有红晕，有瘙痒或压痛，也可有同形反应。皮疹好发于臀、肩、手以及膝和臂的伸侧。

### （五）结节性发疹性黄瘤

本型为发疹性黄瘤和结节性黄瘤混合存在。皮疹为红色丘疹或小结节，有炎症和融合倾向。

### （六）小结节性黄瘤

该病为多发性浅黄色圆顶小结节，直径 4～5 mm 或更大。散在分布或融合，好发于耳垂、颈、肘、膝部、阴囊等（图 16 - 4）。

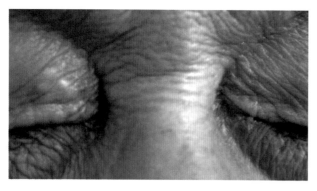

图 16 - 3　睑黄瘤

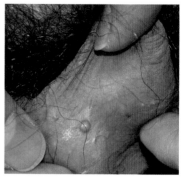

图 16 - 4　阴囊结节性黄瘤

### （七）扁平黄瘤

该病为境界清楚的黄色或橘黄色斑或稍隆起的扁平斑块，可发生于身体任何部位。

## 三、建议检查的项目

血清甘油三酯、胆固醇、LDL、VLDL、HDL 等以及检测肝功能、肾功能、甲状腺功能、空腹血糖、免疫球蛋白等做出诊断。

## 四、诊断及鉴别诊断

根据患者皮疹特征如颜色、形状、发小和分布易诊断，组织病理有助于确诊。

## 五、治疗

### （一）饮食治疗

伴高脂血症患者应低脂高蛋白饮食。

### （二）药物治疗

可选用降脂药物如烟酸、普罗布考、维生素 E、洛伐他丁、脂必妥、非诺贝特、辛伐他汀等。

### （三）局部治疗

睑黄瘤和较小的黄瘤可用二氧化碳激光或电凝术等治疗，较大的黄瘤可行手术切除。

### （四）中医治疗

#### 1．辨证论治

（1）湿热蕴肤证。皮疹泛发，尤以膝、肘和腋窝处多见。其形态如线状，或如结节，色泽淡黄至橘黄不等，伴见肥胖，气短乏力，神疲肢倦，食纳少，腹胀，便秘。舌质淡红，苔薄黄或薄腻，脉濡数。方药：茵陈蒿汤加减。

（2）气滞血瘀证。病程日久，皮疹或局限或泛发，色褐黄或橘黄，多呈斑片或斑块状，肤色晦暗或粗糙，或肌肉关节怯冷麻木，失眠多梦。舌质暗红，苔少，脉细。治法：理气活血，化瘀润肤。方药：桃红四物加减。

#### 2．中成药治疗

症状轻微者，可内服龙胆泻肝丸，每日 3 次，每次 9 g；或常食山楂制品等。中药山楂、黄精、何首乌、虎杖等可降低胆固醇。

#### 3．耳穴疗法

取内分泌、脾、胃、肝区、神门、三焦穴。治法：清热解毒，健脾利湿。

**参考文献**

赵辨．中国临床皮肤病学［M］．2 版．南京：江苏凤凰科学技术出版社，2017：1369 − 1371.

（编写：李薇　审校：张锡宝、林玲、龚业青、马少吟、何伟强）

 **第四节　类脂蛋白沉积症**

## 一、概念

类脂蛋白沉积症（lipoid protenosis）又称皮肤黏膜透明变性和 Urbach-Wiethe 病，是透明蛋白样物质沉积在皮肤、黏膜（口腔、咽喉）及内脏而引起的一种疾病。

## 二、临床表现

患者最早出现的症状是声音嘶哑，可出生时即有，亦可随着年龄的增长逐渐加重，并可失声。病情进一步发展可出现管腔狭窄或闭塞，有时因严重的呼吸困难需行气管造口术。

患者首先出现的皮肤表现是 1 岁多时，在面部和四肢远端的暴露部位反复发生脓疱和大疱，类似脓皮病，最后形成天花样或痤疮样白色萎缩性瘢痕。以后可出现蜡黄色或象牙色丘疹、结节及疣状斑块。

丘疹主要见于面部、颈后、手指。上下睑缘串珠样半透明丘疹（串珠状睑变性）是本病的特征性皮疹。疣状斑块表面有时显红色并有鳞屑，多见于肘、膝、臀、手指和面部，类似于苔藓样淀粉样变或神经性皮炎。

最后，全身皮肤呈蜡黄色肥厚，前臂伸面皮肤有时变硬类似硬斑病。常发生斑状脱发，胡须、眉毛和睫毛亦可脱落。

## 三、建议检查的项目

组织病理，血糖检测、α2 球蛋白、γ 蛋白、血清离子检测。

## 四、诊断及鉴别诊断

根据儿童早期声音嘶哑及特征性丘疹和结节，尤其是串珠状睑变性，再结合组织病理，即可诊断。鉴别诊断：红色细胞生成性原卟啉病、淀粉样变、黄瘤病、丘疹性黏蛋白病、黏液性水肿。

## 五、治疗

### （一）一般治疗

主要是对症治疗，系统用药可用阿维 A 酯。局部治疗有皮肤刮除术、化学剥脱或二氧化碳激光治疗。睑病变可做睑成形术，切除声带结节和斑块可改善声音嘶哑。儿童期喉部受累者可导致呼吸困难，必要时须做气管切开。

### （二）中医治疗

参照本章第三节黄胎疣的中医治疗相关内容。

**参考文献**

赵辨. 中国临床皮肤病学 ［M］. 2 版. 南京：江苏凤凰科学技术出版社，2017：1376.

（编写：李薇　审校：张锡宝、林玲、龚业青、马少吟、何伟强）

**第五节　幼年性黄色肉芽肿**

## 一、概念

幼年性黄色肉芽肿（juvenile xanthogranuloma）又称痣性黄色内皮细胞瘤，是好发于皮肤、黏膜和眼的良性播散性黄色肉芽肿性疾病，属于非朗格汉斯组织细胞良性增生性疾病。本病幼年发病。

## 二、临床表现

出生后6个月内发病，分两型。

### （一）丘疹型

大量半球形损害散布于皮肤上，主要累及躯干上部。开始为红褐色，迅速转变为淡黄色，常无自觉症状。黏膜受累罕见，约20%病例出现咖啡牛奶斑。眼受累可导致出血和青光眼。

### （二）结节型

比丘疹型少见，单个或数个结节一般为圆形，半透明，红色或淡黄色，表面可有毛细血管扩张，常无自觉症状（图16-5）。黏膜受累较丘疹型多见。系统性幼年性黄色肉芽肿非常少见，除皮肤损害外，可累及中枢神经系统、眼、肝、肺、骨、肾、心包、结肠。

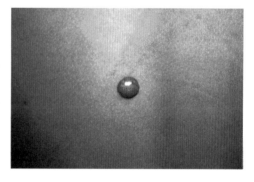

图16-5　幼年性黄色肉芽肿

## 三、建议检查的项目

组织病理、血常规、系统性幼年性黄色肉芽肿还可行影像学检查（超声、CT、MRI）。

## 四、诊断

根据患者的病史、症状、体征及相关建议的检查项目即可诊断。

## 五、治疗

该病一般无须治疗，病程有自限性，大部分3～6岁消退。对于不消退者可选择电凝、激光、冷冻或手术治疗。眼眶病变采用糖皮质激素全身治疗。对系统性幼年性黄色肉芽肿采用综合治疗，包括糖皮质激素、长春新碱和氨甲蝶呤等。本病对治疗反应好，但应注意药物副作用。

**参考文献**

赵辨. 中国临床皮肤病学 [M]. 2 版. 南京：江苏凤凰科学技术出版社，2017：1599.

（编写：李薇　审校：张锡宝、林玲、龚业青、马少吟、何伟强）

 **第六节　皮肤卟啉病**

## 一、概念

皮肤卟啉病（cutaneous porphria，CP）又名血紫质病，系血红素生物合成途径中，因某种特异性酶缺乏或活性低下所引起的一组卟啉代谢障碍性疾病，产生皮肤光敏性和脑脊液交感神经症状发作。皮肤症状主要局限在日光暴露的部位。急性卟啉症可出现危及生命的神经系统发作。

## 二、临床表现

### （一）先天性红细胞生成性卟啉病

该病极罕见，为常染色体隐性遗传性皮肤卟啉病，多系统受累；多见于新生儿，预后差。临床主要的皮肤表现为皮肤脆性增加和水疱性皮肤光敏感，导致瘢痕形成和进展性的日光性残毁，并持续终生，包括鼻腔结构变形、睫毛缺失、睑外翻、结膜瘢痕形成；面部淡红色红斑、丘疹；指尖吸收发生屈曲畸形、瘢痕性脱发、特征性红牙等。自觉症状可有瘙痒或烧灼感，可伴脾大、溶血性贫血及骨质疏松。典型的患者在出生后不久就会排出红色尿液，造成尿布红染。实验室检查：尿和胎粪呈粉红色。Wood's 灯下可以见荧光。尿、粪及红细胞中尿卟啉 I、粪卟啉 I 明显升高。

### （二）红细胞生成性原卟啉病

该病多见于 2～5 岁儿童，预后较好。有显著的疼痛性光敏感。在阳光下直接暴露数分钟后便出现急性发作，表现为暴露部位感觉明显的烧灼、刺痛感、剧痒，湿敷后可缓解。皮肤出现红斑、水肿、紫癜、血疱，继而糜烂、结痂，反复发作可呈湿疹样或苔藓样变。部分患者鼻部、前额、面部、上唇可出现细小的瘢痕，指关节表现为蜡质皱纹样外观。少数患者可有肝大，黄疸，门静脉高压。实验室检查示：血浆、红细胞和粪中原卟啉增加，尿卟啉正常。

### （三）红细胞生成性粪卟啉病

临床表现类似红细胞生成性原卟啉病，实验室检查红细胞内原卟啉和粪卟啉增多。

### （四）急性间歇性卟啉病

此型无皮疹。表现为周期性阵发性腹部绞痛，可有精神紊乱、激动、幻听等精神神经症状。实验室检查示：尿液呈暗黑色。急性期尿中 5 - 氨基酮戊酸和卟胆原增多。

### （五）变异性卟啉病

患者大多于 20～40 岁起病。常表现为暴露部位出现疼痛性水疱和大疱，继而糜烂、溃疡，愈后形成瘢痕；局部皮肤脆性增加、色素异常、面部多毛等。急性期发作有神经系统或内脏病变。实验室检查示：粪中尿卟啉和原卟啉增多，尿中粪卟啉明显升高、尿卟啉中度增高。

（六）迟发性皮肤卟啉症

该病是由于尿卟啉原脱羧酶先天性或获得性缺乏或活性下降，使尿卟啉和其他高羧基化卟啉积聚而成的皮肤型卟啉病。该症是临床最常见的皮肤型卟啉病，主要在成年期发病，其临床特点是光敏性皮疹和皮肤脆性增加。常在暴露部位日晒后出现水疱、血疱，愈后遗留瘢痕，色素异常；部分患者面部多毛；少部分患者发生硬皮病样、面部皮肌炎样损害；部分可伴肝大、肝硬化、糖尿病、红斑狼疮或肿瘤等。实验室检查示：尿液中尿卟啉增多明显，与粪卟啉比例可达 3：1 以上。

## 三、建议检查的项目

红细胞、尿、粪中原卟啉、粪卟啉等。皮肤组织活检。

## 四、诊断与鉴别诊断

根据患者光敏史、典型的临床表现及各型特征性卟啉建议的检查项目及组织病理可做出诊断。鉴别诊断：多形性日光疹、烟酸缺乏症、营养不良型大疱性表皮松解症、药物光敏感性皮炎等。

## 五、组织病理

真皮毛细血管壁及周围可见均一的嗜酸性玻璃样物质沉积为本病的特征，部分见表皮下大疱。PAS 阳性和淀粉酶阴性。

## 六、治疗

关键是早诊断、早治疗。治疗原则为避免日晒，外用遮光剂，系统应用抑制卟啉生成，促进卟啉排除的药物。

（一）一般治疗

避免日晒、外伤，戒酒，避免摄入对肝脏有害的药物及化学物质。注意定期检测红细胞、尿、粪中卟啉及原卟啉、血清铁及肝功能。

（二）药物治疗

葡萄糖、腔高铁血红素等。

（三）其他对症治疗

其他对症治疗包括止痛、镇静、止呕及维持水和电解质平衡等。

（四）中医治疗

中医病名：日晒疮。

中医辨证：属禀赋不耐，腠理不固，外感暑湿温毒之邪，郁于肌肤而发病。治则：益气固表，滋阴透热，解毒除湿。

方药：玉屏风散合青蒿鳖甲散加味。

**参考文献**

赵辨. 中国临床皮肤病学［M］.2 版 . 南京：江苏凤凰科学技术出版社，2017：1382 – 1385.

（编写：李薇　审校：张锡宝、林玲、龚业青、马少吟、何伟强）

## 第七节　皮肤淀粉样变

### 一、概念

皮肤淀粉样变（amyloidosis cutaneous）是由于淀粉样蛋白物质沉积于皮肤所致的一种代谢障碍性疾病，分为原发性和继发性。本节主要介绍原发性皮肤淀粉样变，目前已确定有许多亚型，特征为皮肤损害和真皮乳头淀粉样蛋白沉积。

### 二、临床表现

#### （一）淀粉样变苔藓

淀粉样变苔藓（lichen amyloidosus，LA）中年人多见，皮损常对称分布于胫前（图16 – 6）、臂外侧（图16 – 7）、腰背和大腿。初起为针头大褐色斑疹，而后形成半球形丘疹，密集而不融合，皮损逐渐增大，直径可达 2 mm 左右，呈半球形、圆锥形和多角形扁平隆起，质硬。表面光滑发亮似蜡样，部分上覆鳞屑，角化过度和粗糙，顶端有黑色角栓，沿皮纹呈念珠状排列具有特征性；有剧烈瘙痒。

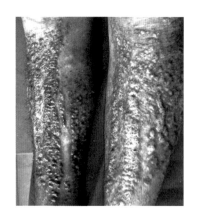

图 16 – 6　双胫前皮肤淀粉样变

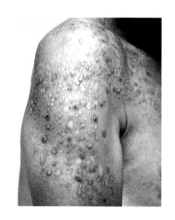

图 16 – 7　右肩部皮肤淀粉样变

#### （二）斑状淀粉样变病

斑状淀粉样变病（macular amyloidosis，MA）好发于中年妇女，主要见于背部（图16 – 8）和肩胛间区，其次在四肢伸侧。皮疹为成群的 1 ～ 3 mm 大褐色或紫褐色斑状，可融合形成特征性的网状或波纹状外观，具有诊断价值（图 16-9）。自觉轻度至中度瘙痒。

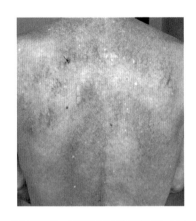

图 16-8 斑状皮肤淀粉样变（1）

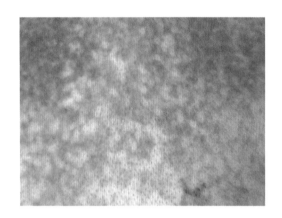

图 16-9 斑状皮肤淀粉样变（2）

（三）双相型皮肤淀粉样变

双相型皮肤淀粉样变（RA）指 LA 和 MA 同时并存。

（四）结节或肿胀（肿瘤）型皮肤淀粉样变病

该病又称淀粉样瘤，罕见，好发于中年人，女性多见。表现为单发或多发蜡样光泽的结节或浸润性斑块，部分结节半透明，类似于大疱，可发生在面、躯干、四肢及生殖器。

（五）皮肤异色病样淀粉样变病

简称 PCA 综合征。男性多见，属常染色体隐性遗传，好发于四肢、躯干和臀部。表现为萎缩、毛细血管扩张、弥漫性灰褐色色素沉着和散在豆大的色素减退斑等，亦可见苔藓样丘疹和水疱。自觉不同程度瘙痒或不痒。除皮肤损害外，尚有光过敏和身材矮小等。

（六）肛门、骶骨部皮肤淀粉样变病

少见，发生在肛门和骶骨部，表现为角化过度性色素沉着斑和苔藓化。

（七）其他

其他包括摩擦性皮肤淀粉样变、大疱性淀粉样变病、伴脱色斑的头部皮肤淀粉样变病、伴白斑的皮肤淀粉样变病等。

## 三、诊断与鉴别诊断

依据皮疹特征、Nomland 试验阳性，组织病理（组化、免疫组化或超微结构）证实有淀粉样蛋白沉积即可确诊。鉴别诊断：神经性皮炎、肥厚性 LP、胶样粟丘疹、类脂质蛋白沉积症、结节性痒疹、寻常型鱼鳞病、结节性黄瘤等。

## 四、建议检查的项目

血沉、生化检查、Nomland 试验、皮肤 CT、皮肤病理活检。

血沉增快、球蛋白异常、γ 球蛋白或 β 球蛋白升高。Nomland 试验阳性支持本病诊断。

皮肤组织病理：表皮角化过度，棘层肥厚，真皮乳头内可见淀粉样蛋白沉积。表现为轻度红染的团块，与表皮间出现裂隙，真皮浅层可见嗜色素细胞。结晶紫或刚果红染色阳性。

# 五、治疗

## （一）治疗原则
为局部用药结合系统用药对症治疗。

## （二）一般治疗
注意加强皮肤护理，避免搔抓、过度洗涤和刺激，防止继发感染。

## （三）口服
抗组胺药、镇静药、阿维A、泼尼松等。对存在系统器官功能损害者应进行相应的对症处理。

## （四）外用
强效糖皮质激素制剂、维A酸霜、卡波三醇，剥脱止痒剂、二甲亚砜软膏。

## （五）其他
曲安西龙皮损内注射；结节型可手术切除或刮除术、烧灼、冷冻、皮肤磨削术、二氧化碳激光或脉冲染料激光等。

## （六）中医治疗

### 1．辨证论治
（1）风热血燥证。皮疹局限于双小腿伸侧，颜色潮红、干燥，瘙痒剧烈，有抓痕、血痂，伴口干、便秘。舌质红，苔黄，脉数。治法：祛风清热，凉血润燥。方药：消风散加减。

（2）脾虚湿阻证。皮疹密集，呈串珠状排列，延及大腿、臀部、背部及上肢，融合成片，呈苔藓样变，时有瘙痒，伴面色萎黄，神疲乏力，纳呆便溏。舌质淡，苔腻，脉濡。治法：益气健脾，除湿止痒。方药：参苓白术散加减。

（3）湿热瘀阻证。皮疹呈灰褐色，或有瘀斑瘀点，少数部位皮疹融合成高起斑块，剧痒难忍，夜间尤甚，小便黄，大便秘结，失眠。舌质红或有瘀点，苔白腻，脉滑数。治法：活血化瘀，除湿止痒。方药：萆薢渗湿汤合四物汤加减。

（4）血虚风燥证。皮肤干燥、皲裂，皮疹粗糙、坚硬，有较多灰白色细小鳞屑，瘙痒剧烈，伴口干唇燥。舌质淡，少苔，脉细。治法：养血润燥，祛风止痒。方药：当归饮子加减。

### 2．中药提取物注射液
血瘀严重者可用丹参注射液20 mL加入5%葡萄糖或0.9%生理盐水250 mL中静脉滴注，每日1次，7～14周为1个疗程。湿热明显者可用苦参素20 mg肌内注射，每日1次，4周为1个疗程。

### 3．针刺
取膈俞、血海、曲池、足三里、三阴交、阴陵泉穴。针刺入后，采取提插捻转，留针

15 分钟，每日 1 次，10 次为 1 个疗程。可根据发病部位加刺配穴。

### 4．其他疗法

（1）穴位注射。上肢取双侧曲池，下肢取双侧足三里、血海或三阴交，丹参注射液每次每穴注射0.5 mL，隔日 1 次，7 次为 1 个疗程。

（2）艾灸。病程久，虚证者可取穴膈俞、血海、三阴交、足三里。雀啄灸每穴施灸 10 ～ 15 分钟，每日 1 次，10 次为 1 个疗程。

（3）梅花针拔罐疗法。取大椎、膈俞、皮损部位等穴。先用梅花针在穴位及皮损部位，后用闪火法拔罐，留罐 5 ～ 7 分钟，每次 2 ～ 3 处，隔日 1 次。

**参考文献**
赵辨．中国临床皮肤病学［M］．2 版．南京：江苏凤凰科学技术出版社，2017：1395 – 1400.
（编写：李薇　审校：张锡宝、林玲、龚业青、马少吟、何伟强）

 ## 第八节　硬肿病

## 一、概念

硬肿病（scleromatosis）是因酸性黏多糖在真皮大量聚积和胶原纤维束增粗引起皮肤肿胀和硬化的一种结缔组织疾病。其临床特征是颈和背部皮肤呈弥漫性非凹陷性肿胀和硬化，多数自然痊愈。

## 二、临床表现

本病少见。根据发病前感染史或糖尿病史分三型。

一型发病前有急性感染史。好发于中年女性，起病前有发热、不适、呼吸道感染、猩红热、脓疱疮或蜂窝织炎（常为链球菌感染）；颈面部皮肤突然变硬，随后累及至躯干和上肢近端，硬肿的皮肤呈凹陷性，木板样僵硬，表面光滑、苍白、发凉，皮纹消失，与正常皮肤无清楚界限；面部呈假面具样，表情缺少，舌、咽受累时张口和吞咽困难。病程数月至数年，可自行消退。

二型无感染史，表现与一型相似，但发病缓慢，皮损逐渐扩展，可持续数年。

三型又称糖尿病性硬肿病，患者长期患有胰岛素依赖型糖尿病，男性多见。皮损为颈、肩、上背部皮肤弥漫性发红和增厚，晚期硬化，所累皮肤与正常皮肤界限清楚。病程持续时间较长，无自愈倾向。

## 三、需要接受的检查

血液检查、皮肤组织病理。

血液检查：非特异性，可有血沉中度增快、血清蛋白轻度异常和副蛋白血症，主要是 IgG 型；抗 O 增高。

组织病理：表皮大致正常；真皮增厚，为正常的 2～3 倍，和胶原束增厚，增厚的胶原束间有透明质酸为主的黏蛋白沉积，呈现"胶原窗"现象。

## 四、诊断与鉴别诊断

根据患者起病较快、临床表现和组织病理易诊断。鉴别诊断：系统性硬皮病的水肿期、局限性硬皮病、皮肌炎、假性硬皮病、旋毛虫病、硬化性黏液水肿、黏液性水肿等。

## 五、治疗

### （一）一般治疗

无理想疗法。积极对症治疗。

### （二）中医治疗

参见硬皮病和皮肌炎的中医治疗相关内容。

**参考文献**

赵辨．中国临床皮肤病学［M］．2 版．南京：江苏凤凰科学技术出版社，2017：1411 – 1412.

（编写：李薇　审校：张锡宝、林玲、龚业青、马少吟、何伟强）

 **第九节　类脂质渐进性坏死**

## 一、概念

类脂质渐进性坏死（lipoidica progressive necrosis，NL）是一种慢性肉芽肿性皮肤病，临床以胫前出现大片境界清楚的紫红色硬皮病样斑块，中央呈棕黄色凹陷萎缩为特征。本病多伴发糖尿病。

## 二、临床表现

本病可见于任何年龄，但多发生于青中年，男女之比为 1∶3。好发于双侧胫前区，亦可累及大腿、踝部、足部，较少累及上肢、躯干和头部等处。皮疹表现为暗红色丘疹或结节，渐向四周扩展成圆形硬皮样斑块，边界清楚，微隆起，中央萎缩和凹陷呈棕黄色或硫黄色；表面有鳞屑、毛细血管扩张和小深色斑，边缘略硬呈紫红色或粉红色，可有粉刺样角栓；1/3 损害可发生溃疡，愈后形成瘢痕。病程缓慢，无自觉症状。

## 三、需要接受的检查

皮肤病理活检。

组织病理：表皮正常、萎缩、角化过度或因溃疡而缺少。病变主要在真皮及皮下组织，表现为肉芽肿反应、胶原变性（渐进性坏死）和硬化。炎细胞主要是组织细胞、淋巴细胞、多核巨细胞和浆细胞。组织细胞不完全包绕变性的结缔组织，可呈栅栏状排列，少许上皮样组织细胞和巨细胞。皮下脂肪表现为间隔性脂膜炎。血管周有轻至中度淋巴细胞浸润，常有浆细胞。

## 四、诊断与鉴别诊断

依据胫前紫红色硬皮病样斑块，中央为棕黄色凹陷萎缩，好发青、中年人，尤其女性，结合组织病理可诊断。鉴别诊断：局限性硬皮病、硬红斑、慢性萎缩性肢端皮炎、黄瘤、环状肉芽肿、脂膜炎、胫前黏液性水肿。

## 五、治疗

### （一）一般治疗

治疗原则为改善循环、抑制血栓形成、免疫调节及控制血管炎症。确定病因，针对糖尿病治疗，避免外伤。治疗的目的在于改善外观和预防溃疡形成及促进愈合。

治疗上可使用糖皮质激素系统治疗、局部外用、封包或皮损内注射；还可应用双嘧达莫、阿司匹林、大剂量烟酰胺和己酮可可碱等改善微循环，部分溃疡可做手术切除和皮肤移植，也可应用免疫抑制剂如环孢素、PUVA 等治疗。病程慢性，常缓慢发展达数年之久，可长期处于静止状态或愈后形成瘢痕。伴有糖尿病者，其症状的轻重、病程长短以及治疗与否与本病的发展无关。系统治疗者应检测血小板、血压变化。

### （二）中医治疗

中医病名：皮痹。

辨证：湿热蕴结，气滞血瘀。治法：清热除湿，理气活血。方药：四妙丸合桃红四物汤加减。

**参考文献**

赵辨. 中国临床皮肤病学［M］. 2 版. 南京：江苏凤凰科学技术出版社，2017：1416 – 1417.

（编写：李薇　审校：张锡宝、林玲、龚业青、马少吟、何伟强）

 **第十节　肠病性肢端皮炎**

## 一、概念

肠病性肢端皮炎（acrodermatitis enteropathica）是一种少见的常染色体隐性遗传疾病，发生于婴幼儿期并与锌缺乏有关，其临床以肢端皮炎和腔口周围皮炎、秃发和慢性腹泻为特征。

## 二、临床表现

本病发生无种族、地区和性别差异，发病年龄早，尤以婴儿断奶期发病率最高。起病隐匿，典型的临床表现是皮炎、秃发和腹泻，三者常不同时存在，或可先后出现。

（一）皮炎

皮疹呈肢端分布，多位于腔口周围（口、鼻、眼和肛周）、四肢末端和骨突处（肘、膝、踝、腕、指关节及枕骨处）。表现为干燥脱屑、湿疹样斑块（图16－11），或炎症基础上有群集小水疱、小脓疱、糜烂、结痂，成为境界清楚的结痂性或鳞屑性暗红斑（图16－10），呈银屑病样改变。可发生传染性口角炎，皮肤和口腔培养常用白色念珠菌生长；常伴甲肥厚、变形或萎缩，甲沟炎。

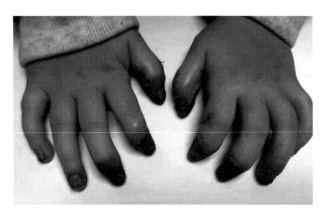
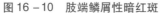
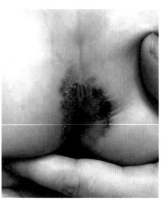

图16－10　肢端鳞屑性暗红斑　　　　图16－11　肛周湿疹样斑块

（二）毛发损害

毛发稀疏，片状或弥漫性脱发，严重者发生全秃。

（三）肠炎

约90%有胃肠道症状，通常和皮损程度相一致，有厌食、腹胀、呕吐和腹泻，大便呈水样或泡沫状，具恶臭或酸味。

（四）全身症状

在腹泻发作期，有特殊的精神淡漠症状；患儿发育迟缓，畏光，贫血、瘦弱、营养不良。

## 三、建议检查的项目

血液检查、皮肤黏膜损害真菌培养、皮肤病理活检。

血液检查：非特异性的贫血改变；特异性测定血清锌水平降低（正常值为10.71～17.83 μmol/L），血清碱性磷酸酶降低。

组织病理：无特异性。表皮角化过度伴角化不全，棘层肥厚，有海绵形成，表皮内水疱和脓疱，水疱处角质形成细胞空泡变性，气球样变及坏死，表皮有中性粒细胞浸润，在角质层内堆积成痂，真皮浅层有非特异炎细胞浸润。

## 四、诊断与鉴别诊断

主要根据临床三联征，结合实验室检查及补锌治疗有效而确诊。鉴别诊断：遗传性大疱性表皮松解症、连续性肢端皮炎、掌跖脓疱病、尿布皮炎、皮肤念珠菌病、脂溢性皮炎、脂溢性脱发、脓疱性银屑病、获得性锌缺乏症等。

## 五、治疗

治疗原则为早期、有效的补充锌制剂、营养支持，对症治疗。

### （一）一般治疗

包括鼓励母乳喂养，增加锌的吸收，补充维生素、水、电解质、氨基酸，亦可输新鲜血，注意皮肤清洁卫生，预防继发细菌和真菌感染。

### （二）药物治疗

各种锌元素制剂如硫酸锌、醋酸锌、葡萄糖酸锌、柠檬酸锌和枸橼酸钠等均有效。每日给予锌元素 30 ～ 50 mg，分 3 次服用。二碘羟基喹啉治疗本病，成人 200 ～ 300 mg/d，分 3 次服用，小儿剂量每次 10 ～ 15 mg/kg，每日 3 次，症状改善后逐步减量。

### （三）中医治疗

#### 1. 伤食

症见脘腹胀满，肚腹作痛，痛则欲泻，泻后痛减，粪便酸臭，或如败卵，嗳气酸馊，或欲呕吐，不思饮食，夜卧不安，舌苔厚腻，或微黄。治宜去积消食，主要采用消导之品，以助脾胃消化，同时应节制乳食，常用方剂为保和丸加减。

#### 2. 风寒

泄泻清稀，中多泡沫，无明显臭味，腹痛肠鸣，或兼恶寒发热，鼻塞流涕，舌苔白腻，脉浮有力。治宜祛寒化湿，主要采用芳香化湿之品，以疏风散寒化湿，常用藿香正气散加减。

#### 3. 湿热

症见泻下稀薄，水分较多，或如水注，粪色深黄而臭，或见少许黏液，腹部时感疼痛，食欲不振，或伴泛恶，肢体倦怠，发热或不发热，口渴，小便短黄，舌苔黄腻。治宜清热利湿，主要采用清利药以解表清里利湿，常用加味葛根芩连汤。

#### 4. 脾虚

大便稀溏，多见食后作泻，色淡不臭，时轻时重，面色萎黄，肌肉消瘦，神疲倦怠，舌淡苔白。且上症常反复发作。治宜健脾止泻，主要采用健脾益气止泻之品，以健脾理气化湿，常用加味参苓白术散。

#### 5. 脾肾阳虚

症见久泻不止，食入即泻，粪质清稀，完谷不化，或见脱肛，形寒肢冷，面色㿠白，精神萎靡，睡时露睛，舌淡苔白，脉象细弱。治宜温补脾肾，主要采用温补肝肾之品，常用健脾益气汤合四神丸。

**参考文献**

赵辨.中国临床皮肤病学［M］.2版.南京：江苏凤凰科学技术出版社，2017：1451.

（编写：李薇　审校：张锡宝、林玲、龚业青、马少吟、何伟强）

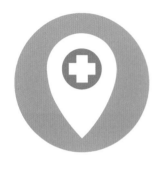

# 第十七章 | 色素障碍性皮肤病

## 第一节 雀斑

### 一、概念

雀斑（freckles）是发生面部皮肤上的黄褐色点状色素沉着斑，系常染色体显性遗传性疾病。

### 二、临床表现

患者多在 3～5 岁时出现皮损，女性较多。其数目随年龄增长而逐渐增加。

（1）好发于面部，特别是鼻部和两颊，可累及颈、肩、手背等暴露部位，非暴露部位无皮疹。

（2）损害为浅褐或暗褐色针头大小到绿豆大斑疹，圆形、卵圆形或不规则（图 17－1）。

（3）散在或群集分布，孤立不融合，无自觉症状。夏季经日晒后皮疹颜色加深、数目增多，冬季则减轻或消失。常有家族史。

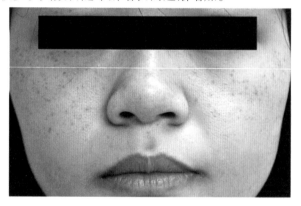

图 17－1　雀斑

雀斑处表皮内黑素细胞数目并不增加，但黑素小体的数量明显增多，形态变大、树枝突增多、变长，且呈棒状，而表皮没有变化。

### 三、建议检查的项目

皮肤镜、皮肤 CT、VISIA 及病理活检术等相关检查。

### 四、诊断及鉴别诊断

雀斑诊断较容易主要靠患者临床表现进行诊断。应与雀斑样痣、黑子和轻型的着色性干皮病相鉴别。

（1）黑子。黑子是一种良性、散在性的色素沉着性斑疹，多见于儿童，可发生在任何年龄，损害数目少，颜色更深，分布不限于日晒部，与日晒无关，任何部位均可发生，包括黏膜。组织病理显示表皮突延长，基地层黑素细胞数目增加，真皮上部可有噬黑素细胞及轻度炎症。

（2）着色性干皮病。早期轻型着色性干皮病中的雀斑样黑褐色色素斑点在冬季持续存在，这种色素斑点又是在着色性干皮病完全型患者的家族史中可能是唯一的异常表现。

## 五、治疗

避免日晒和应用适合的防晒剂很重要。应尽量避免或减少烈日暴晒，或涂以防晒霜类遮光剂，以减少雀斑的发生或减轻雀斑色泽的加深。

### （一）一线治疗

Q 开关倍频 Nd：YAG 激光（532 nm）、Q 开关红宝石激光（694 nm）。

Q 开关翠绿宝石激光（755 nm）、皮秒激光（波长 532 nm 或 755 nm）或强脉冲光。

作用原理：利用选择性光热作用的原理，激光穿透表皮作用于色素颗粒。色素颗粒吸收高能量激光后迅速膨胀、碎裂，变成细小的颗粒，经吞噬细胞吞噬作用排出体外。由于脉宽小于色素颗粒的热弛豫时间，爆破中不会损伤周围正常组织。

### （二）二线治疗

脱色治疗。主要采用 3%～5% 氢醌霜、0.1% 维 A 酸软膏、3%～5% 熊果苷霜、20% 壬二酸霜、1% 曲酸霜等进行治疗。

### （三）中医治疗

本病辨证多属于肝肾亏虚，虚火上炎，蕴阻肌肤。

（1）内治。以补益肝肾、滋阴降火为法。药物可用干地黄、玄参、芦根、知母、黄檗各 15 g，枸杞 10 g，甘草 3 g，泡茶饮；或以知柏地黄丸或六味地黄丸口服。

（2）外治。中药麦冬、白及、白芷、白蒺藜、牵牛子等份研末，加水调匀外敷面部，每晚 1 次，每次 30 分钟；或中药倒膜综合治疗。

**参考文献**

赵辨. 中国临床皮肤病学［M］.2 版. 南京：江苏凤凰科学技术出版社，2017：1234.

（编写：龚业青、邓景航、马少吟　审校：刘玉梅、马少吟、林春生）

 **第二节　黄褐斑**

## 一、概念

黄褐斑（chloasma）也称肝斑，为面部的黄褐色色素沉着。多呈对称蝶形分布于颊部，多见于女性，血中雌激素水平高是主要原因。其发病与妊娠、长期口服避孕药、月经紊乱有关。

## 二、临床表现

（1）损害为黄褐或深褐色斑片，深浅不定，斑片形状不一，或圆形、条形、蝴蝶形（图 17－2）。

（2）常对称分布于颧颊部，也可累及眶周、前额、上唇和鼻部，偶尔可发生于前臂，有时乳晕、外生殖器、腋窝和腹股沟处边缘一般较明显。无主观症状和全身不适。

（3）色斑深浅与季节、日晒、内分泌因素有关。精神紧张、熬夜，劳累可加重皮损。

基底层和棘层黑素增加，但无黑素细胞增殖，真皮上部可见游离的黑素颗粒或被噬黑素细胞所吞噬。Fontana-Masson 染色显示表皮全层黑素增加。电子显微镜显示黑素细胞核周围粗线粒体、高尔基体、核糖体及粗面内质网等细胞器增加，显示黑素细胞功能活跃。

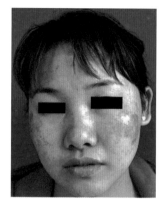

图 17-2　黄褐斑

## 三、建议检查的项目

VISIA、皮肤镜、皮肤 CT 及组织病理、凝血功能等相关检查。

## 四、诊断与鉴别诊断

根据皮肤损害的黄褐色变化，多见与中青年女性及好发部位等特点，一般容易诊断。需与雀斑、瑞尔黑变病、太田痣、颧部褐青色痣相鉴别。

（1）雀斑。浅褐色或深褐色斑点，较小，分布散在而不融合，常在儿童期发病，青少年女性多见；有家族史，夏季明显，冬季变淡。

（2）瑞尔黑变病。灰紫色到紫褐色网点状斑点，可融合成片，常有粉状细小鳞屑附着，色斑与正常皮肤境界不明显；好发于前额、颧部和颈侧。

（3）颧部褐青色痣。蓝棕色斑片，圆形或不规则形，境界清楚，对称分布于颧部、鼻侧、眼眶、前额等；以 30～40 岁女性多见，黏膜不受累。

## 五、治疗

黄褐斑的治疗以减少黑素生成、抗炎、抑制血管增生、修复皮肤屏障、抗光老化为指导原则。避免诱发因素，注重防晒，配合使用修复皮肤屏障的功效性护肤品、美白类护肤品，结合临床分期与分型，联合系统及外用药物、化学剥脱、激光和中医药治疗。

### （一）分期分型治疗

#### 1. 活动期

避免光电治疗及化学剥脱术，应选择基础治疗配合系统药物治疗。

（1）氨甲环酸。可竞争性抑制酪氨酸酶，减少黑素合成，同时抑制血管增生，减轻红斑；可口服用药，每次 250～500 mg，每日 1～2 次，用药 1～2 个月起效，建议连用 3～6 个月；常见不良反应包括胃肠道反应、月经量减少等，既往有血栓、心绞痛、卒中病史者禁用。

（2）甘草酸苷。可抑制肥大细胞脱颗粒，减少白三烯等炎症因子产生，以达到抗炎作用；可静脉滴注，每次 40～80 mg，每周 2 次；不良反应包括低钾血症、高血压和极少见的横纹肌溶解。

（3）维生素 C 和维生素 E。维生素 C 能阻止多巴氧化，抑制黑素合成，维生素 E 具有较强的抗氧化作用，两者联合应用可增强疗效；推荐维生素 C 每次 0.2 g，每天 3 次，维生素 E 每次 0.1 g，每天 1 次。

（4）谷胱甘肽。谷胱甘肽分子中巯基可通过与酪氨酸酶中铜离子结合抑制其活性，减少黑素生成，可口服或静脉滴注，常与维生素 C 联用。

外用药物包括氢醌及其衍生物、维 A 酸类、壬二酸、氨甲环酸。

（1）氢醌及其衍生物。为黄褐斑的一线外用治疗药物，常用浓度 2%～5%，浓度越高脱色效果越强，但皮肤刺激性也越大。通常每晚使用 1 次，治疗 4～6 周可有明显效果，6～10 周效果最佳，好转率可达 38%～72%。熊果苷和脱氧熊果苷是氢醌的葡萄糖苷衍生物，局部使用刺激性比氢醌小；主要适用于单纯色素型。

（2）维 A 酸类。临床上常用 0.05%～0.1% 维 A 酸类软膏或凝胶，每晚 1 次，疗程约 6 个月；可出现皮肤干燥、红斑及瘙痒、烧灼等不良反应；主要适用于单纯色素型。

（3）壬二酸。临床上常用 15%～20% 乳膏，每日 2 次，疗程约 6 个月。1%～5% 患者可出现瘙痒、烧灼、针刺和麻木感，＜1% 患者可出现红斑、干燥、脱屑，可引起接触性皮炎；主要适用于单纯色素型。

（4）氨甲环酸。临床上常用 2%～5% 乳膏，每日 2 次，疗程约 4 周。局部使用刺激性比氢醌小，不良反应包括红斑、干燥、脱屑等；适用于单纯色素型和色素合并血管型。

大部分外用药物对皮肤有不同程度的刺激性，可考虑配合使用具有修复皮肤屏障功能的功效性护肤品。

**2．稳定期**

在系统及外用药物治疗基础上联合果酸化学剥脱术、光电等综合治疗。

（1）化学剥脱术。常见的化学剥脱剂包括果酸、水杨酸、复合酸等。其中果酸焕肤是治疗单纯色素型黄褐斑的有效辅助方法，通过促进角质形成细胞更替，加速黑素颗粒从基底层到角质层的转运及排出，减轻色素沉着。一般以 20% 为起始浓度，可增至 35%，每 2～3 周 1 次，4～6 次为 1 个疗程，第 4～6 周效果较为明显。

（2）光电治疗。主要包括 Q 开关激光、皮秒激光、非剥脱点阵激光、射频及强脉冲光等。

1）单纯色素型（M 型）。①Q 开关激光：常见波长有 694 nm、755 nm 和 1064 nm，2～4 周 1 次，治疗 6～10 次；②皮秒激光：脉宽更短，对色素的机械性破坏能力更强；755 nm 皮秒翠绿宝石激光可在表皮形成激光诱导的光破坏效应并刺激胶原蛋白合成，在祛除色斑的同时改善光老化，多角度治疗黄褐斑；③非剥脱点阵激光：常见波长有 1450 nm、1540 nm、1550 nm 和 1927 nm，非剥脱点阵激光靶色基为水，治疗时可不破坏角质层，直接穿透表皮作用于真皮，同时利于药物透皮吸收。

2）色素合并血管型（M＋V 型）。倍频 Nd：YAG/高能磷酸钛氧钾晶体（KTP）激光（波长 532 nm）、脉冲染料激光（波长 585 nm 或 595 nm）、强脉冲光（波长 500～1200 nm）针对色素的同时可改善毛细血管增生；每月 1 次，3～5 次为 1 个疗程。

**3．黄褐斑伴雀斑、褐青色痣等并发症**

应改善黄褐斑后再考虑治疗其他合并皮肤病。

**参考文献**

[1] 中国中西医结合学会皮肤性病专业委员会色素病学组，中华医学会皮肤性病学分会白癜风研究中心，中国医师协会皮肤科医师分会色素病工作组. 中国黄褐斑诊疗专家共识（2021 版）[J]. 中华皮肤科杂志，2021，54（2）：110-115.

[2] 赵辨. 中国临床皮肤病学 [M]. 2 版. 南京：江苏凤凰科学技术出版社，2017：1234-1236.

（编写：龚业青、邓景航、马少吟　审校：刘玉梅、马少吟、林春生）

## 第三节　咖啡斑

### 一、概念

咖啡斑（coffee spot）又称咖啡牛奶斑，颜色类似咖啡与牛奶混合后的颜色，是较为常见的色素沉着性皮肤病，10%～20% 正常人群可在出生时见到单个咖啡斑。咖啡斑色泽为浅褐色、棕褐色至暗褐色，但每一片的颜色相同且十分均匀，深浅不受日晒的影响，大小自数毫米至数十厘米，边界清晰，表面皮肤质地完全正常（图 17-3）。

### 二、临床表现

咖啡斑为界限清楚的色素沉着斑，有时和多发性神经纤维瘤病合并发生（图 17-4）。为数毫米至数十厘米大小不同的浅褐色、棕褐色至暗褐色色斑，圆形、卵圆形或形状不规则，边界清楚，表面光滑。除掌、跖外，身体的任何部位均可受累，但多发于面部和躯干，可单发或多发，不会自行消退。多于出生时或婴儿期出现，儿童时期数目增加。一般认为，若有 6 片直径大于 1.5cm 的咖啡斑，提示可能合并 I 型神经纤维瘤病。不同疾病中出现的咖啡斑可有不同特点，并伴随有其他异常表现。

### 三、建议检查的项目

根据皮损的临床特征即可诊断。

皮肤病理表现为表皮内黑素颗粒增多、黑素细胞数目增多。

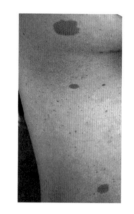

图 17-3　左大腿及臀部咖啡斑

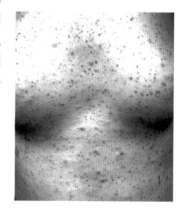

图 17-4　神经纤维瘤患者胸腹部大小不一的咖啡斑

## 四、鉴别诊断

### （一）雀斑

好发于面部，为针尖至粟粒大小斑点。皮肤病理表现为基底层黑素细胞数目不增多。

### （二）斑痣

褐色斑上有更深的斑点或丘疹、结节。

## 五、治疗

一般无须治疗。影响美容者可用采用激光治疗，激光一般采用：Q 开关倍频 Nd：YAG 激光（532 nm）、Q 开关红宝石激光（694 nm）、Q 开关翠绿宝石激光（755 nm）、皮秒激光（波长 532 nm 或 755 nm）或强脉冲光。但部分疗效欠佳，高复发率是治疗难点。

**参考文献**

[1] 刘梅，李远宏，吴严，等 . 强脉冲光治疗雀斑、咖啡斑、脂溢性角化病的疗效观察 [J].中华皮肤科杂志，2007，40（6）：337 - 339.

[2] 王辉，郭丽芳，葛一平，等 .Q 开关激光治疗咖啡斑的疗效评价和影响因素分析 [J].中国麻风皮肤病杂志，2015，31（10）：579 - 582.

[3] 赵辨 . 中国临床皮肤病学 [M].2 版 . 南京：江苏凤凰科学技术出版社，2017：1237.

（编写：龚业青、邓景航、马少吟 审校：刘玉梅、马少吟、林春生）

 **第四节 蒙古斑**

## 一、概念

蒙古斑（mongolian spot）为先天性真皮黑素细胞增多症，因有些婴儿生来即有，故又名儿痣。组织学上可见黑素细胞停留在真皮深部，故又称真皮黑变病（dermal melanosis）。蒙古斑可发生于身体的任何部位，以腰骶部及臀部多见。因黑素颗粒位于较深部位，在光线的延德尔效应下，呈特殊性的灰青色或蓝色。随婴儿生长，蒙古斑色泽逐渐转淡或消失，对机体亦无任何危害，可不做特殊治疗。

## 二、临床表现

（1）色素沉着斑几乎总是局限于患者腰骶部及臀部，偶见于股侧甚或肩部，呈灰青、蓝或蓝黑色，圆形、卵圆形或不规则形，边缘不明显，直径可从仅数毫米到 10 余厘米，多为单发，偶见多发。

（2）患处除色素改变外，无任何异常，皮纹也正常。胎儿时即有，生后一段时期内加深，以后色渐转淡，常于 5 ～ 7 岁自行消退不留痕迹，偶持续于成年期甚或扩大。

（3）与遗传因素相关，黑素细胞停留在真皮深部所致。

（4）合并鲜红斑痣称为色素血管性斑痣性错构瘤。90%以上黄种人婴儿有此损害，大部分在5岁前逐渐消退。

表皮正常，真皮中下部充满黑素颗粒的梭形黑素细胞散布于胶原束之间，并与胶原束与皮面平行排列。无噬黑素细胞，电子显微镜示大部分黑素细胞含完全黑素化的黑素小体。

## 三、诊断及鉴别诊断

蒙古斑的特点为：出生即有，几年内消退，不留痕迹。

与蓝痣鉴别：后者颜色更深，界限清楚，高于皮面，病理见噬黑素细胞。

## 四、治疗

一般无须治疗。泛发性长期不退者，可选用短脉冲激光如开关红宝石激光，钕（钇铝石榴红或翠绿宝石）激光治疗。值得一提的是，此类斑多为先天性，并且会自然地消退，所以无预防的必要，新生儿的父母们不必过于担心。

**参考文献**

赵辨．中国临床皮肤病学［M］.2版．南京：江苏凤凰科学技术出版社，2017：1236.

（编写：龚业青、邓景航、马少吟　审校：刘玉梅、马少吟、林春生）

 **第五节　黑变病**

## 一、概念

黑变病（melanosis）是一组以好发于颜面等暴露部位的弥漫性色素沉着为特征的皮肤病，包括里尔（riehl）黑变病、职业性黑变病、摩擦性黑变病、西瓦特皮肤异色（civatte异色性黑变病）。

## 二、诊断

（1）多发于暴露部位，如面、颈，其次是前胸、上肢（图17-5、图17-6）。

（2）病程呈慢性、进行性发展。

（3）患处呈灰褐色或者黑褐色网状或点状斑片。

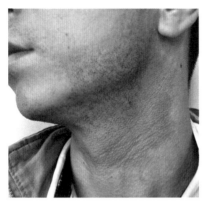
图 17 -5　黑变病

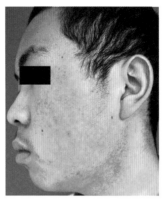
图 17 -6　红斑黑变病

## 三、鉴别诊断

本病应与西瓦特（Civatte）皮肤异色病、艾迪生（Addison）病、色素性化妆品皮炎等相鉴别。

### （一）西瓦特皮肤异色病

患者面部和颈侧片状网状色素沉着，色素沉着为棕红色或青铜色斑点，密集成网状，网间有萎缩白斑点及毛细血管扩张。皮疹表面光滑，偶见细薄糠屑，无自觉症状，与季节、日光无关。

### （二）艾迪生病

该病表现为血压低、血糖低，尿中 17 - 皮质酮含量低，色素沉着为古铜色，多在皱褶处，黏膜常受累。

### （三）色素性化妆品皮炎

该病常发生在面部化妆部位，色素沉着在眼周、鼻两侧、鼻两侧、颊部或额部。边界清楚，呈淡褐色，红褐色或淡黑色，呈弥漫片状或网状。部分患者有轻度瘙痒。

## 四、治疗

### （一）一般治疗

（1）积极寻找并去除各种诱因，避免暴晒和接触光敏物质，改变职业环境。

（2）局部和全身用药同黄褐斑。

### （二）中医治疗

**1. 辨证论治**

（1）脾虚不运、气血失和，面及四肢有褐色斑片，食欲缺乏，食后腹胀，全身无力，倦怠，便溏。

（2）阴阳失调、心肾不交。面色灰暗不华，全身疲倦无力，腰膝酸软，女子月经量少甚至停经。舌质淡或微红，苔薄白无苔。

### 2．中药治疗

（1）脾虚型宜健脾益气，调和气血。药用生白术 10 g，扁豆 15 g，陈皮 10 g，黄芪 15 g，党参 10 g，当归 10 g，红花 10 g，鸡血藤 15 g，甘草 10 g。也可服人参健脾丸。

（2）肾虚型宜调和阴阳、交通心肾。方用六味地黄丸加减。畏寒乏力，腰痛者加肉桂、附子。也可服中成药六味地黄丸、桂附地黄丸。

**参考文献**

赵辨．中国临床皮肤病学［M］．2 版．南京：江苏凤凰科学技术出版社，2017：1243 - 1245.

（编写：龚业青、邓景航、马少吟　审校：刘玉梅、马少吟、林春生）

## 第六节　色素沉着 - 息肉综合征

### 一、概念

色素沉着 - 息肉综合征（pigmentation polypsyndrome）亦称 Peutz-Jeghers 综合征或口周黑子病。特点是皮肤黏膜黑子伴有胃肠息肉。多数患者有家族史，本病为常染色体显性遗传。有的患者表现不完全的症状，只有色素斑或消化道息肉。

### 二、临床表现

本病在口周、唇部（特别是下唇）、口腔黏膜有褐、黑色斑点，境界清楚而无自觉症状。色素沉着斑点也可发生在手指、手掌及足趾。较少发生在鼻孔、眼周围、硬软腭及舌部。其他部位如前臂、脐周、直肠黏膜等处则很少发生。色素斑点为 0.2 ～ 7.0 mm 大小，在口腔黏膜者较大。皮肤上的斑点无融合的趋势，一般小于 2 mm 者青春期后可以消失。色素斑之数目、大小、分布和胃肠病损无关。

息肉可发生于胃肠道任何部位，但常在小肠。息肉可引起胃肠痉挛、过敏、蠕动过度及腹泻。伴发溃疡时可有出血、黑粪及呕血，此时患者常有贫血。

### 三、诊断及鉴别诊断

典型的色素斑伴有复发的腹部症状，如有家族史则更有助于诊断。

鉴别于雀斑病（Gronkhite 综合征）：雀斑常见于肤色较白之患者，和日光照射有关，分布不在口周且不波及黏膜。

Cronkhite 综合征为原因不明的少见病。手掌及手指腹侧呈弥漫性色素沉着。手背可有色素斑，伴有胃肠道息肉。成人发病，有体重减轻、腹痛、腹泻等症状。数月之后可发生斑秃，并发展为全秃。同时指甲亦有萎缩。色素沉着可以是弥漫性，但不侵犯黏膜。

### 四、治疗

局部色素无须治疗，必要时采用激光治疗，采用 Q 开关倍频 Nd：YAG 激光

（532 nm）、Q 开关红宝石激光（694 nm）、Q 开关翠绿宝石激光（755 nm）和皮秒激光（波长 532 nm 或 755 nm）。

根据症状可对息肉采取外科切除。

**参考文献**

赵辨．中国临床皮肤病学［M］．2 版．南京：江苏凤凰科学技术出版社，2017：1266.

（编写：龚业青、邓景航、马少吟　审校：刘玉梅、马少吟、林春生）

 **第七节　太田痣**

## 一、概念

太田痣（nevus of ota）又称上颚部褐青色痣、眼皮肤黑色素细胞增生病，是一种波及巩膜及同侧面部沿三叉神经眼支、上颌支走行部位的灰蓝色斑片损害。

## 二、临床表现

大多数患处集中于一侧面部，特别是三叉神经第一、第二支所支配的部位，常见于眶周、颞部、鼻部、前额、和颧部。约数厘米大小的色素斑可为灰蓝色、青灰色、灰褐色、黑色、或紫色，斑片着色不均，呈斑点状或网状，界限不清楚（图17-7）。在斑中偶有结节表现。少数患者口腔、鼻黏膜也有类似损害。

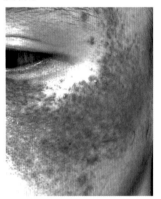

图 17-7　太田痣

## 三、组织病理

充满黑色素颗粒的黑素细胞散在分布于真皮中上部胶原纤维束之间。与蒙古斑相比，黑素细胞量更多，位置也较表浅，在稍隆起和浸润的色素斑处黑素细胞量更多，往往丛集排列，类似蓝痣，结节性损害的组织相和蓝痣不能区别。

## 四、诊断及鉴别诊断

根据色素斑的发生部位及颜色即可诊断。需要与黄褐斑、咖啡斑、蒙古斑、蓝痣等相鉴别。蒙古斑出生时即有，随着年龄增长而消退。蓝痣为蓝色的丘疹或小结节，好发于手足背和面部，组织病理示黑素细胞集聚成团。

## 五、治疗方案

采用激光治疗，例如 1064 nmQ 开关或皮秒激光 Nd：YAG 激光、755 nmQ 开关或皮秒翠绿宝石以及 Q 开关 694 nm 红宝石激光治疗，疗效佳，需要多次治疗。

**参考文献**

[1] 赵辨. 中国临床皮肤病学 [M]. 2版. 南京：江苏凤凰科学技术出版社，2017：1240 – 1241.

[2] 曾颖，董继英，王棽，等. 太田痣激光治疗的进展 [J]. 中国激光医学杂志，2018，27 （3）：178 – 182.

（编写：龚业青、邓景航、马少吟　审校：刘玉梅、马少吟、林春生）

## 第八节　无色素痣

### 一、概念

无色素痣（non pigmented nevus）是一种少见的，先天性、局限性白斑，又称脱色素痣。

### 二、临床表现

人在出生时或出生后不久发病，白斑不断扩大，持续终生不变。好发于躯干、下腹、四肢近端，面部、颈部亦可受累，往往沿神经节段分布，四肢多呈条状或带状，躯干可呈方形（图 17 – 8）。损害为大小不一，苍白色局限性减色斑，为一致的不完全脱色，脱色区内色素不会再生。该病分三种临床类型：①孤立型；②皮节或类皮节型；③漩涡状型。

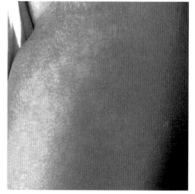

**图 17 – 8　无色素痣**

### 三、组织病理

光学显微镜或电子显微镜检查示表皮钉突变平。黑色细胞数目多正常，但其树突发育不良，黑素体大小正常，但数目减少，部分消失；可见黑素细胞萎缩成类似圆形。

### 四、诊断及鉴别诊断

根据本病特征即出生后或出生不久发生的一侧性、局限性或系统化分布的脱色性损害，持续终生不退。

鉴别诊断：局限性或节段性白癜风、斑驳病。

### 五、治疗

无有效药物。可进行遮盖剂治疗。

**参考文献**

赵辨. 中国临床皮肤病学［M］. 2 版. 南京：江苏凤凰科学技术出版社，2017：1240 - 1241.

（编写：龚业青、邓景航、马少吟　审校：刘玉梅、马少吟、林春生）

 **第九节　伊藤痣**

## 一、概念

伊藤痣（ito nevus）又名肩峰三角肌褐青色痣（nevus fuscoceruleusacromiodeltoideus）。

## 二、临床表现

除部位不同外，损害特征和病理改变与太田痣相似。色素斑位于锁骨上后支和皮肤臂神经侧支分布区域内，如肩部、颈侧、锁骨上区和上臂可单独发生，或与太田痣同时发生。青春期色素沉着更明显。

## 三、诊断

特征性皮损加病理。

## 四、鉴别诊断

色素性毛表皮痣。

## 五、治疗

治疗同太田痣，可以采用激光治疗。

**参考文献**

赵辨. 中国临床皮肤病学［M］. 2 版. 南京：江苏凤凰科学技术出版社，2017：1241.

（编写：龚业青、邓景航、马少吟　审校：刘玉梅、马少吟、林春生）

 **第十节　色素性毛表皮痣**

## 一、概念

色素性毛表皮痣（pigmented hairy epidermal nevus）又称 Becker 痣，是一种获得性色素增加性斑片或轻度增高的丘疹，患处通常表面多毛。

## 二、临床表现

（1）本病多在儿童期或青春期前后出现，好发于男性。

（2）该病好发于一侧肩部、胸部及上背部间或两侧，下肢亦可发生；为突然出现的色素斑，缓慢地离心性发展着色均匀的淡黄色至深棕色斑片，边缘清楚而不整齐（图17-9）。表面常发生粟粒状毛囊性丘疹及短的硬毛，提示竖毛肌增生，是本病的临床特征之一。

（3）常无自觉症状，可感微瘙痒。

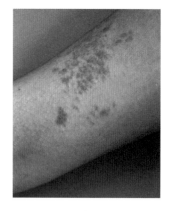

## 三、组织病理

无痣细胞。表皮轻度角化与棘层肥厚，表皮突延长，基底层色素明显增加，但黑色素细胞不增多。真皮上部可见噬黑素细胞，可伴竖毛肌纤维束增粗。

图17-9　色素性毛表皮痣

## 四、诊断与鉴别诊断

特征性皮损加组织病理。主要与双侧太田痣、雀斑相鉴别。

## 五、治疗

一般不需治疗，必要时可采激光脱毛，再去色素治疗，但后者疗效不明显。

**参考文献**

赵辨. 中国临床皮肤病学［M］.2版. 南京：江苏凤凰科学技术出版社，2017：1242-1243.

（编写：龚业青、邓景航、马少吟　审校：刘玉梅、马少吟、林春生）

## 第十一节　白癜风

## 一、概念

白癜风（vitiligo）是一种原发性的、局限性或泛发性的皮肤黏膜色素脱失性皮肤病。临床上白癜风分两型、两类、两期。

## 二、临床表现

全身任何部位的皮肤均可发生。好发于易受摩擦及阳光照晒的暴露部位和皱褶部位，掌跖、黏膜、视网膜亦可累及。白斑多数对称分布和沿神经节段排列。除皮肤损害外，口唇、阴唇、龟头及包皮内侧黏膜也常累及。初期多为指甲至钱币大小，类圆形或不规则形状，境界多明显。白斑逐渐增多、扩大、相邻的可融合成大片呈地图状。部分白斑上毛发变白。

（一）临床分型

可分两型，即寻常型和节段型。

**1. 寻常型**

局限性（单发性）；单发或群集性百般，大小不一，局限于某一部位（图 17 – 10）。特点：①散发性。散在性，多发性白斑，不超过体表面积的 50%。②泛发性。白斑多融合呈不规则大片和累及体表面积 50% 以上。③肢端性。初发于肢端或末梢可伴发躯体的白斑。

**2. 节段型**

白斑为一片或数片，沿某一皮神经节段支配的皮肤区域走向分布，呈节段性（图 17 – 11）。

（二）临床分类

**1. 完全性白斑**

为纯白色或瓷白色，病变处黑色素细胞消失，对二羟苯丙氨酸反应阴性，没有黑色素生成能力，采用药物内服外涂已没有效果。

**2. 不完全性白斑**

脱色不完全，白斑中有色素点，病变处只是黑色素细胞数目减少或功能减退，二羟苯丙氨酸反应阳性，有黑色素再生能力，药物治疗有效。

（三）临床分期

即进展期和稳定期。

（1）进展期白斑增多，扩大，容易产生同形反应并加重病情（图 17 – 12）。

（2）稳定期白斑停止发展，境界边缘颜色加深。

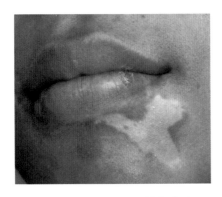

图 17 – 10　口周局限性白癜风

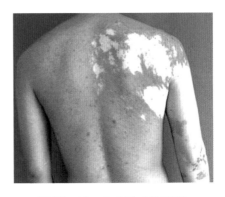

图 17 – 11　白癜风（节段型）

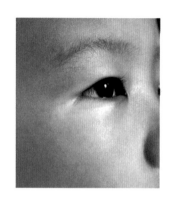

图 17-12　眶周白癜风（进展期）

## 三、建议检查的项目

Wood's 灯、皮肤镜或者皮肤 CT，表皮真菌镜检、常规病理组织检查、必要时在病理医生建议下行免疫组化。以及抽血检查微量元素、甲状腺抗体、T 淋巴细胞分类等。

## 四、诊断及鉴别诊断

主要根据患者临床表现和病理表现进行诊断，需要鉴别贫血痣、无色素痣、获得性色素减退症、花斑癣、盘状红斑狼疮、黏膜白斑等。

## 五、治疗

治疗原则是：尽早遏制色素细胞破坏，促进黑素细胞再生和脱色的皮肤复色。依据不同病期、病情、类型，采用相应治疗方案。

（一）进展期白斑

**1. 糖皮质激素**

适用于炎症或免疫反应引起的白癜风。

**2. 系统性用药**

适应于进展期及泛发性白斑。对成人进展期白癜风，可小剂量口服泼尼松 0.3 mg/（kg·d），连服 1～3 个月，无效中止；见效后每 2～4 周递减 5 mg，至隔日 5 mg，维持 3 个月。或复方倍他米松注射液 1 mL 肌内注射，每 20～30 天一次，可用 1～4 次或根据病情酌情使用，或者每周 5 天间歇疗法。

**3. 局限性外用**

仅适用小于体表面积 10% 的小面积白斑。选择（超）强效糖皮质激素。在专科医师指导下使用，面、皱褶及细嫩部位皮肤用 1 个月后更换为钙调神经磷酸酶抑制剂，肢端可持续使用。糖皮质激素避免用于眼周。

（二）稳定期白癜风

（1）光化学疗法：口服或外用光敏性药物加长波紫外线照射治疗。

（2）光疗：窄波紫外线、308 准分子激光照射治疗。

（3）手术治疗：组织移植和细胞移植。

（4）遮盖疗法。

（5）脱色疗法。

（6）治疗白癜风的新药：卡泊三醇、他卡西醇、他克莫司、前列腺素 E2 凝胶等。

### （三）中医治疗

#### 1. 辨证论治

（1）气滞血瘀。皮肤白斑，或有气郁不舒及心烦不安。舌淡或有瘀斑，苔薄白，脉缓。

（2）肝肾阴虚。白斑，伴倦怠乏力、腰膝酸软，或五心烦热。舌质红，苔少，脉沉细。

#### 2. 中药治疗

（1）气滞血瘀宜调和气血，祛风通络。方选活人方化裁。血虚者加阿胶；气不足者加生黄芪；汗出恶风者加桂枝、白芍。

（2）肝肾阴虚滋补肝肾，养血祛风。方选一贯煎加女贞子。伴有家族史者可配服六味地黄丸；妇人伴崩漏者，加阿胶；男子遗精者加生龙骨、生牡蛎。

#### 3. 外治

可用 25% 的补骨脂酊外搽。

**参考文献**

[1] 赵辨. 中国临床皮肤病学 [M]. 2 版. 南京：江苏凤凰科学技术出版社，2017：1268－1274.

[2] 中国中西医结合学会皮肤性病专业委员会色素病学组. 白癜风诊疗共识（2021 版）[J]. 中华皮肤科杂志，2021，54（2）：105－109.

（编写：龚业青、邓景航、马少吟　审校：刘玉梅、马少吟、林春生）

 ## 第十二节　贫血痣

## 一、概念

贫血痣（anemic nevus）是一种血管组织发育缺陷，不是结构上的变化，而是一种先天性功能异常。

## 二、临床表现

贫血痣好发于躯干，特别是胸部，面部和四肢亦可累及。损害为单个或多发，呈圆形、卵圆形或不规则线形，边界清楚但不规则，呈大小不一的苍白色斑（图 17－13）。摩擦患部时，浅色斑本身不发红，周围皮肤却发红充血，使白斑更趋明显。此时若用玻片压迫时，周围皮肤充血退去，减色斑就不易

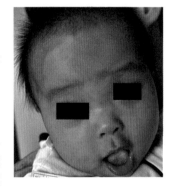

图 17－13　面部头部右侧贫血痣

辨认。

## 三、建议检查的项目

皮肤镜检、Wood's 灯、皮肤 CT 等。

## 四、诊断及鉴别诊断

主要根据本病特征性临床表现进行诊断。鉴别诊断：白癜风、无色素痣、花斑癣等。

## 五、治疗

尚无有效药物。若为美容需要，可小面积使用遮盖剂。

**参考文献**

赵辨．中国临床皮肤病学［M］．2 版．南京：江苏凤凰科学技术出版社，2017：1279 – 1280.

（编写：龚业青、邓景航、马少吟　审校：刘玉梅、马少吟、林春生）

 **第十三节　老年性白斑**

## 一、概念

老年性白斑（senile leukoderma）是表现为圆形或椭圆形白斑，好发生于 45 岁以上的中老年人。

## 二、临床表现

好发于中老年人，好发躯干和四肢，特别是前臂、小腿部，颜面部一般不会发生。白斑境界鲜明，多为针头至绿豆大小，个别亦可达到指甲片大，呈圆形或椭圆形，数个至数百个不等，白斑处皮肤稍凹陷，边缘无色素增多现象。

## 三、建议检查的项目

主要依靠临床诊断，也可用皮肤镜或皮肤 CT 辅助诊断。

## 四、诊断及鉴别诊断

主要根据临床表现。鉴别诊断：白癜风。特发性白斑周围无色素加深，白斑出皮肤稍凹陷，故容易鉴别。

## 五、治疗

本病无特殊治疗。

**参考文献**

赵辨. 中国临床皮肤病学 [M]. 2 版. 南京：江苏凤凰科学技术出版社，2017：1278.

（编写：龚业青、邓景航、马少吟　审校：刘玉梅、马少吟、林春生）

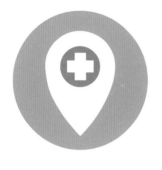

# 第十八章 | 遗传性皮肤病

## 第一节　色素失禁症

### 一、概念

色素失禁症（incontinentia pigmenti，IP）是一种罕见的 X 染色体连锁显性遗传病。该病多在婴儿期甚至新生儿期发病，在新生儿中的发病率约 0.007‰，由核因子 κB 激酶亚基的抑制剂 γ 亚基（IKBKG/ NEMO）基因的遗传突变（占 10%～25% 的患者）或散发性从头突变（占比 >75%）引起。

### 二、临床表现

男性胎儿多死亡，女性发病倾向性显著。患者出生 1 周左右，于躯干两侧发生荨麻疹样、水疱样、疣状皮炎病变。继发色素性斑疹，常好发于躯干、上臂及大腿（图 18 -1、图 18 -2）。70%～80% 有皮肤表现，多累及牙齿、中枢神经系统、眼睛和骨骼。临床表现分为四个阶段：第一阶段表现为红斑和水疱，出生时及出生 2 周内显著，常波及四肢和躯干。第二阶段主要为疣状条纹，角化过度性的疣状丘疹和斑块组成的损害，类似线状表皮痣。有广泛播散、不规则散布或如涡轮状的色素沉着。第三阶段为奇特的网状色素沉着，以躯干部损害最显著，见出生后最初几个月。第四阶段皮疹主要为缺少毛发和少汗的线状色素脱失斑，好发下肢屈侧。累及甲可表现为甲萎缩、甲营养不良、甲下肿瘤等。

本病也可累及其他系统。累及牙齿出现牙畸形、脱落等；累及中枢神经系统可出现癫痫、智力迟钝、运动迟缓等；累及眼部出现斜视、白内障、视网膜脱落等；累及骨骼可出现并指、颅骨变形、畸形足等。

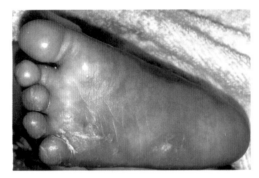

图 18 -1　色素失禁症（1）

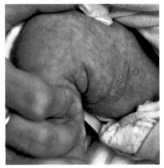

图 18 -2　色素失禁症（2）

### 三、诊断与鉴别诊断

主要根据患者临床表现及病理学进行诊断。诊断标准依据 2014 年 Landy 和 Donnai 提出的 IP 更新版诊断标准。在没有家族史的情况下，至少须有 1 项主要标准才可诊断为 IP。

如存在一名一级女性家属患病，一个次要标准即可诊断 IP，而次要标准中的症状全部没有则作为疑似诊断。鉴别诊断：主要与大疱表皮松解症、大疱性类天疱疮和表皮痣等相鉴别。

Landy 和 Donnai 更新版 IP 诊断标准：

主要标准

·1 期：典型的新生儿皮疹：红斑和水疱

·2 期：疣状丘疹或沿 Blaschko 线的斑块

·3 期：沿 Blaschko 线分布的典型色素沉着，在青春期逐渐消退（＋＋＋）

·4 期：分布于四肢的线性、萎缩性、无毛的皮损

·3 期或 4 期：头顶瘢痕性脱发

·牙齿：牙齿发育不全（缺牙或少牙），形状异常（钉形门齿、圆锥形牙齿）磨牙尖端形状改变）延迟出牙

·常见的周期性重排（IKBKG 基因的第 4 至第 10 外显子的删除重排）

次要标准

·嗜酸性粒细胞增多（1 期）

·头发：脱发或羊毛状发（无光泽且干燥）

·指甲：点状四陷，甲增厚

·乳腺受累（发育不全、不对称、乳汁减少）和/或乳头受累（乳头内陷、多乳头、哺乳困难）

·特征性皮肤组织学表现

·视网膜：周围新生血管形成

## 四、建议检查的项目

病理活检及遗传咨询。

## 五、组织病理学

不同时期病理表现不同。第一阶段主要病理改变为表皮嗜酸性海绵水肿和散在角化不良细胞，真皮内有较多嗜酸性粒细胞和单核细胞浸润。第二阶段为表皮棘层肥厚，角化过度和灶状角化不良，真皮内轻度慢性炎症浸润，常含有少数载黑素细胞。第三阶段为色素沉着区真皮上部的载黑素细胞内有广泛黑素沉积，同时伴基底层色素减退，细胞空泡化和变性。第四阶段病理改变为表皮变薄和真皮附属器缺如。

## 六、治疗

### （一）一般治疗

治疗策略与症状相关。治疗严重的炎症/疣状病变，可局部外用糖皮质激素、他克莫司，4 期的持续皮损不是先前炎症性/疣状病变的后遗症。因而，应严格考虑收益/风险比再给予合理治疗。对于新生儿，建议局部使用抗生素以免出现全身性感染。不建议激光治疗色素沉着病变，因其可能会导致炎症反复发作。由于皮肤炎症和色素沉着可能进一步加

重，建议进行光防护。

一旦临床诊断为 IP，应同时进行视网膜检查，间接眼底镜检查如果发现有周围血管病变，必须立即将患儿转至专业眼底检查中心，在全麻下进行眼底摄影和荧光素血管造影检查，有条件则对非灌注区行氩激光光凝治疗。

新生儿期后可出现白质病变的典型后遗症，更严重的病例可出现尿失禁和脑钙化。在新生儿期，临床治疗有两个目标：① 对癫痫持续或反复发作进行抗癫痫对症治疗。② 抗感染治疗。建议将类固醇作为一线治疗手段。必须尽早进行神经后遗症的治疗，包括理疗（运动障碍时）、言语治疗（认知障碍时）等。

口腔健康的应由口腔科根据患者年龄和病情选择佩戴临时牙套、行临时切牙冠成形术、正畸治疗等。无论 IP 的严重程度如何，都必须进行心理咨询。如果出现神经运动发育迟缓，则应根据情况迅速实施其他治疗，并根据患者不同生活阶段（儿童、青少年、成年）的需要进行调整。

（二）中医治疗

**1. 辨证施治**

气血两虚型：益气补血。八珍汤加减，肝肾不足：六味地黄汤或金匮肾气丸加减。

**2. 治疗中成药**

防风通圣颗粒、血府逐瘀口服液、大黄䗪虫胶囊等。

**3. 外治**

（1）针刺疗法。主穴：足三里、血海、合谷、曲池。配穴：三阴交、风池、中脘等。

（2）耳针疗法。皮质下、肾上腺、肝、肾、脾等。

（3）梅花针。敲叩患处及循行经脉穴位处。

**参考文献**

［1］赵辨. 中国临床皮肤病学［M］. 南京：江苏科学技术出版社，2010：1460－1461.

［2］博洛格尼，等. 皮肤病学［M］. 朱学骏，王宝玺，孙建方，等译. 北京：北京大学医学出版社，2011：605，1060，1188.

（编写：刘玉梅、薛茹君、马少吟、梁碧华　审校：刘玉梅、钟道清、陈荃、周欣、林春生）

 **第二节　神经纤维瘤病**

**一、概念**

神经纤维瘤病（neurofibromatosis，NF）是常染色体显性遗传病，表现为神经系统、骨骼和皮肤的发育异常。该病临床分 7 个类型，NF1 为传统的神经纤维瘤病，占 85% 以上病例。

## 二、临床表现

### （一）牛奶咖啡斑

几乎所有的患者都有皮肤色素斑，呈淡棕色、暗褐色或咖啡色。皮疹界限清，呈椭圆形，散在分布在身体各处（除头皮、掌跖外）。腋窝部出现雀斑样色素沉着也是本病特点，称 Crowe 征。（图 18 - 3）

### （二）多发性神经纤维瘤

该瘤分为皮肤型、皮下型和丛状型。皮肤型最早发生于 4 ～ 5 岁，青春期明显。皮疹为肤色、粉色、黄褐色或棕色的较小息肉状或带蒂的结节，质地柔软或橡胶样韧性，可伴瘙痒或刺痛感。皮下型发生在真皮层，质地硬。丛状型在皮下组织沿神经分布有坚实的结节或肿块，有触痛，可广泛侵入皮肤各层组织、筋膜、肌肉等，常导致软组织增生、骨肥大等，侵犯神经时导致神经系统功能紊乱。（图 18 - 4）

### （三）神经症状

脑神经中最常受累的是听神经，可引起神经性耳聋、癫痫、精神智力发育迟缓。其他中枢神经系统病变包括脑积水、脑和脊髓肿瘤、神经鞘瘤、脑膜瘤等，出现颅内压增高、癫痫、智力障碍等。周围神经受损可引起感觉异常等症状。

### （四）骨骼损害

巨颅畸形和脊柱侧弯是 NF1 患者最常见的骨骼系统异常。

### （五）心血管系统损害

患者常伴有高血压、肺动脉瓣和肾动脉狭窄。

### （六）内脏损害

生长于胸腔、纵膈、腹腔或盆腔的神经纤维瘤可引起内脏症状。其中消化道受累可引起胃肠出血或梗阻，还可引起内分泌异常，如肢端肥大症、性早熟、黏液性水肿等。

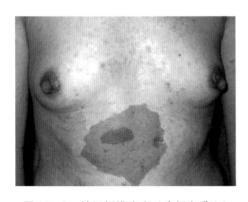
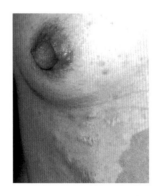

图 18 - 3　神经纤维瘤病（牛奶咖啡斑）　　图 18 - 4　神经纤维瘤病（胶鱼斑）

## 三、诊断与鉴别诊断

2021 年，国际神经纤维瘤病诊断标准共识组对 1987 年制定的 NF1 诊断标准提出了修正建议，主要加入了基因学诊断，具体为：① 6 个或以上牛奶咖啡斑：在青春期前直径大于 5 mm 或在青春期后直径大于 15 mm；② 2 个或以上任何类型的神经纤维瘤或 1 个丛状神经纤维瘤；③ 腋窝或腹股沟区雀斑；④视神经胶质瘤；⑤ 裂隙灯检查到 2 个或以上 Lisch 结节，或光学相干层析成像（OCT）/近红外（NIR）影像检查到 2 个或以上的脉络膜异常；⑥ 特征性骨病变，如蝶骨发育不良、胫骨前外侧弯曲，或长骨假关节生成；⑦ 在正常组织（如白细胞）中具有等位基因变体分数达 50% 的致病杂合子 NF1 变异体。对于无父母患病史者，满足 2 条或以上临床特征可被诊断为 NF1；有父母患病史者，满足 1 条或以上临床特征可被诊断为 NF1；如患者只有牛奶咖啡斑和腋窝或腹股沟区雀斑，需同时考虑 Legius 综合征的可能性，尤其是双侧色斑患者。

诊断上主要与咖啡斑、斑痣和结节型硬化症等相鉴别。

## 四、建议检查的项目

血和尿常规、头颅 CT、脑电图、胸部平片、骨骼 X 光检查，肝肾 B 超，病理活检及遗传咨询。

## 五、治疗

### （一）一般治疗

该病一般不需要治疗。皮肤型神经纤维瘤的治疗仅建议用于严重的临床患者（level 5）；一线治疗包括外科手术切除（level 5）、二氧化碳激光消融（对体积较小的瘤体尤其有效）（level 4）；电流干燥术，可一次性治疗数以百计的神经纤维瘤（level 4）；其他方法包括激光光凝术（level 4）、射频消融术（level 5），而咖啡斑可选择激光治疗。

### （二）中医治疗

#### 1. 辨证施治

（1）寒湿凝聚型。散寒祛湿，和营通络。桂枝红花汤加减。

（2）气血瘀滞型。行气活血，化瘀通滞。小金丹加减。

#### 2. 中成药治疗

大黄䗪虫胶囊、血府逐瘀口服液、小金丹等。

#### 3. 外治

可以选择蜈黛软膏、羌月乳膏等。可以考虑梅花针局部敲叩、耳针疗法等。

**参考文献**

[1] 博洛格尼，等. 皮肤病学 [M]. 朱学骏，王宝玺，孙建方，等译. 北京：北京大学医学出版社，2011：1037 – 1045.

[2] 赵辨. 中国临床皮肤病学 [M]. 南京：江苏科学技术出版社，2010：1500 – 1501.

（编写：刘玉梅、薛茹君、马少吟、梁碧华　审校：刘玉梅、钟道清、陈荃、周欣、林春生）

**第三节 遗传性大疱性表皮松解症**

## 一、概念

遗传性大疱性表皮松解症（epidermolysis bullosa hereditaria，EBH）是以皮肤轻微外伤后出现大疱为特征的一组罕见的遗传性疾病，为典型的机械性大疱病。根据水疱的发生部位可分为三大类：单纯型大疱性表皮松解症（epidermolysis bullosa simplex，EBS），水疱在表皮之内；交界型大疱性表皮松解症（junctional epidermolysis bullosa，JEB），水疱在透明层；营养不良型大疱性表皮松解症（dystrophic epidermolysis bullosa，DEB），水疱在致密板下方。

## 二、临床表现

遗传性大疱性表皮松解症在人出生时即起病，临床表现的轻重与疾病亚型相关。临床表现为手部、肘部、膝部及足部和其他容易摩擦的部位或周身出现水疱或大疱。患者可以出现口腔黏膜水疱或溃疡，导致吞咽困难和声音嘶哑。部分患者伴有斑驳性色素异常、秃发、掌跖角化过度、牙釉质缺陷、甲增厚和甲营养不良。其他损害包括反复瘢痕形成导致的指端残毁、贫血、骨质疏松、肌肉萎缩、心肌病、耳聋。部分亚型晚期可伴发基底细胞癌、鳞状细胞癌及恶性黑色素瘤。

### （一）单纯性大疱性表皮松解症

该病大多为常染色体显性遗传，是最轻型症状。水疱发生在表皮基底细胞层，相对表浅，仅累及肢端及四肢关节伸侧，不累及黏膜，愈后一般不留瘢痕。常在 2 岁内发现摩擦部位易出水疱，尼氏征阴性。

### （二）交界性大疱性表皮松解症

该病为常染色体隐性遗传。罕见，出生后即出现广泛水疱、大疱、糜烂和结痂，愈后出现萎缩性瘢痕，可致并指（趾）畸形，可有牙釉质发育不良，甲营养不良或无甲；预后差，大多数患者在 2 岁内死亡。其中，有一少见的亚型是伴幽门闭锁的 JEB。

### （三）营养不良性大疱性表皮松解症

该病为常染色体显性遗传或常染色体隐性遗传。病情多较重，常在出生后即出现皮损，且位置较深，愈合后遗留明显的瘢痕，可累及任何部位（包括黏膜），常以肢端最为严重（图18-5）。肢端反复发生的水疱及瘢痕可使指趾间的皮肤粘连、指骨萎缩形成爪形手，累及口咽部黏膜引起反复溃破、结痂可致张口、吞咽困难，预后不佳。常染色体隐性遗传 DEB 患者皮肤肿瘤发生率增高。

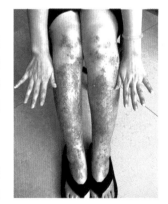

**图 18 - 5　营养不良性大疱性表皮松解症**

## （四）Kindler 综合征

超微结构下，水疱裂隙可以累及多个层次。临床表现为水疱、光敏以及异色病样改变。

# 三、诊断及鉴别诊断

最佳的诊断、分类方法是详细询问患者的个人和家族史，并通过皮肤组织病理、免疫荧光、透射电镜及基因检测来进一步核实。

应与获得性大疱性表皮松解症、大疱性类天疱疮和天疱疮相鉴别。

# 四、建议检查的项目

皮肤病理、电镜、免疫荧光及遗传咨询，部分亚型可能累及口腔、气道、食道等黏膜，应该进行相应检查。

透射电镜和免疫组化显示 EBS 的水疱位于表皮内，可分为基底层型和基底层上型；DEB 的水疱位于致密层下；JEB 的水疱位于透明板内；金德勒（Kindler）综合征的水疱裂隙可以累及多个层次。

# 五、治疗

## （一）一般治疗

目前尚无特效疗法，仅能对症及支持治疗。应注意保护患者皮肤，防止摩擦和压迫。系统应用糖皮质激素无效。口服和外用抗感染药物可以预防创面的继发感染，溃疡面可以应用水性敷料和人工皮肤加快愈合。食管狭窄需扩张食管。可用非粘连性合成敷料、无菌纱布或广谱抗生素软膏防治感染，同时应加强支持疗法。痒疹型 DEB 可以使用抗组胺药物和沙利度胺控制患者瘙痒的症状，改善皮损。合并手足挛缩和皮肤肿瘤的患者可以手术治疗。基因治疗、细胞移植和蛋白替代治疗是未来的治疗方向，现在国际上已有有效的案例报道。

## （二）中医治疗

### 1. 辨证施治

（1）气虚湿胜型。补气祛湿。参苓白术散加减。

（2）瘀热型。清热解毒，化瘀止痛。四妙勇安汤加减。湿热型：清热利湿，解毒通络。龙胆泻肝汤加减。

### 2. 常用中成药

玉屏风颗粒、血府逐瘀口服液、四妙丸、苦参胶囊、萆薢分清丸等。

### 3. 外治

常用清热除湿或活血化瘀中药外洗，常用外用药有蛭黛软膏、羌月乳膏、日舒安洗液、川百止痒洗剂、参柏洗液、利夫康等。

**参考文献**

[1] 博洛格尼，等．皮肤病学［M］.朱学骏，王宝玺，孙建方，等译．北京：北京大学医

学出版社，2011：571-580.

[2] 赵辨．中国临床皮肤病学［M］.南京：江苏科学技术出版社，2010：1463-1470.

[3] Jo-David Fine Helmut Hintner 遗传性大疱表皮松解症：病因、诊断、多学科护理及治疗［M］.杨勇，林志淼，主译．北京：北京大学医学出版社，2012：5-11，130-188.

[4] 张学军．皮肤性病学．［M］.北京：人民卫生出版社，2018：186-187.

（编写：刘玉梅、薛茹君、马少吟、梁碧华　审校：刘玉梅、钟道清、陈荃、周欣、林春生）

## 第四节　鱼鳞病

### 一、概念

鱼鳞病（ichthyosis）是一组以皮肤干燥伴鱼鳞样鳞屑为特征的角化障碍性遗传性皮肤病。按遗传机制、临床表现、组织病理大致可分为常染色体半显性遗传鱼鳞病（寻常型鱼鳞病）、X性联隐性鱼鳞病、常染色体隐性鱼鳞病（先天性非大疱性鱼鳞病样红皮病和板层状鱼鳞病）和常染色体显性鱼鳞病（表皮松解性角化过度型鱼鳞病）四种类型。除此之外，临床上还可见到一些其他特殊类型的鱼鳞病，如火棉胶婴儿、丑胎、豪猪状鱼鳞病、西门子大疱性鱼鳞病、迂回线性鱼鳞病及各种鱼鳞病相关综合征。

### 二、临床表现

#### （一）常染色体半显性遗传鱼鳞病

寻常型鱼鳞病（ichthyosis vulgris，IV）是一种常染色体半显性遗传鱼鳞病，也是临床上最常见、症状最轻的一种鱼鳞病。它受生活环境、空气湿度等各种条件的影响，个体差异较大，症状往往不同，且属于半显性遗传。半显性遗传是指如果患者含有致病基因纯合子（AA型，A代表致病基因），则临床症状相对较重；如果携带致病基因杂合子（Aa，a代表非致病基因），则临床症状相对较轻，甚至接近正常皮肤，有时仅见胫前鳞屑，若生活在潮湿的环境中，可能没有任何临床表现。因此，寻常型鱼鳞病的症状与两个因素有关：一是等位基因的类型（AA或者Aa）；另一个是生活环境，其中空气湿度占主要因素。

#### （二）X性联隐性遗传鱼鳞病

X性联隐性鱼鳞病（X-linked ichthyosis，XLI）是一种与X染色体连锁的隐性遗传鱼鳞病，其致病基因位于X染色体上，因此患病者大都为男性。其发病率在1/6000～1/2000，女性患者罕见，通常一家族中只有男性患病，女性为正常或携带者，且不分种族和地域差异。偶见女性携带者轻微的临床表现，表现为胫前皮肤干燥脱屑、角膜后壁和后弹力层点状混浊，但不影响视力。角膜混浊和隐睾是男性特征性的并发症。

#### （三）常染色体隐性遗传鱼鳞病

常染色体隐性遗传鱼鳞病（autosomal recessive ichthyosis，ARI）主要是指临床表现相对较轻的先天性非大疱型鱼鳞病样红皮病（nonbullous congenital ichthyosiform erythroderma，NCIE）和临床表现相对较重的板层状鱼鳞病（lamellar ichthyosis，LI）以及处于这两者之间的不典型的，因此统称为常染色体隐性鱼鳞病。这两组疾病在致病基因、临床表现等方面有许多相似之处，如大部分都为 TGM1 突变、全身厚层鳞屑、出生为火棉胶婴儿等。

### （四）常染色体显性遗传鱼鳞病

常染色体显性遗传鱼鳞病主要是指表皮松解性角化过度型鱼鳞病（epidermolytic hyperkeratosis，EHK），过去也称先天性大疱性鱼鳞病样红皮病（bullous congenital ichthyosiform erythroderma，BCIE）。人出生时或出生后不久出现大疱，随后全身可见角化性、疣状或嵴状的厚层鳞屑，主要累及屈侧，皮肤皱褶处更明显，呈"豪猪"样外观。常继发感染，严重时可伴发败血症、电解质紊乱而导致死亡。

### （五）特殊类型鱼鳞病

#### 1. Siemens 大疱性鱼鳞病

Siemens 大疱性鱼鳞病（ichthyosis bullosa of siemens，IBS）也叫西门子大疱性鱼鳞病，是一种常染色体显性遗传鱼鳞病，最早由 Siemens 在 1937 年描述并命名，致病基因为 12 号染色体上的角蛋白 2 基因（K2e）。与 EHK 一样，该病都属于角蛋白疾病，因此，2009 年世界鱼鳞病大会将西门子大疱性鱼鳞病和先天性大疱性鱼鳞病样红皮病统称为角蛋白鱼鳞病。人出生时即有水疱，随后表现为四肢的苔藓样角化过度，多发生于屈侧和胫前。

#### 2. 火棉胶婴儿

火棉胶婴儿是新生儿鱼鳞病的一种，是指出生时全身包裹一层厚厚的包膜，形如火棉胶样物质，故而命名，是一个症状学诊断。不久包膜脱落，皮肤干燥、脱屑、皲裂或大疱，逐渐发展为典型的鱼鳞病表现，有向各种鱼鳞病分化的潜能，是多种重症鱼鳞病的早期表现。但绝大多数火棉胶婴儿最后都发展成了经典的板层状鱼鳞病，少部分发展为 X 性联型、先天性非大疱型、表皮松解性角化过度型或其他类型。因此，火棉胶样婴儿出生时的基因突变类型无法预料，但大多数是 TGM1 基因突变，也有可能是 ALOX12B、ALOXE3、ABCA12、STS、FLJ39501、Ichthyin、KRT1、KRT10 基因突变，还有可能是未知基因。

#### 3. 丑角样鱼鳞病

丑角样鱼鳞病又称丑胎或重型胶样婴儿，是最严重的一种新生儿鱼鳞病，通常在母亲腹中死亡或出生后不久死亡，存活率低，外形奇特，症状特殊。与火棉胶婴儿不一样的是丑角样鱼鳞病的致病基因已确定为 ABCA12 基因。ABCA12 是一种蛋白转运子，负责跨膜转运各种物质，基因突变后导致功能缺陷，从而引起角质形成细胞胞膜脂质转运障碍而发病。

#### 4. 豪猪状鱼鳞病

豪猪状鱼鳞病是一个症状学诊断，又叫高起性鱼鳞病或系统性严重的泛发性线状表皮痣。目前公认的分为五型：①Lambert 型：基因未知。②Brocq 型：基因未知。③Bafverstedt 型：又名泛发性畸形外胚层型，基因未知。④Rheydt 型：又名 HID 综合征，即豪猪状鱼鳞病伴耳聋。研究发现 Rheydt 型存在 GJB2 基因突变，同 KID 综合征，因此有学者认为 HID 和 KID 可能是由同一个基因导致的两种不同表型。⑤Curth-Macklin 型：临床表现同

Lambert 型，与之不同的是 Lambert 型掌跖一般不受累，而 Curth-Macklin 型掌跖受累，目前基因未知。

**5. 迂回线性鱼鳞病**

迂回线性鱼鳞病又称局限性线状鱼鳞病或回旋状线状鱼鳞病，若伴发竹状发、特应性皮炎又称内瑟顿（Netherton）综合征。研究表明，它是一种常染色体隐性遗传鱼鳞病，为定位在 5 号染色体 5q32 上的丝氨酸蛋白酶抑制剂基因（*SPINK5* 基因）突变所致。临床表现为躯干及四肢近端泛发性多环状匍行皮疹，有角质边缘，腘窝和肘窝的屈面苔藓形成角化过度。

**（六）鱼鳞病相关综合征**

**1. KID 综合征**

KID 综合征又叫角膜炎 - 鱼鳞病 - 耳聋综合征，主要表现为重症鱼鳞病、血管性角膜炎、先天感音神经性耳聋。1981 年 Skinner 首次报道，中国首例由张锡宝于 2004 年报道，是常染色体显性遗传，致病基因是缝隙连接蛋白 *GJB2* 和 *GJB6* 基因突变引起，但绝大多数是 *GJB2* 突变。

**2. HID 综合征**

HID 综合征即 Rheydt 型豪猪状鱼鳞病，又叫锥状鱼鳞病伴耳聋，致病与 *GJB2* 基因突变有关，目前仅发现有 D50N 一种突变类型。

**3. Netherton 综合征**

Netherton 综合征即迂回线性鱼鳞病伴竹状发和特异性皮炎，致病基因是丝氨酸蛋白酶抑制剂 5 型基因（*SPINK5* 基因）。

**4. Sjoyren-Larson 综合征**

Sjoyren-Larson 综合征又称鱼鳞病 - 痉挛性瘫痪 - 智能障碍综合征，常染色体隐性遗传，为 17 号染色体上脂肪醛脱氢酶基因（*ALDH3A2* 基因）突变所致。

**5. CHILD 综合征**

CHILD 综合征即先天性偏侧发育不良伴鱼鳞病样红皮病及四肢畸形综合征，为常染色体隐性遗传，是 Xq28 上 3 - β 羟基固醇脱氢酶基因（*NSDHL* 基因）突变所致。

**6. Refsum 综合征**

Refsum 综合征即鱼鳞病 - 多发性神经炎 - 共济失调综合征，由 Refsum 于 1945 年首报。致病基因为 *RAHX* 或 *PEX7*，定位于 10pter-p1.2，6q22 - q24。

**7. Dorfman-Chanarin 综合征**

Dorfman-Chanarin 综合征是一种少见的常染色体隐性遗传的脂质蓄积症。其临床特征表现为鱼鳞病、白细胞脂质空泡和内脏器官受损。1974 年、1975 年由 Dorfman 和 Chanarin 分别报道了此病，致病基因为 3p21 上的 *CG*158 蛋白基因突变。

**8. Shwachman-Diamond 综合征**

Shwachman-Diamond 综合征表现为鱼鳞病、胰腺外分泌功能不全、生长发育迟缓。1964 年由 Shwachman-Diamond 等首次报道，致病基因为 7q11 上的 *SBDS* 基因突变所致。

## 三、诊断和鉴别诊断

根据发病年龄，特征性的皮疹分布和形态，配合组织病理诊断和基因检测，诊断容易确立。鉴别诊断主要与获得性鱼鳞病相鉴别。

## 四、建议检查的项目

建议完善皮肤病理和遗传咨询检查，部分亚型和并发症应做相应检查。

## 五、组织病理学

寻常鱼鳞病表现为中度板层状角化过度，伴颗粒层减少或缺如，皮脂腺和汗腺缩小并减少。性连锁鱼鳞病表现为致密的角化过度，颗粒层正常或增厚，表皮突显著，血管周围有淋巴细胞浸润。板层鱼鳞病表现为明显的角化过度，轻度棘层肥厚，颗粒层正常或轻度增厚，表皮可呈乳头瘤状增生伴银屑病样表现。先天性大疱性鱼鳞样红皮病表现为角化过度和棘层肥厚，颗粒层内含有粗大颗粒，颗粒层及棘层上部有网状空泡化，表皮内可见水疱，真皮浅层少许炎症细胞浸润。先天性非大疱性鱼鳞病样红皮病表现为角化过度，伴有轻度角化不全和棘层肥厚，真皮浅层淋巴细胞浸润。

## 六、治疗

（一）一线治疗

（1）水化：增加环境湿度，沐浴或者泡浴。

（2）润滑：溶液、霜剂、软膏。

（二）二线治疗

（1）角质松解质：水杨酸，尿素，α－羟酸（如乳酸）。

（2）外用维A酸类药物：维A酸，他扎罗汀。

（3）外用维生素D：卡泊三醇。

（4）外用维A酸代谢阻滞剂：利阿唑。

（5）外用N－乙酰半胱氨酸。

（三）三线治疗

（1）系统应用维A酸类药物：异维A酸、阿维A。

（2）系统应用维A酸代谢阻滞剂：利阿唑。

（四）中医治疗

### 1. 辨证施治

（1）血虚风燥型。养血活血，润燥熄风。养血润肤饮加减。

（2）瘀血阻滞型。活血化瘀，润燥养肤。血府逐瘀汤加减。

### 2. 常用中成药

润燥止痒胶囊、血府逐瘀口服液、大黄䗪虫胶囊等。

### 3. 外治

常用滋阴润燥中药外洗，或者可以使用肤舒止痒膏外洗。艾灸及耳针疗法也可以选择使用。

**参考文献**

［1］ 姜媛芳，姚志荣，陶建凤，等．先天性鱼鳞病的少见临床类型［J］．上海交通大学学报（医学版），2007，27（8）：987－990．

［2］ 唐志平，赵恬，张芳，等．先天性鱼鳞病基因遗传学研究进展［J］．皮肤性病诊疗学杂志，2013（6）：447－451．

［3］ 顾有守．获得性鱼鳞病［J］．临床皮肤科杂志，2008，37（1）：59－60．

［4］ 徐晓，李常兴，何玉清，等．角膜炎·鱼鳞病·耳聋综合征：国内首例报告［J］．罕少疾病杂志，2004（4）：22－24，63．

［5］ 张学军．皮肤性病学［M］．北京：人民卫生出版社，2018：183．

［6］ 赵辨．中国临床皮肤病学［M］．南京：江苏科学技术出版社，2010：1475－1476．

（编写：刘玉梅、薛茹君、马少吟、梁碧华　审校：刘玉梅、钟道清、陈荃、周欣、林春生）

 **第五节　着色性干皮病**

## 一、概念

着色性干皮病（xeroderma pigmentosum，XP）是一种常染色体性隐性遗传病。由于存在 DNA 损伤修复功能的缺陷，紫外线照射后皮肤不能修复损伤的细胞，患者常表现为高度光敏感，光暴露部位的皮肤萎缩、雀斑样色素斑，好发恶性肿瘤，尤其是皮肤肿瘤，同时可有多系统的损害，如眼、神经系统等。

## 二、临床表现

### （一）皮肤表现

幼年发病，即出生后 6 个月至 3 岁发病。病情随年龄逐渐加重，多数患者于 20 岁前因恶性肿瘤而死亡。皮肤对日光敏感，面部等暴露部位出现红斑、褐色斑点及斑片，伴毛细血管扩张，间有色素脱失斑和萎缩或瘢痕，皮肤干燥。数年内发生基底细胞癌、鳞癌及恶性黑素瘤。

### （二）眼部损害

发生于约 80% 的患者，眼部对光过敏，常表现为严重的畏光、角膜炎、角膜混浊和血管形成。

### （三）神经系统损害

部分患者出现神经系统异常，例如头颅畸形、耳聋、共济失调等。最严重为 DeSanctis-Cacchione 综合征。

### （四）其他

曝光部位如口腔，可出现组织萎缩，导致张口困难；舌尖可有毛细血管扩张等；晚期出现曝光部位的非典型性增生、日光角化及鳞癌和基底细胞癌等恶性肿瘤；内脏恶性肿瘤的发生率明显增高。

## 三、建议检查的项目

### （一）常规检查

组织病理：早期病理为非特异性；中期病理类似日光性角化，如角化过度、色素沉着明显，表皮萎缩，部分棘层肥厚，呈非典型向下生长。表皮细胞核排列紊乱，真皮胶原嗜碱性变、出现较多黑色素颗粒及噬黑色素细胞。晚期则为相应的肿瘤组织改变。

### （二）其他检查

血和尿常规、头颅 CT、脑电图、眼底检查、骨骼 X 光检查、肝肾 B 超、皮肤镜、皮肤 CT 等，必要时行 DNA 修复功能检测以及基因检测。

## 四、诊断与鉴别诊断

主要根据患者临床表现即可诊断。需与雀斑、雀斑样痣和 Cockayne 综合征等相鉴别。

### （一）雀斑

5 岁左右发病，好发于面部，皮损为褐色点状色素斑，予日晒关系密切，春夏加重，无自觉症状，无伴发恶性肿瘤。

### （二）雀斑样痣

多发生于幼年，到成年可逐渐增多，可发生在任何部位，为褐色或黑褐色斑点，与日晒密切相关，无伴发恶性肿瘤。

## 五、治疗

### （一）治疗原则

患者要避免日光暴晒，减少室内光线的照射，降低 UV 照射诱发细胞损伤的概率；出现肿瘤时则尽早切除肿瘤并进行对症处理。

### （二）治疗

#### 1. 预防措施

注意避免曝光部位的日光照射，尽量使用长袖、帽、面罩等物理性遮光手段以及外涂物理性遮光剂，戴墨镜保护眼睛。

#### 2. 药物治疗

XP 的治疗前期治疗药物：由于样本量小，多数药物都是处于研究或实验阶段。①用细菌脂质体等表面酶直接减轻 DNA 修复缺陷 T4 核酸内切酶 V 或基因转录。②抗氧化剂，如辅酶 Q 能有效清除紫外线照射后成纤维细胞所产生的活性氧基，防止皮肤色素沉着及雀斑形成，达到保护皮肤的作用。③氨基糖苷类抗生素如遗传霉素和庆大霉素，在携带过早终止密码子突变的 XP 患者细胞中，可允许终止密码子的读取，使位于紫外线损伤部位的 XPC 蛋白的表达增加，用以预防皮肤癌。④异维 A 酸、烟酰胺等口服药物、外用咪喹莫特等。

### 3. 晚期

手术切除肿瘤，对症治疗。

### （三）随访及注意事项

确诊后的 XP 需进行长期随访观察，重点观察皮肤，早期发现皮肤病变早期明确诊断，及早进行干预处理。使用皮肤镜可初步判断皮肤肿瘤的性质。

### （四）中医治疗

#### 1. 辨证施治

（1）血虚风燥型。养血活血，润燥熄风。养血润肤饮加减。

（2）瘀血阻滞型。活血化瘀，润燥养肤。血府逐瘀汤加减。

#### 2. 常用中成药

润燥止痒胶囊、血府逐瘀口服液、大黄䗪虫胶囊等。

#### 3. 外治

常用滋阴润燥中药外洗，或者可以使用肤舒止痒膏外洗。艾灸及耳针疗法也可以选择使用。

**参考文献**

［1］博洛格尼，等. 皮肤病学［M］.朱学骏，王宝玺，孙建方，等译. 北京：北京大学医学出版社，2011：1650-1653.

［2］赵辨. 中国临床皮肤病学［M］.2 版. 南京：江苏凤凰科学技术出版社，2017：1678-1680.

［3］郭鱼，陈俊杰，岑瑛. 着色性干皮病的诊疗现状与展望［J］.西部医学，2019，31（7）：1145-1148.

（编写：刘玉梅、薛茹君、马少吟、梁碧华　审校：刘玉梅、黄茂芳、钟道清、陈荃、周欣、林春生）

## 第六节　结节性硬化症

## 一、概念

结节性硬化症（tuberous sclerosis，TS）是一种侵犯皮肤、神经等系统，以条叶状色素减退斑、面部血管神经瘤、癫痫、智力障碍为主要表现的常染色体显性遗传性疾病。

## 二、临床表现

### （一）皮肤损害

#### 1. 颜面血管纤维瘤和前额纤维斑块

患者在 2 岁内在面部中央可出现面部血管纤维瘤。皮损最初为发生在脸颊及前额的红斑，迅速发展为粉红色、红棕色的丘疹或结节，表面平滑有光泽，可融合成斑块。20% 的患者有前额纤维斑块，为坚实隆起的黄棕色、肤色损害，是一种变异的血管纤维瘤，生长缓慢。

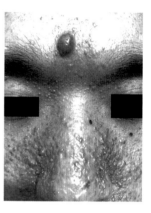

图 18－6 锥状软疣

#### 2. 色素脱失斑

该病发生于约 90% 的患者，为最常见的皮肤表现，多发生于躯干，尤其是臀部，常表现为多边形或拇指纹形减色斑，常数个或数十个散在分布，在 Wood's 灯下易诊断该皮损。

#### 3. 鲨鱼皮斑

该病为是一种结缔组织痣，约 50% 的 TS 患者在 2 岁左右开始出现。皮损呈多发，常发生在腰骶部，表现为肤色的软斑块，表面粗糙不平。

#### 4. 甲周纤维瘤

该病见于 15%～20% 的患者，常在青春期或以后出现，从甲周长出鲜红色赘生物，表面光滑，质地坚韧，常多发，类似肿瘤亦可见于嘴唇、上颚和齿龈。

#### 5. 锥状软疣

该病常发生在弯曲部位，如颈部、腋下和腹股沟区域，皮损为带蒂的丘疹或结节，呈肤色，质地软（图 18－6）。

#### 6. 咖啡牛奶斑

约 30% TS 患者有咖啡牛奶斑，通常发生在出生前几个月。

### （二）神经系统损害

癫痫、神经智力发育迟缓是本病常见的神经系统表现，常见于婴儿或儿童早期，癫痫发作严重程度不一。60%～70% 的患者有智力障碍，可逐步进展；有些患者虽智力正常，但可有明显行为异常的现象。X 线平片或 CT 上可见颅内钙化、室管膜下结节。超过 90% 的患者有皮质瘤。约 70% 的患儿可出现婴儿性痉挛，常发生于 3 月龄左右，表现为大规模快速弯曲或伸展四肢、躯干和头部，持续颤动几分之 1～3 秒不等，每次发作间隔几秒钟，整个过程持续几分钟。可发生巨细胞星形细胞瘤。

### （三）眼部症状

8%～40% 的患者有眼部症状，最特征的眼部病变为视网膜错构瘤，可沿血管如白色条状物或靠近视盘处呈小的圆形肿瘤，较少影响视力，少有症状表现，可表现为盲点或黑内障。此外，还可发生视网膜星形细胞瘤、无色视网膜斑。

### （四）肾脏病变

40%～80% 的患者有肾脏病变，肾囊肿和多发性双侧血管肌脂瘤是常见的肾损害。肾囊肿常见于儿童，除非数目众多或体积较大，否则很少出现症状。肌脂瘤以成人多见，为脂肪、平滑肌和结缔组织构成的良性错构瘤，无明显症状，多发性者具有诊断意义。肾囊肿和血管肌脂瘤可增加患肾癌的风险。肾脏病变的病死率随着年龄的增长而增高。

（五）心脏病变

约43%的患儿有心脏横纹肌瘤，可阻塞血流，引起心律失常和心脏收缩；心脏彩超具有诊断意义。

（六）肺部病变

肺淋巴管肌瘤病的发生率小于1%，女性多见，表现为呼吸困难、咳嗽、自发性气胸、乳糜样积液等，常呈进行性。

（七）骨骼病变

45%～80%的患者有骨骼病变、骨质硬化和囊性变。全身骨骼均可受累，常无症状。以颅骨硬化症和指骨纤维囊性改变最为常见。

（八）其他脏器

其他脏器包括消化道、甲状腺、甲状旁腺、子宫、膀胱、肾上腺、乳腺、胸腺等均可能受累。

## 三、建议检查的项目

（一）常规检查

血尿常规、头颅 CT、脑电图、胸部平片、骨骼 X 光检查、肝肾 B 超。

（二）组织病理

表皮萎缩变平，真皮胶原纤维增生；成纤维细胞增大似神经胶质细胞；弹性纤维断裂消失。可有皮脂腺肥大，毛囊受压萎缩。

血管纤维瘤为纤维血管组织的错构性增生，附属器萎缩或被挤压。甲周及甲下纤维瘤血管纤维化，可见星状成纤维细胞，似神经胶质细胞。鲨鱼皮样斑类似结缔组织痣，有互相交织、走向不规则的致密胶原纤维束；弹性胶原破裂，深在的皮疹似限局性硬皮病。

## 四、诊断标准

（1）主要指征：①面部血管纤维瘤或前额斑块；②非外伤性指（趾）甲或甲周纤维瘤；③色素减退斑（≥3）；④鲨革样皮疹（结缔组织痣）；⑤多发性视网膜错构瘤结节；⑥皮质瘤；⑦室管膜下结节；⑧室管膜下巨细胞星形细胞瘤；⑨单个或多发的心脏横纹肌瘤；⑩淋巴管平滑肌病；⑪肾血管肌脂肪瘤。

（2）次要指征：①多发散在牙釉质凹陷；②错构瘤性直肠息肉；③骨囊肿；④脑白质径向迁移；⑤牙龈纤维瘤；⑥非肾性错构瘤；⑦视网膜色素缺失斑；⑧雪花样斑；⑨多发性肾囊肿。

确诊的 TSC：2 个主要指征或 1 个主要指征加上 2 个次要指征。拟诊的 TSC：1 个主要指征加上 1 个次要指征。可能的 TSC：1 个主要指征或 2 个及以上次要指征。

（3）鉴别诊断。

A. 贫血痣。由于血管组织发育缺陷导致先天性功能异常，患处血管处于收缩状态，在出生及儿童期发生，好发于躯干、胸部，皮损为大小不一的圆形或卵圆形苍白色斑，边界清楚。Wood's 灯检查示贫血痣消失，可鉴别。

B. 斑驳病。为常染色体显性遗传皮肤病，具有额部三角形或菱形白斑和白色额发的特征性表现，白斑多呈双侧不对称分布，中央可见正常皮肤与岛屿状色素沉着区。

C. 多发性毛发上皮瘤。常染色体显性遗传病，女性多见，幼年发病；皮损为肤色或黄色丘疹或结节，好发于面部，可行病理活检进行鉴别。

D. 寻常痤疮。好发于青少年，皮损好发于面颊部、额部、胸背部，呈对称分布；各型皮损包括粉刺、炎性丘疹、脓疱、结节等。

## 五、治疗

### （一）一般治疗

无特殊疗法，一般常用对症治疗。面部血管纤维瘤、甲周纤维瘤必要时可行削磨术、激光、液氮冷冻、电灼等治疗。癫痫者可使用抗癫痫药物。颅内病变引起颅内高压者可行手术治疗。

### （二）中医治疗

#### 1. 辨证施治

（1）血虚风燥型。养血活血，润燥熄风。养血润肤饮加减。
（2）瘀血阻滞型。活血化瘀，润燥养肤。血府逐瘀汤加减。

#### 2. 常用中成药

润燥止痒胶囊、血府逐瘀口服液、大黄䗪虫胶囊等。

#### 3. 外治

常用滋阴润燥中药外洗，或者可以使用肤舒止痒膏外洗。艾灸及耳针疗法也可以选择使用。

**参考文献**

[1] 博洛格尼，等．皮肤病学［M］.朱学骏，王宝玺，孙建方，等译．北京：北京大学医学出版社，2011：1045－1053.
[2] 赵辨．中国临床皮肤病学［M］.2 版．南京：江苏凤凰科学技术出版社，2017：1683－1685.

（编写：刘玉梅、薛茹君、马少吟、梁碧华　审校：刘玉梅、黄茂芳、钟道清、陈荃、周欣、林春生）

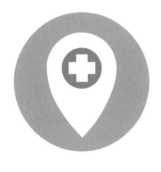

# 第十九章 | 黏膜疾病

## 第一节　剥脱性唇炎

### 一、概念

剥脱性唇炎（exfoliative cheilitis）是一种原因不明的原发性唇部反复脱屑及炎症性疾病，可由反复舔舐、摩擦等原因或唇部接触化学物质等引起。感染因素如念珠菌、HIV 感染等也是致病因素之一，负性情绪可加重病情。本病与慢性接触性唇炎有时难以区别，有人认为是同一疾病。

### 二、临床表现

下唇常被累及，炎症常局限于唇红缘处。反复发生的表皮脱落可形成暂时性红斑和表面触痛。在某种情况下，慢性红肿的唇部覆盖有痂，痂不断脱落并形成光滑的表面，然后又形成新痂。也可形成裂隙，并且有烧灼感、触痛和疼痛。多见于女孩和青年妇女，皮疹常常开始于下唇的中部，而后逐渐扩展到整个下唇或上、下唇，病情持续数月到数年不等。

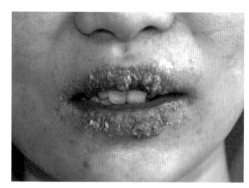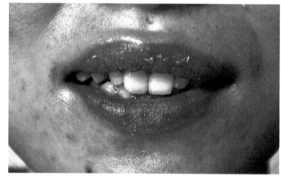

图 19 - 1　剥脱性唇炎治疗前（左）后（右）

### 三、建议检查的项目

（1）常规检查：真菌镜检。

（2）为寻找病因，需要行相关变应原检查，如斑贴试验、光生物学试验；为明确诊断，必要时行病理活检。

### 四、诊断及鉴别诊断

#### （一）诊断

临床症状体征结合实验室检查可明确诊断。

## （二）鉴别诊断

本病需要与慢性接触性唇炎、光线性唇炎、腺性唇炎、盘状红斑狼疮以及扁平苔藓等相鉴别。

### 1. 慢性接触性唇炎

一般有明确的致敏物接触史，斑贴实验可呈阳性。

### 2. 光化性唇炎

发病与日光照射密切相关，主要发生于下唇，好发于夏季。

### 3. 腺性唇炎

其特征主要是可见到腺体肥大及扩张的腺管开口部，可触及结节状的囊肿形成，组织病理有助于诊断。

### 4. 盘状红斑狼疮

其具有光敏性，在身体其他部位也会伴有盘状红斑狼疮的典型皮损，红斑狼疮的一些实验室指标及组织病理有助于诊断。

### 5. 扁平苔藓

一般在身体其他部位也会伴有扁平苔藓的皮损，一般位于下唇，边界清，组织病理有助于鉴别诊断。

# 五、治疗

## （一）一般治疗

唯一普遍有效的治疗方法是去除致病因素。局部使用糖皮质激素以及钙调磷酸酶抑制剂通常有效。20%的鱼肝油软膏等具有保湿作用的药物有一定的辅助治疗作用。

对症治疗：因不良情绪诱发加重的可使用抗抑郁药物，皮疹肥厚影响生活质量的可行手术、激光等方法去除增生的皮疹。

## （二）中医治疗

### 1. 辨证论治

（1）风火外袭证。主证：患者唇口肿胀，色红，干燥，广泛灰白秕糠样皮屑，或有皲裂，干痒灼痛，舌淡红，苔黄，脉浮数。治法：疏风散邪，泻火解毒。方药：防风通圣散加减。

（2）心脾积热证。主证：唇肿坚硬，或皲裂溃烂，伴有口渴尿赤，舌红，苔黄，脉数。治法：清火解毒，养阴生津。方药：清凉甘露饮加减。

（3）脾胃实热证。主证：口唇肿胀突起，皲裂，脱屑，灼热疼痛，伴有口渴尿赤、便秘尿黄，舌红，苔黄腻，脉滑数。治法：通腑泄热，化痰解毒。方药：凉膈散加减。

（4）阴虚血燥证。主证：口唇皲裂，干燥，脱屑，痛如火燎，犹如无皮之状，色紫黯，时流血水，伴有两颧发红，手足心热，舌干少津，无苔，脉细数。治法：滋阴降火，养血润燥。方药：知柏地黄汤合四物汤加减。

### 2. 中成药治疗

防风通圣颗粒、蒲地蓝消炎胶囊、润燥止痒胶囊、知柏地黄丸等。

**参考文献**

［1］赵辨．中国临床皮肤病学［M］．2 版．南京：江苏凤凰科学技术出版社，2017：1473.

［2］吴志华、范翌明．皮肤性病诊断与鉴别诊断［M］．北京：科学技术文献出版社，2009：697 - 702.

（编写：梁碧华、马少吟、陈荃　审校：刘玉梅、黄茂芳、周欣、马少吟、梁碧华、林春生、龚业青）

## 第二节　光化性唇炎

### 一、概念

光化性唇炎（actinic cheilitis），又称光线性唇炎，是一种光敏感性复发性唇黏膜疾病。皮损类似湿疹样改变，与机体内卟啉代谢障碍和过度紫外线照射有关。

### 二、临床表现

光线性损害常常仅累及下唇，表现为鳞屑、皲裂和肿胀，也可出现黏膜白斑，甚至演变成鳞状细胞癌。

根据临床表现和经过分为两型。

（一）急性光线性唇炎

较少见，发作前有强烈日光照射史，呈急性经过，以下唇为主。临床表现为唇部急性肿胀、充血，继而糜烂，表面覆以黄棕色血痂，痂下有分泌物聚集。重者有灼热和刺痛。

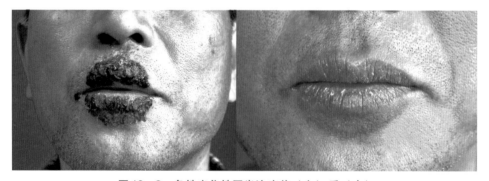

图 19 - 2　急性光化性唇炎治疗前（左）后（右）

（二）慢性光线性唇炎

不知不觉发病或由急性发展，早期以脱屑为主，鳞屑脱落后不久又形成新的鳞屑，如此迁延日久，致使唇部组织增厚、变硬，失去正常弹性，口唇表面出现皱褶和皲裂。

## 三、建议检查的项目

### （一）专科检查

为明确诊断，建议行病理活检，必要时行光生物学试验。

### （二）组织病理

表皮角化过度，角化不全，棘层肥厚，真皮结缔组织嗜碱性变。淋巴细胞、组织细胞浸润为主，真皮血管扩张。发生白斑损害时可出现棘细胞增生明显，有细胞异型性和假性上皮瘤样增生。

## 四、诊断和鉴别诊断

### （一）诊断

临床症状体征结合实验室检查可明确诊断。

### （二）鉴别诊断

需要与慢性盘状红斑狼疮、扁平苔藓等相鉴别。

#### 1. 盘状红斑狼疮

其具有光敏性，在身体其他部位也会伴有盘状红斑狼疮的典型皮损，红斑狼疮的一些实验室指标及组织病理有助于诊断。

#### 2. 扁平苔藓

一般在身体其他部位也会伴有扁平苔藓的皮损，一般位于下唇，边界清楚，组织病理有助于鉴别诊断。

## 五、治疗

光化性唇炎的诊断明确后，应立即停用可疑的药物及食物，减少紫外线照射，治疗影响卟啉代谢的其他疾病。

### （一）注意防晒

患者外出时戴阔边帽，或使用防紫外线专用伞等遮阳措施，外涂防晒唇膏。应当尽可能在室内工作，室内环境也尽可能采取避光等防范措施，平时穿浅色服装。

### （二）局部治疗

患者局部应用奎宁软膏或糖皮质激素、钙调磷酸酶抑制剂等药物。

### （三）系统性治疗

患者可口服羟氯喹、烟酰胺（每次 0.3 g，每天 3 次）等。症状较重者可静脉注射硫代硫酸钠。

### （四）外部治疗

皮疹肥厚、严重影响生活质量的患者可采取手术切除、激光治疗，治疗时注意减少瘢痕，保持唇红线的连续性。

## （五）中医治疗

### 1. 辨证论治

（1）风燥伤脾证。主证：强烈日光照射后，唇部发生急性炎症反应，唇红部充血水肿，色深红，灼热刺痛，继而出现成簇而密集的小水疱，疱破出现糜烂、溃疡、结痂。疼痛明显，易出血，急性期数日到数周不等，病损轻而表浅者，愈后有轻度色素沉着。病损重而深者，愈后有瘢痕。舌红，苔黄，脉数。治法：祛风热，健脾胃。方药：防风通圣散合健脾除湿汤加减。

（2）血燥阴虚证。主证：为长期紫外线照射的结果，多发生于海员、电焊工及长期野外工作者。病损常年存在，唇表面干燥脱屑，范围累计整个下唇，甚至口角。唇部出现多条纵行皲裂和皱褶，原发感染时有糜烂、溃疡、充血、水肿。部分有局限性唇红黏膜增厚或灰白色角化纹，唇周皮肤可有脱色。舌红，苔白，脉细数。治法：养血补阴。方药：养荣汤合四物汤加减。

### 2. 中成药治疗

防风通圣颗粒、润燥止痒胶囊等。

**参考文献**

［1］赵辨．中国临床皮肤病学［M］.2 版．南京：江苏凤凰科学技术出版社，2017：1472.

［2］朱慧兰．光生物学试验在皮肤科的应用［J］，岭南皮肤性病科杂志，2009，16（5）：340 - 342.

［3］吴志华、范翌明．皮肤性病诊断与鉴别诊断［M］.北京：科学技术文献出版社，2009：697 - 702.

（编写：梁碧华、马少吟、陈荃　审校：刘玉梅、黄茂芳、周欣、马少吟、梁碧华、林春生、龚业青）

## 第三节　肉芽肿性唇炎

## 一、概念

肉芽肿性唇炎（granulomatous cheilitis）是一种原因不明的以唇部反复慢性肥厚肿胀为主要特征，病理表现为肉芽肿性改变。目前被认为是梅 – 罗综合征（Melkersson-Rosenthal syndrome，MRS）的单症状型。遗传、自主神经系统调节的血管舒缩紊乱、感染性病灶、感染、过敏反应等因素可能与疾病相关。

## 二、病因

病因不明。可能与链球菌、分枝杆菌、单纯疱疹病毒等细菌或病毒感染有关，或对钴、桂皮、可可、香旱芹油精等的过敏反应和自主神经系统调节的血管舒缩紊乱，以及遗传因素等。亦有文献报道可能与慢性根尖周病、鼻咽部炎症等有关。女性患者可能与月经周期有关。也有人认为可能是克罗恩（Crohn）病或结节病的前期表现。

## 三、临床表现

本病的发病年龄多在中青年。发病前一般无外伤或唇部明显感染史。多为一唇先发病，然后另一唇发病，有时上、下唇同时发病。本病多为突然发生，表现为唇部弥漫性水肿，可自行消退。以后反复发作，导致口唇逐渐肥大。口唇表面颜色可正常，也可呈红色或紫红色，触之有弹性，如捏软橡皮。有时口唇表面可有渗出、结痂、干燥、脱屑。患者一般无自觉症状，偶尔出现麻木或疼痛。口腔黏膜及舌一般正常。局部淋巴结可增大。部分患者在发病前可有发热、不适等全身症状。（图 19 – 1）

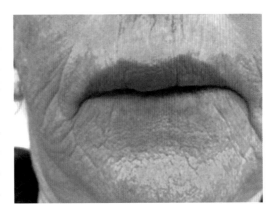

图 19 – 1　肉芽肿性唇炎

## 四、建议检查的项目

需行病理活检，排查相关系统性疾病，如淋巴瘤、克罗恩病、结节病等。

组织病理以非干酪化类上皮细胞肉芽肿为特征，多位于固有层和黏膜下，有时可见于腺体及肌层内。慢性炎细胞如淋巴细胞、浆细胞等浸润至肌层黏膜腺、血管、淋巴管周围，胶原肿胀，基质水肿，血管扩张增厚。有的标本可无特征性肉芽肿，只有间质和血管改变。

## 五、诊断及鉴别诊断

### （一）诊断

根据唇部突发性弥漫性实质性肿胀，缓解期不完全消退，结合病理表现可明确诊断。

### （二）鉴别诊断

需要与黏液性水肿、血管性水肿、腺性唇炎、结节病、口腔克罗恩病、浆细胞性唇炎、感染性肉芽肿和 Ascher 综合征相鉴别。

## 六、治疗

本病的治疗尚无特效方法。去除可能引起疾病的诱发因素十分重要，如去除牙源性感染、治疗与牙有关的病灶。

### （一）局部治疗

可采用肾上腺糖皮质激素外涂，或局部皮损内进行糖皮质激素注射治疗，但易复发。

### （二）系统用药

氯法齐明、因福利美及联合用药等治疗措施取得了一定的临床疗效。

使用氯法齐明可能使患者发生轻度消化道反应，如恶心、呕吐、腹泻、皮肤瘙痒等。约20%的患者治疗后皮肤有红铜样色素沉着，通常治疗结束后，此症状逐渐消失。为预防此副作用，治疗期间应避免暴晒。

## （三）手术治疗

可在反复发作形成巨唇后考虑，修复唇部外形，但复发率较高，术后仍须采用其他治疗措施防止复发。

## （四）激光治疗

利用激光的光调作用进行治疗，有报道用635 nm 及980 nm 波长激光进行治疗收到良好的效果。

## （五）中医治疗

### 1．辨证论治

脾虚湿困证。

主证：唇部肿胀肥厚，以上唇多见，无明显性别差异。患者唇部呈弥散性肿胀，肥厚结实，扪之有弹性感，无水肿及疼痛。早期唇部皮肤呈红色或暗红色，晚期接近正常。肿胀明显时，唇红部出现纵形裂沟。急性发作时，可有发热及头痛，约1周缓解，但唇肿不退。舌红，苔薄白，脉滑。治法：健脾利湿、解毒散结。方药：健脾化痰汤加减：茯苓20 g，白术15 g，薏苡仁30 g，桂枝5 g，生牡蛎30 g，浙贝母10 g，玄参10 g，夏枯草10 g，陈皮10 g，连翘15 g，甘草5 g。伴小便不利者，加车前子10 g，泽泻10 g；伴血瘀者，加当归10 g，川芎10 g；热毒重者，选加黄芩、黄连、蒲公英、金银花等。

### 2．中成药治疗

人参健脾片等。

**参考文献**

［1］郭玉，王甲一，曾昕，等．肉芽肿性唇炎的治疗进展［J］.临床口腔医学杂志，2008，24（12）：755－756.

［2］吴志华，范翌明．皮肤性病诊断与鉴别诊断［M］.北京：科学技术文献出版社，2009：697－702.

［3］唐洪玉，郑军．肉芽肿性唇炎误诊为血管性水肿一例［J］.实用皮肤病学杂志，2018，11（2）：118－119.

［4］赵辨．中国临床皮肤病学［M］.2版．南京：江苏凤凰科学技术出版社，2017：1474.

［5］MASSIMO P，UMBERTO G，MARGHERITA R，et al. Photobiomodulation and Miescher's cheilitis granulomatosa：case report［J］.Maxillofacial Plastic and Reconstructive Surgery，2020，42（1）：35.

（编写：梁碧华、马少吟、陈荃　审校：刘玉梅、黄茂芳、周欣、马少吟、梁碧华、林春生、龚业青）

第四节　硬化萎缩性苔藓

## 一、概念

硬化萎缩性苔藓（lichen sclerosus et atrophicus，LSA），又称硬化性苔藓，是一种病因不明的慢性萎缩性皮肤黏膜疾病，通常主要累及男女生殖器与前尿道的表皮和真皮。皮疹早期为境界清楚的瓷白色硬化的丘疹或斑块，晚期萎缩。致病原因不清楚，可能与免疫异常、遗传、内分泌紊乱、感染、胶原代谢异常等多因素有关。

## 二、临床表现

女性硬化萎缩性苔藓多发生于绝经期后的妇女，女童也可出现。主要见于阴蒂、小阴唇内侧和阴道黏膜等处。黏膜呈灰白色增厚，可为线状、斑块状甚至泛发。角化过度常较明显，有的浸润肥厚呈乳头状或疣状增殖，自觉瘙痒。后期呈增生或萎缩性病变，可引起外阴狭窄。3%～5%的患者可出现癌变。（图19-3）

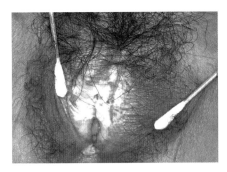 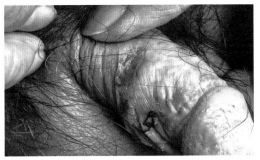

图19-3　女性外阴硬化萎缩性苔藓　　　　图19-4　男性硬化萎缩性苔藓

男性硬化萎缩性苔藓又叫闭塞性干燥性龟头炎，好发部位为龟头，尤其是尿道口周围的龟头区域。特征性损害是无痛性萎缩性色素减退斑，逐渐侵及尿道口周围的龟头表面。早期龟头表面发白，呈灰白色或乳白色，并缓慢发生萎缩、硬化，包皮变硬，不能回缩，形成继发性包茎及尿道口狭窄。龟头和包皮内侧可出现粟粒大小扁平角化性丘疹，呈象牙色或白色，质地坚实。丘疹可逐渐融合成斑片，晚期呈羊皮纸样萎缩，并有毛细血管扩张，一般无明显瘙痒或仅有轻度瘙痒。当龟头萎缩和变硬时，阴茎会出现勃起性疼痛和性交痛。（图19-4）

口腔硬化性苔藓：常见于舌、齿龈、上颚，可能与假牙刺激、物理摩擦、局部反复破损有关。皮损表现为局限性白色斑块，有时为网状，时有糜烂，无病痒等症状。

## 三、建议检查的项目

需要行组织病理活检以明确诊断，无创性的皮肤镜、皮肤CT、皮肤B超有一定的辅助诊断价值。

### （一）组织病理

早期为界面性皮炎。典型的损害为角化过度伴角栓，棘层萎缩，基底细胞水肿、液化，表皮突消失，真皮浅层胶原纤维水肿、均质化，弹性纤维减少，毛细血管、淋巴管扩张；真皮中部以淋巴细胞为主的慢性炎症细胞浸润，常为条带状，间杂组织细胞。严重水肿的区域可形成表皮下水疱。

### （二）皮肤镜

镜下硬化萎缩性苔藓具有黄白色无结构区、紫红色小球、斑片、色素结构、多种形态血管等特征性表现。

## 四、诊断及鉴别诊断

### （一）诊断

根据好发部位早期皮疹为瓷白色硬化的丘疹或斑块，晚期萎缩的临床特点，结合组织病理可诊断。

### （二）鉴别诊断

需要与萎缩性扁平苔藓、白癜风、硬斑病、斑状萎缩、浆细胞性龟头炎等相鉴别。

**1. 萎缩性扁平苔藓**

初期是紫红色扁平丘疹，萎缩后皮疹周围仍可找到紫红色的典型皮疹，组织病理有助于诊断。

**2. 白癜风**

仅为色素脱失斑，皮疹不萎缩不硬化。

**3. 硬斑病**

典型的皮损没有毛囊角栓，组织病理有助于诊断。

**4. 斑状萎缩**

多见于躯干，淡蓝色萎缩性的白斑不硬化。

**5. 浆细胞性龟头炎**

主要表现为良性的浸润性暗红色斑块，组织病理有助于诊断。

## 五、治疗

### （一）治疗原则

减少诱因，预防感染，注意对症处理，缓解皮疹的瘙痒不适，尽早治疗，降低复发机率，阻止局部恶变。

### （二）局部治疗

疾病早期外用强效糖皮质激素外用，或局部皮损内注射能使损害减轻并消除，如0.05%丙酸氯倍他索软膏外涂。由于治疗时间较长，应注意局部萎缩、毛细血管扩张及肤色的改变。钙调神经磷酸酶抑制剂，与他克莫司软膏和吡美莫司软膏均可应用。维A酸类软膏、具有保湿作用的维生素 E 乳膏、鱼肝油软膏也有一定疗效。

### （三）系统性药物治疗

泛发性 LSA、合并硬斑病或局部外用糖皮质激素效果不佳的 LSA 等，应进行系统治疗。生殖器外大疱性 LSA 也可以加用系统性治疗。如糖皮质激素、氨甲蝶呤 15 mg/w（最大剂量不超过 25 mg/w）、维 A 酸类药物（如异维 A 酸、阿维 A、维胺酯等）。

### （四）物理治疗

建议治疗前行组织活检，排除上皮内瘤变及恶性肿瘤。

（1）光动力治疗。对于角化过度、硬化等有恶变倾向的患者，5 - 氨基酮戊酸的光动力疗法（ALA-PDT）临床症状会有明显缓解。需要以适宜的浓度、较高能量进行治疗，如外敷 5% 的光敏剂 5-ALA，3 小时后用 120 mJ/cm² 剂量，或以强度为 204 mW/cm² 红光源进行照射。治疗中注意疼痛的处理。同时，妊娠期或哺乳期妇女、光敏性疾病患者、光敏剂过敏患者应谨慎使用该方法。

（2）激光治疗。一般认为二氧化碳激光对早期病变效果较好。也可利用点阵激光建立皮损表面微通道促进外用药物的吸收以提高疗效。

（3）紫外光疗法。中低剂量的 UVA1、NB-UVB 均可以用于治疗局部皮损，但由于样本量少，具体治疗方案还需要不断完善。

### （五）外科手术

严重和病变广泛的需要外科手术，尿道口狭窄、包茎、瘢痕粘连、龟头和包皮溃烂，以及尿道受累均是外科治疗的指征，外科治疗能缓解进展的病变。

**参考文献**

［1］赵辨. 中国临床皮肤病学［M］.2 版. 南京：江苏凤凰科学技术出版社，2017：115 - 1155.

［2］中国医疗保健国际交流促进会妇儿医疗保健会外阴阴道疾病项目专家委员会. 女性外阴硬化性苔藓临床诊治专家共识（2021 年版）［J］.中国实用妇科与产科杂志，2021，37（1）：70 - 74.

［3］刘柳宏，何仁亮. 硬化萎缩性苔藓的治疗进展［J］.皮肤性病诊疗学杂志，2021，28（4）：332 - 336.

（编写：黄茂芳、梁碧华、马少吟、陈荃　审校：龚业青、周欣、马少吟、梁碧华、林春生）

## 第五节　珍珠状阴茎丘疹

### 一、概念

珍珠状阴茎丘疹（pearly penile papules）是位于阴茎冠状沟和冠状边缘的珍珠状小

丘疹。

## 二、临床表现

珍珠状阴茎丘疹多见于 20～40 岁的男性。无自觉症状，表现阴茎冠状沟和冠状边缘的珍珠状小丘疹，呈白色、黄色或红色的半透明丘疹，大小 0.5～1.0 mm，沿冠状沟排列成一至数行，不融合、质较硬、无压痛，也不破溃。

## 三、建议检查的项目

必要时对患者进行病理活检。

## 四、诊断与鉴别诊断

需要与尖锐湿疣和皮脂腺异位等相鉴别。

## 五、治疗

### （一）一般治疗

一般不需要特殊治疗，如患者坚持要治疗，可激光去除。

### （二）中医治疗

本病为慢性进行性硬化性病变，一般不需要中医内服治疗。

**参考文献**

赵辨. 中国临床皮肤病学［M］.2 版. 南京：江苏科学技术出版社，2010：1335－1336.

（编写：梁碧华、马少吟、陈荃　审校：黄茂芳、周欣、马少吟、梁碧华、林春生、龚业青）

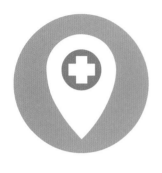

第二十章 | 皮肤肿瘤

第一节　表皮囊肿

## 一、概念

表皮囊肿（epidermal cyst）是一种真皮内含有角质的囊肿，其壁由表皮构成，是最常见的皮肤肿瘤之一。表皮囊肿属良性损害，极少数有癌变报道。

## 二、临床表现

临床上无特异性，其临床表现主要与囊肿大小和所在部位有关。囊肿生长缓慢，呈圆形隆起结节，多无自觉症状，皮损好发于面颈及躯干上部，是由于毛囊皮脂腺单元受到损害所致。大阴唇和阴囊也是好发部位。外伤引起的表皮囊肿多位于掌跖，可称为外伤性表皮囊肿。皮损直径一般为 0.5～5.0 cm，但也有报道达 20 cm，绝大多数是单发，也有多达 20 个囊肿的报道。囊肿所在部位的皮肤颜色大多没有改变，颜色以黄色及皮色居多，少数可因囊肿发生继发改变而呈红色、褐色、蓝色等。大多数囊肿生长缓慢，多为良性。恶性罕见，文献报道恶性常见于睾丸、胰腺等部位，且多见于儿童。

## 三、建议检查的项目

必要时病理活检。

组织病理：单发性的囊肿位于真皮内，囊壁上皮与表皮或毛囊漏斗的上皮类似，囊内充满角质，早期的囊壁有数层鳞状上皮，间杂颗粒细胞。陈旧的囊壁可变扁平或萎缩。

## 四、诊断及鉴别诊断

### （一）诊断

好发部位圆形、隆起、正常肤色、有弹性的结节等表征可资诊断。

### （二）鉴别诊断

需与脂肪瘤、皮样囊肿等相鉴别。

## 五、治疗

### （一）一般治疗

二氧化碳激光或手术切除。

### （二）中医治疗

（1）痰凝气滞证。病程漫长，常见于头面、颈部、躯干以及臀部，呈圆形、隆起结节，有弹性，不痛不痒。舌质淡，苔滑腻，脉弦滑。治法：化痰散结。方药：二陈汤合海藻玉壶汤加减。

（2）中医传统疗法。火针法、中药熏洗法。

**参考文献**

赵辨. 中国临床皮肤病学［M］.2 版. 南京：江苏科学技术出版社，2017：1715 –1716.

（编写：林玲、林日华、李润祥　审校：张三泉、梁碧华、邓景航、黄茂芳、林春生）

 **第二节　皮样囊肿**

## 一、概念

皮样囊肿（dermoid cyst），也称先天性包涵体皮样囊肿，属先天性疾病，是错构瘤的一种，是胚胎期外胚叶部分断裂被埋于皮下或深部所形成、出生后瘤体继续长大的病变。

## 二、临床表现

出生时即存在，有一与周围组织紧密相连的完整囊壁，囊内为白色干奶酪样物，杂有毛发或其他皮肤附件（毛发、皮脂腺、汗腺等）；多在幼儿或青少年时期发现，生长缓慢，可继发感染，有恶变的可能。可发生在身体各部位，以眼眶部、鼻根部、枕部及口底等处好发，囊肿呈圆形，多柔软。

## 三、建议检查的项目

需要行病理活检。

组织病理：囊壁由复层鳞状上皮构成，似毛囊漏斗部细胞，有颗粒层。囊腔内含排列成网状或板层状的角质细胞，以及成熟的毛囊与皮脂腺。含有毛发的毛囊常突出于囊内。囊肿旁真皮内常见皮脂腺、外泌汗腺以及顶泌汗腺等。

## 四、诊断及鉴别诊断

（一）诊断

较硬、位于真皮或皮下的较固定的结节，结合病理组织检测结果可诊断。

（二）鉴别诊断

需要与表皮囊肿、脂肪瘤、真性畸胎瘤等相鉴别。

## 五、治疗

（一）一般治疗

手术摘除。

（二）中医治疗

（1）痰凝气滞证。常见于头面以及颈背，尤其以眼眶、眉部外侧多见，单发为主，不痛不痒。舌质淡，苔滑腻，脉弦滑。治法：化痰散结。方药：二陈汤合海藻玉壶汤加减。

（2）中医传统疗法。火针法、中药熏洗法。

**参考文献**

［1］王京，蒋宇钢，陈宏，等.头皮巨大皮样囊肿1例［J］.中华神经外科疾病研究杂志，
2005，4（3）：279－279.

［2］刘宁，梁波.颈部皮样囊肿伴肉芽肿超声表现1例［J］.中国中西医结合影像学杂志，
2006，4（3）：235.

（编写：林玲、林日华、李润祥　审校：张三泉、梁碧华、邓景航、黄茂芳、林春生）

**第三节　表皮痣**

## 一、概念

表皮痣（epidermal nevus），称之为单侧痣，又名线状表皮痣、疣状表皮痣（图
20－1）、疣状线状痣等。本病因表皮细胞发育过度引起表皮局限性发育异常所致。具有家
族史者罕见，常为染色体显性遗传。

## 二、临床表现

患者通常在出生时或幼儿期发病，但偶尔也有在10～20岁才出现，男女均可发生。
本病常表现为淡黄色至棕黑色疣状损害，其大小、形态及分布各不相同。开始为小的角化
性丘疹，逐渐扩大成密集的角化过度性丘疹，灰白色或深黑色，触之粗糙坚硬，皱襞处损
害常因浸渍而较软。病变可位于身体任何部位，如头部、躯干或者四肢，一般无自觉症
状，发展缓慢，到一定阶段时静止不变。

根据其临床形态可分为以下三型：局限型如线状痣、单侧痣；泛发型或系统型，严重
者称之为豪猪状鱼鳞病；炎症性线形疣状表皮痣（图20－2），皮损发红，常伴自觉瘙痒。

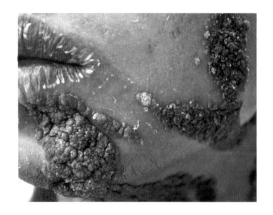

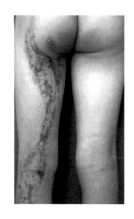

图20－1　疣状表皮痣　　　　　　图20－2　炎性线状疣状表皮痣

## 三、建议检查的项目

必要时行病理活检。

组织病理：表皮角化过度，棘层肥厚，表皮嵴伸长，有乳头瘤样增生，颗粒层增厚及柱状角化不全，基底层黑色素增多。炎症型有灶状角化不全、棘层水肿，真皮内轻度慢性炎性细胞浸润。泛发型者，可有表皮松解角化过度。

## 四、诊断与鉴别诊断

### （一）诊断

因本病发病年龄很早，同时临床表现特殊，故不难进行诊断。

### （二）鉴别诊断

需要与线状苔藓、线状扁平苔藓及线状银屑病等相鉴别。组织病理有助于诊断。

## 五、治疗

### （一）一般治疗

本病尚未有理想的疗法，小面积者可试用冷冻治疗、二氧化碳激光治疗或手术切除。泛发型可试用系统维 A 酸治疗，有用阿维 A 治疗剂量为 $0.67 \sim 1.07$ mg/（kg·d），维持量为 $0.08 \sim 0.94$ mg/（kg·d）治疗炎症性线状疣状表皮痣，但样本量不足，疗效需要更多的数据支持。

### （二）中医治疗

（1）痰凝气滞证。淡黄色至棕黑色疣状损害，开始为小的角化型丘疹，逐渐扩大，呈密集角化过度性丘疹，灰白色或深黑色，触之坚硬。舌质淡，苔滑腻，脉弦滑。治法：化痰散结。方药：二陈汤合海藻玉壶汤加减。

（2）中医传统疗法。火针法、中药熏洗法。

**参考文献**

［1］赵辨．中国临床皮肤病学［M］．2 版．南京：江苏科学技术出版社，2017：1691 - 1692.

［2］张锡宝，何玉清，蔡艳霞，等．阿维 A 治疗儿童及青少年遗传角化性皮肤病的临床观察［J］.中华皮肤杂志，2006，39（12）：706 - 709.

（编写：林玲、林日华、李润祥　审校：张三泉、梁碧华、邓景航、黄茂芳、林春生）

## 第四节　脂溢性角化病

### 一、概念

脂溢性角化病（seborrheic keratosis，SK），又名老年疣，是由角质形成细胞成熟迟缓导致的一种良性表皮内肿瘤。有些报道特别强调该病为家族遗传，泛发性损害的病例可表现为常染色体显性遗传，与年龄和性别有关，女性患者大多为围绝经期妇女。

### 二、临床表现

本病多见于中老年人，皮损初发最常见于面、头皮、躯干上肢，但也可发生于体表任何部位。皮损逐渐增大，底部圆形、椭圆或不规则形，边缘清楚，表面乳头瘤样，逐渐干燥粗糙，失去光泽，可形成一层油腻性厚痂。（图20-3）

早期损害为小而扁平境界清楚的斑片，表面光滑或略成乳头瘤状，淡黄褐色或茶褐色。病程通常缓慢，损害可向周围扩大，也可融合成大块，无自愈倾向，一般不认为是癌前病变。

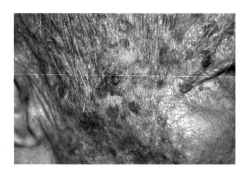

图20-3　脂溢性角化

### 三、建议检查的项目

皮肤镜、皮肤CT，必要时行病理活检。

皮肤镜：多发粟粒样囊肿、粉刺样开口、脑回样结构、裂隙样结构、发夹样血管等是其特征性表现。

皮肤CT：角质层增厚，皮沟增宽；棘层内见较为典型的脑回状结构；有的有境界清晰被包裹的圆形或者椭圆形的中度折光性物质（假性角囊肿）；有的真皮浅层见不同程度的炎性细胞浸润。

组织病理：分为角化型、棘层肥厚型、巢状型、腺样型、刺激型、混合型等。所有类型均有角化过度、棘层肥厚、乳头瘤样增生。肿瘤病变的基底位于同一水平面，两端与正常表皮相连，未见异型细胞。

### 四、诊断与鉴别诊断

#### （一）诊断

临床表现结合与组织病理，本病诊断并不困难。

#### （二）鉴别诊断

要和扁平疣、日光性角化、鳞状细胞癌、基底细胞癌、恶性黑素瘤相鉴别，组织病理有助于诊断。

## 五、治疗

### （一）局部药物治疗

#### 1. 40%的过氧化氢溶液（HP40）

通过对病变组织的直接氧化达到对 SK 细胞产生毒性作用，并诱导其凋亡而起到治疗作用，2017 年 FDA 已批准使用。用法：将 HP4 涂抹笔在 SK 上摩擦约 20 秒，每次间隔1 分钟，每个目标 SK 重复治疗不超过 4 次。3 周后如果病灶未完全消失则需要再次治疗。该治疗对于面部 SK 清除率最高，出现色素沉着率最低，但不能用于破溃或感染的皮损。

#### 2. BL-5010

是三氯乙酸溶液（TCA）和甲酸的新型组合制剂。通过角质剥脱、导致细胞死亡和病变从表皮脱落，以及促进皮肤的愈合和再生等机制达到治疗作用。一般涂抹 1 次，1 月内多数皮疹脱落。该治疗有较好的耐受性，但要注意部分患者的瘙痒感及红斑的处理。

#### 3. 维 A 酸类药物

如 0.1% 维 A 酸乳膏、阿达帕林凝胶等。但见效慢，需持续治疗数月。

#### 4. 其他

如 5 - 氟尿嘧啶、双氯芬酸、苯磺酸硅酸盐、NZCS（有机酸、无机酸、铜和锌盐的复合制剂）等。

### （二）物理及手术治疗

可用激光、冷冻、光动力、手术切除。如肥厚、疣状增生样的皮损可用二氧化碳激光（超脉冲、点阵），皮损较薄的可选择创伤更小的调 Q532/1064 nm、调 Q755 nm 激光，强脉冲光、电离子术等治疗。皮疹薄、分散、面积较大的皮疹可采取光动力治疗。

### （三）中医治疗

#### 1. 辨证分型

（1）血虚风燥证。损害为淡黄色或黄褐色，表皮增厚，干燥，有鳞屑，或有痒感，舌质淡红，苔薄白，脉细。治法：养血祛风润燥。方药：当归饮子加减。

（2）肝肾阴虚证。皮损为黄褐色或者褐黑色，表皮增厚、粗糙、无光泽，边界清楚，伴有头昏、耳鸣、腰膝酸软。舌质淡，苔剥，脉弦细。治法：补益肝肾。方药：六味地黄汤加减。

#### 2. 中医传统疗法

火针法、中药熏洗法、拔罐法、穴位注射法。

**参考文献**

［1］江浩波，孙志平，陈海针，等. 皮肤镜在脂溢性角化、日光性角化和基底细胞癌诊断中的应用［J］. 皮肤性病诊疗学杂志，2019，26（4）：204 - 209.

［2］高敏，范星，刘盛秀，等. 皮肤三维 CT 在扁平苔藓和脂溢性角化症中的应用［J］. 实用医学杂志，2018，34（18）：3149 - 3150.

[3] 周密，高慧．脂溢性角化的治疗进展［J］．中国医疗美容，2020，10（9）：143 – 146.

（编写：林玲、林日华、李润祥　审校：张三泉、梁碧华、邓景航、黄茂芳、林春生）

 **第五节　血管瘤**

## 一、概念

血管瘤（hemangioma）基于血管内皮细胞生物学特性，可分为血管瘤和脉管畸形。本节仅指血管瘤，是一类由新生的血管畸形所组成的良性肿瘤，多发生于婴儿或儿童。

## 二、临床表现

血管瘤的现代分类如下：

（1）血管瘤（hemangioma）。

（2）浅表（皮肤）血管瘤（superficial hemangioma）；皮肤血管瘤深部血管瘤（deep hemangioma）：组织成分同浅表血管瘤，只是位置深。

（3）混合型血管瘤（compound hemangioma）：浅表（皮肤）血管瘤，且和皮下的深部血管瘤并存脉管畸形（vascular malfonnation）、静脉畸形（venous malformation）。

（4）微静脉畸形（venularmalformation）：包括中线型微静脉畸形和微静脉畸形（葡萄酒色斑）。

（5）淋巴管畸形（lymphatic malformation）：①微囊型淋巴管畸形（microcystic）。②大囊型淋巴管畸形（macrocystic）：表现为囊性水瘤。

（6）动静脉畸形（arteriovenous malformation）。

（7）混合性脉管畸形（mixed malformation）：静脉 – 淋巴管畸形（venous-lymphatic malformation）；静脉 – 微静脉畸形（venous-venular malformation）。

（一）鲜红斑痣

鲜红斑痣又称毛细血管扩张痣、葡萄酒样痣，是先天性毛细血管畸形。表现为一个或者数个暗红色或青红色斑片，边缘不整齐，不高出于皮面，压之容易褪色，可见毛细血管扩张。常在出生时或者出生后不久出现，好发于面部、颈部和头皮，大多为单侧性；有时累积黏膜，可随着人体的长大而增大，发生于枕部、额部或者鼻梁等中位者往往能自行消退。但是累积一侧者，而且较大或者广泛的皮损通常终身持续存在，可隆起或者形成结节或者伴有其他血管畸形。

（二）毛细血管瘤

毛细血管瘤又名草莓状痣，表现为一个或者数个鲜红色、紫色，高出皮肤表面，柔软而且分叶状的肿瘤，边界清楚，直径 2 ～ 4 cm，压之不易褪色。好发于头颈部，通常出生时没有，出生后数周内出现，瘤体增长迅速，数月内直径甚至可以达到数厘米，大多数在一岁以内长到最大限度，但以后开始消退。5%～95%患者在5～7岁时可完全或者不完全自行消退，许多病例在其下方可以并发海绵状血管瘤。

### （三）海绵状血管瘤

海绵状血管瘤呈大而不规则的皮下肿块，圆形或不规则形，可以高出皮面，呈结节状或者分叶状；边界不清，质地柔软而且有弹性，多呈现淡紫色或者紫蓝色；挤压后可以缩小，表面皮肤正常或者与肿瘤粘连而萎缩，常伴有毛细血管瘤。在出生时或者出生后不久发生，单个或多个，损害一般较大，好发于头皮和面部，可累及口腔或咽部的黏膜。海绵状血管瘤有持续存在和不断增大的倾向，偶可达到惊人的大小，而且影响或者压迫到重要器官。但有些病例也可以自然消退。海绵状血管瘤的一种严重类型伴有血小板减少和紫癜，称毛细血管瘤伴血小板减少性紫癜。

## 三、建议检查的项目

可做皮肤 CT、皮肤镜、皮肤 B 超等无创性检查，以及病理活检。怀疑累及内脏的可行相关部位的 CT、彩超、MRI、DSA 等进行诊断。

皮肤镜：婴儿血管瘤皮肤镜下可见到多形血管结构，如点球状、环状、逗号样以及波浪状血管等，血管瘤前驱期和非增殖期皮损可表现为斑片状毛细血管扩张、粉红色和苍白色区域或擦伤样外观；匍行性血管瘤皮肤镜下可表现为多个边界相对清晰、卵圆形或线形的红色腔隙；肢端匍行性血管瘤则为皮嵴平行模式的匍行性或不规则分布的点球状血管，可呈双轨征，不累及汗孔；疣状血管瘤可见典型的蓝色背景，多伴显著角化过度，以及常出现于外周的红蓝色腔隙样结构和深蓝色色素沉着，以及肺泡样外观。

皮肤 CT：婴儿血管瘤呈蜂窝网状的腔隙样结构，鲜红斑痣表现多为单个圆形管腔样结构。

组织病理：增殖期的血管瘤表现为边界清楚的肿块，无包膜，多结节状，位于真皮内，可延伸至皮下。肿瘤细胞富集，血管腔狭窄，内皮细胞肥大，核分裂中度。间质内常见肥大细胞和树突状细胞。有时有神经周围浸润。进展期毛细血管腔变大，内皮细胞扁平。消退期的血管瘤间质出现纤维化，血管成分逐渐减少。

## 四、诊断与鉴别诊断

结合病史及典型临床表现诊断不难。三型之间注意鉴别诊断。

## 五、治疗

### （一）治疗原则

根据病变的部位、深度、范围、大小、分期以及是否有功能障碍等多种因素综合考虑，结合患者需求进行单一或联合治疗。控制瘤体生长、促进瘤体消退、减少并发症、保留器官功能及保持美容外观等。

### （二）药物治疗

（1）非选择性抗 β - 肾上腺能受体阻滞剂普萘洛尔是治疗增殖期婴儿血管瘤的一线药

物。用低剂量的普萘洛尔 1.0～1.5 mg/（kg·d），连续治疗 3～6 个月，多能收到良好的效果，但要注意对患儿心率减慢的影响。外用普萘洛尔凝胶也是不错的选择，但可能存在疾病复发。抗 β - 肾上腺能受体阻滞剂马来酸噻吗洛尔外用也有良好的效果。

（2）咪喹莫特是一种免疫抑制剂，治疗机制为诱导产生干扰素、肿瘤坏死因子 α 等，通过对血管内皮细胞的选择性细胞毒作用抑制血管增殖和生成。使用时应注意处理瘤体红肿、水疱甚至溃烂等刺激症状。

（3）糖皮质激素：常用曲安奈德和复方倍他米松，用于注射治疗增殖过程中的鼻、唇等部位的局灶性、瘤体较小或瘤体较厚的血管瘤，还可用作为系统性治疗效果不佳或不耐受时的替换选择。一般 4～6 周注射 1 次，可重复多次注射。但易复发，且需注意糖皮质激素注射的副作用。

（4）硬化剂：可用无水酒精、鱼肝油酸钠、平阳霉素、聚桂醇及聚多卡醇等。作用机制是使瘤体内血栓形成促使瘤体纤维化，使之萎缩、消退。适用于病变范围小的增殖期婴儿血管瘤、肉芽肿性血管瘤、血管疣状增生、蜘蛛状血管瘤。注射方法如下：1% 的聚桂醇与空气混合制备成 1：3 或 1：4 的泡沫硬化剂后，在瘤体周围多点注射，每个穿刺点推注 0.5～1.0 mL，总量不超过 5 mL，可重复注射，治疗间隔时间为 4 周。要注意药物过敏以及注射后局部皮肤的坏死、瘢痕形成等。

（三）激光及其他物理治疗

（1）激光：可以采用 595 nm 脉冲染料激光、长脉宽 1064 nm 激光、IPL 等。这一类激光以血红蛋白为靶基，直接作用于血管，引起血管收缩坏死。主要适用于早期、浅表血管瘤的治疗，对发生溃疡变化的血管瘤及血管瘤消退后表面残余的毛细血管扩张尤为适用。但要注意解决疼痛的问题以及掌握适当的操作参数，以免出现溃疡、瘢痕。

（2）放射治疗：放射治疗可使增生期的血管内皮凋亡坏死，促进血管闭塞。常用浅层 X 射线、$^{32}$P 局部敷贴等治疗。要注意避免瘢痕的形成以及局部皮肤色素的改变。

（3）超声微介导术联合消融治疗：利用超声在三维可视化下，将药物通过导管或激光光纤直达血管瘤瘤体中心病灶，达到微创精准治疗。适用于瘤体体积不大、一般直径小于 5 cm 的中小血管瘤，尤其对深部血管瘤有效。较大的血管瘤则需要反复多次的治疗。

（四）手术治疗

多种治疗方法疗效不佳的，以及治疗后遗留瘢痕畸形等问题，可以采用手术处理。

（五）中医治疗

**1. 辨证分型**

（1）血热瘀滞证。

初起如瘤，肤色红，或肿胀，舌质红，少苔，脉细数。

治法：凉血活血，滋阴降火。方药：芩连二母汤加减。

（2）寒凝血瘀证。

病久或瘤色紫黯，兼见畏寒、疼痛，入夜更甚，舌质暗红，苔少，脉细涩。

治法：温经补气，行血化瘀。

方药：通窍活血汤加减。

（3）气虚血瘀证。

皮疹初起为圆形或半圆形隆起，表面见错杂孙络交织如网，色泽鲜红或暗红，质软如绵，压之变小变平，去压后恢复原样，舌质淡红，苔少。

治法：益气凉血，滋阴通络。

方药：四物汤加减。

**2. 中医传统疗法**

火针法、中药熏洗法、艾灸法。

**参考文献**

[1] 赵辨. 中国临床皮肤病学［M］. 2 版. 南京：江苏科学技术出版社，2017：1807 – 1809.

[2] 王子仪，崔勇. 皮肤镜在血管性皮肤病中的应用［J］. 中国皮肤性病学杂志，2020，34（8）：950 – 954.

[3] 中国医师协会介入医师分会妇儿介入专委会. 硬化注射治疗血管瘤专家共识（2021年版）［J］. 中华介入放射学电子杂志，2021，9（3）：247 – 251.

[4] 杨浩，舒强，郭晓东. 婴幼儿血管瘤的治疗进展［J］. 临床小儿外科杂志，2019，18（8）：640 – 646.

（编写：林玲、林日华、李润祥　审校：张三泉、梁碧华、邓景航、黄茂芳、林春生）

## 第六节　粟丘疹

## 一、概念

粟丘疹（milia）是一种起源于表皮或其附属器储留性囊肿，为良性肿物。

## 二、临床表现

该病好发于眼睑、颊及额部。单个损害为白色或黄白色丘疹，表面光滑，类似米粒埋于皮内，很少超过数毫米，数目常较多，触之坚实，无自觉症状（图20 – 4）。

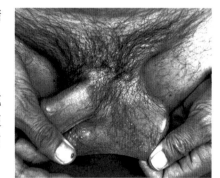

图 20 – 4　粟丘疹

## 三、建议检查的项目

首选皮肤 CT，必要时行病理活检。

皮肤 CT：在真皮可见境界清晰的圆形或椭圆形结构，内含高折光物质，且内容物折光不均匀。

皮肤病理：原发型起源于皮脂腺导管开口水平处毛囊漏斗下部，真皮内有小表皮囊肿，与毛囊间有未分化的上皮细胞条束连接。继发性可从任何上皮结构中发生。

## 四、诊断与鉴别诊断

本病为白色粟粒大小丘疹,好发于面部,诊断不困难。需要与汗管瘤相鉴别。

## 五、治疗

### (一)一般治疗

本病为良性病变,一般无自觉症状,故不需要治疗。如有美容需要时可用针头或小刀挑出囊肿即可,也可用二氧化碳激光治疗。

### (二)中医治疗

本病无须内治,以外治为主。

外治法:

(1)挑治法。挑破表皮,挤出颗粒状物。

(2)点治法。用五妙水仙膏外点患处,至脱落。

(3)外洗法。选用板蓝根、地骨皮、贯众、茵陈等煎汤外洗。

中医传统疗法:火针法。

**参考文献**

[1] 赵辨. 中国临床皮肤病学 [M]. 2 版. 南京:江苏科学技术出版社,2017:1716.

[2] 陈立新,苏海辉,王莹,等. 儿童常见丘疹性疾病反射式共聚焦显微镜图像特征分析 [J]. 中华皮肤科杂志,2016,49(11):817-820.

(编写:林玲、林日华、李润祥 审校:张三泉、黄茂芳、梁碧华、邓景航、林春生)

 **第七节 毛发上皮瘤**

## 一、概念

毛发上皮瘤(hair epithelioma)是一种起源于多潜能的基底细胞、向毛囊生发部位分化和不同程度地向毛囊上部(漏斗部或峡部)分化的良性皮肤附属器肿瘤。可分为单发及多发两型。多发型与常染色体显性遗传有关。

## 二、临床表现

通常多发病于 20 岁以前,女性常见。常常为正常肤色、质硬、粟粒至绿豆大小的丘疹,半球形有透明感,时有毛细血管扩张,偶可形成斑块,极少破溃(图 20-5)。面部损害的特点是沿着鼻唇沟对称分布的多数丘疹,但有一些

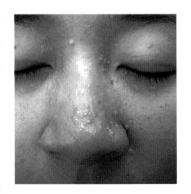

**图 20-5 毛发上皮瘤**

发生在额部、眼睑、上唇、颈部也较常见，有时甚至发生在外耳部。

## 三、建议检查的项目

无创性的皮肤镜、皮肤 CT 检查具有一定的参考价值，必要时行病理活检术。

皮肤镜：表现为树枝状血管、粟丘疹样囊肿、白色背景的玫瑰花样结构（或黄白色结构）。

皮肤 CT：真表皮交界处芽蕾样下延的条索状细胞，有栅栏样排列趋势；或真皮有散在分布结节状似有分叶的瘤团，与周围组织无收缩间隙，呈扩大的低回声结构；有时瘤团周围有中高折光的无定形基质包绕，可见特征性的疑似原始分化毛乳头结构。

组织病理：肿瘤界限清楚，周围有丰富的纤维基质；肿瘤团块为多数基底样细胞集合或相互交织的基底样细胞索，周边细胞呈栅栏样排列；肿瘤细胞不同程度地向毛乳头分化；可见不等数量的角囊肿。

## 四、诊断与鉴别诊断

多发型在临床上有一定特点比较容易诊断，但应该与结节性硬化症、汗管瘤、基底细胞痣综合征等相鉴别。单发型者临床无特征，需要做病理检查才能确定。

## 五、治疗

### （一）一般治疗

单发型者可以手术切除，多发型者尚无满意治疗方法，面部较小损害可试用电灼、二氧化碳激光治疗等。

### （二）中医治疗

（1）痰凝气滞证。常见于面部，沿鼻唇沟对称分布的多数丘疹，正常皮色、坚固的丘疹，呈半球形或圆锥形。舌质淡，苔滑腻，脉弦滑。治法：化痰散结。方药：二陈汤合海藻玉壶汤加减。

（2）中医传统疗法。火针法。

**参考文献**

［1］赵辨. 中国临床皮肤病学［M］. 2 版. 南京：江苏科学技术出版社，2017：1732 – 1733.

［2］姜倩，陈红英，马玲，等. 毛发上皮瘤的皮肤影像学特征分析［J］. 中华皮肤科杂志，2020，53（2）：133 – 135.

［3］饶朗，庄建波，林尔艺，等. 多发性毛发上皮瘤 18 例皮肤镜特征分析［J］. 实用皮肤病学杂志，2021，14（1）：31 – 33.

（编写：林玲、林日华、李润祥　审校：张三泉、梁碧华、邓景航、黄茂芳、林春生）

第八节 皮脂腺痣

## 一、概念

皮脂腺痣（sebaceous nevus）通常被认为起源于具有多潜能的原始上皮干细胞，是一种表皮、真皮及表皮附属器所构成的器官样痣，但其主要成分为皮脂腺。多数皮脂腺痣患者出生时即发病，到青春期皮损明显进展，这与体内性激素分泌水平提高有关，主要受雄性激素的影响。

## 二、临床表现

本病最常见于头皮及面部，多为单个损害，少数病例可见多数斑块或结节，呈圆形及卵圆形。头面部以外的部位多呈带状分布。本病往往在出生时或出生不久即发生。儿童时期表现为一个局限性表面没有毛的斑块，稍隆起，表面光滑，有蜡样光泽，淡黄色。在青春期，因皮脂腺充分发育，损害呈现结节状、分瓣状或疣状。老年患者皮损多呈现疣状，质地坚实，并可呈现棕褐色。由于皮脂腺腺体增生的结果，在斑块中还可以发生结节。先天性皮脂腺痣常常呈线状，广泛分布于颈部、肩部，常常伴有神经系统病变等异常。先天性皮脂腺痣、癫痫、精神发育迟缓三联症又被称作线状皮脂腺痣综合征。

## 三、建议检查的项目

无创性的皮肤镜、皮肤 CT 检查具有一定的参考价值，必要时行病理活检术。

皮肤镜：可见聚集分布、与毛囊无关、大小不同的黄色圆形、卵圆形结构，伴毛细血管扩张。

皮肤 CT：皮脂腺发育不全，仅见幼稚毛囊。表皮交界处及真皮浅层葡萄串样皮脂腺结构，中央为管状/柄样结构，外周为簇集分布、鱼子/蛙卵样增生的皮脂腺小叶，其上方表皮往往呈疣状/乳头瘤样增生。

组织病理：是表皮及附属器错构性增生的瘤样病变，常伴有其他表皮或皮肤附属器错构瘤样结构存在。表皮有程度不等的角化过度，伴有角化不全，有的呈乳头瘤样增生。毛囊较少，呈不同程度的发育不良，有毛囊畸形。有成熟或接近成熟的皮脂腺小叶增生，可以伴发多种皮肤肿瘤的组织学改变。

## 四、诊断与鉴别诊断

### （一）诊断

如果幼年时期在头皮、面部发生黄色或棕褐色斑块状损害，有时甚至成疣状就应该考虑本病。如果组织学上发现皮脂腺组织增多或者伴有表皮、真皮或表皮附属器的发育异常，则可以确定诊断。

## （二）鉴别诊断

临床上需要鉴别的疾病有幼年性黄色肉芽肿、黄色瘤、单发性肥大细胞增生病、幼年性黑素瘤、毛母质瘤及乳头状汗管囊腺瘤。皮损成疣状者还要与疣状痣或者单侧痣相鉴别。

## 五、治疗

### （一）一般治疗

首选手术切除。小皮疹可以采用二氧化碳激光切除，但要注意永久性瘢痕。

### （二）中医治疗

（1）痰湿蕴结证。皮损为单个偶或多发，表现为高出皮面的黄色、圆形、卵圆形的带状斑块，边缘不整齐，表面平滑或呈颗粒状。治法：燥湿祛痰，软坚散结。方药：海藻玉壶汤加减。

（2）中医传统疗法。火针法。

**参考文献**

[1] 赵辨. 中国临床皮肤病学［M］.2 版. 南京：江苏科学技术出版社，2017：1737 – 1739.
[2] 姜倩，陈红英，马玲，等. 皮脂腺痣皮肤镜及反射式共聚焦显微镜特征分析［J］. 中华皮肤科杂志，2018，51（7）：523 – 525.
[3] 王树同，方帅帅，黄应华，等. 皮脂腺痣 17 例临床病理分析［J］.中国皮肤性病学杂志，2004，18（1）：32.
（编写：林玲、林日华、李润祥 审校：张三泉、梁碧华、邓景航、黄茂芳、林春生）

**第九节　皮脂腺增生**

## 一、概念

皮脂腺增生（sebaceous gland hyperplasia）是皮肤内正常皮脂腺增大所导致，属于良性病变。病因不甚清楚，可能与外伤、局部刺激、长期日光曝晒、性激素水平增高等因素有关。多见于女性绝经期和中老年男性，病理表现为皮脂腺小叶逐渐萎缩、皮脂分泌功能下降。

## 二、临床表现

该病可单发或多发，好发于额部及颊部，通常散在分布，半球状隆起，有时成分叶状，部分皮损较大，直径 2 ～ 3 mm，质软，淡黄色或黄色；皮损中央常见一脐状凹陷，个别患者皮

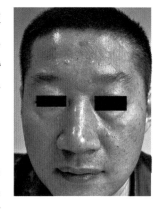
图 20 - 6　皮脂腺增生

损表面伴有点状角化（图 20-6）。

## 三、建议检查的项目

可做皮肤镜、皮肤 CT 辅助诊断，必要时行病理活检术。

皮肤镜：皮损边界清楚，淡黄色背景，见淡黄色分叶状结构，皮损周围绕以不规则分支状血管。

组织病理：表现为真皮内大量增生分化良好的皮脂腺小叶伴有扩张的皮脂腺导管，小叶外周可有一层或多层芽生细胞。

## 四、诊断与鉴别诊断

### （一）诊断

根据患者病史、年龄、皮损形态、分布部位等通常不难诊断。

### （二）鉴别诊断

睑黄瘤：多见于中年女性，好发于双上睑，表现为橘黄色柔软的长方形或多角形丘疹和斑块，常伴有高胆固醇血症。传染性软疣：好发于儿童及青年人，临床特征为蜡样光泽的丘疹或结节，顶端凹陷，能挤出乳酪状软疣小体。皮质腺痣：无凹脐，病变组织无大的皮脂腺导管，下方常见顶浆汗腺，表皮呈疣状或乳头瘤样增生。胶样粟丘疹：表现为曝光部位淡黄色透明的丘疹，针挑破后挤出有黏性的内容物。

## 五、治疗

### （一）治疗原则

本病一般没有自觉症状，而且属于良性病变，通常不必要做损伤性的治疗。仅在影响美观时治疗，但多种治疗方案的疗效并不取决于技术本身，而是取决于皮疹数量、经济成本、心理因素、皮肤光照类型和年龄。应争取在有效地保持病灶清除的基础上，获得最佳的美容效果。

### （二）常规治疗

通常采用电灼、冷冻、激光或手术切除进行治疗。

### （三）药物治疗

文献报道维 A 酸类药物的使用剂量因人而异，口服剂量有从 10～80 mg/d，也有使用小剂量异维 A 酸 0.4 mg/（kg·d），同时可配合维 A 酸类药物外用。最快 2 周开始起效，一般 6 周至 4 个月见效。但停药易复发。

### （四）光动力疗法（PDT）

药物视部位、皮疹厚度等因素封包 0.5～2 小时，治疗次数 2～6 次不等，约一半的患者可达到皮疹消退或缩小的效果。副作用为灼烧、暂时性红斑和暂时性色素改变。

### （五）中医治疗

（1）痰湿蕴结证。皮损为单个偶或多发，表现为高出皮面的黄色、圆形、卵圆形的带状斑块，边缘不整齐，表面平滑或呈颗粒状。治法：燥湿祛痰，软坚散结。方药：海藻玉壶汤加减。

（2）中医传统疗法。火针法。

**参考文献**

［1］赵辨．中国临床皮肤病学［M］．2 版．南京：江苏凤凰科学技术出版社，2017：1303.

［2］饶朗，林尔艺，叶俊儒，等．皮脂腺增生 38 例皮肤镜特征分析［J］．中国皮肤性病学杂志，2019，33（9）：1022 – 1025.

［3］HUSSEIN L, PERRETT C M. Treatment of sebaceous gland hyperplasia：a review of the literature ［J］. J Dermatolog Treat. 2021，32（8）：866 – 877.

（编写：林玲、林日华、李润祥　审校：张三泉、梁碧华、邓景航、黄茂芳、林春生）

## 第十节　多发性脂囊瘤

### 一、概念

脂囊瘤（steatocystoma），又称为皮脂囊瘤或皮脂囊瘤病，是一种来源于毛囊皮脂腺单位的内含皮脂的真皮囊肿。多发性脂囊瘤（steatocystoma multiplex）往往有家族史，属于常染色体显性遗传病，也可散发。有时伴发先天性厚甲病，可能为皮样囊肿的一种类型。临床特征为多发性大小不等的半球形肤色或淡黄色皮肤囊性损害。

### 二、临床表现

皮损好发于前胸中下部，也可以侵犯面额、耳、眼睑、头皮、臂躯与大腿等处，偶见于女阴、阴茎、阴囊与腋窝，少则数个，多达数百个。早期皮损小、圆顶、半透明状、直径数毫米至 1 ～ 2 cm，通常隆起，可移动。其表面皮肤可以正常，随着年龄增长逐渐呈现黄色（图 20 – 7）。较大的囊肿柔软，较小的如象皮样硬度。

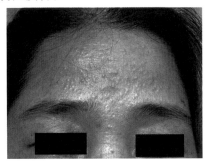

图 20 – 7　多发性脂囊瘤

### 三、建议检查的项目

常规检查可行皮肤 B 超、皮肤 CT，必要时行病理活检。

皮肤 B 超：表现为真皮层及脂肪层内等低回声结节，边界清楚，后方回声增强；病变内没有彩色血流信号，病变合并感染常常表现为形态不规则，周边软组织可见较丰富彩色血流信号。

组织病理：囊壁由复层鳞状上皮构成无颗粒层，囊壁内表面呈波浪状。表层为连续均质状玻璃样变的角质层，与皮脂腺导管的组织结构相似。囊壁内及其周围含有皮质腺腺泡或萎缩的皮脂腺成分，囊腔内偶见碎片状的毳毛毛干。

## 四、诊断与鉴别诊断

### （一）诊断

临床表现结合组织病理学所见可以确诊。

### （二）鉴别诊断

需要与粟丘疹、表皮囊肿、皮样囊肿、加德纳（Gardner）综合征的多发性表皮囊肿等相鉴别。组织病理学有助于诊断。

## 五、治疗

### （一）一般治疗

一般无须治疗，影响外观及功能的可以采取切除或二氧化碳激光治疗，较大损害需要切开引流。

### （二）中医治疗

**1. 辨证分型**

（1）痰凝气滞证。

病程漫长，圆形瘤体，色白而肿，不痛不痒。舌质淡，苔滑腻，脉弦滑。治法：化痰散结。方药：二陈汤合海藻玉壶汤加减。

（2）湿毒积聚证。

圆形肿瘤，红肿疼痛，反复发作，伴有口干喜饮，大便秘结，小便黄。舌质红，苔黄腻，脉弦数。治法：清热解毒化湿。方药：萆薢渗湿汤合五味消毒饮加减。

**2. 中医传统疗法**

火针法。

**参考文献**

卢泽军，王培光. 多发性脂囊瘤的研究进展［J］. 中国麻风皮肤病杂志，2007，23（11）：989－991.

（编写：林玲、林日华、李润祥　审校：张三泉、梁碧华、邓景航、黄茂芳、林春生）

 **第十一节　汗管瘤**

## 一、概念

汗管瘤（syringoma）是一种皮肤附属器肿瘤，又称管状汗腺瘤、汗管囊肿腺瘤或汗管囊瘤，是一种起源于汗腺导管真皮内垂直部分的良性皮肤附属器肿瘤。本病实质上为向小汗腺末端导管分化的一种错构瘤。

## 二、病因

本病多见于女性，于青春期、妊娠及月经期病情加重，故与内分泌有一定关系。部分患者有家族史。

## 三、临床表现

依据皮损分布特点可分为三型：眼睑型、发疹型、局限型。其中以眼睑型最常见，青春期发病或加重。皮损好发于眼睑（尤其是下眼睑）及额部皮肤。皮损为多发性、粟粒大小、淡褐色丘疹，稍高出皮肤表面（图 20 - 8）。发疹性汗管瘤，除面部汗管瘤外，还可见于胸、腹、四肢及女阴部（图 20 - 9）出现广泛对称性皮损。

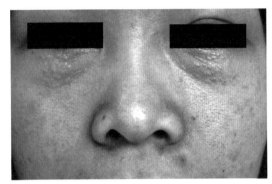

图 20 - 8　汗管瘤

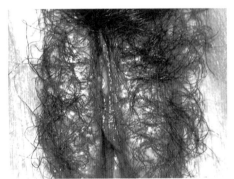

图 20 - 9　外阴汗管瘤

## 四、建议检查的项目

可行皮肤镜、皮肤 CT，必要时行病理活检。

皮肤镜：可见单个或簇集性黄白色均质性结构，或典型的花环样结构，周围围绕纤细的浅褐色色素网。

皮肤 CT：真皮浅、中层扫描可见大小不等圆形、类圆形高折光物质，高折光物质周围有 1～2 层明暗相间的结构环绕。图像特征与汗管瘤组织病理表现能很好地对应。

组织病理：真皮结缔组织中可见大小不等的囊样结构，囊壁由双层上皮细胞组成，腔内可见嗜酸性胶样物质。

## 五、诊断与鉴别诊断

### （一）诊断

本病为发生在眼睑周围的粟粒大小丘疹，结合临床表现及组织病理学所见，可以确诊。

### （二）鉴别诊断

需要与粟丘疹、扁平疣、脂溢性角化病、皮脂腺增生等相鉴别。组织病理有助于诊断。

## 六、治疗

### （一）一般治疗

本病为良性肿瘤，可不予治疗。若因美容需要，可试行电灼、$CO_2$激光治疗等。

### （二）中医治疗

（1）痰凝气滞证。小而坚硬的丘疹单发或多发。舌质淡，苔滑腻，脉弦滑。治法：化痰散结。方药：二陈汤合海藻玉壶汤加减。

（2）中医传统疗法。火针法。

**参考文献**

［1］刘辅仁．实用皮肤科学［M］．3版．北京：人民卫生出版社，2004：994－996.

［2］党云，樊卓，向桂琼，等．粟丘疹样汗管瘤37例临床及皮肤镜特征分析［J］.实用皮肤病学杂志，2021，14（3）：149－151.

［3］郑新瑶，李巧飞，王琦，等．汗管瘤反射式共聚焦显微镜图像特征研究［J］.实用皮肤病学杂志，2018，11（4）：207－210.

（编写：林玲、林日华、李润祥　审校：张三泉、梁碧华、邓景航、黄茂芳、林春生）

 **第十二节　皮肤纤维瘤**

## 一、概念

皮肤纤维瘤（cutaneous fibroma）是成纤维细胞或组织细胞灶性增生引致的一种真皮内的良性肿瘤。本病可发生于任何年龄，中青年多见，女性多于男性。可自然发生或外伤后引起。黄褐色或淡红色的皮内丘疹或结节是本病的临床特征。病损生长缓慢，长期存在，极少自行消退。

## 二、病因

本病的真正病因不明。本病的发生可能是反应性的，与皮肤局部轻微损伤有关，如昆虫叮咬或钝器损伤。亦有人认为与病毒感染有一定关系，但克隆性分析提示本病是肿瘤性的。

## 三、临床表现

多见于四肢伸侧，亦可见于其他部位。皮损表现为皮内丘疹或结节黄褐色或淡红色等，与深部组织不粘连。皮损直径约1 cm，通常不超过2 cm，偶尔2 cm或更大。隆起、坚硬，基底可推动，但与表皮相连。表面的皮肤光滑或粗糙，色泽深浅不一，可为正常肤色，亦可为黄褐色、黑褐色或淡红色。多见于中青年，罕见于儿童，好发于女性。皮损常持久存在，少数可数年后自行消退。通常无自觉症状，偶或有轻度疼痛感。一般为单发，偶或多发。

## 四、建议检查的项目

可行皮肤CT、病理活检。

组织病理：检查显示结节位于真皮内，无包膜，境界不清，与周围正常组织有明显的交错；下界清楚，上界与表皮之间常夹着一条"境界带"，但瘤组织有时也可与表皮相连。病变组织由成束的成纤维细胞、组织细胞和成熟或幼稚的胶原纤维组织组成，相互交织；病变上方的表皮明显增生，棘层肥厚，皮突延长。偶见有核丝分裂象。根据肿瘤细胞成分与胶原纤维所占比例分为两种组织类型，即纤维型和细胞型。

## 五、诊断与鉴别诊断

### （一）诊断

根据临床表现和组织病理检查可以诊断。

### （二）鉴别诊断

需要与瘢痕疙瘩、结节性黄色瘤、隆突性皮肤纤维肉瘤等相鉴别。组织病理有助于诊断。

## 六、治疗

### （一）一般治疗

一般不需要治疗，少数损害数年内可消退。若单个损害有疼痛引起患者痛苦时可行手术切除。类固醇皮质激素皮内注射有一定的疗效。

### （二）中医治疗

（1）痰凝气滞证。好发于四肢、肩、背等处。损害为单个，偶或多个半球形结节，质地坚实，边缘清楚，直径一般为数毫米至1 cm；呈淡红、棕红、黄褐或褐黑色，无自觉症状。舌质淡，苔滑腻，脉弦滑。治法：化痰散结。方药：二陈汤合海藻玉壶汤加减。

（2）中医传统疗法。火针法。

**参考文献**

刘辅仁．实用皮肤科学［M］.3 版．北京：人民卫生出版社，2004：1000－1001.

（编写：林玲、林日华、李润祥　审校：张三泉、梁碧华、邓景航、黄茂芳、林春生）

## 第十三节 软纤维瘤

### 一、概念

软纤维瘤（soft fibroma）又名皮赘，有人认为，软纤维瘤可作为识别腺瘤样结肠息肉的标志。

### 二、临床表现

该病常见于中老年，以女性多见，好发于颈、腋窝、腹股沟皱褶处。临床上分为单发与多发两型。

（一）单发袋状型

好发于躯干下部，为单个口袋状肿物，根部较细成蒂状，触之柔软无弹性，正常皮色，偶因蒂扭转而疼痛，也可发生炎症与坏死（图20-10）。

（二）多发丝状型

好发于颈部或腋窝，为针头至绿豆大的柔软丝状突起，呈正常皮色或淡褐色。

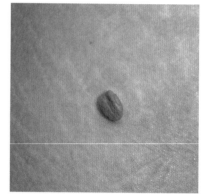

图20-10 皮肤软纤维瘤

### 三、建议检查的项目

必要时可行皮肤 CT、病理活检。

组织病理：单发袋状型示表皮变薄、变平，基底层色素增加；多发丝状型示表皮角化过度、乳头瘤样增生、棘层轻度至中度肥厚。真皮主要由疏松结缔组织、成纤维细胞、胶原纤维和扩张的毛细血管组成。

### 四、诊断与鉴别诊断

根据临床表现和组织病理检查可以诊断。

### 五、治疗

（一）一般治疗

可用电灼、冷冻、$CO_2$激光等治疗；较大有蒂的皮损，也可用手术线结扎疗法治疗。

（二）中医治疗

（1）痰凝气滞证。多发性皱纹状小丘疹，多见于颈部。或单发或多发性丝状增生的柔软突起。舌质淡，苔滑腻，脉弦滑。治法：化痰散结。方药：二陈汤合海藻玉壶汤加减。

（2）中医传统疗法。火针法。

**参考文献**

刘辅仁. 实用皮肤科学［M］.3 版. 北京：人民卫生出版社，2004：1001.

（编写：林玲、林日华、李润祥　审校：张三泉、梁碧华、邓景航、黄茂芳、林春生）

## 第十四节　瘢痕疙瘩

### 一、概念

瘢痕疙瘩（keloid），是继发于皮肤损伤后，以胶原过度沉积、超出最初损伤边缘呈浸润性生长、具有持续性强大增生力为特点的真皮纤维化疾病。该病具有以下特点：①病变超过原始皮肤损伤范围；②呈持续性生长；③有高起皮肤表面、质硬韧、颜色发红的结节状、条索状或片状肿块。

### 二、病因

瘢痕疙瘩是皮肤损伤愈合过程中，胶原合成代谢机能失去正常的约束控制，持续处于亢进状态，以致胶原纤维过度增生的结果，在中医上称为蟹足肿或巨痕症，患者多有遗传素质或家族倾向。

### 三、临床表现

瘢痕疙瘩多在胸前或肩后，初起小红点伴痒，逐渐由小到大，由软变硬，色红或暗红，有索条状、蝴蝶状、圆形、不规则形等（图 20 - 11）。多因烧烫伤、创伤、痤疮、感染化脓或因不恰当的处理后引起受损组织过度增生和皮下组织破坏变性，凸出皮肤，色红或暗红伴痒或刺痛，部分有明显向外延伸的毛细血管。饮酒或吃辛辣等刺激性食物后症状可有加重倾向。

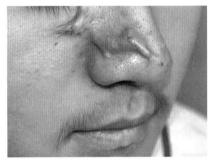

图 20 - 11　瘢痕疙瘩

### 四、组织病理

病变主要为真皮层内血管周围有细小胶原纤维增生形成结节状，成纤维细胞增生，胶原纤维错位排列，血管减少，弹性纤维减少，肿胀透明变性的纤维明显，有丰富的黏液基质。

### 五、建议检查的项目

皮肤 CT 以及病理活检。

## 六、诊断与鉴别诊断

### （一）诊断

诊断依据：①肿块隆起于皮肤表面，坚硬，表面光滑发亮，界限欠规则，1 年内无退缩征象；②病变超过原始损伤边缘，向周围正常组织发生浸润，呈蟹足状生长；③具有持续性生长、发红、疼痛等临床症状，无自愈倾向，不能自行消退；④单纯手术切除后极易复发，且复发范围可超过原瘢痕范围；⑤病理学检查证实瘢痕疙瘩组织内有胶原及基质成分的大量沉积，成纤维细胞很多，并有分裂相。

### （二）鉴别诊断

需要与增生性瘢痕、皮肤隆突性纤维细胞肉瘤等相鉴别。

增生性瘢痕可发生于任何年龄及皮肤损害的任何部位，有明显损伤、烧伤史；瘢痕早期呈增生状态，充血水肿，色泽鲜红或暗红，稍高起皮面，边界不超越损伤范围，痒痛难忍，常有抓痕；6～12 个月后有自然消退趋势，持续加压治疗数月效果好，单纯手术切除很少复发。

## 七、治疗

### （一）治疗原则

瘢痕疙瘩的治疗应尽量降低皮疹周围的张力、缩小皮损，预防复发。治疗前应与患者做好充分的沟通，要求患者定期复诊，以动态综合治疗的方案进行处理。首先要明确瘢痕疙瘩治疗的主要方法和辅助方法，根据瘢痕疙瘩的临床分类选择瘢痕疙瘩治疗方法。通常选择早期手术为主的综合治疗方案，同时要转变传统观念，接受瘢痕的放射治疗。

### （二）主要方法

通常采用是以手术切除（内核切除术）病变为主，联合瘢痕内药物注射和放射治疗的综合治疗。如术前放射治疗—手术切除—切口边缘注射糖皮质激素—压力疗法以及手术切除—预防性放疗—外用药物—口服药物等方法。

曲安奈德混悬液（或复方倍他米松注射液）病损内注射，重点是注射蟹足肿的前端，阻止其向外伸展。注射可用纯曲安奈德混悬液（或复方倍他米松注射液）或加利多卡因稀释，要求注射在瘢痕组织内。也可单纯采用瘢痕内注射糖皮质激素，适用于小面积、较薄的瘢痕疙瘩治疗。

放射治疗多用于预防手术后瘢痕疙瘩复发。术后 24 小时内进行首次放疗，每日照射一次，每次 300～500 rad，在 2 周内给予 1500～2000 rad。也可以单独用于较薄的瘢痕疙瘩的治疗。该方法一般均比较安全，但要注意剂量较大时易于造成放射性皮炎，可出现皮肤发红、脱屑、毛细血管扩张和永久性的色素减退或沉着等。

手术切除后可距手术切缘约 0.5～1.0 cm，间隔 0.5～1.0 cm 按 2～5 U 进行局部肉毒素注射以减轻切口张力，减少复发。

### （三）辅助方法

药物口服、硅凝胶外用、激光治疗、加压疗法等，通常作为瘢痕疙瘩手术、放射治疗及瘢痕内药物注射治疗的辅助措施。

口服曲尼司特治疗瘢痕疙瘩有效。曲尼司特原名肉桂氨茴酸，是 $H_1$ 组胺拮抗剂，在治疗过程中发现它有抑制成纤维细胞作用，治疗瘢痕疙瘩需要加大剂量，连续口服半年以上，服药后首先止痒、止痛、瘢痕变薄，不良反应很少。

### （四）中医治疗

中医病名：黄瓜痈、蟹足肿、肉蜈蚣等。

#### 1．辨证分型

（1）余毒凝聚证。

本病初起，肿块高突，状若蟹足，其色淡红，时有瘙痒，舌质红，苔薄白，脉弦滑。治法：解毒散结，行经通络。方药：解毒通络饮加减。

（2）气滞血瘀证。

本病病程较久，肿块超出创口范围，状如蜈蚣或树根，边缘不规则地向外扩展，其色紫暗，刺痛或瘙痒，时轻时重，舌质暗瘀斑，脉涩。治法：活血理气，解毒软坚。方药：桃红四物汤加减。

#### 2．中医传统疗法

火针法、穴位注射法。

## 八、建议治疗方案

瘢痕疙瘩建议治疗方案如表 20 - 1 所示。

**表 20 - 1　瘢痕疙瘩建议治疗方案**

| 瘢痕疙瘩单发 | | | |
|---|---|---|---|
| 亚类 | 厚度 | 治疗方案 | 注意事项 |
| 小面积薄型 | <5 mm | 直接切除或缝合或适合冷冻、激光、放射及瘢痕内药物注射治疗 | — |
| 小面积厚型 | >5 mm | 手术＋放射或瘢痕内药物注射为主的综合治疗 | — |
| 大面积薄型 | <5 mm | 分次切除病变或病变切除后采用皮瓣、皮肤软组织扩张术或植皮术＋放射；或单纯应用激光、放射及/和瘢痕内药物注射治疗 | 不能直接切除缝合 |
| 大面积厚型 | >5 mm | 分次切除病变或病变切除后采用皮瓣转移、皮肤软组织扩张术或植皮术修复＋放射或瘢痕内药物注射为主的综合治疗 | 冷冻、激光或放射治疗不适合 |
| 瘢痕疙瘩孤立多发：参照单发病变分次治疗，逐步消除病变 | | | |
| 瘢痕疙瘩弥散多发：采用全身治疗方法或参照单发病变分次治疗，逐步消除病变 | | | |

注：摘自《瘢痕疙瘩的诊疗指南建议》。

**参考文献**

[1] 刘辅仁. 实用皮肤科学 [M]. 3 版. 北京：人民卫生出版社，2004：1001 – 1002.

[2] 蔡景龙. 瘢痕疙瘩的诊疗指南建议 [J]. 中国美容医学，2016，25 (6)：38 – 40.

（编写：林玲、林日华、李润祥　审校：张三泉、梁碧华、邓景航、黄茂芳、林春生）

## 第十五节　日光性角化病

### 一、概念

日光性角化病（solar keratosis）又称老年角化病、光线性角化病（actinic keratosis，AK），多见于中年以上男性。主要发生于曝光部位，皮损为褐色角化性斑片，表面覆以不易剥离的黑褐色鳞屑，病程慢性；有潜在转化为非黑素瘤皮肤癌的可能。

### 二、临床表现

皮损为红到淡褐色或灰白色圆形、不规则形角化性丘疹，境界清楚，表面附着厚度和范围不等的干燥粘连性鳞屑，不易剥离，周围有红晕，偶尔皮损明显角化过度形成皮角（图 20 – 12）；大小不等，直径数毫米至 1 cm 或更大。皮损发生部位，通常先有明显的日光损伤，表现为干燥、皱缩、萎缩和毛细血管扩张，也常伴发老年性雀斑样痣。好发于暴露部位，以面部、下唇、手背、前臂、颈部、头部秃发处多见，皮损呈多发性，亦有为单发者。无自觉症状或轻痒。如不治疗，约 20% 患者的部分皮损可发展为鳞状细胞癌，但通常不发生转移，转移率为 0.5%～3.0% 不等。

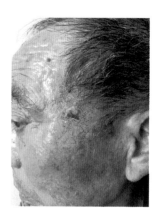

图 20 – 12　日光性角化

### 三、组织病理

病理改变分为三型。①肥厚型：表皮角化过度伴柱状角化不全，棘层肥厚与萎缩交替，细胞排列紊乱，并有异型细胞与核分裂。②萎缩型：表皮萎缩，基底层细胞显著异形性，还可见棘突松解的角化不良细胞。③原位癌样型：表皮细胞排列紊乱并有异形性。

但要判断 AK 的侵袭程度，也有采用基底生长模式（PRO）分类法进行观察：PRO Ⅰ（拥挤）：基底不典型角质形成细胞拥挤；PRO Ⅱ（芽蕾）：基底表皮不典型角质形成细胞向真皮乳头稍突出，呈半球状芽蕾，芽总厚度不超过顶端上覆正常表皮厚度；PRO Ⅲ（表皮突生根式增生）：不典型角质形成细胞伸入真皮的尖状或丝状延长，厚度超过上覆正常表皮的厚度，附属器受累和血管数量增加是 PRO Ⅲ 的独立阳性预测标志。

### 四、建议检查的项目

皮肤镜、皮肤 CT，必要时行病理活检。

皮肤镜：皮肤镜Ⅰ级：病损呈红色假网状模式，毛囊周围可见点状和线状血管呈网状分布；皮肤镜Ⅱ级：病损呈草莓状模式，毛囊口扩张，周围有白晕，可见点状及不规则线状血管，出现典型的草莓状；皮肤镜Ⅲ级：明显角化过度，镜下呈黄白色无结构区，扩张的毛囊开口充满淡黄色角栓。皮肤镜下，AK 与 SCC 的鉴别，主要看病损是否出现明显角化和毛囊周围粗大血管，这对皮肤鳞癌的临床诊断有指示意义，但该模式的改变并不能完全排除 SCC。

皮肤 CT：要注意表皮结构紊乱模式。Ⅰ级：在棘层水平呈非典型与典型蜂窝状结构融合；Ⅱ级：在棘层和颗粒层水平的角质形成细胞呈明显异型性，大小不一；Ⅲ级：呈排列紊乱模式，为明显不典型的蜂窝状，正常表皮层部分中断。颗粒层的结构紊乱以及棘层和/或真皮肿瘤巢的结构紊乱是区分 SCC 和 AK 的主要特征。

## 五、诊断与鉴别诊断

### （一）诊断

根据主要发生于老年男性、发病与长期日晒有关，以面、手背等暴露部位多见，典型皮损，病变发展缓慢，一般无自觉症状，结合皮肤影像学检查及组织病理不难诊断。

### （二）鉴别诊断

需要与脂溢性角化、砷角化病、鲍温病等相鉴别。

脂溢性角化皮疹为油脂性，褐至深褐色扁平丘疹，痂易被刮去，且极少发生癌变；而癌前期病变的日光性角化的皮损为表面粗糙的丘疹或斑丘疹，痂为黏着性，不易刮去。

砷角化病与日光角化病相似，但多发而严重，最常见于手掌和足跖，有长期接触、服用或注射五价砷的病史，可伴有砷剂引起的过度色素沉着。

鲍温病多见于中老年男性，多见于睑裂区，该病病理示可累及毛囊口，而日光性角化病仅累及附属器之间的表皮。

## 六、治疗

### （一）治疗原则

由于日光性角化病患者皮损有恶变可能，故应对日光性角化病患者推荐常规的体检及自我检查；对过度增生病变或类似病变的及时处理。治疗分三个阶段：病灶直接治疗、小于 25 cm$^2$ 病灶的治疗、大于 25 cm$^2$ 病灶的治疗，通过病灶减少的百分比评估治疗效果。

### （二）直接治疗

可直接去除病灶，包括手术刮除、切除、电灼、微波、CO$_2$ 激光、冷冻等治疗。冷冻要注意复发率高，容易出现治疗后色素沉着。直接治疗还存在无法兼顾处理相邻亚临床病变皮疹的缺点。

### （三）小于 25 cm$^2$ 病灶的治疗

5-氟尿嘧啶（5-FU）抑制快速分裂细胞合成 RNA 和 DNA，特异性靶向治疗病变。该疗法可将病灶的数量减少 70%～75%，但不能治疗亚临床病变，最常见的不良反应是刺激和炎症。

咪喹莫特是一种 Toll 样受体 7 激动剂，可刺激细胞因子产生并提高细胞免疫功能，对肿瘤细胞具有直接凋亡作用，尤其适用于无法手术和光动力治疗的患者。该药对皮损清除率约为 75%，复发率低，主要不良反应是可能导致炎症扩散到治疗区域外，少数患者可出现类似流感的症状。

甲磺酸丁二醇酯可诱导增生性细胞的坏死和刺激中性粒细胞介导的免疫反应，治疗 8 周后，清除率在 75%～83%，但复发率高，常见不良反应是一过性的红斑和结痂。

### （四）大于 25 cm² 病灶的治疗

5% 5-FU、维 A 酸类软膏、咪喹莫特、双氯芬酸等均可使用。其中双氯芬酸可抑制环氧合酶 2 激活引起的炎症反应，是控制而非减少病变的首选治疗方法，耐受性良好，仅有轻微的皮肤刺激。也可单独或联合光动力治疗。光动力治疗前注意对皮疹进行清痂、微创造孔等预处理，用高浓度的光敏剂封包 3～4 小时再行红光照射，有助于提高疗效。治疗中注意疼痛及治疗后可能出现的红斑水肿及色素沉着的处理。

### （五）中医治疗

#### 1. 辨证分型

（1）血虚风燥证。

损害为淡黄色或黄褐色，表皮增厚、干燥、有鳞屑，偶有痒感；舌质淡红，苔薄白，脉细。治法：养血祛风润燥。方药：当归饮子加减。

（2）肝肾阴虚证。

皮损为黄褐色或褐黑色，表皮增厚、粗糙、无光泽，边界清楚，伴头昏、耳鸣、腰膝酸痛；舌质淡，苔剥，脉弦细。治法：补肾益肝。方药：六味地黄汤加减。

#### 2. 中医传统疗法

火针法、中药熏洗疗法。

## 七、预防措施

人们在热天出门时，需要做好皮肤遮蔽和防晒工作，尽量减少紫外线照射，避免接触有毒物质等。

**参考文献**

［1］朱学骏. 皮肤病学与性病学［M］. 北京：北京大学医学出版社，2002：229-230.

［2］黄立新，孙睿，沈渊，等. 日光性角化分类诊断进展［J］. 中国皮肤性病学杂志，2021，35（1）：101-105.

［3］何丽，武小青，李江斌，等. 日光性角化病研究进展［J］. 中国麻风皮肤病学杂志，2021，37（1）：60-64.

（编写：林玲、林日华、李润祥　审校：张三泉、梁碧华、邓景航、黄茂芳、林春生）

## 第十六节　脂肪瘤

### 一、概念

脂肪瘤（lipoma）是一种常见的良性肿瘤，可发生于任何有脂肪的部位。发生在四肢的主要位于皮下，也可见于肢体深部和肌腹之间，患者年龄多较大，儿童较少见。深部脂肪瘤多沿肌肉生长，可深达骨膜，但很少侵犯邻近骨骼。脂肪瘤很少恶变，手术易切除。

### 二、病因

各种类型脂肪瘤形成的根本原因——脂肪瘤致瘤因子。在患者体细胞内存在一种致瘤因子，在正常情况下，这种致瘤因子处于一种失活状态（无活性状态），正常情况下不会发病。但在饮食因素、不良情绪、不良生活习惯等各种内外环境的诱因影响作用下，再加上体内的内环境改变、慢性炎症刺激、全身脂肪代谢异常等诱因条件下，正常脂肪细胞与周围组织细胞发生异常增生，导致脂肪组织沉积，并向体表或各个内脏器官突出的肿块，形成脂肪瘤。

### 三、临床表现

一般肿块发生于躯干、四肢及腹腔等部位。脂肪瘤和周围组织之间的境界很清楚，其质地较软，生长缓慢，大多数体积都较小。这种瘤状物由分化成熟的脂肪细胞组成，并被纤维条索将瘤组织分割成大小不等的脂肪小叶。其中，纤维成分较多的脂肪瘤又叫纤维脂肪瘤，血管丰富的脂肪瘤又叫作血管脂肪瘤。

### 四、建议检查的项目

皮肤 B 超、病理活检。

组织病理：成熟脂肪细胞群集成小叶，周围有结缔组织间质及毛细血管包裹，瘤周围有完整包膜。

### 五、诊断与鉴别诊断

诊断本病主要依据临床表现及实验室检查。本病注意与脂肪肉瘤相鉴别，后者系脂肪组织的恶性肿瘤，较常见，好发于大腿、臀部、腋窝深部和腹膜后。肿瘤无包膜，呈结节状，生长缓慢。

### 六、治疗

#### （一）一般治疗

较小（直径 1 cm 内）者多发脂肪瘤，一般不需处理；较大者可行手术切除。

### （二）中医治疗

**1．辨证分型**

（1）气滞痰凝证。

初起体气壮实，形体肥胖，无，明显全身症状，瘤体按之柔软，或有胀感，脉象滑实。治法：行气散结，燥湿化痰。方药：二陈汤加减。

（2）气虚痰浊证。

日久瘤体渐大，伴有纳呆食少，神疲乏力，浮肿便溏。舌淡，苔白腻，脉缓。治法：健脾益气，宽中化痰。方药：顺气归脾汤加减。

（3）肝脾不和证。

体生肉瘤，或软或韧，兼见胸闷胁胀，烦躁易怒，食纳欠佳，苔白，脉弦细。治法：舒肝和脾，理气活血。方药：十全流气饮加减。

**2．中医传统疗法**

艾灸法、火针法。

**参考文献**

刘辅仁．实用皮肤科学［M］．3版．北京：人民卫生出版社，2004：1051 – 1052.

（编写：林玲、林日华、李润祥　审校：张三泉、梁碧华、邓景航、黄茂芳、林春生）

## 第十七节　鲍温病

### 一、概念

鲍温病（bowen's disease）是一种常见的原位皮肤鳞状细胞癌。所谓原位，是指肿瘤细胞仅局限于表皮层，没有侵袭更深的层次，属于非常早期的皮肤恶性肿瘤。通常表现为单一的、界限清楚、逐渐扩大、形状不规则的丘疹、斑片或斑块，表面可有鳞屑或结痂。

### 二、病因

鲍温病的特性是连续性侵袭性生长，很少转移。

鲍温病常见于躯干四肢，有研究认为与长期日光暴露及理化因素慢性累积性刺激有关。鲍温病可以在正常皮肤上"突然"发生，也可以继发于日光性角化等慢性日光损害的皮损。值得一提的是，如果发现多发鲍温病，要排查是否有慢性砷中毒，诸如长期服用含雄黄的中药、长期饮用砷含量过高的水。着色干皮病、疣状角化不良等疾病也可出现多发鲍温病。

### 三、临床特征

鲍温病皮损通常没有明显症状，临床表现为境界清晰的红褐色斑块，上面可以有少量鳞屑，但其边缘不甚规则。注意鲍温病仅是原位皮肤鳞状细胞癌的一个类型，当原位鳞癌发生于特殊部位或具有特殊形态时会有特异专有名词。例如发生于男性龟头，表现为红色斑块的原位鳞癌，常诊断为 Queyrat 红斑（增殖性红斑）；发生于男性阴茎、龟头和女性阴唇及会阴的红棕色扁平或半球形丘疹样原位鳞癌，诊断为鲍温样丘疹病。

## 四、建议检查的项目

皮肤镜、皮肤 CT、病理活检。

皮肤镜：非色素性鲍温病的表现为肾小球状血管及表面鳞屑。色素性鲍温病主要表现为无结构色素沉着和规则分布的棕色点状或小球状结构。有的色素结构表现为双边征及棕色无结构区域；点状或小球状的结构通常分布在皮损的外周，有时表现为条纹状或叶状结构。血管结构在皮肤镜下主要表现为点状、团块状或线状，少量皮损可见分支状、发夹样、逗号状血管。可有单形血管模式及多形血管模式。

组织病理：皮损部位表皮明显增生，棘层肥厚，可见角化过度和角化不全。全层表皮细胞具有异型性，主要表现为核大小不一、染色深、有丝分裂像多见。还可见角化不良细胞，表现为细胞大又圆，胞浆均一红染，核固缩或消失。真皮浅层有中等密度的淋巴细胞浸润。

## 五、诊断与鉴别诊断

（一）诊断

临床症状结合病理检查可确诊，皮肤镜及皮肤 CT 可辅助评价治疗效果。

（二）鉴别诊断

包括日光角化、脂溢性角化、基底细胞癌、银屑病、钱币状湿疹等。主要通过病理进行鉴别。

## 六、治疗

（一）常规治疗

手术切除术是最有效的治疗方法。通常采用 Mohs 显微描记手术，扩切 3～5 mm。

如果皮损面积不大，或者患者难以接受手术，还可以考虑多次光动力治疗。每次治疗前注意对皮疹进行清除痂皮、微创造孔等预处理，治疗时以高浓度光敏剂封闭 3～4 小时，以 100～120 J/cm$^2$ 高能量红光照射 40 分钟。

（二）药物治疗

外涂咪喹莫特，或 5-FU 与阿维 A、咪喹莫特等联合应用至少 8 周。

（三）物理治疗或其他

难以接受手术的患者也可以采用药物联合激光治疗，但需要密切随访，如果皮损复发或难以控制，要及时再次治疗。局部放疗也是一种可选择的治疗手段。

（四）中医治疗

**1. 辨证分型**

（1）湿热毒蕴证。

皮肤或黏膜部持久性红斑，表面有结痂，粗糙不平，或糜烂流滋，或溃破流脓。大便结，小便黄；舌质红，苔黄腻，脉滑数。治法：清热除湿，解毒散结。方药：五神汤合萆薢渗湿汤加减。

（2）气虚血瘀证。

病程日久，皮损暗红不鲜，痂皮干燥，神疲乏力，口渴咽干；舌质淡红或暗红，脉细涩无力。治法：益气活血，扶正祛邪。方药：八珍汤加减。

（3）肝肾阴虚证。

头晕耳鸣，口干目眩，腰膝酸痛，手足心发热。便秘尿赤，皮损部结痂干燥；舌质红或正常，苔少薄白或有剥苔，脉弦细。治法：滋肾养肝，理气散结。方药：六味地黄汤加减。

### 2. 中医传统疗法

中药熏洗法、艾灸法。

**参考文献**

［1］刘辅仁．实用皮肤科学［M］.3 版．北京：人民卫生出版社，2004：978.
［2］李盼盼，杨建勋．皮肤镜在鲍温病诊治中的应用进展［J］.皮肤性病诊疗学杂志，2020，27（3）：214－216.

（编写：林玲、林日华、李润祥　审校：张三泉、梁碧华、邓景航、黄茂芳、林春生）

## 第十八节　乳房湿疹样癌

## 一、概念

乳房湿疹样癌（eczematoid carcinoma）又称 Paget 病，是一种罕见的上皮内腺癌，可以原发或继发，临床以红斑、糜烂，少量渗出和结痂，可以有痒或痛或无症状的湿疹样表现为特征的恶性肿瘤。在临床上，根据发生部位不同，常将本病分为两种：一种发生于乳房，称为乳房湿疹样癌，又称为乳房 Paget 病，与恶性乳腺导管上皮细胞通过输乳管侵入表皮，导致乳头和乳晕皮肤浸润增厚有关。另一种主要是乳腺癌或顶泌汗腺癌扩展至乳头及其周围表皮的损害，多见于女性，其临床特征是在乳头及乳晕区出现慢性湿疹样改变，所以亦称上皮瘤样湿疹。

## 二、临床表现

乳腺湿疹样癌以单侧乳房受累为主，病变初起时，乳头瘙痒、烧灼感，以后皮肤变潮红，但因症状不明显常被忽视。病情再发展，则皮肤粗糙变厚，有脱屑、糜烂、渗液、破溃，反复结痂后露出肉芽。病程缓慢，经久不愈。病损由乳头蔓延至乳晕或附近皮肤，重者可使乳头轮廓消失。乳腺内肿块多位于乳晕附近，往往在乳头病变的后期始被发现。因此，该病的诊断常因没有发现肿块而被延误。乳腺内触及肿块者约半数患者腋淋巴结肿大。

部分患者偶在乳房以外大汗腺较多部位，如腋窝、大阴唇或阴囊、会阴部及肛门周围出现 Paget 病的损害。其损害附近合并大汗腺癌及其他腺癌者多数预后较差。乳房湿疹样癌需排除并发乳腺导管癌的可能，以及可能合并肛门病变，建议转外科就诊。

## 三、组织病理

病理检查可见表皮内有分散或成团的 Paget 细胞，可蔓延至毛囊、皮脂腺、大小汗腺及导管。此细胞较大，呈圆形或椭圆形，胞浆丰满而淡染，无细胞间桥，核周较空，可见核分裂现象，液染色阳性。免疫组织化学染色示 Paget 细胞的癌胚抗原阳性（CEA）与汗腺细胞相似，有助于与 Bowen 病及恶性黑色素瘤鉴别。真皮内有炎症浸润。乳房外湿疹样癌可伴发小汗腺及大汗腺肿瘤，或直肠癌，或皮肤附属器肿瘤，其病变与乳房湿疹样癌相同，但 Paget 细胞多集中在基底部，特别是表皮突部位。

## 四、建议检查的项目

皮肤镜、皮肤 CT、皮肤 B 超、病理活检。乳头溢液检查和乳房包块细针穿刺细胞学检查，有助于诊断。

## 五、诊断与鉴别诊断

根据单侧乳房发病或大汗腺较多部位（如腋窝）发生类似湿疹样变化，基底浸润变硬，境界清楚，病程慢性等即应提高警惕怀疑此病。病理组织活检发现 Paget 细胞即可确诊。需要与湿疹、乳头糜烂性腺瘤病等进行鉴别。

## 六、治疗

（一）一般治疗

外科手术是乳腺湿疹样癌的首选治疗。如果患者因各种原因不能耐受手术时，可采用 X 线放射治疗，但疗效较差。

（二）中医治疗

**1. 辨证分型**

（1）肝经湿热证。

局部发红糜烂，流滋水，淋漓成片，瘙痒；舌质红，苔黄腻，脉滑数。

治法：清利肝胆湿热。方药：龙胆泻肝汤加减。

（2）肝郁脾虚证。

乳头深红，乳晕色褐，境界清楚，上覆盖糠屑，瘙痒不止；伴精神抑郁，胸胁胀痛，月经不调；舌质淡红，苔薄白脉弦细。治法：疏肝健脾。方药：逍遥散加减。

（3）气血两虚证。

病程日久，溃烂延扩，久而不瘥。皮色紫暗，乳头回缩，甚至破落，基底坚硬；舌质淡红，苔薄白，脉细。治法：补益气血，软坚散结。方药：八珍汤合人参营养汤加减。

### 2．中医传统疗法

中药熏洗法、艾灸法、埋线法、穴位注射法。

**参考文献**

刘辅仁．实用皮肤科学［M］.3 版．北京：人民卫生出版社，2004：978 - 980.

（编写：林玲、林日华、李润祥　审校：张三泉、梁碧华、邓景航、黄茂芳、林春生）

## 第十九节　乳房外湿疹样癌

### 一、概念

乳房外湿疹样癌（extramammary eczematoid carcinoma），又称乳房外 Paget 病（extra-mammary Paget's disease，EMPD），是起源于大汗腺导管开口部细胞，或是自表皮内向大汗腺分化的多潜能基质细胞的腺癌。本病多见于 50 岁以上的人群，好发于大汗腺丰富的会阴等部位，临床以边界清楚的、长期不愈的湿疹样皮肤损害为主要表现，手术切除是主要治疗方法，但有复发可能。

### 二、临床表现

本病易发生于富含顶泌汗腺的部位，特别是外阴、阴茎（图 20 - 13）、阴囊、会阴和肛周（图 20 - 14）部位，较少见于包括腋窝、脐部、眼睑、外耳道和头部、躯干及四肢。病损大多为单发，少数为多发，同时发生于两个不同部位的甚为少见。皮损外观呈湿疹样改变，为境界清楚的浸润性红斑，可伴有糜烂、渗出。临床上分为原发性和继发性，原发性 EMPD 发病部位常见于顶泌汗腺丰富的区域，继发性 EMPD 多来源于消化道或泌尿生殖道肿瘤。

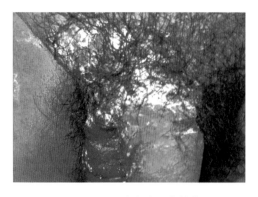
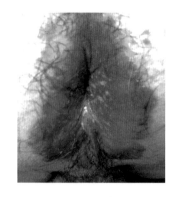

图 20 - 13　乳房外湿疹样癌　　　　图 20 - 14　肛周乳房外湿疹样癌

## 三、组织病理

表皮角化过度或角化不全，部分可见角化不良细胞。常伴有棘层肥厚，表皮突延长，表皮内见 Paget 细胞散在或成巢分布，与周边表皮棘细胞分界清楚；Paget 细胞大而圆，胞质丰富淡染或呈嗜酸性，胞核大，呈多形性，有时核仁明显，常见有丝分裂象；通常散在分布于表皮中下部，单个或成簇，并向全层播散，偶见腺样分化。

## 四、建议检查的项目

皮肤镜、皮肤 CT、皮肤 B 超、病理活检及免疫组化。

皮肤镜：可见大量的乳白色与红色背景，血管结构均呈一致性分布，出现点－球状血管或线状血管等。侵袭性 EMPD 的皮损在皮肤镜下可见更多的血管形态结构。

皮肤 CT：典型的 Paget 细胞具有暗细胞质、轻度明亮的核以及比角质形成细胞大的特征，为靶环样细胞或细胞簇；细胞核大异形，折光度增高，中央是中等亮度的细胞核，周围呈低亮度暗色圈。表皮结构紊乱，正常的蜂窝状结构消失，棘层内可见单个或成巢分布的 Paget 样细胞。而不典型的 Paget 细胞表现为空泡样结构。

## 五、诊断与鉴别诊断

本病根据临床表现及相关检查，一般不难进行诊断，关键在于提高警惕。需要与湿疹、Bowen 病、原位恶性黑素瘤（Paget 病样型）相鉴别。湿疹的皮损瘙痒重，常两侧对称，只发生在乳晕和周围皮肤而一般不侵犯乳头。Bowen 病病理空泡细胞与周围表皮细胞间分界截然，有多核表皮细胞和个别角化细胞。瘤细胞 PAS 反应阳性，但不耐淀粉酶。原位恶性黑素瘤（Paget 病样型）的瘤细胞可直接与真皮相接，且常侵入真皮，PAS 反应阳性，多巴反应阳性。

## 六、治疗

### （一）治疗原则

首选手术切除，放射治疗是次要选择。

### （二）主要治疗

提倡用 CK7 免疫染色的 Mohs 外科技术，此法在彻底去除肿瘤组织的同时，又能最大限度地保存正常组织。

### （三）辅助治疗

对不宜手术的可以采取多次高浓度光敏剂、高能量光照的光动力治疗缩小皮疹；也可以用 5-FU、咪喹莫特等外用治疗，但复发率高。

生物制剂，如曲妥珠单抗是一种靶向 HER2 的单克隆抗体，人表皮生长因子受体 2（HER2）扩增作为治疗淋巴结转移的阴囊 EMPD 患者的生物标志物。针对 HER2 的靶向疗法（如曲妥珠单抗）也可能对晚期阴囊 EMPD 中 *HER2* 基因扩增的患者有效。

### （四）系统性治疗

全身化学疗法用于治疗转移性 EMPD 的方案，多西他赛单药（docetaxel，DTX）单药治疗是一线治疗方案，每周进行 DTX 单一疗法可能都是一种有效的治疗方案，具有较高的治疗持续率和较低的血液学毒性。

（五）中医治疗

**1．辨证分型**

（1）肝经湿热证。

阴囊、阴茎、阴唇、阴道等部位局部发红糜烂，流滋水，淋漓成片，瘙痒；舌质红，苔黄腻，脉滑数。治法：清利肝胆湿热。方药：龙胆泻肝汤加减。

（2）气血两虚证。

病程日久，溃烂延扩，久而不瘥。皮色紫暗，乳头回缩，甚至破落，基底坚硬；舌质淡红，苔薄白，脉细。治法：补益气血，软坚散结。方药：八珍汤合人参养营汤加减。

**2．中医传统疗法**

中药熏洗法、艾灸法、埋线法、穴位注射法。

# 七、预后与随访

原发性 EMPD 患者的预后要好于继发性 EMPD，继发性 EMPD 预后不良，复发率高，需随访 5 年以上。

**参考文献**

［1］程晓蕾，孙晨薇，陈宏，等．乳房外 Paget 病的研究进展［J］．皮肤性病诊疗学杂志，2021，28（3）：241 – 244.

［2］任媛，王元元，张军波，等．局部光动力疗法治疗皮肤恶性肿瘤的远期疗效评价［J］．重庆医学，2017，46（10）：1373 – 1374.

［3］潘淳，王焱，吴敏智，等．确定乳房外 Paget 病肿瘤手术切缘的研究进展［J］．国际皮肤性病学杂志，2017，43（3）.

［4］柴圆圆，王飞．非侵入性检查在乳房外 Paget 病的诊断及治疗中的应用进展［J］．中国皮肤性病学杂志，2020，34（1）：94 – 97.

（编写：林玲、林日华、李润祥　审校：张三泉、梁碧华、邓景航、黄茂芳、林春生）

**第二十节　基底细胞癌**

# 一、概念

基底细胞癌（basal cell carcinoma，BCC）是发生于皮肤基底细胞层最常见的恶性皮肤肿瘤，好发于曝光部位，尤以头面部最常见。肿瘤通过向周围和向下浸润方式发展，虽然极少转移，但常导致局部组织破坏。BCC 有多种临床分型与组织病理分型，对指导治疗与判断预后有重要意义。

## 二、临床表现

该病好发于中老年人暴露部位，发展缓慢，较少转移。临床分型包括结节溃疡型、浅表型、硬斑病样型（硬化）、色素型、纤维上皮瘤型，各型之间表现不同。

结节溃疡型：灰白色或蜡样小结节，缓慢增大出现溃疡，边缘呈珍珠状隆起。

浅表型：浸润性红色鳞屑性斑片，周围有细线状珍珠状边缘，表面有小片浅表性溃疡和结痂（图20 – 15）。

硬斑病样型（硬化）：扁平或轻微凹陷黄白色蜡样硬化性斑片或斑块。

色素型：类似结节溃疡型，但皮损呈褐色或深黑色，边缘色深，中央呈点状或网状。

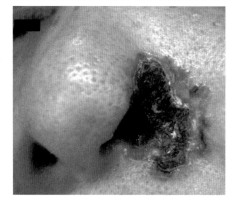

图 20 – 15　基底细胞癌

纤维上皮瘤型：好发于背部，高起的结节，中等硬度，表内光滑似纤维瘤。

## 三、建议检查的项目

皮肤镜或皮肤 CT、常规病理检查，必要时在病理医生建议下行免疫组化。怀疑有肌肉、骨骼、神经的转移应行 MRI 检查。

皮肤镜检查：细短的毛细血管扩张、分叶状区域、轮辐状区域、小型溃疡及同心圆结构要注意浅表型 BCC 的可能；树枝状毛细血管扩张、蓝白膜样结构、白色光泽区及彩虹模式要注意结节型 BCC 的可能。

皮肤 CT 检查：瘤细胞聚集成岛屿状或条索状分布，由密集的异型肿瘤细胞构成，延长的细胞核沿着同一方向轴极化，周边细胞呈栅栏状排列，瘤细胞团内可见明亮的高折光性树枝状细胞。团块内有明显的炎性细胞浸润、大量扭曲的血管、流动的活动性白细胞。

组织病理：浅表多灶性 BCC；结节性 BCC，小结节性 BCC，硬斑病样 BCC，浸润性 BCC，漏斗部囊性 BCC，Pinkus 纤维上皮瘤，腺样 BCC、基底鳞癌型。

病理的共同特点：瘤细胞团位于真皮内与表皮相连；瘤细胞类似表皮基底细胞，细胞核大，胞质相对少，细胞境界清，无细胞间桥，周边细胞呈栅栏状排列；瘤细胞核大小、形态及染色较均一，无间变；瘤细胞团周围结缔组织增生，围绕瘤团排列成平行束；有粘蛋白变性，收缩形成瘤团周围的裂隙。表皮轻度萎

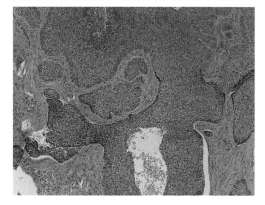

图 20 – 16　基底细胞癌

缩，真皮见瘤细胞团块，与表皮相连，癌细胞呈基底细胞样，异形嗜碱性；瘤团周边呈栅栏状排列，明显收缩间隙，瘤巢周缘散在少量淋巴细胞。（图 20 – 16）

## 四、诊断与鉴别诊断

### （一）诊断

主要根据临床与病理表现进行诊断。

### （二）鉴别诊断

需要与鳞状细胞癌、Bowen 病、日光性角化病、脂溢性角化病、恶性黑色素瘤等病相鉴别。

## 五、治疗

### （一）治疗原则

该病划分为低风险复发和高风险复发肿瘤，相关内容见表 20 - 2。治疗肿瘤的同时最大限度地保留及维持器官的功能和美观。所有的治疗应将推荐的治疗方案与患者个体因素综合考虑，进行定制治疗。

表 20 - 2　复发的危险因素

| 影响因素 | 低危 | 高危 |
|---|---|---|
| 位置/大小 | L 区　　 < 20 mm | L 区　　 ≥20 mm |
| | M 区　　 < 10 mm[1] | M 区　　 ≥10 mm |
| | H 区　　 < 6 mm[1] | H 区　　 ≥6 mm |
| 边界 | 清楚 | 不清楚 |
| 原发还是复发 | 原发 | 复发 |
| 有无免疫抑制 | 无 | 有 |
| 原位置有无放射治疗 | 无 | 有 |
| 影响因素 | 低危 | 高危 |
| 病理分型 | 结节性、浅表性、角化性、漏斗状囊性、Pinkus 纤维上皮瘤 | 侵袭性生长模式[2] |
| 有无侵犯神经 | 无 | 有 |

注：

L 区：脸的"面具"部分，如脸的中央区，眼睑，眉毛，鼻子，嘴唇（皮肤和唇红），下巴，下颌，耳前耳后皮肤/沟、太阳穴、耳，以及外生殖器，手，脚。

M 区：面颊、前额、头皮、颈部和胫前。

H 区：躯干和四肢（不包括胫前、手、脚、指甲单位和脚踝）。

1：除了大小，位置可以是高危因素。

2：侵袭性生长模式：如硬斑病样、基底鳞癌型（异型），硬化性，混合浸润性，或在肿瘤的任意部位出现微结节特征的；一些基底鳞癌型（异型）案例可能类似于 SCC 的诊断，建议病理会诊。

该表摘自 NCCN Basal Cell Skin Cancer，Version 1. 2016。

### （二）一般治疗

治疗手段主要为手术切除，还可选择 ALA 光动力治疗、外用咪喹莫特、5 - 氟尿嘧啶

（5-FU）冻融、刮除、电干燥法以及放疗、hedgehog 信号通路拮抗剂、表皮生长因子受体（EGFR 拮抗剂）治疗等。

### 1．手术治疗

首选治疗，一般采用 Mohs 手术治疗为佳。

### 2．局部治疗

5% 的 5-FU、咪喹莫特可用于治疗表浅型 BCC，在一些特殊区域（如眼眦），咪喹莫特可以作为替代手术治疗的参考方案。药物使用时均要注意红斑、灼痛、水泡等皮肤刺激症状和体征。

### 3．物理治疗

光动力治疗适用于浅表型 BCC，也可以作为低风险区小面积的结节型 BCC 的后备选择。治疗前注意尽量清除痂皮，通过增加药物的浓度、提高药物封包时间（2～4 小时），来增加肿瘤细胞中药物吸收的浓度，以较高能量的红光照射提高肿瘤细胞杀伤的效果。放疗：主要用于姑息治疗。

### 4．系统治疗

侵袭性和转移性 BCC 手术治疗后效果不佳的，可考虑系统性使用 hedgehog 信号通路拮抗剂、EGFR 拮抗剂。研究认为，hedgehog 信号通路的异常与肿瘤形成、肿瘤祖细胞的增殖和肿瘤间质的相互作用有关。而所有的基底细胞癌病例中可见 hedgehog 通路的上调。同时，EGFR 在基底细胞癌的发病机制中也有一定的作用，约 57% 的基底细胞癌表达 EGFR。

hedgehog 信号通路拮抗剂如 vismodegib、sonidegib、伊曲康唑、泊沙康唑；EGFR 拮抗剂 cetuximab 等已进入临床实验。由于样本量小，其疗效有待更多的实验数据支持。

### （三）中医治疗

#### 1．辨证分型

（1）血热湿毒证。

初起皮肤为一隆起米粒大至黄豆大小丘疹或小结节，呈暗红色，中央可结黄褐色或暗灰色痂，边缘隆起坚硬；日久病损可逐渐扩大，甚至形成溃疡，流液流血，其味恶臭，久久不愈。亦可形成较深溃口，如鼠咬状。舌质红，苔黄腻，脉弦滑。治法：清热凉血，除湿解毒。方药：除湿解毒汤加减。

（2）火毒瘀结证。

皮肤肿块溃烂，铁红或暗红，边缘高起外翻分泌物奇臭，口干，口苦，大便干结或秘结；舌红，苔黄，脉弦数或涩。治法：清热解毒，化瘀散结。方药：解毒化瘀汤加减。

（3）血瘀痰结证。

皮肤起丘疹或小结节硬结，逐渐扩大，中央部糜烂，结黄色痂。边缘隆起，有蜡样结节，边界不清，发展缓慢。或可长期保持完整之淡黄色小硬结，最终破溃。舌暗红，苔腻，脉沉滑。治法：活血化瘀，软坚散结。方药：活血逐瘀汤加减。

（4）肝郁血燥证。

皮肤起小结节，质硬，溃后不易收口，边缘卷起，色暗红，性情急躁，心烦易怒，胸胁苦满。舌边尖红，或有瘀斑舌苔薄黄或薄白，脉弦细。治法：疏肝理气，活血化瘀。方药：丹栀逍遥散加减。

（5）气血亏虚证。

病变后期，见形体消瘦，低热，气短，乏力，纳少，大便干结，口干等，自觉疼痛，夜间更甚。舌质淡，苔薄白，脉细无力。治法：补益气血。方药：八珍汤加减。

**2. 中医传统疗法**

埋线法、艾灸法、中药熏洗法。

## 六、随访

因为治疗后可能复发，所以需要随访。每个病例至少随访 3 年，如果治疗后 2 年没有复发的迹象，后期随访频率可以适当减少。

## 七、基底细胞癌的临床路径

基底细胞癌的临床路径如图 20 - 17 所示。

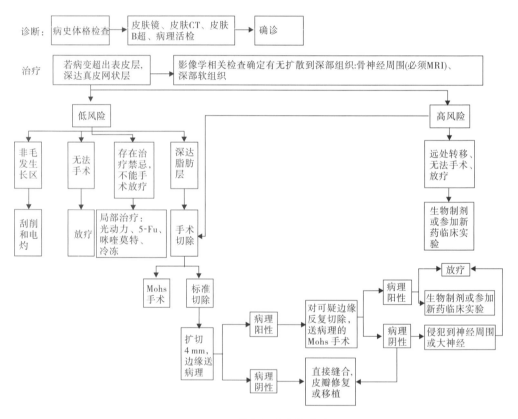

**图 20 - 17　基底细胞癌临床路径**

摘自：NCCN Basal Cell Skin Cancer, Version 1. 2016。

**参考文献**

［1］张学军. 皮肤性病学［M］.8 版. 北京：人民卫生出版社，2013：213.

［2］PAN ZY, LIN J R, CHENG TT, et al. In Vivo Reflectance Confocal Microscopy of Basal

Cell Carcinoma：Feasibility of Preoperative Mapping of Cancer Margins［J］. Dermatol Surg，2012，38（12）：1945 – 1950.

［3］ ELASTTON D M. 皮肤病理学［M］.张建中，主译.2 版. 天津：天津科技翻译出版有限公司，2017：64 – 68.

［4］刘杏，周晓伟，王焱，等. 基底细胞癌的药物治疗进展［J］.临床皮肤科杂志，2019，1（49）：61 – 64.

（编写：黄茂芳、林玲、林日华　审校：张三泉、梁碧华、邓景航、李润祥、林春生）

 **第二十一节　角化棘皮瘤**

## 一、概念

角化棘皮瘤（keratoacanthoma）是一种少见的、生长很快的皮肤良性肿瘤，具有自行消退的特征，但有时被认为是皮肤鳞状细胞癌的变异型（图20 – 18）。

## 二、临床表现

该病可分四型，即单发性角化棘皮瘤、多发性角化棘皮瘤、发疹性角化棘皮瘤和边缘离心性角化棘皮瘤。

### （一）单发性角化棘皮瘤

该病包括典型皮损、非典型皮损、巨大皮损、甲下皮损等。皮损往往迅速增长，保持稳定后在2～6 周后自行消退，遗留轻度凹陷性瘢痕。但亦有一些典型损害不消退。典型皮损迅速增长，在3～8 周内从1mm 的斑疹或丘疹可发展到25mm 大小半球形、圆屋顶形、皮肤色结节。结节表面可见平滑的火山口中央充以角栓。皮损光滑发亮与周围界限清楚，表面可见毛细血管走行。非典型角化棘皮瘤常见，有些类似脂溢性角化病或良性棘皮瘤，另一些则呈结节增殖性外观，火山口样凹陷。巨大角化棘皮瘤指直径大于2cm，常侵犯鼻和眼睑。甲下角化棘皮瘤罕见，有触痛，呈破坏性火山口状中央常致末端指骨损伤，甲下损害常不自然消退，且早期引起其下方的骨破坏。（图20 – 17）

单发性角化棘皮瘤好发于曝光区，如面中部、手背和臂部，其他如臀部、大腿部、阴茎、耳和头部亦可受累。女性手背部损害较少，小腿部损害常见，口腔黏膜罕见。多见于中老年，男较少见。

### （二）多发性角化棘皮瘤

该病常称为 Ferguson Smith 型多发性自愈性角化棘皮瘤，临床上和组织学上与孤立性皮损相同。皮损数目不等，通常为3～10 个局限于某一部位，本病好发于颜面、躯干和阴部。多见于青年男性。

另一型家族性泛发性角化棘皮瘤已被报告，称 Ferguson Smith 型自愈性鳞状上皮瘤（Ferguson Smith type of self-healing squamous epithelioma）。本型不同之处在于有剧烈瘙痒，持续多年，易误诊为结节性痒疹。

### （三）发疹性角化棘皮瘤

此型角化棘皮瘤的特点为泛发性圆屋顶状皮肤色丘疹性发疹，直径 2～7 mm。皮疹数目多，但掌跖不受累。口腔黏膜可被累及。有些以剧烈瘙痒为特点，可见双侧睑外翻和口部狭小。有些损害特别是肩部和臂部的某些损害呈线状排列。本型可能与免疫抑制有关。

### （四）边缘离心性角化棘皮瘤

此型不常见，其特点为皮损进行性向周围扩张，同时中央治愈，遗留萎缩。皮损直径 5～30 cm，通常累及手背和胫前区。本型与巨大孤立性角化棘皮瘤不同之处在于本型无自愈倾向。

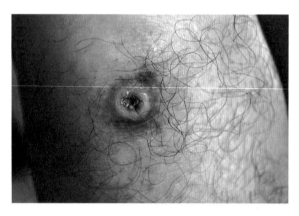

图 20-18　角化棘皮瘤

## 三、组织病理

损害的结构，如细胞特点一样重要。取材必须足够深，因为损害底部的组织学变化对区分鳞状细胞癌至为重要。

各型角化棘皮瘤的组织象基本相同，早期损害表皮凹陷如火山口样，其中充满角质物，底部表皮增生，表皮突向真皮不规则延伸。这些表皮突在许多地方与其周围间质分界不清，表皮内可见不典型细胞、核丝分裂及角珠。真皮内有相当显著浸润。病变进一步发展成熟时，表皮凹陷扩大如火山口样，其中充满了角蛋白，两侧的表皮如拱壁状，其底部表皮可向上与向下增生。增生的表皮内仍可见某种不典型性细胞，但较早期损害轻，角珠增多，其中心大都完全角化。瘤的底部界限清楚。表皮增生呈乳头瘤样，其中充满角质物，底部表皮增生，皮肤不规则向真皮内延伸，增生的表皮可见角珠，局部棘层松解现象。瘤的底部界限清楚，真皮内有致密的慢性炎浸润。（图 20-19）

## 四、建议检查的项目

皮肤镜、皮肤 B 超、皮肤 CT、常规病理检查，必要时在病理医生建议下行免疫组化检查。

皮肤镜：可见火山口样溃疡中角化样物质，呈灰白或灰黄色，夹杂一些黑色或白色无结构区，可能为结痂；有白色环；皮损边缘血管结构表现为血管粗细不均、线状或弯曲分支状。

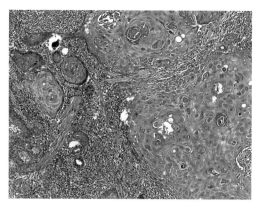

图 20 – 19　角化棘皮瘤的组织病理

## 五、诊断与鉴别诊断

根据患者病史、临床表现及组织病理学检测可诊断。注意与鳞状细胞癌相鉴别。

## 六、治疗

### （一）治疗原则

本病虽可自愈，但不能预测其消退时间，更重要的是本病与 1 级鳞癌即使活检后亦不易明确鉴别，因此首选切除。

无法手术者可采用皮损内直接注射氟尿嘧啶溶液和损害内注射氨甲蝶呤（25 mg/mL）0.5～1 mL 或肌注氨甲蝶呤 25 mg/w。博莱霉素（bleomycin）1 mL 加等量利多卡因皮损内注射，可使皮损在注射 20 天后消退。巨大角化棘皮瘤用足叶草脂及安息香复合酊治疗有效。巨大和顽固性皮损，如发疹性，巨大多发性或边缘离心性角化棘皮瘤可内服或外用维 A 酸类药物及环磷酰胺治疗。甲下角化棘皮瘤可选用放射疗法。

### （二）中医治疗

（1）血瘀痰结证。暴露部位肤色或红色小丘疹，渐渐成为坚实圆形结节，触之呈分叶状，中央有角质栓，去除后呈火山状。舌暗红，苔腻，脉沉滑。治法：活血化瘀，软坚散结。方药：活血逐瘀汤加减。

（2）中医传统疗法。埋线法、艾灸法、中药熏洗法。

## 七、预后与随访

（1）单发性角化棘皮瘤：据估计约 5% 的损害可复发。随访时间至少 1 年。

（2）多发性角化棘皮瘤、发疹性角化棘皮瘤，随访时间至少 5 年。

（3）边缘离心性角化棘皮瘤与巨大孤立性角化棘皮瘤不同之处在于其无自愈倾向。随访时间至少 1 年。

**参考文献**

［1］刘冰梅，程雪，邢荣贵，等 . 角化棘皮瘤消退机制的研究进展［J］. 实用肿瘤学杂志，

2017，31（1）：83 –87.

［2］侯宁．角化棘皮瘤临床表现及组织病理分析［J］.中国保健营养，2017，27（7）.

［3］丁海峰，赵天恩，卢宪梅．角化棘皮瘤研究进展［J］.中国麻风皮肤病杂志，2005，21（6）：465 –467.

［4］田伟，冯昌银，林立航，等．角化棘皮瘤的皮肤镜表现［J］.临床皮肤科杂志，2014，43（12）：761 –762.

（编写：林玲、林日华、李润祥　审校：张三泉、梁碧华、邓景航、黄茂芳、林春生）

 **第二十二节　鳞状细胞癌**

## 一、概念

鳞状细胞癌（squamous cell carcinoma，SCC）简称鳞癌，又名表皮癌，是起源于表皮或附属器细胞的一种恶性肿瘤，为最常见的非黑素瘤皮肤癌之一。癌细胞有不同程度的角化，多见于有鳞状上皮覆盖的部位，如皮肤、口腔、唇、食管、子宫颈、阴道等处。其他部位也可通过鳞状上皮化生而形成鳞状细胞癌。

## 二、临床表现

该病多发于 50 岁以上的男性。长期紫外线照射、长期使用免疫抑制剂、人乳头瘤病毒（特别是 HPV16 或 HPV18）感染、化学致癌物（如砷剂、多环芳烃、亚硝胺、烷基化剂等）的刺激、瘢痕疙瘩、慢性骨髓炎、慢性溃疡以及某些遗传病（如着色干皮病）等可诱发或转归为鳞癌。

皮损常见于面部（图 20 –20）、头皮、下唇、手背、前臂等处，尤其是皮肤与黏膜交界处更易发生。初起为暗红色坚硬的疣样小结节，表面毛细血管扩张，中央有角质物附着，不易剥离。皮损逐渐扩大，形成坚硬的红色斑块，表面有少许鳞屑，边境清楚，向周围浸润，触之较硬，迅速扩大形成溃疡，溃疡向周围及深部侵犯，

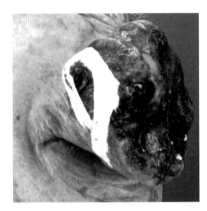

图 20 –20　左前额上眼睑鳞状细胞癌

可深达肌肉与骨骼。溃疡基底部为肉红色，有坏死组织，有脓液、臭味，易出血。溃疡边缘隆起外翻，有明显炎症，自觉疼痛。如发生在皮肤与黏膜交界处，易出血，发展更快，有明显疼痛，易转移，预后不良。

## 三、组织病理

表皮角化，肿瘤由鳞状上皮细胞团块所组成，不规则地向真皮内浸润；棘细胞呈瘤性增生，呈条索状或巢状细胞团，边缘为基底细胞层，中心部有角化性癌珠；在癌细胞团内

有很多分裂象，周围淋巴细胞和浆细胞浸润。根据癌细胞的分化程度分为高、中、低分化。高分化的鳞状细胞癌恶性程度低，而低分化的鳞状细胞癌恶性程度高。角化不全，棘细胞增生呈疣状，排列紊乱，细胞形态明显异形，可见角化不良细胞，局部基底膜不连续，真皮内见大量淋巴细胞浸润，胶原嗜碱性变。（图 20 – 21）

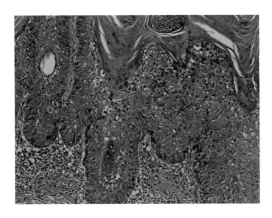

图 20 – 21　鳞状细胞癌的组织病理

## 四、建议检查的项目

### （一）常规检查

可行皮肤镜、皮肤 B 超、皮肤 CT、病理检查，必要时在病理医生建议下行免疫组化检查。

皮肤超声：高频超声显示表皮起源的实性中低回声肿物，累及真皮和皮下软组织，表面凹凸不平，经常形成溃疡，形态不规则，边界不清晰，肿物内回声不均匀；角化明显时可见表皮层明显角化增厚，常伴宽大声影。

### （二）其他检查

怀疑转移区域行超声、计算机断层扫描术等检查，可行活检以明确诊断。磁共振成像可用于局部神经浸润、软组织转移及其范围检查。侵犯淋巴结要行淋巴结病理活检。

## 五、诊断与鉴别诊断

根据病史、临床表现及组织病理学检测可诊断。需要与基底细胞癌、角化棘皮瘤等进行鉴别。

## 六、治疗

### （一）治疗原则

风险因素主要包括临床特征（肿瘤直径、位置、神经受累症状）、病理学特征（肿瘤厚度或浸润深度、分化程度、组织学亚型以及是否有血管、淋巴管及神经浸润）以及放射治疗病史、免疫抑制状态等。根据以上因素，皮肤 SCC 分为极高危型、高危型和低危型。

不同复发或转移风险等级的皮肤 SCC 处理流程不同。结合可行性、功能与美观需求和患者意愿等综合考虑治疗方式。高危型皮肤 SCC 或极高危型 SCC 建议多学科会诊。

## （二）手术治疗

（1）Mohs 显微描记手术。为局灶性高危型、极高危型以及特殊功能部位的皮肤 SCC 的首选手术方式。

（2）慢 Mohs 显微描记手术。适合高危型及极高危型皮肤 SCC 的手术治疗。手术切口延迟缝合，适用于没有冰冻切片情况条件的手术。

（3）以上技术条件都不具备的情况下，可采取标准切除术加术后切缘评估。安全切缘应逐渐扩大，对直径 <1 cm 的皮损至少扩大 4 mm 切除，1.0～1.9 cm 者至少扩大 6 mm，≥2 cm 者至少扩大 9 mm，切除后需要进行切缘组织病理学检查以确定肿瘤组织学清除。

（4）前哨淋巴结活检及清扫。手术的可行性及范围应该由有区域淋巴结清扫经验的临床医生评估。

## （三）局部药物

原位皮肤 SCC 可选用局部药物治疗，对侵袭性 SCC 应谨慎使用。氟尿嘧啶和咪喹莫特乳膏可联合外用。要注意出现皮肤湿疹、溃疡和糜烂等炎症反应。

## （四）非手术等物理治疗

冷冻疗法和电干燥刮除术：主要用于局灶性低危型皮肤 SCC，特别是原位 cSCC 以及直径 <2 cm、界限清楚、不累及皮下脂肪层的皮损。注意不能用于毛发旺盛区域。

不愿接受手术的可进行多次光动力治疗，但疗效不确切。

## （五）放射治疗

不能手术治疗的患者，可考虑放射治疗，但要注意继发肿瘤风险较高。

## （六）系统性药物治疗

晚期或转移皮肤 SCC 患者，可以进行包括化疗、维 A 酸类药物、免疫治疗、靶向治疗等。

### 1．维 A 酸类药物

可作为治疗、预防 SCC 用药，尤其是器官移植受者，口服维 A 酸可降低 SCC 的发生率。

### 2．生物制剂

①程序性死亡蛋白 1 抑制剂，如西米普利单抗（cemiplimab），是用于晚期 SCC 的免疫治疗药物。美国批准剂量为每次 350 mg，每 3 周 1 次，静脉滴注需超过 30 分钟，是免疫治疗中的一线治疗药物。纳武单抗（nivolumab）在中国获批治疗头颈部皮肤 SCC 的二线用药，剂量 3 mg/kg，静脉滴注每 2 周 1 次，每次持续 60 分钟。②表皮生长因子受体抑制剂，如西妥昔单抗（cetuximab），单独使用或联合放射治疗或铂类化疗药等对晚期皮肤 SCC 有一定疗效，可作为系统治疗的二线用药。

## （七）中医治疗

### 1．辨证分型

（1）疮感风毒证。

原患疮疡，日久不敛，翻出胬肉，形状如菌，头大蒂小。追蚀药用后，胬肉非但不平复，反更复翻，范围扩大，形如菜花，色泽晦黯，时流腥臭脓水。舌质红，苔薄黄微干，脉弦数。治法：清肝解郁，熄风化毒。方药：逍遥散加减。

（2）肝火血燥证。

疮形干涸，痂皮固着难脱，疮面高低不平，形如堆栗，稍有触动则渗血不止，其色鲜红；若情志波动，所思不遂或抑郁不快，或盛怒气逆，均可导致病情明显加重或者恶化。舌质暗红，苔少或无苔，脉弦数。治法：清肝热，养肝血。方药：栀子清肝散加减。

（3）元气虚弱证。

疮面板滞少生机，色泽晦淡，疮溃似岩石，常流稀薄腥臭脓水；同时伴有周身乏力，食少无味，面目浮肿等全身症状；舌质淡红，苔少，脉虚细。治法：扶正固本，益气托毒。方药：补中益气汤加减。

（4）肝肾亏损证。

疮色灰褐或灰黑，恶肉难脱，或者疮面脓水甚少，缺乏生机，稍有触动则污秽之血外溢；自觉疼痛，常是日轻夜重；兼有形体消瘦，低热难退，头昏目涩；舌质淡红或绛红，苔少或无苔，脉虚数重按无力。治法：养肝滋肾，固本托毒。方药：大补阴丸加减。

**2．中医传统疗法**

埋线法、艾灸法、中药熏洗法。

## 七、预后与随访

（一）预后

与鳞状细胞癌的分化程度、发生部位、病程、治疗方法及患者全身状况有关。如果肿瘤分化较好，并且早期彻底切除，则预后尚好。如果分化不好，或已发生转移，则预后不良。发生于口唇的鳞癌 90% 发生于下唇，常为单个结节溃疡性皮损，较皮肤鳞癌发展迅速，预后差。

（二）随访

治疗后 2 年内应加强随访。局灶性低危型的 SCC 患者，一般 1 年随访 1 次，随访 5 年。其他类型患者应终生随访。随访应进行全身皮肤、切除部位和区域淋巴结检查和触诊，必要时行淋巴结超声检查。有转移的患者还可行 CT、MR 或 PET-CT 检查。

## 八、诊疗路径

鳞状细胞癌的诊疗路径如图 20 - 22 所示。

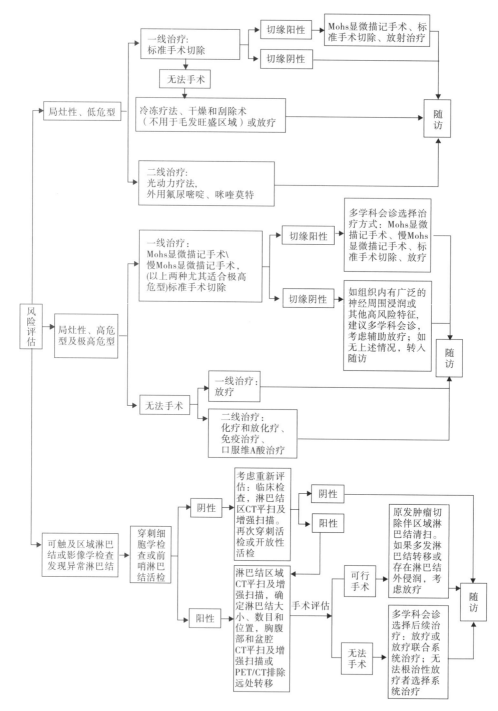

**图 20-22　鳞状细胞癌的诊疗路径**

注：摘自《皮肤鳞状细胞癌诊疗专家共识》(2021)。

**参考文献**

［1］ 中华医学会皮肤性病学分会皮肤肿瘤研究中心，中国医师协会皮肤科医师分会皮肤肿瘤学组．皮肤鳞状细胞癌诊疗专家共识（2021）［J］．中华皮肤科杂志，2021，54（8）：653－664.

［2］ 国家皮肤与免疫疾病临床医学研究中心，中国医师协会皮肤科医师分会皮肤外科亚专业委员会，中国中西医结合学会皮肤性病学专业委员会皮肤影像学组，等．常见皮肤病高频皮肤超声诊断专家共识［J］．中国医学前沿杂志（电子版），2019，11（8）：23－28.

［3］ 谢玲玲，林荣春，冯凤芝，等．2017 NCCN 外阴鳞癌临床实践指南（第一版）解读［J］．中国实用妇科与产科杂志，2016（12）：1193－1197.

（编写：林玲、林日华、李润祥　审校：张三泉、梁碧华、邓景航、黄茂芳、林春生）

## 第二十三节　隆突性皮肤纤维肉瘤

### 一、概念

隆突性皮肤纤维肉瘤（dermatofibrosarcoma protuberans，DFSP）是好发于皮肤或真皮层的一种少见低度恶性纤维源性软组织肉瘤。在斑块上发生多数结节，病程缓慢，进行性发展，可使患者身体逐渐衰竭。本病呈局部侵袭，偶有广泛播散，但罕见转移。

### 二、临床表现

患者通常为中年人。该瘤可发生于身体任何部位，但多发于躯干及四肢，腹侧多于背侧，近心端多于远心端，少见于头面部、颈部，掌跖不受累。部分患者发病前曾有创伤史。病程缓慢进展，多表现为皮下单发结节或肿块，亦可呈多结节簇状聚集、融合而形成不规则肿块。局部见子结节凸向皮肤外生长，呈多结节融合征及子结节外突征。大小初为 $0.5 \sim 2.0$ cm，可突然加速生长而表面破溃。少数瘤体内可见点状色素，被称为色素性隆突性皮肤纤维肉瘤或 Bednar 瘤，随着肿瘤增大而疼痛明显。该病呈局部侵袭，偶有广泛播散，但罕见转移。

### 三、组织病理

典型 DFSP 在 HE 染色下真皮梭形细胞呈层状或螺旋状排列，当浸润至皮下脂肪组织则呈蜂巢样分布；FS-DFSP 除典型 DFSP 特征外，可见异型细胞有丝分裂增加，呈人字形或鱼骨状排列；色素型 DFSP 较为少见，多为层状排列的梭形细胞及分布于其中的树突状黑素细胞；黏液型 DFSP 基质呈黏液样改变、内生血管生长丰富；巨细胞成纤维细胞瘤型 DFSP 呈层状排列，伴有基质黏液样改变及排列于假血管腔周围的多核巨细胞。有些损害波状纤维蛋白（vimentin）染色阳性。CD34 阳性为此肿瘤的特点，可与皮肤纤维瘤鉴别。S-100 蛋白阴性，可与黑色素鉴别。

## 四、建议检查的项目

皮肤镜、皮肤B超、CT检查、常规病理检查，必要时在病理医生建议下行免疫组化。怀疑有内脏系统转移则行相关影像学检查，如X线、MR、PET-CT等。

皮肤镜：可有精细色素网、血管、无结构的浅棕色区域、亮白色条纹、粉红色背景色和无结构的低色素或脱色区域。但仅通过皮肤镜的表现，无法与原发型、复发型及纤维肉瘤型DFSP进行鉴别。

## 五、诊断与鉴别诊断

### （一）诊断

临床资料结合组织病理学特点，尤其是免疫组织化学检查有助于鉴别诊断。在免疫组化染色中，DFSP瘤细胞对波形蛋白（vimentin）呈强而弥漫性的阳性反应；CD34一般呈强而弥漫性的阳性反应，阳性率为72%～92%。溶菌酶（lysozyme）呈局灶性阳性反应；平滑肌肌动蛋白（SMA）在DFSP的表达阳性率为50%～95%，但是其表达常不稳定并且常呈局灶性。

### （二）鉴别诊断

需要与增生性瘢痕、瘢痕疙瘩、无色素性的恶性黑色素瘤、纤维肉瘤等相鉴别。

## 六、治疗

### （一）治疗原则

术前基于病理和MRI等资料制订手术切除方案，尽可能完整地切除肿瘤，避免复发。无法完全清除肿瘤的，需要术后行放疗。

### （二）手术治疗

（1）Mohs显微手术。以三维立体的标记方式，在术中记录肿瘤的部位、方向及染色面，对冰冻切片进行同一水平面对比，有效判断肿瘤位置及浸润深度，确保完整切除，提高切片的检验效率，最大程度保留正常组织。

（2）慢Mohs显微手术。方法同Mohs显微手术，冰冻切片换成常规石蜡包埋切片。

（3）扩大切除术（wide local excision，WLE）。没有开展Mohs显微手术或慢Mohs显微手术的条件，可考虑扩大切除手术。扩切范围至少需要2～4 cm，深度需达深筋膜层，特殊部位（如边界清楚、覆盖筋膜的肌肉或颅骨周围）建议切除至少2 cm；此外，WLE受解剖部位及美观程度限制较多，临床多应用于四肢、躯干及体积较大的病变。

### （三）放射治疗

对于肿瘤体积较大或无法直接切除的病变，可接受术前放疗，待肿瘤体积缩小后行手术治疗；对于术后病理提示切缘阳性、紧邻肿瘤边界及解剖部位受限者，当其存在肿瘤体积大、复发、手术切除范围大及可疑纤维肉瘤化等条件时均需接受术后放疗，提高手术效率及病变清除率。推荐切缘阳性或可疑切缘者的放疗剂量为50～60 Gy。

（四）经皮冷冻消融术

作为拒绝再次手术或放疗的替代治疗方案。诱导肿瘤细胞坏死的温度需要 -20 ℃，而冰球外围温度为 0 ℃；为了尽可能使肿瘤细胞完全坏死，需将治疗范围扩大至肿瘤外 1 cm。治疗要注意发热、局部水肿、轻度神经损伤及局部疼痛等副作用的影响。

（五）生物制剂

酪氨酸激酶抑制剂伊马替尼：90% 的 DFPS 具有同源染色体 17 号及 22 号的特异性易位，导致 COL1Al 与 PDGFB 受体融合，激活 PDGFR 酪氨酸信号通路，刺激 DFPS 的生长。伊马替尼（imatinib）对存在染色体异位的 DFPS 及 FS-DFPS 患者具有一定治疗效果，可用于无法经手术切除的原发型、复发型或转移型 DFSP，也可用于术前缩小肿瘤体积。推荐以 400 mg/d 的小剂量作为治疗的起始剂量。

舒尼替尼通过靶向作用于包括 PDGFR 在内的多种受体酪氨酸激酶、血小板源性生长因子受体 -β 来抑制细胞信号，可作为抵抗伊马替尼的备选药物，但需要更多临床实验验证。

（六）中医治疗

（1）血瘀痰结证。隆起兼顾的肿块，上有多个结节。可有轻度疼痛，外伤后易出血。舌暗红，苔腻，脉沉滑。治法：活血化瘀，软坚散结。方药：活血逐瘀汤加减。

（2）中医传统疗法。埋线法、艾灸法、中药熏洗法。

## 七、预后与随访

病程缓慢，进行性发展，复发率为 2%，广泛切除的患者其复发率可达 11% ~ 50%。肿瘤切除后 5 年内有 1/3 病例可复发。本病治疗后应定期接受终身随诊，每 6 ~ 12 个月随访一次。对可疑复发的区域，必要时应再次行皮肤活检术，而具高危因素的患者则另需定期接受影像学检查。

**参考文献**

[1] 刘珍如，周园，刘梦茜，等 . 隆突性皮肤纤维肉瘤的诊疗进展［J］. 中国美容医学，2021，30（3）：171 - 174.

[2] 李舒，方志伟，樊征夫，等 . 单中心 687 例软组织肉瘤临床病理统计分析［J］. 中国肿瘤外科杂志，2015，7（1）：6 - 8.

[3] NCCN Dermatofibrosarcoma protuberans，Version 1. 2014. J Natl Compr Canc Netw . 2014，12（6）：863 - 868.

（编写：林玲、林日华、李润祥　审校：张三泉、梁碧华、邓景航、黄茂芳、林春生）

**第二十四节　化脓性肉芽肿**

## 一、概念

化脓性肉芽肿（pyogenic granuloma）又称毛细血管扩张性肉芽肿，是皮肤或黏膜上生长迅速的、易破裂的红色丘疹或息肉，是一种良性的皮肤黏膜增殖性血管病变，可迅速增大，容易破溃出血和溃烂，长到一定大小静止。

## 二、病因

化脓性肉芽肿属于反应性新生血管形成，可能与血管内皮生长因子和碱性成纤维细胞生长因子水平升高有关，继发于急性或慢性创伤、感染、病毒药物以及孕期激素水平的改变有关，也可能和局部血流异常有关系。

## 三、临床表现

基本损害为圆形或略扁平的绿豆至樱桃大小乳头状肉芽肿，数周或数月迅速增长，然后停止。皮损一般不超过 1 cm，表面光滑呈淡红或暗红色，柔软而有弹性，触之易出血，无自觉症状，偶有溃破、糜烂，渗出少量发臭的脓液，干涸后结成褐色的脓痂。可发生于任何年龄，损害往往单个，也可数个同时存在。好发于身体容易受外伤的部位如手指、手臂和头面部小伤口上，亦常见于婴儿脐部，偶尔可见于口腔黏膜。经过缓慢，肉芽生长到一定程度，即不再发展，一般难以自行消失。

妊娠性肉芽肿可能是本病的异型，常发生于孕妇口腔，尤其是牙龈。原发性化脓性肉芽肿皮损被破坏后，其周围偶尔会形成多发性卫星灶。

## 四、组织病理

血管病变和细胞浸润性病变。真皮和皮下组织内可见血管增生，内皮细胞肿胀，类似组织细胞或上皮样细胞。周围广泛的淋巴细胞、组织细胞和大量的嗜酸性粒细胞浸润。

## 五、建议检查的项目

皮肤镜、皮肤 B 超、皮肤 CT、常规病理检查，必要时在病理医生建议下行免疫组化检查。

皮肤镜：可表现为均一红色区域、血管结构、衣领征、白色轨道征等。

## 六、诊断与鉴别诊断

根据临床病史、临床表现以及病理学易于诊断。需要与疣、基底细胞癌、鳞癌、血管瘤、黑色素瘤等相鉴别。

## 七、治疗

### （一）治疗原则

降低治疗风险，减少并发症，根据病变的不同部位、不同治疗方式的治愈率和并发症，选择恰当的治疗。

### （二）手术及理疗

可采用外科手术切除、染料激光治疗、$CO_2$ 激光治疗、微波治疗、冷冻治疗、光动力治疗等。

### （三）药物治疗

（1）口服或外用 β - 肾上腺素抑制剂。类似血管瘤的治疗。如口服普萘洛尔、外用 0.5% 或 2% 的噻吗洛尔，使用期间注意监测患者的心率、血糖、血压的变化。

（2）硬化剂注射。如用 2% 的聚多卡醇血管局部注射使血管萎缩达到治疗目的。

### （四）中医治疗

（1）血瘀痰结证。暴露部位肤色或红色小丘疹，渐渐成为坚实圆形结节，触之呈分叶状，中央有角质栓，去除后呈火山状。舌暗红，苔腻，脉沉滑。治法：活血化瘀，软坚散结。方药：活血逐瘀汤加减。

（2）中医传统疗法。火针法、艾灸法、中药熏洗法。

**参考文献**

［1］徐宇达，李伟. 化脓性肉芽肿诊断和治疗进展［J］. 中华整形外科杂志，2018，34（11）：981 - 984.

［2］张颂，Alashka M，徐俊涛，等. 化脓性肉芽肿的皮肤镜特征［J］. 中国麻风皮肤病杂志，2017，33（3）：146 - 148.

［3］于小兵，桑旭东，吴晓金. 化脓性肉芽肿 51 例临床病理分析［J］. 现代实用医学，2009，21（7）：729 - 729.

（编写：林玲、林日华、李润祥　审校：张三泉、梁碧华、邓景航、黄茂芳、林春生）

 **第二十五节　恶性黑色素瘤**

## 一、概念

黑色素瘤（melanoma），又称恶性黑色素瘤（malignant melanoma），是来源于黑色素细胞的一类恶性肿瘤，常见于皮肤，亦见于黏膜、眼脉络膜等部位。黑色素瘤是皮肤肿瘤中恶性程度最高的瘤种，容易发生远处转移。早期诊断和治疗因而显得尤为重要。

## 二、临床特征

黑素瘤分为原位恶性黑素瘤和侵袭性恶性黑素瘤。早期恶性黑素瘤多为黑色斑片，随着病情加重，斑片可以隆起变大，逐渐形成结节，还可以发生溃疡。部分恶黑呈现皮肤色，又叫作无色素的恶性黑素瘤。中国人黑色素瘤发生的部位以位于皮肤最为常见，其次是黏膜。同时，肢端型恶性黑素瘤最常见，其中一半病例会累及指趾甲和指趾远端组织，另一半发生于掌跖等部位。肢端型恶性黑素瘤早期多为水平增生侵袭，晚期可以形成结节垂直侵袭。黄种人黏膜恶黑的发生率高于白种人，故而还要重视黏膜部位的黑斑。对于头面部反复切除仍复发的色素痣，要考虑恶性雀斑样痣的可能。

黑色素瘤的征象包括现有皮肤色素痣的形态或颜色改变、皮肤表面出现隆起物、色素痣瘙痒、局部出现破溃出血、指（趾）甲开裂等。色素痣恶变的早期表现可以总结为"ABCDE"："A"非对称（asymmetry）：色素斑的一半与另一半看起来不对称。"B"边缘不规则（border irregularity）：边缘不整或有切迹、锯齿等，不像正常色素痣那样具有光滑的圆形或椭圆形轮廓。"C"颜色改变（color variation）：正常色素痣通常为单色，而黑色素瘤主要表现为污浊的黑色，也可有褐、棕、棕黑、蓝、粉、黑甚至白色等多种不同颜色。"D"直径（diameter）：色素斑直径 >5 ～ 6 mm 或色素斑明显长大时要注意，黑色素瘤通常比普通痣大，要留心直径 >5 mm 的色素斑。对直径 >1 cm 的色素痣最好做活检评估。"E"隆起（elevation）：一些早期的黑色素瘤，整个瘤体会有轻微的隆起。

甲下黑色素瘤的临床大体特征也有"ABCDEF"法则，其含义分别为："A"代表年龄较大的成年人或老年人（age），亚洲人和非洲裔好发（Asian or African-American race）；"B"代表纵形黑甲条带颜色从棕色到黑色，宽度 > 3 mm（brown-to-black pigmented band with breadth wider than 3 mm）；"C"代表甲的改变或病甲经过充分治疗缺乏改善（change）；"D"代表指/趾端最常受累顺序，依次为大拇指 > 大趾 > 食指，单指/趾受累 > 多指/趾受累（digit most commonly involved：thumb > hallux > index finger，single digit > multiple digits）；"E"代表病变扩展（extension of pigment onto the proximal or lateral nail-fold），如哈钦森征（Hutchinson's sign）；"F"代表有个人或家族发育不良痣及黑色素瘤病史（family history）

ABCDE 的不足之处在于它没有将黑色素瘤的发展速度考虑在内，如几周或几个月内发生显著变化的趋势。

早期皮肤黑色素瘤进一步发展可出现卫星灶、溃疡、反复不愈、区域淋巴结转移和移行转移。晚期黑色素瘤根据不同的转移部位症状不一，容易转移的部位为肺、肝、骨、脑。眼和直肠来源的黑色素瘤容易发生肝转移。转移性黑色素瘤患者可能出现一系列非特异性症状，包括食欲减退、恶心、呕吐及乏力等。此外，黑色素瘤转移至机体各个不同部位可出现相应不同症状，例如骨转移可能出现骨痛、肺转移可能出现咳嗽、咯血等。

## 三、建议检查的项目

常规行皮肤镜、皮肤 B 超、皮肤 CT、病理及免疫组化检查。怀疑侵犯内脏的建议行淋巴结活检及 B 超、X 线、CT、MR、PET 等相关影像学检查，必要时行基因分子检测。

组织病理：最常见的四种组织学类型为肢端雀斑型、恶性雀斑型、表浅播散型和结节型。①肢端雀斑型：组织学上以基底层异型黑色素细胞雀斑样或团巢状增生为特点，肿瘤细胞呈梭形或上皮样。②恶性雀斑型：组织学上以异型黑色素细胞雀斑样增生为特点。一般用恶性雀斑来表示其原位病变，用恶性雀斑样黑色素瘤表示浸润性病变。附属器受累是其常见的组织学特点。③表浅播散型：组织学上以明显的表皮内派杰样播散为特点，肿瘤性黑色素细胞常呈上皮样，异型性显著；可分为水平生长期或垂直生长期。④结节型：指周边不伴有典型水平生长期或原位黑色素瘤成分的垂直生长期皮肤黑色素瘤。组织学上表现为真皮内巢状、结节状或弥漫性异型黑色素细胞增生，核分裂活性高。

免疫组化：常用的免疫组织化学中常用的黑色素细胞特征性标志物包括 SOX10、S-100蛋白、Melan A、HMB45、PNL2、Tyrosinase 和 MITF 等。

基因分子检测：对使用生物制剂的黑色素瘤患者进行分子检测可以指导临床治疗及判断预后。目前成熟的分子靶点包括 *BRAF*、*C-KIT* 和 *NRAS*。①*BRAF* 基因突变是目前皮肤黑色素瘤中最常见的突变形式，*BRAF* 突变的黑色素瘤生物学行为更具侵袭性，预后更差，且易发生脑转移。*BRAF* V600 突变的黑色素瘤对 *BRAF* 和 *MEK* 抑制剂敏感。② *C-KIT* 基因突变也是黑色素瘤较常见的突变形式，我国人群黑色素瘤 *C-KIT* 基因突变率约为 10.8%，其预后比 *C-KIT* 野生型患者的预后更差。对于具有 *C-KIT* 突变的黑色素瘤患者行伊马替尼靶向治疗，能够显著改善患者的预后。③ *NRAS* 突变的黑色素瘤患者的预后差，且 *MEK* 抑制剂对部分 *NRAS* 突变的黑色素瘤有效。

## 四、诊断与鉴别诊断

早期恶性黑素瘤规范诊治后 5 年生存率能够达到80% 以上，所以及早、准确排查出恶性黑素瘤皮损的临床意义重大。

### （一）查体

黑色素瘤的诊断主要依靠视诊。颜色或形状不规则的色素痣、既往色素痣近期出现增大或形态改变均需引起注意。推荐采用上述"ABCDE"标准对既存色素痣进行规律自查，或前往医院就诊咨询。

### （二）活检

若就医后怀疑皮损为黑色素瘤，则应进行病灶完整切除活检术，术后送病理学检查，获取准确的 T 分期，切缘 0.3 ～ 0.5 cm，切口应沿皮纹走行方向（如肢体一般选择沿长轴的切口）。避免直接的扩大切除，以免改变区域淋巴回流影响以后前哨淋巴结活检的质量。在颜面部、手掌、足底、耳、手指、足趾或甲下等部位的病灶，或巨大的病灶，完整切除无法实现时，可考虑进行全层皮肤的病灶切取或穿刺活检。如果肿瘤巨大破溃，或已经明确发生转移，可进行病灶的穿刺或切取活检。

### （三）影像学检查

影像学检查应根据当地实际情况和患者经济情况决定，必查项目包括区域淋巴结（颈部、腋窝、腹股沟、腘窝等）超声，胸部 X 线或 CT，腹盆部超声、CT 或 MRI，全身骨扫描及头颅检查（CT 或 MRI）。经济情况好的患者可行全身 PET-CT 检查，特别是原发灶不明的患者。PET-CT 是一种更容易发现亚临床转移灶的检查方法。大多数检查者认为对于早期局限期的黑色素瘤，用 PET-CT 发现转移病灶并不敏感，受益率低。对于Ⅲ期患者，PET-CT 扫描更有用，可以帮助鉴别 CT 无法明确诊断的病变，以及常规 CT 扫描无法显示的部位（如四肢）。

### （四）实验室检查

实验室检查包括血常规、肝肾功能和 LDH，行这些指标的检测主要是为后续治疗做准备，同时了解预后情况。尽管 LDH 并非检测转移的敏感指标，但能指导预后。黑色素瘤尚无特异的血清肿瘤标志物，不推荐肿瘤标志物检查。

### （五）分期

黑色素瘤 AJCC 第 8 版分期如表 20 - 3 所示。

表 20 - 3　黑色素瘤 AJCC 分期（第 8 版）

| 分期 | | 分期标准 | |
|---|---|---|---|
| T 分期 | | 厚度 | 溃疡 |
| TX：原发肿瘤厚度不能测量（比如削刮活检诊断者） | | 不适用 | 不适用 |
| T0：没有原发肿瘤的证据（比如不知道原发肿瘤在哪里） | | 不适用 | 不适用 |
| Tis：原位黑色瘤 | | 不适用 | 不适用 |
| T1 | | ≤1.0 mm | 不知道或未明确指出 |
| | T1a | <0.8 mm | 无溃疡 |
| | T1b | <0.8 mm | 有溃疡 |
| | | 0.8～1.0 mm | 有或无溃疡 |
| T2 | | >1.0～2.0 mm | 不知道或未明确指出 |
| | T2a | >1.0～2.0 mm | 无溃疡 |
| | T2b | >1.0～2.0 mm | 有溃疡 |
| T3 | | >2.0～4.0 mm | 不知道或未明确指出 |
| | T3a | >2.0～4.0 mm | 无溃疡 |
| | T3b | >2.0～4.0 mm | 有溃疡 |
| T4 | | >4.0 mm | 不知道或未明确指出 |
| | T4a | >4.0 mm | 无溃疡 |
| | T4b | >4.0 mm | 有溃疡 |
| 分期 | | 分期标准 | |
| N 分期（区域淋巴结） | | 淋巴结受累个数 | 是否存在中途转移、卫星灶和/或微卫星灶 |

续表 20 - 3

| 分期 | | 分期标准 | |
|---|---|---|---|
| NX | | 区域淋巴结未评估（比如未进行区域淋巴结活检，或者之前因为某种原因区域淋巴结已切除）例外：T1 肿瘤不剩 N 分期，记为 cN | 无 |
| N0 | | 无区域淋巴结转移 | 无 |
| N1 | | 1 枚淋巴结受累，或无淋巴结受累但有中途转移、卫星灶和/或微卫星灶 | 无 |
| | N1a | 1 枚临床隐匿淋巴结受累（镜下转移，如前明淋巴结活检发现） | 无 |
| | N1b | 1 枚临床显性淋巴结受累 | 无 |
| | N1c | 无淋巴结受累 | 有 |
| N2 | | 2～3 枚淋巴结受累，或 1 枚淋巴结受累同时伴有中途转移、卫星灶和/或微卫星灶 | |
| | N2a | 2～3 枚临床隐匿的淋巴结受累（镜下转移，如前哨淋巴结活检发现） | 无 |
| | N2b | 2～3 枚淋巴结受累，其中至少 1 枚为临床显性淋巴结 | 无 |
| | N2c | 1 枚临床隐匿或者显性淋巴结受累 | 有 |
| N3 | | 4 枚或以上淋巴结受累，或 2～3 枚淋巴结受累同时伴有中途转移、卫星灶和/或微卫星灶，或任何融合淋巴结伴或不伴中途转移，卫星灶和/或微卫星灶 | |
| | N3a | 4 枚或以上临床隐匿的淋巴结受累（镜下转移，如前哨淋巴结活检发现） | 无 |
| | N3b | 4 枚或以上淋巴结受累，其中至少 1 枚为临床显性淋巴结，或任何数量的融合淋巴结 | 无 |
| | N3c | 2 枚或以上临床隐理或者显性淋巴结受累，和/或任何数量的融合淋巴结 | 有 |
| 分期 | | 分期标准 | |
| M 分期 | | 解剖部位 | 血清 LDH 水平[a] |
| M0 | | 没有远处转移证据 | 不适用 |
| M1 | | 有远处转移 | |
| | M1a | 远处转移至皮肤、软组织（包括肌肉）和/或非区域淋巴结 | 没有记录或不明确 |

续表 20-3

| 分期 | | 分期标准 |
| --- | --- | --- |
| | M1a（0） | | 不升高 |
| | M1a（1） | | 升高 |
| | M1b | 远处转移至肺，包含或不包含 M1a 中的部位 | 没有记录或不明确 |
| | M1b（0） | | 不升高 |
| | M1b（1） | | 升高 |
| | M1c | 远处转移至非中枢神经系统的内脏器官，包含或不包含 M1a 或 M1b 中的部位 | 没有记录或不明确 |
| | M1c（0） | | 不升高 |
| | M1c（1） | | 升高 |
| | M1d | 远处转移至中枢神经系统，包含或不包含 M1a、M1b 或 M1C 中的部位 | 没有记录或不明确 |
| | M1d（0） | | 不升高 |
| | M1d（1） | | 升高 |

注：a 血清 LDH 水平是 4 期黑色素瘤患者预后的独立预测因素之一，也是黑色素瘤相关药物治疗反应、药物治疗后无进展生存期和总生存期的重要预测指标之一。

此外，直径大于 20 cm 的先天性色素痣恶变率很高；后天获得性色素痣直径大于 5 mm（甲下黑斑宽于 3 mm）者要提高警惕，而且发生时患者年龄越大恶变可能性越大；中国患者发生于指远端、趾跖关节处、足跟等部位的较大黑斑需要排查肢端型 MM；如果色素痣发生大小、色泽、症状及状态（发生结节或溃疡）的变化，提示有恶变发生的可能。

鉴别诊断：与色素痣、蓝痣、幼年性黑色素瘤及其他肿瘤相鉴别。

## 五、治疗

### （一）治疗原则

治疗前须对患者进行详细的临床评估，包括体格检查、影像学检查、病理检查等，根据患者的临床分期，确定治疗方案。首选手术治疗，同时应结合黑色素瘤免疫治疗和靶向治疗的经验，不断探索如何在不影响肿瘤控制的前提下更好地保留患者的肢体及功能。

### （二）外科治疗

外科治疗主要包括原发灶的活检、原发灶或瘤床的扩大切除、区域淋巴结的评估和清扫、局部复发和转移灶的切除及部分可切除远处转移病灶的切除等。

（1）活检。活检的深度应包含皮肤全层至皮下组织，但垂直深度应以不破坏深筋膜为原则，避免导致医源性扩散。完整切除后创面应采取一期简单缝合，避免采用转移皮瓣、植皮等复杂的修复方式，影响后续手术。

（2）原发灶广泛切除。安全切缘是根据活检病理报告中的肿瘤浸润深度决定的：①原位黑色素瘤：切缘 0.5～1 cm；②肿瘤厚度≤1 mm：切缘 1 cm；③肿瘤厚度 1.1～2 mm：切缘 1～2 cm；④肿瘤厚度 2.1～4 mm：切缘 2 cm；⑤肿瘤厚度 >4 mm：切缘 2 cm。

除了注重皮肤切缘，还应当考虑垂直切除的深度。通常情况下，原发灶垂直切除的深度可参考皮肤切缘宽度，须包括全层皮肤及深达肌筋膜或包括相当厚度的皮下组织，深部的肌筋膜可酌情保留。但对于浸润较深（Breslow 厚度 >4 mm）、合并严重溃疡等不良因素的原发灶，可考虑切除肌筋膜。

（3）区域淋巴结及前哨淋巴结的处理。不同部位的皮肤病灶，其淋巴回流的区域不同。前哨淋巴结（sentinel lymph node，SLN）是原发肿瘤通过淋巴结途径引流的第 1 站淋巴结。SLN 阳性的患者具有复发的高危风险。

区域淋巴结转移的风险，与原发灶的 Breslow 厚度密切相关。皮肤黑色素瘤的浸润厚度 <0.8 mm 时，几乎不发生淋巴结转移；0.8～1 mm 时，转移率约为 5%；中等浸润深度（1～4 mm）时，转移率可随浸润深度的增加而不断提高（8%～30%）；浸润深度 >4 mm 时，转移率约为 40%，同时远处转移的风险也明显提高。但淋巴结转移在初诊时往往没有明显的临床征象。

不建议行预防性淋巴结清扫。前哨淋巴结阳性或经影像学和临床检查判断有区域淋巴结转移（但无远处转移的Ⅲ期患者）在扩大切除的基础上应行区域淋巴结清扫。

（4）Ⅳ期患者如果表现为孤立的转移灶，也可以考虑手术切除。

（三）介入治疗和局部治疗

（1）对于无法接受手术的多发移行转移，可考虑进行脉管内热药治疗。在肿瘤累及部位的肢体近端动静脉内插管并将其暂时阻断，将有效的化疗药物加热后送入局部的血管内，使其在局部达到较高的血药浓度产生杀瘤作用；分为隔离热灌注化疗（isolated limb perfusion，ILP）和隔离热输注化疗（isolated limb infusion，ILI）。药物不会进入全身的循环系统，减少了全身的毒性和不良反应。ILP 一般选用美法仑作为灌注药物。当肿瘤负荷大时，可联合肿瘤坏死因子。常见的不良反应包括烫伤、动脉栓塞、肌肉急性水肿引起的间室筋膜综合征等。

（2）对于移行转移的患者，可试用瘤内注射。注射的药物包括免疫源性的药物（卡介苗、干扰素、白细胞介素、灭活病毒和化学消融物质等），也有配合瘤内注射化疗的电刺激治疗或冷冻治疗。其共同特点是，除了局部直接杀伤病灶外，也使得病灶内的肿瘤免疫源性物质释放，引起机体的全身免疫抗肿瘤作用。OPTiM Ⅲ期临床研究已证实，瘤内注射单纯疱疹病毒疫苗 T-VEC，客观缓解率可达 26.4%，CR 率为 10.8%。其中，注射病灶、非注射病灶和脏器转移灶的缓解率分别为 33%、18% 和 14%。此外，瘤内治疗联合免疫检查点抑制剂治疗后疗效进一步提高。

（四）辅助放疗

一般认为，黑色素瘤对放疗不敏感，但在某些特殊情况下放疗仍是一项重要的治疗手段。黑色素瘤的辅助放疗主要用于淋巴结清扫和某些头颈部黑色素瘤（尤其是鼻腔）的术后补充治疗，可进一步提高局部控制率。

（五）靶向药物及免疫治疗

随着靶向药物和免疫治疗研究的重大突破，晚期黑色素瘤的全身治疗总体反应率，已经从原先化疗的＜5％，上升至现在双靶治疗（BRAF 抑制剂联合 MEK 抑制剂）的近50％，总体有效率更近 80％。因此，这些药物用于转移性黑色素瘤的围术期治疗，或者转移性黑色素瘤的治疗。

FDA 先后批准 9 种药物应用于转移性黑色素瘤的临床治疗，主要分为两种治疗机制：靶向丝裂原活化蛋白激酶（mitogen-activated protein kinase，MAPK）信号通路的小分子抑制剂（靶向治疗），以及阻断细胞毒性 T 淋巴细胞相关抗原 – 4（cytotoxic T lymphocyte-associated antigen-4，CTLA- 4）和程序化细胞死亡蛋白 1（programmed cell death protein1，PD-1）的生物性单克隆抗体（免疫治疗）。

（1）BRAF 和 MEK 抑制剂。黑色素瘤的发生和恶性发展与 MAPK 通路 RAS 原癌基因家族中的 NRAS 和 RAF 原癌基因家族中的 BRAF 基因突变息息相关，常伴有 BRAF 和 MEK 等靶点的激活。①BRAF 作为 Raf 家族的重要亚型，其下游通路涉及 MAPK 通路的 MEK、ERK 等蛋白活化，进而促使核内转录因子磷酸化来调控细胞生长、增殖、凋亡等过程。相关药物包括维莫非尼、达拉非尼和康奈非尼。②约 20％ 的黑色素瘤患者携带 RAS 基因突变（NRAS 是主要的突变型）。NRAS 可以激活下游 MAPK 通路，并调控磷脂酰肌醇 3 – 激酶（phosphoinositide 3-kinase，PI3K） – 丝氨酸/苏氨酸蛋白激酶 B（protein kinase B，即 Akt）通路的激活进而影响细胞凋亡发生。相关药物包括曲美替尼、考比替尼和比美替尼。

（2）KIT 抑制剂。对携带 KIT 突变的转移性黑色素瘤患者有一定治疗效果，如伊马替尼（Imatinib）和尼罗替尼（Nilotinib）等。

（3）CTLA-4 单克隆抗体。CTLA-4 是免疫球蛋白家族成员之一，在活化后的 T 淋巴细胞上表达。CTLA-4 具有更强的抗原提呈亲和力，更容易与树突状细胞表面的配体结合。CTLA-4 与相应配体结合后诱导 T 细胞失活，并抑制白细胞介素 – 2 分泌，从而减弱机体免疫反应。相关药物伊匹单抗可有效提高转移性黑色素瘤患者的总生存期。但临床应用中引发多种免疫不良反应。

（4）PD-1 单克隆抗体。PD-1 主要在活化的 T 细胞、B 细胞、单核细胞和杀伤细胞等免疫细胞表面表达，而肿瘤细胞或抗原提呈细胞（如巨噬细胞和树突细胞）表面有 PD-1 特异性配体（PD-L1 和 PD-L2）表达。在外周组织中，T 细胞表面的 PD-1 与肿瘤细胞表面的 PD-L1 等配体结合后，通过负向调控 T 细胞活化、增殖促使肿瘤细胞完成免疫逃逸。在靶向 PD-1 的免疫治疗方法中，使用特异性结合 PD-1 或 PD-L1 的抗体能阻断两者的相互作用，减弱其负向调控 T 细胞的能力，从而提高 T 细胞抗肿瘤效能。

（六）中医治疗

**1. 辨证分型**

（1）气滞血瘀证。

肿块乌黑，甚或疼痛伴有郁闷不舒，或有胀痛、窜痛，或有肌肤甲错。舌质暗红，舌苔薄白；或舌边尖有瘀斑瘀点，舌下静脉怒张；脉细涩，或弦细。治法：活血行气，化瘀通络。方药：桃红四物汤加减。

（2）瘀毒炽盛证。

肿块乌黑，或红，或溃烂流脓血汁，或散漫一片，流污黄水，疼痛。伴心烦难寐，口干口苦，大便干结，小便黄赤舌质红，甚或红绛，舌苔黄干，脉弦滑数。治法：清热解毒，活血化瘀。方药：五味消毒饮合犀黄丸加减。

（3）气血两亏证。

倦怠乏力，少气懒言，动则汗出，面色苍白或萎黄，头晕眼花，心悸失眠。或于肿瘤行手术切除、化疗、放疗之后，体虚正亏，精神委顿。舌质淡嫩，苔薄白，脉细软。治法：益气养血，扶正培本。方药：八珍汤加减。

（4）肾气亏损证。

老年体虚或孕期患者，腰膝酸软，小便频数，夜尿尤频，甚或余沥不尽，或伴头晕耳鸣，或滑遗早泄，或带下清冷。舌质嫩红，舌苔薄白。治法：益气补肾，壮腰强身。方药：六味地黄汤加减。

### 2. 中医传统疗法

埋线法、艾灸法、中药熏洗法。

## 六、预后与随访

黑色素瘤分期与预后明显相关。Ⅰ期、Ⅱ期、Ⅲ期Ⅳ期的 5 年生存率分别为 94%、44%、38%、4.6%；中位生存期分别为 5 年、4.25 年、2.83 年和 1.42 年。原发灶厚度与预后明显相关，≤1 mm 与 >4 mm 的 5 年生存率分别为 92% 和 43%。对于基因变异与生存预后关系的多因素分析显示 KIT 基因和 BRAF 基因突变均是黑色素瘤的独立预后因素，有基因突变者预后不良。本病需随访 10 年。

**参考文献**

［1］《中国黑色素瘤规范化病理诊断专家共识（2017 年版）》编写组．中国黑色素瘤规范化病理诊断专家共识（2017 年版）［J］．中华病理学杂志，2018，47（1）：7-13.

［2］中国抗癌协会肉瘤专业委员会软组织肉瘤及恶性黑色素瘤学组．皮肤和肢端恶性黑色素瘤的外科治疗规范中国专家共识 1.0［J］．中华肿瘤杂志，2020，42（2）：81-93.

［3］中华医学会病理学分会，中华医学会病理学分会皮肤病理学组．黑色素瘤病理诊断临床实践指南（2021 版）［J］．中华病理学杂志，2021，50（6）：572-582.

［4］德克·斯卡登道夫，科琳娜·科赫，伊丽莎白·利文斯通．皮肤恶性黑色素瘤手册诊疗指南［M］．天津：天津科技翻译出版有限公司，2014.

［5］韩利民，赵海龙．转移性黑色素瘤靶向和免疫治疗研究进展［J］．医学研究生学报，2021，34（3）：321-325.

（编写：林玲、林日华、李润祥　审校：张三泉、梁碧华、邓景航、黄茂芳、林春生）

## 第二十六节  蕈样肉芽肿

### 一、概念

蕈样肉芽肿（mycosis fungoides，MF）为最常见的皮肤 T 细胞淋巴瘤（cutaneous T cell lymphoma，CTCL），占所有 NHL 的 2%～3%，占 CTCL 的 60%。MF 是一种以惰性表现为特征的原发皮肤的成熟 T 细胞淋巴瘤。

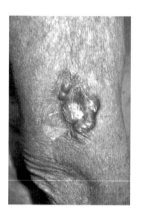

### 二、临床特点

MF 临床表现为多发性皮肤红斑、斑块和瘤样结节，全身皮肤均可发生，常伴皮肤瘙痒（图 20 - 23）。病程呈反复性进展，病变可局限于皮肤数月、数年甚至几十年，在疾病晚期可发生淋巴结和内脏受侵。约 10% MF 的皮损是泛性红皮病。其分期分级见表 20 - 4。

图 20 - 23  蕈样肉芽肿

表 20 - 4  MF（IA-IVB）TNMB 分级分类

| 分期 | 肿块（CT）<br>1～4 | 淋巴结（N）<br>0～3 | 转移（M）<br>0～1 | 血液<br>0～2 |
|---|---|---|---|---|
| ⅠA | T1：斑片/斑块 < 10% 的体表面积 | N0：未触及肿大淋巴结或有 MF 组织学证据 | M0：无内脏受累 | B0：<5% 外周血淋巴细胞有异形性 |
| | T1a：只有斑片 | N0a：全阴结果 | | B0a：克隆阴性 |
| | T1b：只有斑块 | N0b：全阳结果 | | B0b：克隆阳性 |
| | | | | B1：>5% 外周血淋巴细胞有异形性，但 <1000/μL |
| | | | | B1a |
| | | | | B1b |
| ⅠB | T2：斑片/斑块 > 10% 的体表面积 | N0：未触及肿大淋巴结或有 MF 组织学证据 | M0：无内脏受累 | B0-1 |
| | T2a：只有斑片 | | | |
| | T2b：只有斑块 | | | |

续表 20 - 4

| 分期 | 肿块（CT）1～4 | 淋巴结（N）0～3 | 转移（M）0～1 | 血液 0～2 |
|---|---|---|---|---|
| ⅡA | T1 或 T2 | N1：没有 MF 的皮肤且 MF 组织学证据 | M0：无内脏受累 | B0-1 |
| | | N1a：全阴结果 | | |
| | | N1b：全阳结果 | | |
| | | N2：早期非典型细胞聚集等，保留有淋巴结结构 | | |
| | | N2a：全阴结果 | | |
| | | N2b：全阳结果 | | |
| ⅡB | T3：肿瘤直径＞1cm，有深部浸润 | N0-2 | M0：无内脏受累 | B0-1 |
| ⅢA | T4：红斑波及＞80% 的体表面积 | N0-2 | M0：无内脏受累 | B0 |
| ⅢB | T4：红斑 | N0-2 | M0：无内脏受累 | B1 |
| ⅣA$_1$ | T1～T4 | N0-2 | M0：无内脏受累 | B2：循环中异形的淋巴细胞＞1000/μL（sezary 细胞） |
| ⅣA$_2$ | T1～T4 | N3：正常淋巴结结构消失 | M0 | B0-2 |
| ⅣB | T1～T4 | N0～N3 | M1：转移 | B0-2 |

## 三、组织病理

MF 的诊断比较困难，可能需要几年的观察、需要多次活检才能确诊。典型的表现为表皮 Pautrier 微脓肿，表皮内淋巴细胞聚集，表皮淋巴细胞比真皮淋巴细胞大，出现"不相称"的亲表皮现象；淋巴细胞周围有空晕小的、多形核淋巴细胞聚集在表皮或表真皮交界处；真皮乳头层轻度纤维化，胶原束粗大，淋巴细胞呈带状或片状苔藓样浸润。MF 免疫表型通常为成熟 T 记忆细胞型表型，为 CD3（＋）、CD4（＋）、CD45RO（＋）、CD8（－），偶见 CD4（－）、CD8（＋）的成熟 T 细胞表型，存在 T 细胞克隆性增殖的证据。本病需要与滤泡辅助性 T 细胞来源的淋巴瘤相鉴别。MF 非肿块期的病理诊断困难，需要注意与非特异性皮炎相鉴别。必须密切结合临床。

## 四、建议检查的项目

常规行皮肤镜、皮肤 B 超、皮肤 CT、病理及免疫组化检查。怀疑侵犯内脏的建议行皮肤 B 超、淋巴结活检及 B 超、X 线、CT、MR、PET 等相关影像学检查。

色素减退性蕈样肉芽肿皮肤镜下特征表现为皮纹明显，可见白色糠秕状鳞屑；色素减退呈网格状、斑马样或波点状模式；血管呈点状、短细线状、精子样或星状模式。

皮肤 CT：表皮 Pautrier 微脓肿可表现为低折光的细胞聚集成界限清楚的囊泡样结构表皮结构混乱/丢失，棘层失去规则的蜂巢结构；真表皮交界见大量圆形或类圆形高折光细胞；真皮乳头纤维化，可见高折光真皮乳头环。

## 五、治疗

### （一）治疗原则

MF 目前尚无根治性方法，疾病分期是确定治疗方法的主要依据。早期皮损不宜采用强烈的治疗手段，以局部治疗为主或综合应用多种局部治疗；Ⅲ、Ⅳ期和难治性病变采用以全身治疗为主的综合治疗。

### （二）局部药物治疗

首先要注意润肤剂的使用，保护皮肤屏障，减少瘙痒的发生。

早期 MF 可以局部外用糖皮质激素、氮芥，也可联合使用。如法国的一项研究表明，在早期 MF 中，每周使用 2 次 0.02% 的氮芥溶液，然后使用糖皮质激素 6 个月，可获得 58% 的缓解率。治疗的副作用最常见的是刺激性皮炎。虽然多项研究表明氮芥的使用不会增加皮肤肿瘤的可能性，但 1A 期 MF 患者很少能治愈。

卡莫司汀，也称为双氯乙基亚硝基脲（BCNU），是一种烷基化化疗药物，已用于斑块和早期斑块期型 MF。它需要在水溶液或软膏配方中复合。疗效与局部氮芥相似。

其他如维甲酸类药物可能对早期 MF 有帮助。5% 咪喹莫特、5 - 氟尿嘧啶、氨甲蝶呤、月桂酰胺、0.1% 他克莫司软膏也可能有效。

### （三）物理治疗

#### 1. 光疗

光疗是治疗 MF 患者的常用且安全的疗法，往往会产生较高的完全缓解率和不同的反应持续时间。UVB、NB-UVB、PUVA、UVA1 和准分子激光均有效，目前还没有 NB-UVB 照射增加罹患皮肤癌风险的证据。推荐 UVB、NB-UVB 治疗用于斑块或薄斑块的 MF，PUVA 治疗较厚斑块，UVA1 对伴有广泛斑块、结节和红皮病性 MF 以及晚期 MF 有效。但光疗停止后复发率高。

光疗也可以与其他治疗方法联合使用，如联合维 A 酸类药物、α - 干扰素等。联合应用的好处在于可延长反应并减少光疗累积剂量。另外，对于晚期 MF，联合光疗可作为在肿瘤或淋巴结/内脏疾病的其他治疗后的辅助或补救治疗措施之一。

#### 2. 放射治疗

局部放射治疗：常被用作局部斑块和肿瘤的姑息治疗，也可与其他治疗方式结合使用。低剂量的局部放疗可成功用于 IA-IIB 期 MF，高剂量的局部治疗对 III-IVA 期红皮病 MF 也有作用。

### 3．全皮肤电子束放射治疗

全皮肤电子束放射治疗（total skin electron beam radiotherapy，TSEBT）可用于任何阶段有广泛斑块和斑块的 MF 患者。多项回顾性研究表明，TSEBT 具有最高的总体应答率。由于作用范围仅限于特定的皮肤深度，从而降低系统毒性。急性不良反应是剂量依赖性的，包括局部皮肤反应、疼痛、指甲脱落和无汗。

### （四）系统性药物治疗

#### 1．α-干扰素

通过与肿瘤表面 I 型干扰素受体结果发挥作用。可采用每次 300 万 U，每周 3 次皮下注射治疗；多与光疗联合应用。

#### 2．维 A 酸类药物

通过调节肿瘤细胞的分化诱导肿瘤细胞凋亡。常用阿维 A，可单独使用或与光疗联合应用。

#### 3．化疗药物及生物制剂

晚期 MF 患者可采取化疗和单药化疗（如吉西他滨），治疗效果较好，但易复发。抗 CD52 单克隆抗体（alemtuzumab）、抗 CD30 单克隆抗体（brentuximab vedotin）和抗趋化因子受体 4 单克隆抗体（mogamulizumab）等的应用都显示出应用前景，但疗效需要更多数据的支持。

### （五）中医治疗

#### 1．辨证分型

（1）血热毒蕴证。

多见于蕈样肉芽肿红斑期或斑块前期。躯干或四肢出现红色斑片或斑块，不断增多扩大，颜色鲜红，少量鳞屑，瘙痒剧烈；伴有口干舌燥，咽喉疼痛，心烦易怒，大便干结，小便黄赤；舌质红，苔薄黄，脉滑数。治法：清营透热，凉血解毒。方药：清营汤加白花蛇舌草、重楼、紫草、白鲜皮等。

（2）阴虚毒瘀证。

多见于蕈样肉芽肿红斑期或斑块期。躯干或四肢皮损颜色变暗或变淡，呈黄红色或淡褐色；或呈萎缩性斑片，伴有色素沉着或减退，干燥脱屑，顽固性瘙痒；可伴有便秘尿赤，咽干口燥；舌紫少苔，脉细数或沉细。治法：滋阴养血，化瘀解毒。方药：增液解毒汤加减。

（3）气虚毒聚证。

多见于蕈样肉芽肿斑块期或肿瘤期。躯干或四肢不规则形浸润性斑块或肿物，暗红或紫褐色，隆起似蕈样，表面高低不平，可有蛎壳状结痂，也可破溃形成深在性溃疡；伴虚弱无力；舌淡暗，苔白腻或黄腻，脉细弱。治法：益气解毒，化痰散结。方药：托里消毒散合内消瘰疬丸加减。

#### 2．中医传统疗法

中药熏洗法、放血疗法。

## 六、预后与随访

MF 患者的预后较好，5 年生存率近 90%，其预后因素取决于 T 分期（T3 和 T4）、是否有皮肤外的病变（淋巴结和内脏）和年龄（≥65 岁），需要长期随访。

**参考文献**

[1] LOVGREN M L, JULIA J. SCARISBRICK. Update on skin directed therapies in mycosis fungoides [J]. Chin Clin Oncol 2019, 8 (1): 7 – 19.

[2] 朱蒙燕，虞闻仲，王平，等. 反射性共聚焦显微镜对早期蕈样肉芽肿定位诊断与疗效监测的研究 [J]. 中华皮肤科杂志，2020，53（8）：634 – 639.

[3] 徐敏，纪岩文，张理涛，等. 蕈样肉芽肿诊断研究进展 [J]. 中国麻风皮肤病杂志，2007，23（12）：1084 – 1086.

[4] 顾俊瑛，陈明华. 窄谱中波紫外线治疗早期蕈样肉芽肿的疗效评估 [J]. 中华皮肤科杂志，2015，48（4）：275 – 277.

[5] 章玲玲，黄骏，许爱娥. 儿童色素减退性蕈样肉芽肿在皮肤镜及反射式共聚焦显微镜下的特征 [J]. 中华皮肤科杂志，2016，49（12）：882 – 885.

[6] CERRONI L. Mycosis fungoides—clinical and histopathologic features, differential diagnosis, and treatment [J]. Seminars in Cutaneous Medicine and Surgery, 2018, 37 (1): 2 – 10.

（编写：林玲、林日华、李润祥　审校：张三泉、梁碧华、邓景航、黄茂芳、林春生）

## 第二十七节　塞泽里综合征

### 一、概念

塞泽里综合征（sezary syndrom，SS）为一白血病性、红皮病性低度恶性 T 细胞淋巴瘤。其特点为全身红皮病，表浅淋巴结病和周围血中存在非典型性细胞。虽然典型 MF 的患者可进展为本病，但通常本病患者从开始就呈红皮病表现。

### 二、临床表现

起病缓慢，自觉奇痒。皮损早期为局限性水肿性环状或鳞屑性红斑，有时呈湿疹样、神经性皮炎样，可暂时消退，数个月或数年后渐变成红皮病。皮肤浸润增厚，面部略水肿，形如狮面，眼睑可以外翻。

本病的红皮病与一般红皮病比较，有下列不同的表现：①带棕黄色；②消退处出现结节、鱼鳞病样或苔藓样损害；③皮肤干燥，尤以两手背为甚，易发生皲裂；④皮肤肿胀，容易擦破。皮肤因搔抓或其他物理性刺激常有色素沉着，偶或发生水疱。毛发可脱落，甲营养不良或脱落。部分患者掌、跖角化过度。多数病例全身或局部浅表淋巴结肿大，常见于腹股沟，其次为腋下或颈部，病情缓解时可消退。晚期患者体重减轻、乏力、发热和盗汗，肝、脾肿大，其他器官如心、肾、食管和硬脑膜等亦可受累。病程一般较长，少数患者可自行缓解。晚期患者大多因免疫功能低下而死于继发感染。有报道本病可发展成 T 淋巴母细胞性或免疫母细胞性淋巴瘤，也有报道发生在成功治疗 Hodgkin 病后。

## 三、实验室检查

### （一）血象

白细胞一般为（15～20）×$10^9$/L，最高为 238×$10^9$/L，并出现典型 S 细胞。S 细胞 >10%～15% 者有诊断意义，常随病情恶化而增加，可达 80%，甚至 90% 以上。

### （二）骨髓象

早期正常，晚期可见 S 细胞，我们所见病例达 29%。

### （三）其他

肝、肾功能，血清蛋白电泳和电解质测定一般正常。E 花环试验：Et 和 Ea 与淋巴细胞转化率均低于正常，说明患者细胞免疫功能低下，不仅如此，B 淋巴细胞也仅为正常的 50%，表明患者的体液免疫功能也降低。

外周血中常见白细胞增多达 30×$10^9$/L。周围血，浸润皮肤中和淋巴结内可见深脑回状辅助 T 细胞（塞泽里细胞），绝对数大于 1×$10^9$/L 或循环中大于 10% 为塞泽里综合征的诊断标准。

### （四）病理检查

真皮上部血管周围出现不等量 S 细胞。S 细胞也可侵入表皮内，形成 Pautrier 微脓肿。不同于 MF 的是其他浸润细胞比较单一，仅见少数巨噬细胞，罕见中性粒细胞、浆细胞或嗜酸粒细胞。晚期细胞浸润可扩展至真皮深层或皮下组织，可转变成高度 ML。S 细胞的直径一般为 10 μm 左右，胞核大，占整个细胞的 80% 以上，常不规则地凹陷成分叶状；有时呈典型脑回状或盘蛇状，核染色质深；有的有核仁。胞浆少，呈嗜碱性，有时核周可见很多排列成圈形的一致性小空泡。空泡内含物对 PAS 染色呈阳性反应，耐淀粉酶，为中性黏多糖。免疫组化：淋巴样细胞表达 CD2$^+$、CD3$^+$、CD4$^+$、CD5$^+$、CD45RO$^+$、CD8$^-$ 和 CD3O$^-$，类似其他低度皮肤 T 细胞淋巴瘤，如 MF。在大多数病例中，浸润皮肤中、周围血和受累的表浅淋巴结中有 TCR 基因克隆重排。

## 四、诊断与鉴别诊断

塞泽里综合征诊断主要依靠病理确诊，血象 S 细胞 >10%～15% 者有诊断意义。在鉴别诊断方面，以往本病易误诊为慢性淋巴细胞白血病及红皮症，然而前者是来自骨髓的 B 淋巴细胞过度增生，骨髓中 80% 以上为淋巴细胞，尤其是周围血中，其总数常超过 100×$10^9$/L。塞泽里综合征须与慢性淋巴细胞性白血病、银屑病、异位性皮炎、日光性皮炎、脂溢性皮炎、接触性皮炎、药疹和毛发红糠疹相鉴别。

## 五、治疗

### （一）治疗原则

保护而不是抑制患者免疫系统的治疗，感染是常见的死亡原因，要及时治疗微生物定植和感染。

### （二）治疗方法

治疗方案类似蕈样肉芽肿的治疗。目前某些生物制剂，如靶向 KIR3DL2（在 SS 中过度表达的标记）、CD3（泛 T 细胞标记）、CD25（IL-2 受体，denileukin diftitox 的靶点）、PD-1 受体和 PI-3KINASE（duvelisib 抑制的信号转导子）还在实验观察中。

### （三）中医治疗

（1）血热毒蕴证。起病缓慢，自觉奇痒。皮损早期为局限性水肿性环状或鳞屑性红斑，有时呈湿疹样、神经性皮炎样，可暂时消退，数个月或数年后渐变成红皮病。舌质红，苔薄黄，脉滑数。治法：清营透热，凉血解毒。方药：清营汤加减。

（2）中医传统疗法。中药熏洗法、艾灸疗法。

## 六、预后和随访

本病起病缓慢，早期患者如治疗合理，可以获得多年缓解，少数患者可自行缓解。50 岁以上和 LDH9、LDH50 升高可能预示预后不良。诊断后中位生存期为 4 年，诊断后 5 年总生存率为 42.3%。需要长期随访。

**参考文献**

［1］张培红，陈辉树. 蕈样肉芽肿和 Sezary 综合征分类和分期的修订方案：国际皮肤淋巴瘤学会和欧洲癌症研究治疗特别工作组的建议（续完）［J］. 白血病：淋巴瘤，2009，18（1）：48－50.

［2］崔盘根. Sézary 综合征的诊断、预后及治疗的评价性回顾［J］. 国际皮肤性病学杂志，1991（4）：216－220.

［3］Spicknall K E. Sézary syndrome—clinical and histopathologic features，differential diagnosis，and treatment［J］. Seminars in Cutaneous Medicine and Surgery，2018，37（1）：18－23.

（编写：林玲、林日华、李润祥　审校：张三泉、梁碧华、邓景航、黄茂芳、林春生）

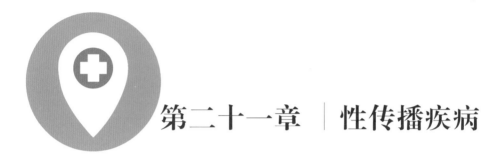

第二十一章 | 性传播疾病

## 第一节　梅毒

### 一、概述

梅毒（syphilis）是由密螺旋体属苍白亚种（treponema pallidum species pallidum，TP）感染所致的一种慢性系统性传染病，可侵犯全身各系统、器官和组织，严重影响患者生活质量。梅毒主要通过性接触传染，是一种经典性病，也是目前最常见的性传播性感染（sexually transmitted infection，STI）之一。按照不同感染途径，梅毒分为获得性梅毒、胎传梅毒两大类；按照感染梅毒的时间，分为早期梅毒、晚期梅毒。梅毒的不同分类方法对于临床治疗及防治均有重要意义，如早期梅毒，患者处于感染 TP 后 2 年以内，具有很强的传染性，是梅毒防治的重点对象，而晚期梅毒是指感染 TP 2 年以上的梅毒，体内 TP 明显减少，传染性小，但可能致残，影响患者的健康质量，严重者威胁生命。

### 二、临床表现

梅毒临床表现复杂多样，可以表现为所有的原发疹，是皮肤病忠实的模仿者。按照感染 TP 后不同病程阶段，后天梅毒分为一期、二期、三期、隐性梅毒、神经梅毒等临床类型。孕妇感染的梅毒螺旋体可以血液传播感染胎儿，导致胎传梅毒。现简单介绍如下。

#### （一）一期梅毒

**1. 临床特征**

典型表现为硬下疳：TP 感染后潜伏期 2～4 周，在外生殖器原发感染 TP 部位出现，常为单发，也可多发；初始表现为粟粒大小丘疹，后发展为 1～2cm 圆形或椭圆形溃疡，界限清楚，边缘隆起，创面较平坦清洁，浸润明显，软骨样硬度，无明显疼痛或者轻微触痛（图 21－1）。不典型硬下疳：多个溃疡，深溃疡，自觉疼痛，境界不清，包皮龟头弥漫红肿渗液（图 21－2）；硬下疳也可见于生殖器以外部位。

腹股沟或者患处近卫淋巴结肿大：可为单侧或者双侧，无痛性，相互孤立不粘连，质中，不化脓破溃，其表面皮肤无红、肿、热痛。

**2. 建议的实验室检查**

疑似一期梅毒病例应该进行下列项目检查。

（1）常规检查。包括但不限于溃疡分泌物涂片革兰氏染色镜检查菌，必要时包皮龟头念珠菌镜检。血、尿常规

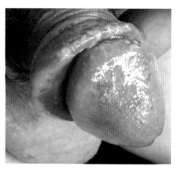

图 21－1　龟头冠状沟硬下疳合并糜烂性包皮龟头炎

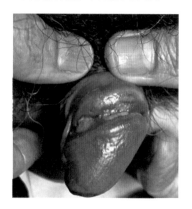

图 21－2　梅毒硬下疳

检查。

（2）专科检查。溃疡分泌物暗视野梅毒螺旋体检测，必要时分泌物涂片染色，HSV、TP DNA 检测；血清 RPR&TRUST，TPPA、HIV、HSV 抗体检测。皮损醋酸白试验，可疑 HPV 感染者进行 HPV DNA 检测。伴有尿道症状者，尿道拭子涂片革兰氏染色、拭子淋球菌培养、解脲支原体/沙眼衣原体检测、阴道毛滴虫培养或镜检、前列腺液检测。组织病理检查：基本的组织病理表现有两种，一是血管内皮细胞肿胀和增生，伴有毛细血管管腔阻塞，局部坏死或干酪样变；二是血管周围有大量的淋巴细胞和浆细胞浸润；此外，镀银染色或电镜观察可以在真皮毛细血管周围发现 6～12 螺旋的梅毒螺旋体。

（3）特殊检查。有神经系统症状者，行脑脊液检查排除中枢神经系统感染或者 CT 扫描。

### 3. 诊断标准

疑似病例：流行病学史 + 临床表现 + 血清非螺旋体试验阳性；流行病学史 + 临床表现 + 血清梅毒螺旋体试验阳性。

确诊病例：疑似病例 + 梅毒螺旋体暗视野检查阳性或 TP-DNA 阳性；疑似病例 + 梅毒血清试验双阳性。

### 4. 疫情报告

拟诊的疑似病例，以及确诊的一期梅毒应在 24 小时内进行网络直报，疑似病例应在首次报告的 2 周内进行在线订正。

### （二）二期梅毒

有不安全性行为、多性伴、性伴梅毒感染史、输血史等可疑流行病学史基础上，2 年内，或一期梅毒病史 4～6 周后，可有以下临床特征。

### 1. 皮肤表现

无自觉症状的多形皮疹性。表现为丘疹、斑丘疹、结节、脓疱等，丘疹性梅毒最早出现。斑疹性梅毒疹最常见，表现为领圈状脱屑的铜红色斑疹，中央略带光泽，俗称玫瑰疹（图 21－3）。好发于躯干、四肢尤其掌趾部位，其他表现为口腔黏膜斑，虫蚀样脱发，可以伴有全身淋巴结肿大，可出现其他系统损害。

### 2. 黏膜表现

在潮湿的黏膜部位如口角、鼻腔、肛周、外阴等部位可见湿润性、增殖型斑块，基底宽。斑块表面干净，称为扁平湿疣（图 21－4），是二期梅毒的又一特征性表现。

### 3. 其他表现

二期梅毒患者部分有低热、皮肤黏膜浅表淋巴结肿大，长骨骨膜炎、鼻炎，部分还可以有神经系统异常，或无症状神经梅毒。

二期梅毒的皮肤和黏膜表现随着机体免疫状态的增强或波动，皮损可以自行消退，病程进入潜伏状态，但又可以复发，出现二期复发梅毒，周而复始。皮损越来越少，超过 2 年者，进入晚期梅毒阶段。

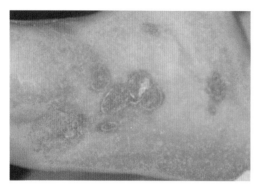
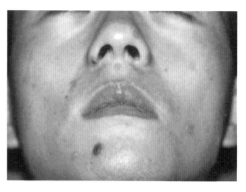

图 21 -3 足掌领圈状脱屑的铜红色玫瑰疹　　　图 21 -4 二期梅毒疹

**4. 建议的实验室检查**

疑似二期梅毒病例应该进行下列项目检查。

（1）常规检查：血、尿常规。

（2）专科检查：皮损分泌物暗视野梅毒螺旋体检测，血清 RPR&TRUST，TPPA、HIV、HSV 抗体检测。扁平湿疣样皮损醋酸白试验，可疑 HPV 感染者进行 HPV DNA 检测。伴有尿道症状者，尿道拭子涂片革兰氏染色，拭子淋球菌培养、解脲支原体/沙眼衣原体检测，阴道毛滴虫培养或镜检、前列腺液检测。组织病理检查：除了具有一期梅毒表现外，二期梅毒的组织学特征为真皮毛细血管周围有袖口状浸润的浆细胞和炎症细胞、淋巴细胞、上皮样细胞及组织细胞。此外，镀银染色或电镜观察可以在真皮毛细血管周围发现螺旋体。

（3）特殊检查。有神经系统症状者，脑脊液排除中枢神经系统感染；或者 CT 扫描。

**5. 诊断标准**

疑似病例：流行病学史＋临床表现＋非梅毒螺旋体血清试验阳性；流行病学史＋临床表现＋梅毒螺旋体试验阳性。

确诊病例：疑似病例＋梅毒螺旋体暗视野检查阳性或 TPDNA 阳性；或者，疑似病例＋血清试验双阳性。

**6. 疫情报告**

拟诊的疑似病例以及确诊的二期梅毒应在 24 小时内进行传染病网络直报，疑似病例应在首次报告的 2 周内进行在线订正。

**7. 鉴别诊断**

二期梅毒需要相鉴别的皮肤病有很多，如玫瑰糠疹、慢性苔藓样糠疹、界限类及界限类偏瘤型麻风、斑秃、脂溢性皮炎、痤疮、皮肤型红斑狼疮、扁平苔藓、毛发红糠疹等；扁平湿疣需要与尖锐湿疣相鉴别。只要仔细询问病史，加上血清梅毒抗体检测，即可明确诊断。

**（三）三期梅毒**

流行病学史：不安全性行为、多性伴、性伴感染史、输血史。

**1. 临床表现**

皮肤黏膜：损害一般发生在感染后 3～5 年，甚至 10 年以后。表现为头面部、四肢伸侧的结节性梅毒疹；大关节附近的结节，树胶肿；除了皮肤黏膜表现外，晚期梅毒还可以有心血管梅毒、眼梅毒、神经梅毒。

结节性梅毒疹：为铜红色结节，成群而不融合，呈环形，蛇形或星型，破溃后底面凹凸不平。

树胶肿：一般单发，出现较晚；由皮下结节增大后中央坏死而成，边缘锐利，底部紫红色，分泌带血性树胶状脓液，瘢痕愈合。

近关节结节：发生于肘膝髋关节附近的皮下结节，1～2 cm，对称发生，表面皮肤无炎症。

黏膜梅毒：为弧形，边缘呈深红色浸润斑；鼻中隔树胶肿可因鼻骨破坏形成鞍鼻，上颚可穿孔。

晚期心血管梅毒：多发生于感染后10～30年，可发生于梅毒性主动脉炎、主动脉瘤、主动脉瓣关闭不全、冠状动脉口狭窄、心肌树胶肿等，严重影响患者健康，甚至威胁生命。

神经梅毒：无症状神经梅毒可发现脑脊液异常；脑膜血管梅毒分为灶性脑膜梅毒、脑血管梅毒及脊髓脑膜血管梅毒；脑实质梅毒，包括麻痹性痴呆、脊髓痨和视神经萎缩。

**2．实验室检查**

需要检查的项目包括但不限于以下内容。

（1）常规检查。包括血、尿常规。

（2）专科检查。树胶肿溃疡分泌物暗视野梅毒螺旋体检测，必要时分泌物涂片染色，HSV、TP DNA 检测；血清 RPR&TRUST，TPPA、HIV、HSV 抗体检测。伴有尿道症状者，尿道拭子涂片革兰氏染色，拭子淋球菌培养、支原体/衣原体检测，阴道毛滴虫培养或镜检、前列腺液检测。皮损病理组织检查：对于多发性皮下结节，必要时进行组织病理检查。

（3）特殊检查。有神经系统症状者，行脑脊液检测排除中枢神经系统梅毒感染，或者行 CT 扫描、X 线检查、心电图、超声心动图检查。符合下列指征者，应进行脑脊液检测，排除神经梅毒：①梅毒血清阳性，有神经系统症状，不能以其他原因解释者；②2 年以上梅毒病史，不管是否有神经系统症状；③病期不明潜伏梅毒；④梅毒血清阳性，合并 HIV 阳性者；⑤规范治疗后血清固定患者，出现非特异性抗体 2 个滴度及以上上升者。

**3．诊断标准**

疑似病例：流行病学史＋临床表现＋非螺旋体试验阳性；流行病学史＋临床表现＋螺旋体试验阳性。

确诊病例：疑似病例＋血清试验双阳性；疑似病例＋脑脊液检查改变/组织病理改变。

**（四）隐性梅毒**

**1．流行病学史**

不安全性行为、多性伴、性伴感染史、输血史。

**2．临床表现**

无症状体征。

**3. 脑脊液检查**

脑脊液检查指征同上，除外神经梅毒。

**4. 诊断标准**

疑似病例：流行病学史 + 无临床表现 + 非梅毒螺旋体试验阳性 + 无既往诊断/治疗史；或流行病学史 + 无临床表现 + 梅毒螺旋体试验阳性 + 无既往诊断/治疗史。

确诊病例：疑似病例 + 血清试验双阳性 + 如有条件做脑脊液检查，以排除无症状神经梅毒（非螺旋体滴度高低不是诊断必要条件）。

病期在 2 年之内，为早期隐性梅毒；病期在 2 年以上或无法判断病期则诊断为晚期隐性梅毒或病期不明隐性梅毒。

**5. 疫情报告**

拟诊的疑似病例，以及确诊的隐性梅毒应在 24 小时内进行网络直报，疑似病例应在首次报告的 2 周内进行在线订正。

**（五）先天梅毒**

**1. 流行病学史**

生母为梅毒患者，且孕期驱梅治疗不规范或没有治疗。

**2. 临床表现**

按照患儿感染梅毒后时间长短，2 岁以内为早期先天梅毒，而 2 岁以上则为晚期先天梅毒。

（1）早期先天梅毒。胎儿发育不良，常见出生低体重，查体可有全身淋巴结肿大，肝脾肿大，贫血；皮肤黏膜：红斑、丘疹、扁平湿疣、水疱、大疱；梅毒性鼻炎和喉炎；骨髓炎、骨软骨炎及骨膜炎。早期先天梅毒无硬下疳表现。

（2）晚期先天梅毒。晚期先天梅毒常有特征性或标记性损害。①标记性损害。前额圆凸、佩刀胫、赫秦生齿、马鞍鼻、腔口周围放射状皲裂瘢痕、胸锁骨关节骨质肥厚。②炎症性损害。间质性角膜炎、神经性耳聋、鼻额树胶肿、克勒顿关节、胫骨骨膜炎。

**3. 建议的实验室检查**

（1）常规检查。血常规、尿常规、肝肾功能。

（2）专科检查。新生儿血清梅毒抗体检测 TRUST、TP-IgM、TPPA，同时对患儿母亲血清进行相应检查。胎盘组织液 TP 检测、组织病理检查。

（3）特殊检查。X 线检查：可见长骨骨膜炎；婴幼儿脑脊液检测，除外神经梅毒。

**4. 诊断标准**

疑似病例：所有未经有效治疗的梅毒孕妇所生新生儿，或发生的死胎、死产、流产病例，现有证据不足以确诊先天梅毒者。

确诊病例：患儿母亲梅毒，且符合下述之一即可诊断胎传梅毒：①（出生时）新生儿皮损或胎盘组织液查到梅毒螺旋体（暗视野显微镜、银染、核酸检测）；②血清梅毒螺旋体 IgM 抗体阳性；③患儿非梅毒螺旋体血清试验滴度大于等于母亲的四倍（同方法、同检测、分娩后同时采集母婴血清）；（随访）婴儿出生时非螺旋体试验阴性或未达母亲的 4 倍，但随访中发现转阳，或滴度上升，可有临床症状，且螺旋体试验阳性；④婴儿随访到 18 个月 TPPA 仍阳性。

5. 疫情报告

拟诊的疑似病例，以及确诊的隐性梅毒应在 24 小时内进行传染病网络直报，疑似病例应在首次报告的 2 周内进行在线订正。

（六）神经梅毒

神经梅毒是梅毒螺旋体通过血脑屏障感染中枢神经系统所致，分为无症状神经梅毒、脑膜脑血管梅毒以及脑实质梅毒，除了无症状神经梅毒仅有 CSF 异常，无特殊临床表现外，其他两种神经梅毒都有相应临床表现。

1. 临床表现

神经梅毒可以是三期梅毒的表现之一，但近年研究发现，早期梅毒也可以出现神经系统改变。依据 Simon PP 简要将神经梅毒包括无症状神经梅毒、急性梅毒性脑膜炎、脑实质梅毒（梅毒性痴呆和脊髓痨）和树胶肿。

（1）无症状神经梅毒。临床无症状，仅脑脊液 CSF 异常［即 WBC > 5 个/mm3 或 $(5 \times 10^6/L)$］，蛋白 50 ～ 100 mg/dL），VDRL 阳性；最新研究显示，VDRL 阴性者，脑脊液 TPPA1∶640 及以上对诊断神经梅毒有高度特异性。无症状神经梅毒可以发生于未经治疗的一期梅毒（13%）、二期梅毒（25% ～ 40%）。未经过治疗的晚期梅毒中，25% 可合并无症状神经梅毒。

（2）急性梅毒性脑膜炎。TP 侵犯脑脊髓膜和小动脉、引起神经系统功能障碍，又称脑脊髓膜血管型神经梅毒。其中脑血管梅毒发生在 TP 感染后平均 7 年，症状可以突发性，50% 有前驱症状，头痛，记忆障碍、情绪失调达数月。精神异常明显。表现为表情淡漠，言语缓慢，偏瘫（83%）、失语（31%），癫痫（14%）；脊髓膜血管梅毒表现为慢性脊髓膜炎，脊髓实质变性，或血栓形成。通常发生在感染后 20 ～ 25 年。临床表现为虚弱、渐进性小腿感觉异常直至下肢轻瘫或下身麻痹，发生脊髓梅毒者，出现脊髓横断的表现。

（3）脑实质梅毒。表现为麻痹性痴呆，感染后 10 ～ 20 年发病；或脊髓痨，常发生于感染后 20 ～ 30 年。

（4）晚期神经梅毒其他表现。骨膜炎、骨髓炎、骨关节炎；视神经萎缩、视神经炎、视神经周围炎、视神经视网膜炎；阿 – 罗瞳孔见于脊髓结核及麻痹性痴呆。

2. 建议的实验室检查

（1）常规检查。包括血、尿常规。

（2）专科检查。树胶肿溃疡分泌物暗视野梅毒螺旋体检测，必要时分泌物涂片染色，HSV、TP DNA 检测；血清 RPR&TRUST，TPPA、HIV、HSV 抗体检测。伴有尿道症状者，尿道拭子涂片革兰氏染色，拭子淋球菌培养、解脲支原体/沙眼衣原体检测，阴道毛滴虫培养或镜检、前列腺液检测。皮损病理组织检查：对于多发性树胶肿，必要时进行组织病理检查。

脑脊液检测：患者出现下述表现需要进行脑脊液检查：①有不洁性接触史或性病史，出现不明原因的精神或神经症状；②梅毒患者规范治疗后 3 ～ 6 个月，非特异性抗体如 RPR 滴度未下降 4 倍及以上；③早期梅毒患者治疗 2 年 RPR 未转阴。④梅毒患者合并 HIV 感染；⑤有疑似神经梅毒的临床症状体征。

（3）特殊检查。免疫功能检查、脏器 CT、MR、心电图、B 超等检查。细胞免疫功能检查。

（4）其他。有研究显示，脑脊液中趋化因子 CXCL$_{13}$ 升高可以作为神经梅毒的参考依据。

### 3. 神经梅毒的诊断

目前，神经梅毒的诊断标准尚未统一。

疑似病例：梅毒血清阳性且脑脊液常规检测发现白细胞（几乎为淋巴细胞）10 ~ 100/mm$^3$，蛋白 50 ~ 100 mg/dL。

确诊病例：梅毒疑似病例，加上 CSF 梅毒抗体检测阳性。或 CSF TP DNA 阳性（图 21 - 5）。

尽管神经梅毒诊断还存在不少争议，在梅毒患者脑脊液梅毒抗体检测时，只要任何一种脑脊液梅毒抗体阳性，都要重视，除外血清 IgG 抗体血脑屏障弥散的影响外（有学者发现 CSF-TPPA 1 ~ 640 以上有神经梅毒诊断价值），即可考虑为神经梅毒。（表 21 - 1）

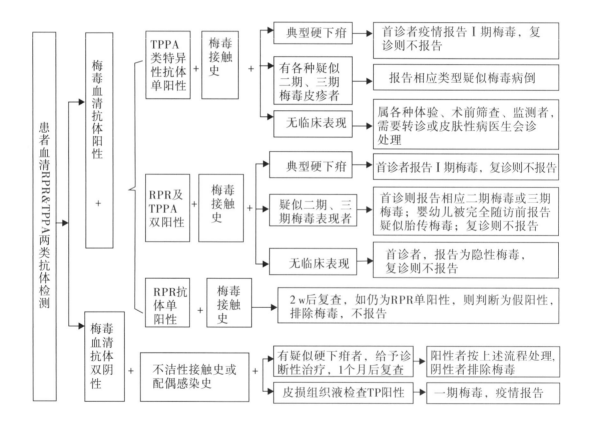

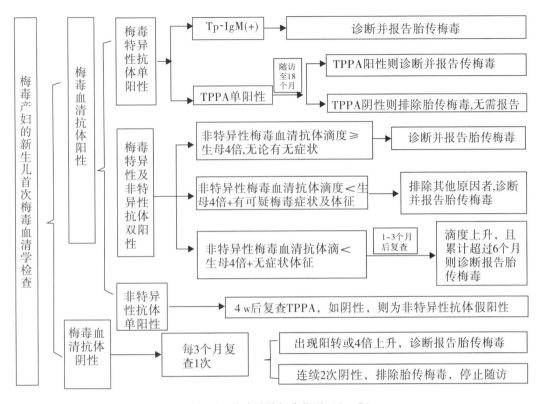

图 21-5 梅毒疫情报告指引（A、B）

表 21-1 不同类型梅毒诊断及病例分类报告标准

| 梅毒分型 | 流行病学史和典型表现 | TP 镜检 | 梅毒血清抗体检测 * | | 病例分类 | 备注 |
|---|---|---|---|---|---|---|
| | | | RPR | TPP A | | |
| 一期梅毒 | 有性接触史，生殖器下疳样溃疡、斑块、沟槽征 | − | + | − | A | 无皮肤表现不能诊断为一期梅毒 |
| | | − | − | + | A | |
| | | + | − | − | B | |
| | | + | − | + | B | |
| | | + | + | − | B | |
| 二期梅毒 | 性接触史，梅毒病史，出现玫瑰疹/扁平湿疣等多形性皮损 | − | + | | B | 无皮肤表现不能诊断为二期梅毒 |
| | | + | + | − | B | |
| | | + | + | + | B | |
| | | +/− | + | | B | |
| 三期梅毒 | 梅毒病史 2 年以上，出现结节、树胶肿、心血管及骨改变等 | +/− | + | | A | RPR 可阴性 |
| | | − | | ± | B | |

续表 21-1

| 梅毒分型 | 流行病学史和典型表现 | TP 镜检 | 梅毒血清抗体检测* | | 病例分类 | 备注 |
|---|---|---|---|---|---|---|
| | | | RPR | TPP A | | |
| 神经梅毒 | 无症状神经梅毒、脑膜梅毒、脑血管梅毒、脑实质梅毒 | +/- | + | + | A | CSF：WBC > 5 × 10 * /L（即 5 个/mm）；蛋白 > 500 mg/L |
| | | +/- | + | + | B | 同上，且 CSF FTA-ABS +或和 VDRL +；或 TPPA1：640 阳性和或 RPR + |
| 隐性梅毒 | 早期隐性梅毒过去 2 年内：①不洁性行为史；②早期梅毒史；③性伴梅毒史；④血清 RPR 阴转阳性；⑤其余为晚期隐性梅毒（病期 > 2 年或不明） | +/- | + | - | A | 患者需 CSF 检查以便排除神经梅毒 |
| | | +/- | + | + | B | |
| 胎传梅毒 | ①生母梅毒史。②疑似早期胎传：梅毒五联症或类似成人二期梅毒表现。③疑似晚期胎传：郝秦生三联征、马鞍鼻、前额隆突等。隐性胎传梅毒无临床体征 | - | -/+ | +/- | A | 早期胎传梅毒五联症：鼻炎、皮损、肝脾肿大、麻痹性痴呆、掌面水疱 |
| | | + | + | + | B | |
| | | - | 转阳性，或上升 4 | +/- | B | |
| | | - | + | TP - IgM + | B | |
| | | + | - | TP - IgM + | B | |
| | | - | 生母 4 倍 | - | B | |
| | | | | 18 个月 + | B | |

注：A = 报告病例为疑似病例；B = 报告病例为确诊病例；*诊断胎传梅毒时，采集新生儿静脉血检测；"+"表示阳性，"-"表示阴性。

## 三、治疗

### （一）治疗原则

及早发现，及时正规治疗；剂量足够，疗程规则；早期梅毒（一期、二期和早期隐性梅毒）。

### （二）治疗

**1. 青霉素治疗**

青霉素治疗为首选方案。

（1）一期梅毒、二期梅毒、早期潜伏梅毒治疗推荐以下方案：苄星青霉素 240 万 U，每周 1 次，双侧臀部肌内注射，共 1～2 次，或头孢曲松 0.5～1.0 g，每日 1 次，肌内注射，连续 10 天。对青霉素过敏者：多西环素 100 mg，每日 2 次，连服 15 天。由于存在耐药性，不用红霉素等大环内酯类药物进行治疗。

（2）晚期梅毒（三期皮肤黏膜、骨骼梅毒，晚期隐性梅毒）及二期复发梅毒推荐方案：苄星青霉素 240 万 U，每周一次，双侧臀部肌内注射，共 3 次。对青霉素过敏者：多西环素 100 mg，每日 2 次，连服 30 天。

（3）神经梅毒。水剂青霉素 300 万～400 万 U，每 4 小时 1 次，静脉滴注，连续 10 ～14 天。必要时，继以苄星青霉素 240 万 U，每周 1 次，双侧臀部肌内注射，共 3 次。替代方案：头孢曲松钠 2 g，每日 1 次，静脉给药，连续 10 ～ 14 天。对青霉素过敏者：多西环素 100 mg，每日 2 次，连服 30 天。

（4）妊娠期梅毒。采用相应病期梅毒的青霉素疗法；青霉素过敏者，无最佳替代疗法，无头孢曲松过敏史的情况下，谨慎选用头孢曲松，但要注意青霉素交叉过敏。使用红霉素治疗（且确保红霉素不耐药，疗效差，须加强随访，且对胎儿无治疗作用），禁用四环素类，妊娠最初 3 个月和妊娠末 3 个月各应用 1 个疗程，治疗后每月随访非螺旋体血清学试验。

（5）经过充分驱梅治疗孕妇所生血清阳性婴儿。出生时血清学阳性，每 3 个月复查，6 个月时阴性，可排除，一般 15 个月转阴，若 18 个月时仍阳性，需要回顾性诊断；出生时血清阴性，应该在 1、2、3、6 月时复查，若连续 2 次为阴性，可除外梅毒，若滴度上升或出现相应临床表现，应立即予以治疗；无条件随访者可预防性治疗；出生时血清滴度大于等于母亲的 4 倍，或有临床表现，可以诊断胎传梅毒，应给予规范驱梅治疗并密切随访。

（6）未经充分治疗的孕妇所生婴儿。非梅毒螺旋体试验阴性，或阳性小于生母的 4 倍，给予预防性梅毒治疗并随访；非梅毒螺旋体试验阴性，或阳性小于生母的 4 倍，但有临床表现，按胎传梅毒治疗随访；非梅毒螺旋体试验阳性大于等于生母的 4 倍，无论有无临床表现，按先天梅毒处理随访。

（7）合并 HIV 感染。血清学试验可能异常。所有 HIV 感染者应作梅毒血清学筛查，所有梅毒患者应进行 HIV 抗体筛查；常规血清学无法诊断，可取皮损活检；所有梅毒合并 HIV 感染者，应考虑进行脑脊液检查；是否需要加大剂量和疗程尚不完全明确，若不能进行脑脊液检查，建议用神经梅毒治疗方案；密切随访。

对细胞免疫功能异常的梅毒患者，可考虑应用免疫调节治疗。

**2. 治疗后随访**

（1）早期梅毒。随访 2 ～ 3 年，第一次治疗后隔 3 个月复查，之后每 3 个月复查 1 次，一年后每半年复查一次。如果出现血清学由阴转阳或者滴度升高四倍（血清复发），或者临床症状反复（临床复发），首先考虑是否再感染，若确定复发，需要排除神经梅毒，排除神经梅毒后应加倍量复治（治疗 2 个疗程，疗程之间间隔 2 周）。

（2）晚期梅毒。随访 3 年或者更长，第一年每 3 个月 1 次，之后每半年 1 次，神经梅毒每六个月复查血清和脑脊液。

（3）其他。治疗后要经过足够时间的追踪观察；对所有性伴应同时进行检查。

### 3. 中医治疗

（1）肝经湿热证。主证：外生殖器及肛门或乳房等处有单个质地坚韧的丘疹四周嫩肿，患处灼热，腹股沟色白坚硬之肿块如杏核或鸡卵大小，或于胸、腹、腰、四肢屈侧及颈部杨梅疹、杨梅痘或杨梅斑。伴口苦、纳呆、尿短赤、大便秘结。苔黄腻，脉弦数。治法：清肝解毒、利湿化斑。方药：龙胆泻肝汤加减：龙胆草6 g，黄芩9 g，车前子9 g，当归3 g，栀子9 g，泽泻12 g，木通9 g，柴胡6 g，生地黄9 g，甘草6 g，土茯苓30 g，牡丹皮9 g，赤芍药10 g。

（2）痰瘀互结证。主证：疳疮呈紫红色，四周坚硬突起，或横痃质坚韧，或杨梅结呈紫色结节。或腹硬如砖，肝脾肿大。舌淡紫或黯，苔腻或滑润，脉滑或细涩。治法：祛痰解毒、化痰散结。方药：方用二陈汤和消疬丸加土茯苓、桃仁、红花、夏枯草；陈皮15 g，半夏15 g，茯苓9 g，甘草5 g，玄参10 g，牡蛎（煅）20 g，川芎9 g。

（3）脾虚湿蕴证。主证：疳疮破溃，疮面淡润，或结毒遍生，皮色褐暗，或皮肤水疱、滋流黄水，或腐肉败脱，久不收口。伴筋骨酸痛、胸闷纳呆、食少便溏、肢倦体重。舌胖润，苔腻，脉滑或濡。治法：健脾化湿，解毒化浊。方药：方用芎归二术汤加减；白术、苍术、川芎、归身、人参、茯苓、薏苡仁、皂角刺、厚朴、防风、木瓜、木通、穿山甲片（炒）、独活各5 g，金银花10 g，甘草5 g，精猪肉100 g，土茯苓30 g。

（4）气血两虚证。主证：病程日久，结毒溃面肉芽苍白，脓水清稀，久不收口，面色萎黄，伴头晕、眼花、心悸气肿、气短懒言。舌淡，苔薄，脉细无力。治法：补气养血、扶正固本。方药：方用十全大补汤：党参3 g，白术10 g，茯苓、炙甘草各5 g，当归10 g，川芎5 g，熟地黄15 g，白芍8 g，黄芪15 g，肉桂9 g。

（5）气阴两虚证。主证：病程日久，低热不退，皮肤干燥，溃面干枯，久不收口，发枯脱落。伴口干咽燥、头晕目眩、视物昏花。舌红，苔少或花剥苔，脉细数无力。治法：益气养阴，补肾填精。方药：方用生脉散合大补阴丸加减：土茯苓30 g，地骨皮10 g，人参10 g，麦冬15 g，五味子6 g，黄芪120 g，知母120 g，地黄180 g，龟板180 g，菊花15 g，银柴胡10 g。脊髓痨者加服地黄饮子。地黄饮子：熟干地黄、巴戟天（去心）、山茱萸、石斛、肉苁蓉（酒浸、焙）、附子（火包）、五味子、官桂、白茯苓、麦冬（去心）、菖蒲、远志（去心）各等份。

**参考文献**

［1］中国疾病预防控制中心性病艾滋病预防控制中心，中华医学会皮肤性病分会性病学组，中国医师协会皮肤科分会性病亚专业委员会. 梅毒、淋病、生殖器疱疹、生殖道沙眼衣原体感染诊疗指南（2020）［J］.中华皮肤科杂志，2020，53（3）：168–174.

［2］WORKOWSKI K A，BOLAN G A. Sexually transmitted diseases treatment guidelines, 2015［J］. MMWR Recomm Rep, 2015, 64（RR–03）：1–137.

［3］叶兴东，彭学标，孙乐栋，等. 实用皮肤性病的诊断与治疗［M］.北京：科学技术文献出版社，2019：323.

（编写：陈荃、钟道清、王焕丽　审校：叶兴东、杨日东、林春生）

## 第二节　淋病

### 一、概念

淋病（gonorrhoea）是由奈瑟氏淋病双球菌（neisseria diplococcus gonorrhoea）感染的泌尿生殖道化脓性疾病，是一种常见的 STI，主要通过性接触传播。单次性接触后，男性患者将淋病传播给女性的可能性为 60% ～ 80%，应用避孕套后危险性可能降低 40%。一次性交之后女性患者传播给男性的可能性为 20%，应用避孕套后危险性可能降低 75%。其他传播途径包括间接感染、母婴产道感染等。淋病导致的泌尿生殖道炎症可以促进 HIV 感染与传播。淋病是我国法定乙类报告传染病，近年报道发病率位于梅毒、沙眼衣原体感染之后，排第三、第四位。

流行病学史：患者有不安全性行为、多性伴或性伴感染史，可能有淋病患者密切接触史、儿童受性虐待史、新生儿母亲有淋病史。

### 二、临床表现

（一）单纯淋病（又称无并发症淋病）

**1. 男性淋病性尿道炎**

潜伏期常为 2 ～ 5 天。少数达到 10 天或以上，20% 的患者为无症状感染。

（1）急性前尿道炎。①主要症状为尿道口溢脓，脓液呈深黄色或黄绿色（图 21 - 6），患者有尿道刺激三联征（尿频、尿急、尿痛）。②初起尿道口红肿、外翻。③可有腹股沟淋巴结肿大，疼痛，亦可化脓破溃。若不治疗，持续 3 ～ 5 周后症状逐渐减轻或消失。

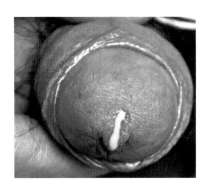

**图 21 - 6　淋球菌性尿道炎**

（2）急性后尿道炎。急性前尿道炎发病 2 周后，约有 60% 的患者有淋球菌侵犯后表现（尿意窘迫、尿频、急性尿潴留）。病情经过 1 ～ 2 周，症状逐渐消失进入慢性迁延病程。

**2. 女性淋病性宫颈炎（幼女淋病性阴道宫颈炎）**

大多数患者表现无特异性或无症状（图 21 - 7）。临床上分为以下类型。

（1）淋菌性宫颈炎。潜伏期难以确定，一般接触后 2 ～ 5 天。淋菌性宫颈炎很少产生或不产生症状，常见的表现是非特异性白带增多，有异味。外阴刺痒及烧灼感，偶有下腹痛及腰痛。体检可见子宫颈红肿，宫颈口黄绿

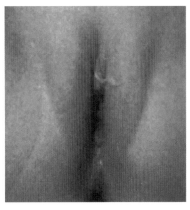

**图 21 - 7　幼女非菌性尿道/阴道炎**

色脓性分泌物，或宫颈糜烂；合并沙眼衣原体感染时，宫颈脆性增加，因而常见阴道性交后出血等。

（2）淋菌性尿道炎。常于性交后 2～5 天发生，有尿频、尿急、尿痛。检查有尿道口红肿、溢脓或按压尿道有脓性分泌物。

（3）淋菌性前庭大腺炎。急性感染时常为单侧，于腺体开口处红肿、剧痛，腺管闭塞可形成脓肿。

### （二）并发症淋病

#### 1. 男性并发症淋病

急性淋病性尿道炎处理不当，病情转为慢性，淋球菌沿着局部上行感染及沿局部血管、淋巴管扩散导致附睾炎、精囊炎、前列腺炎、包皮系带旁腺炎、尿道球腺（Cowper 腺）和包皮腺（Tyson 腺）尿道周围蜂窝织炎和脓肿、尿道狭窄等。慢性淋病可以累及附睾、前列腺、精囊等处，导致相应炎症，最终可导致阴茎淋巴管炎、阴茎水肿、晚期尿道狭窄。

#### 2. 女性并发症淋病

占女性淋病的 10%～20%。主要是合并盆腔炎症性疾病（PID）包括输卵管炎、子宫内膜炎。病情持续继发输卵管卵巢脓肿及破裂，还可导致盆腔脓肿、腹膜炎等；输卵管狭窄或闭塞，附件肿块，引起宫外孕或不孕。

#### 3. 合并其他部位感染

手间接接触可导致眼结膜炎，有口交行为者可导致咽炎，肛交行为或男同性恋者可导致直肠炎。

### （三）播散性淋病

播散性淋病大多数由 AHU/IA1 和 AHU/IA2 株引起，这些菌株在泌尿系统感染常无症状，但对青霉素敏感。

## 三、建议的实验室检查

### （一）常规检查

血常规、分泌涂片革兰氏染色镜检。男性尿道分泌物镜检见到多形核细胞内革兰阴性双球菌，淋球菌培养阳性可确诊男女淋病。

### （二）专科检查

除了针对淋球菌检测外，淋病患者还需要进行梅毒、HIV、泌尿生殖道沙眼衣原体感染相关检测。分泌物拭子核酸检测其他性传播感染相关病原体。

### （三）特殊检查

有系统症状如腹痛、肝区疼痛、盆腔炎相关表现者，进行 B 超、CT 等影像学检查。

## 四、诊断与鉴别诊断

淋病为国家法定报告的乙类传染病。分为疑似病例、确诊病例两类报告。疑似病例患者，符合流行病学史和临床表现中任何一项，即可诊断疑似病例并报告；符合疑似病例诊断标准，外加实验室检查中任何一项病原学阳性（除女性分泌物涂片染色阳性不能作为确诊依据外）即可确诊。

淋病的鉴别：主要应与非淋病性尿道炎相鉴别。后者的尿道分泌物为米汤样或黏液脓性（图21-6），自觉症状轻微。典型临床症状、病程、病源学检查、尿道/宫颈拭子涂片染色、诊断性治疗等都有助于鉴别。

## 五、治疗

### （一）治疗原则

早期诊断、早期并规范治疗；及时、足量、规则用药，避免迁延成慢性并发症淋病。

### （二）治疗方案

依据中国疾病预防与控制中心性病控制中心推荐的淋病治疗方案。

**1. 成人无并发症淋病（淋病性尿道炎/宫颈炎）、眼结膜炎、咽炎**

头孢曲松1.0 g，肌肉注射，单次给药；或大观霉素2.0 g（宫颈炎4 g）肌肉注射，单次给药；如果不能排除合并沙眼衣原体感染，应按照沙眼衣原体感染联合用药。替代方案：头孢噻肟1 g肌肉注射，单次给药；或其他第3代头孢菌素类。

**2. 儿童无并发症淋病**

体重＜45 kg的儿童按如下方案治疗：头孢曲松25～50 mg/kg（最大不超过成人剂量）肌肉注射，单次给药或大观霉素40 mg/kg（最大剂量2 g）肌肉注射，单次给药；体重≥45 kg者，按成人方案治疗；如衣原体感染不能排除，加上抗沙眼衣原体感染药物。

**3. 有并发症淋病**

（1）附睾炎、前列腺炎、精囊炎：头孢曲松1.0 g，肌内注射，每日1次，共10天，如果不能排除沙眼衣原体感染，加上抗沙眼衣原体感染药物。

（2）淋菌性盆腔炎：头孢曲松1 g肌肉注射或静滴，每日1次；或头孢替坦2 g静滴，每日2次；加多西环素100 mg静滴或口服，每日2次；或克林霉素900 mg静滴，每日3次；加庆大霉素负荷量（2 mg/kg）静滴或肌肉注射，后予维持量（1.5 mg/kg），每日3次，庆大霉素也可每日给药1次（7 mg/kg）。

**4. 播散性淋病**

头孢曲松25～50 mg/kg，静脉注射或肌肉注射，每日1次，共7～10天（包括关节炎），若有脑膜炎疗程14天，若有心内膜炎疗程28天。

（1）新生儿。头孢曲松25～50 mg/（kg·d），静注或肌肉注射，每日1次，共7～10天，如有脑膜炎疗程为14天。

（2）儿童。体重＜45 kg者治疗方案：淋菌性关节炎，头孢曲松50 mg/kg肌肉注射或静注，每日1次，共7～10天；脑膜炎或心内膜炎，头孢曲松25 mg/kg肌肉注射或静注，每日2次，共14天（脑膜炎）或28天（心内膜炎）。体重≥45 kg者按成人方案治疗。

（3）成人。推荐住院治疗。头孢曲松1 g肌肉注射或静注，每日1次，≥10天，淋菌性脑膜炎2周，心内膜炎＞4周。头孢菌素过敏者可以改用大观霉素。

**5. 其他部位淋病**

与淋菌性眼结膜炎的治疗相同。

（1）新生儿。头孢曲松 25～50 mg/kg（总量≤125 mg）静注或肌肉注射，每日 1 次，连续 3 天；不宜应用大观霉素；应住院治疗，并检查有无播散性感染；母亲如患淋病，应同时治疗。

（2）儿童。头孢曲松 50 mg/kg（最大剂量 1.0 g）肌肉注射或静注，每日 1 次，共 3 天。体重≥45 kg 者按成人方案治疗。

（3）成人。头孢曲松 1.0 g 肌肉注射或静注，每日 1 次，共 3 天；或大观霉素 2.0 g 肌肉注射，每日 1 次，共 3 天；同时应用 0.9% 氯化钠溶液冲洗眼部，每小时 1 次。

### （三）中医治疗

**1. 辨证施治**

（1）湿热毒蕴证（急性淋病）。

主证：尿道口红肿，尿急尿频，尿痛，淋沥不止，尿液浑浊如脂，尿道口溢脓、重者尿道黏膜水肿，附近淋巴结肿痛。女性出现宫颈出血、触痛，有脓性分泌物，前庭大腺红肿热痛，伴发热等全身症状。舌红，苔黄腻，脉滑数。治法：清热利湿，解毒化浊。方药：龙胆泻肝汤加减：龙胆草 6 g，栀子 9 g，黄芩 9 g，柴胡 6 g，生地黄 9 g，泽泻 12 g，当归 3 g，车前子 9 g，木通 9 g，甘草 6 g，土茯苓 30 g，萆薢 10 g，水煎服，每日 1 剂。

（2）正虚毒恋证（慢性淋病）。

主证：小便不畅，短涩，淋沥不尽，腰膝酸软，五心烦热。酒后或疲劳易发，食欲缺乏，女性带下多。舌淡或有齿痕，苔白腻，脉沉细弱。治法：滋阴降火，利湿祛浊。方药：知柏地黄丸加减：熟地黄 24 g，山茱萸 12 g，干山药 12 g，牡丹皮 9 g，白茯苓 12 g，泽泻 9 g，知母 60 g，黄檗 60 g，土茯苓 9 g，萆薢 10 g。为丸剂，每丸 15 g，每次 15 g，每日 3 次。

（3）毒邪流窜证（伴有并发症者）。

主证：前列腺肿痛，拒按，小便溢浊或点滴淋沥，腰酸下坠感，女性有下腹部隐痛、压痛，外阴瘙痒，白带多，或有低热不适感。舌红，苔薄黄，脉滑数。治法：清热利湿，解毒化浊。方药：龙胆泻肝汤加减：龙胆草 6 g，栀子 9 g，黄芩 9 g，柴胡 6 g，生地黄 9 g，泽泻 12 g，当归 3 g，车前子 9 g，木通 9 g，甘草 6 g，土茯苓 30 g，红藤 15 g，鹿含草 10 g，水煎服，每日 1 剂。

（4）热毒入络证（淋病性败血症）。

主证：小便灼热刺痛，尿液赤涩，下腹痛，头痛高热，或寒热往来，神情淡漠，面目浮肿，四肢关节酸痛，心悸烦闷。舌红绛，苔黄燥，脉滑数。治法：清热解毒，凉血化浊。方药：清营汤加减：犀角 2 g（磨粉冲服），生地黄 15 g，玄参 9 g，竹叶心 3 g，金银花 9 g，连翘 6 g，黄连 5 g，丹参 6 g，麦冬 9 g，土茯苓 30 g，萆薢 10 g，白花蛇舌草 30 g，鱼腥草 15 g。水煎服，每日 1 剂。

**2. 中药外治**

杀虫止痒、消炎止痒外洗方辅助治疗，如渗柏洗剂、PP 浴浸泡内衣裤等。

## 六、随访

治疗结束至少 5 天进行淋球菌培养检查。根据不同病情采用相应的治疗方案；治疗后应进行随访；性伴同时进行检查和治疗。患者本人和性伴完成治疗前禁止性行为；注意多重病原体感染。

**参考文献**

［1］ 中国疾病预防控制中心性病艾滋病预防控制中心，中华医学会皮肤性病分会性病学组，中国医师协会皮肤科分会性病亚专业委员会．梅毒、淋病、生殖器疱疹、生殖道沙眼衣原体感染诊疗指南（2020）［J］．中华皮肤科杂志，2020，53（3）：168-174.
［2］ WORKOWSKI K A，BOLAN G A. Sexually transmitted diseases treatment guidelines, 2015［J］. MMWR Recomm Rep, 2015, 64（RR-03）：1-137.

（编写：陈荃、钟道清、王焕丽 审校：叶兴东、杨日东、林春生）

## 第三节 泌尿生殖道沙眼衣原体感染

### 一、概念

泌尿生殖道沙眼衣原体感染（urogenital chlamydia trachomatis infection，UCTI）是沙眼衣原体（chlamydia trachomatis，Ct）感染泌尿生殖道导致的急性或亚急性尿道（宫颈）炎症性疾病。UCTI 是一种常见的性传播疾病，同时引起的病变范围广泛，可累及眼、生殖道、直肠等多个脏器，也可导致母婴传播。Ct 是一种严格真核细胞内寄生、有独特发育周期的原核细胞型微生物。

流行病学史：有不安全性行为、多性伴或性伴感染史。新生儿感染者其母亲有泌尿生殖器沙眼衣原体感染史。

传播途径：感染者主要通过性接触而传染给其性伴侣，也可通过口交、肛交等方式传染。少数情况下通过污染物而间接传染。

### 二、临床表现

（一）男性泌尿生殖道感染

1．尿道炎

潜伏期多数 1～3 周。表现为尿道不适、尿痛或有尿道黏液脓性或米汤样分泌物（图21-8）。

2．附睾炎

未治疗或治疗不当，少数患者可进一步引起附睾炎。表现为单侧附睾肿大、疼痛、水肿、硬结，局部或全身发热；有时睾丸也可累及。

3．前列腺炎

表现为会阴部及其周围轻微疼痛或酸胀感，伴有直肠坠胀感，可伴有排精痛；尿中可出现透明丝状物或灰白色块状物。

### 4．关节炎

关节炎［赖特（Reiter）综合征］为少见的并发症，发生下肢大关节及骶关节等的非对称性、非侵蚀性关节炎，还有眼、皮肤、黏膜等损害。

### （二）女性泌尿生殖道感染

#### 1．宫颈炎

可有阴道分泌物异常，非月经期或性生活后血性白带，及下腹部不适。体检可见宫颈充血、水肿、脆性增加、宫颈管黏液脓性分泌物等。

#### 2．尿道炎

可出现尿频、尿急、尿痛，常同时合并宫颈炎。

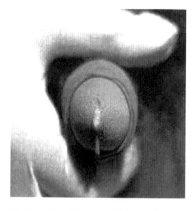

图 21-8 沙眼衣原体性尿道炎

#### 3．盆腔炎

未治疗或治疗不当，部分患者可上行感染而发生盆腔炎；表现为下腹痛、腰痛、性交痛、阴道异常出血、阴道分泌物异常等。体检科发现下腹部压痛、宫颈举痛，可扪及增粗的输卵管或炎性肿块。

### （三）男性和女性共有的感染

直肠炎、眼结膜炎。

### （四）无症状感染

部分男性尿道、女性宫颈沙眼衣原体感染无明显症状和体征，仅病原学检测沙眼衣原体阳性。

### （五）婴儿及儿童感染

新生儿结膜炎、新生儿肺炎。

## 三、建议的实验室检查

### （一）常规检测

分泌物涂片染色显微镜检查镜下白细胞数量，疑似结膜炎者涂片吉姆萨染色、碘染色或帕氏染色直接镜检可发现沙眼衣原体包涵体。涂片革兰氏染色检查细菌，发现革兰氏阴性双球菌需要考虑淋病可能。有尿道宫颈异常分泌物者，常规进行淋球菌检测、梅毒、艾滋病血清学抗体检测。

### （二）专科检查

沙眼衣原体 Mycoy 细胞培养法、抗原检测，抗体检测，核酸检测；必要时，同时 HPV DNA 检测。

### （三）特殊检查

结合病情需要确定，有结膜炎、关节炎以及皮肤黏膜损害疑似赖特综合征者，病需要进行相应检查，如 HLA-B27 单倍型检测。性活跃女性有右上腹疼痛不适、发热、恶心呕吐者，需要 B 超检查排除 Fitz-Hugh-Crutis 综合征（肝周围炎）。

## 四、诊断分类

沙眼衣原体泌尿生殖道感染为《性病防治管理办法》要求报告检测病种，首诊后24小时进行传染病网络报告。

（1）确诊病例。同时符合临床表现和实验室检查中任一项，有或无流行病学史。

（2）无症状感染。符合实验室检查中任一项，且无症状者。

## 五、鉴别诊断

沙眼衣原体性尿道炎需要与淋球菌、解脲脲原体和其他病原体引起的尿道炎等相鉴别；附睾炎需要与淋球菌、大肠埃希菌、铜绿假单胞菌等引起的附睾炎、睾丸扭转等相鉴别；前列腺炎需要与细菌性前列腺炎、无菌性前列腺炎等相鉴别；直肠炎需要与淋球菌、肠道细菌、原虫、病毒等引起的直肠炎相鉴别；沙眼衣原体宫颈炎需要与淋球菌性宫颈炎等相鉴别；新生儿沙眼衣原体性结膜炎需要与淋球菌、大肠杆菌、金葡菌、化脓性链球菌等引起的结膜炎相鉴别；新生儿沙眼衣原体性肺炎需要与病毒、细菌等引起的肺炎相鉴别。

## 六、治疗

### （一）一般原则

早期诊断、早期治疗；及时、足量、规则用药。根据不同的病情采取相应的治疗方案；性伴应同时接受治疗；治疗后进行随访。

### （二）治疗方案

#### 1. 成人沙眼衣原体感染

推荐方案：阿奇霉素第1天1 g，以后2天，每日0.5 g，共3天或多西环素0.1 g，每日2次，共10～14天。替代方案：米诺环素0.1 g，每日2次，共10～14天；或四环素0.5 g，每日4次，共2～3周，或红霉素碱0.5 g，每4次，共10～14天；或罗红霉素0.15 g，每日2次，共10～14天；或克拉霉素0.25 g，每日2次，共10～14天；或氧氟沙星0.3 g，每日2次，共10天；或左氧氟沙星0.5 g，每日1次，共10天；或司帕沙星0.2 g，每日1次，共10天；或莫西沙星0.4 g，每日1次，共7天。

#### 2. 婴儿和儿童沙眼衣原体感染

（1）婴儿沙眼衣原体眼炎和肺炎：红霉素干糖浆粉剂30～50 mg/（kg·d），分4次口服，共14天，如有效，再延长1～2周。

（2）儿童衣原体感染：体重 <45 kg 者，红霉素碱或红霉素干糖浆粉剂50 mg/（kg·d），分4次口服，共14天。体重 ≥ 45 kg 者，同成人的阿奇霉素治疗方案。红霉素治疗婴儿或儿童沙眼衣原体感染的疗效约80%，可能需要行第2个疗程。

### （三）中医治疗

（1）湿热下注证。主证：尿道外口微红肿，有少许分泌物，小便频数、短赤，灼热刺痛感，急迫不爽，口苦，舌红苔腻，脉数。治法：清利湿热、分清泌浊。方药：萆薢分清饮加八正散：川萆薢 10 g，石菖蒲 10 g，黄檗 3 g，茯苓 5 g，车前子 7 g，莲子心 4 g，白术 5 g。水煎服，每日 1 剂。木通、瞿麦、车前子、萹蓄、滑石、炙甘草、栀子、大黄各 500 g，为散，每剂 6～9 g。

（2）肝郁气滞证。主证：小便涩痛，尿不净感，小腹满痛或胸胁隐痛不适，心烦忧郁，口苦，舌红苔腻，脉弦。治法：疏肝解郁，利气疏导。方药：逍遥散：柴胡、白芍、当归、白术、茯苓、炙甘草、生姜、薄荷各 1 两为散，每剂 6～9 g。

（3）脾肾亏虚证。主证：小便不甚赤涩，但淋沥不已，时作时止，遇劳即发，精神困惫，腰膝酸痛，脉细。治法：健脾益肾，利尿止淋。方药：胃苓汤、真武汤或金匮肾气丸等。苍术 15 g，厚朴 9 g，陈皮 9 g，甘草 4 g，生姜 2 片，大枣 2 枚，桂枝 6 g（去皮），白术 9 g，泽泻 15 g，茯苓 9 g，猪苓 9 g，水煎服，每日一剂。炮附子 9 g，白术 6 g，茯苓 9 g，芍药 9 g，生姜 9 g，水煎服，每日 1 剂。桂枝 30 g（去皮），炮附子 30 g，熟地黄 240 g，山茱萸 120 g，山药 120 g，茯苓 90 g，牡丹皮 90 g，泽泻 90 g，为丸剂，每丸 15 g，早晚各一丸。

## 七、随访

抗原检测试验为疗程结束后的 2 周，核酸扩增试验为疗程结束后的 4 周。

## 八、性伴处理

在患者出现症状或确诊前的 2 个月内的所有性伴均应接受检查和治疗。患者及其性伴在完成疗程前应避免性行为。

**参考文献**

[1] 中国疾病预防控制中心性病艾滋病预防控制中心，中华医学会皮肤性病分会性病学组，中国医师协会皮肤科分会性病亚专业委员会. 梅毒、淋病、生殖器疱疹、生殖道沙眼衣原体感染诊疗指南（2020）[J]. 中华皮肤科杂志，2020，53（3）：168 - 174.
[2] WORKOWSKI K A，BOLAN G A. Sexually transmitted diseases treatment guidelines，2015 [J]. MMWR Recomm Rep，2015，64（RR - 03）：1 - 137.

（编写：陈荃、钟道清、王焕丽　审校：叶兴东、杨日东、林春生）

 **第四节　尖锐湿疣**

## 一、概念

尖锐湿疣（condyloma acuminatum，CA）是由人乳头瘤病毒（HPV）感染引起的皮肤黏膜赘生物，是一种性传播疾病，主要侵犯生殖器、会阴、肛门等部位；常由 HPV6、11 型感染引起，少数亦可由高危型 HPV 引起。性接触为主要传播途径，少数人可通过密切接触等非性传播途径感染。该病传染性强，容易复发，治疗时间长，严重影响患者的日常生活。

流行病学史：有多性伴、不安全性行为，或性伴感染史；或与尖锐湿疣患者有密切的间接接触史，或新生儿母亲为 HPV 感染者。

## 二、临床表现

### （一）潜伏期

3 周至 8 个月，平均 3 个月。

### （二）症状与体征

男性好发于包皮、龟头、冠状沟、系带、阴茎、尿道口、肛周和阴囊等；女性为大小阴唇、尿道口、阴道口、会阴、肛周、阴道壁、宫颈等；被动肛交者可发生于肛周、肛管和直肠；口交者可出现在口腔。皮损初期表现为局部细小丘疹，针头至绿豆大小，逐渐增大或增多，向周围扩散、蔓延，渐发展为乳头状、鸡冠状（图 21 - 9）、菜花状或团块状赘生物（图 21 - 10）。损害可单发或多发；色泽可从粉红至深红（非角化性皮损）及灰白（严重角化性皮损）至棕黑（色素沉着性皮损）。少数患者因免疫功能低下或妊娠而发生大体积疣，可累及整个外阴、肛周以及臀沟，称巨大型尖锐湿疣（又称 Buschke-Löwenstein 瘤）；可向皮内浸润生长，组织学多为良性增生病变，但可混杂非典型上皮细胞或高分化的鳞状细胞癌灶，多由 HPV6 型感染引起，可合并高危型 HPV 感染，如 HPV16、HPV56 型等。患者一般无自觉症状，少数患者可自觉痒感、异物感、压迫感或灼痛感；可因皮损脆性增加、摩擦而发生破溃、浸渍、糜烂、出血或继发感染。女性患者可有阴道分泌物增多。

### （三）亚临床感染和潜伏感染

亚临床感染的皮肤黏膜表面外观正常，如涂布 5% 醋酸溶液（醋酸白试验），可出现境界清楚的发白区域。潜伏感染是指组织或细胞中含有 HPV 而皮肤黏膜外观正常，病变增生角化不明显，醋酸白试验阴性。

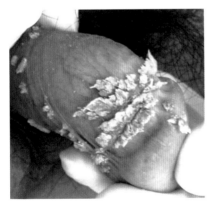

图 21 - 9 尖锐湿疣

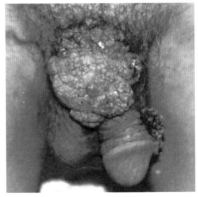

图 21 - 10 巨大尖锐湿疣

## 三、建议的实验室检查

主要有组织病理检查和核酸检测。此外，有多性伴史者，常规进行梅毒、HIV 血清学检测。

### （一）常规检查

血常规、梅毒血清学检查、HIV 抗体检测；有尿道（阴道）症状者，行前列腺液（宫颈分泌物）检查。

### （二）专科检查

皮损不典型，需要鉴别时，可以行组织病理检查：病理上可见表皮乳头瘤样或疣状增生、角化过度、片状角化不全、表皮棘层肥厚、基底细胞增生、真皮浅层血管扩张，并有淋巴细胞为主的炎症细胞浸润。在表皮浅层（颗粒层和棘层上部）可见呈灶状、片状及散在分布的空泡化细胞；有时可在角质形成细胞内见到大小不等浓染的颗粒样物质，即病毒包涵体。此外，还有 HPV 病毒 DNA 检测、扩增 HPV 特异性基因（Ll、E6、E7 区基因）。目前有多种核酸检测方法，包括荧光实时 PCR、核酸探针杂交试验等。

### （三）特殊检查

对尖锐湿疣患者，可考虑进行患者外周血的免疫细胞检测，对细胞免疫功能异常患者，可考虑同时口服或肌注免疫调节剂治疗。

## 四、诊断

### （一）临床诊断病例

应符合临床表现，有或无流行病学史。

### （二）确诊病例

应同时符合临床诊断病例的要求和实验室检查中任 1 项。

## 五、鉴别诊断

### （一）绒毛状小阴唇

绒毛状小阴唇也称假性湿疣。好发于青年女性的小阴唇内侧、阴道前庭和尿道口周围，呈对称密集分布的直径 1～2 mm 白色或淡红色小丘疹，表面光滑，有些可呈绒毛状、鱼子状或息肉状。无明显自觉症状，偶有瘙痒；醋酸白试验阴性。

### （二）阴茎珍珠样丘疹

皮疹位于龟头的冠状沟边缘部位，可见珍珠状、圆锥状或不规则形的白色、黄白色或肤色丘疹；可为半透明，表面光滑，质较硬，丘疹间彼此互不融合，沿冠状沟规则地排列成一至数行；醋酸白试验阴性。

### （三）扁平湿疣

扁平湿疣是二期梅毒特征性皮损，为发生在生殖器部位的丘疹或斑块，表面扁平而潮湿，也可呈颗粒状或菜花状；暗视野检查可查到梅毒螺旋体；梅毒血清学反应阳性。组织病理表现有其特征性改变。

（四）鲍温样丘疹病

皮损为灰褐色或红褐色扁平丘疹，大多为多发，呈圆形或不规则形；丘疹表面可呈天鹅绒样外观，或轻度角化呈疣状。男性好发于阴茎、阴囊和龟头；女性好发于小阴唇及肛周。一般无自觉症状；组织病理学检查有特征性改变。

（五）生殖器鳞状细胞癌

生殖器鳞状细胞癌多见于40岁以上者，损害为肿块或斑块，浸润明显，质坚硬，易出血，常形成溃疡；组织病理可见鳞状细胞癌的特征性改变。

（六）皮脂腺异位症

皮损为龟头、包皮内或小阴唇部位的粟粒大小、孤立而稍隆起、成群或成片的黄白色或淡黄色丘疹，无自觉症状。组织学特征为每个丘疹均由一组小的成熟的皮脂腺小叶组成，小叶包绕皮脂腺导管；醋酸白试验阴性。

（七）传染性软疣

成人传染性软疣可发生于生殖器周围；皮损初起为米粒大半球形丘疹，逐渐增大至黄豆大小，顶部中央微凹呈脐窝状，表面有蜡样光泽，用针挑破可挤出白色乳酪样物质，即软疣小体；皮疹散发，不融合。

## 六、治疗

（一）一般原则

尽早去除疣体，尽可能消除疣体周围亚临床感染和潜伏感染，减少或预防复发。但是采用任何一种治疗方法都有可能产生复发，治疗后应定期随访。根据皮损的大小、部位、年龄等因素选择不同的治疗方法，不主张采用毒性大的药物或易产生瘢痕的方法。

（二）治疗方案

外生殖器尖锐湿疣推荐治疗方案如下。

### 1. 医院外治疗

推荐方案为0.5%鬼臼毒素酊（或0.15%鬼臼毒素霜）：每日外用2次，连用3天，随后停药4天，7天为一疗程，如有必要，可重复治疗，不超过3个疗程；或5%咪喹莫特乳膏：涂药于疣体上，隔夜1次，每周3次，用药10小时后，以肥皂和水清洗用药部位，最长可用至16周。0.5%鬼臼毒素酊（或0.15%鬼臼毒素霜）适用于治疗直径≤10 mm的生殖器疣，临床治愈率在42%～88%，用药疣体总面积不应超过10 cm$^2$，日用药总量不应超过0.5 mL；用药后应待局部药物自然干燥，副作用以局部刺激作用为主，可有瘙痒、灼痛、红肿、糜烂及坏死，此药有致畸作用，孕妇忌用。5%咪喹莫特霜治疗尖锐湿疣，疣体的清除率平均为56%。该疗法的优点为复发率低，约为13%，但起效较慢，副作用以局部刺激作用为主，可有瘙痒、灼痛、红斑、糜烂。出现红斑不是停药指征，出现糜烂或破损需要停药并复诊，由医生处理创面及决定是否继续用药。妊娠期咪喹莫特的安全性尚未确立，孕妇忌用。

### 2. 医院内治疗

①推荐方案：$CO_2$激光、液氮冷冻、高频电治疗、光动力治疗。$CO_2$激光或高频电治疗适用于不同大小及各部位疣体的治疗；液氮冷冻可适用于较多的体表部位，但禁用于腔道内疣，以免发生阴道直肠瘘等。缺点是复发率高，疼痛明显，皮下组织疏松部位治疗后可致明显水肿。光动力治疗因其大光斑的广覆盖性和可以治疗亚临床感染的特点，使其能够显著地降低复发率，尤其是对于一些特殊部位如肛内、尿道内、尿道口等处的疣体有较高的清除率；与激光冷冻等疗法相比无毁损性，可重复治疗，不会造成组织缺损和功能障碍。②替代方案：80%～90%三氯醋酸或二氯醋酸溶液，单次外用，如有必要，隔1～2周重复1次，最多6次；或外科手术切除。80%～90%三氯醋酸或二氯醋酸溶液适宜治疗小的皮损或丘疹样皮损，不能用于角化过度或疣体较大的、多发性的以及面积较大的疣体。疣损害上涂少量药液，待其干燥，此时见表面形成一层白霜。在治疗时应注意保护周围的正常皮肤和黏膜；如果外用药液量过剩，可敷上滑石粉，或碳酸氢钠（苏打粉）或液体皂以中和过量的、未反应的酸。在治疗时应注意保护周围正常皮肤和黏膜，不良反应为局部刺激、红肿、糜烂、溃疡等。外科手术切除适用于大体积尖锐湿疣的治疗，对药物或$CO_2$激光的疗效欠佳且短期内反复发作的疣体，也应考虑外科手术切除。

男女两性外生殖器部位可见的中等以下疣体（单个疣体直径 <0.5 cm，疣体团块直径 <1 cm，疣体数目 <15 个）：以往一些指南主张外用药物治疗，但国内很多学者不同意这种观点。一方面，1 cm 的疣体已经很大，15 个以内的疣体已经很多，外用药物治疗不如物理治疗及时；另一方面，及早清除疣体，减少创伤面在尖锐湿疣的治疗上是一个原则，这点对减少复发尤为重要。男性尿道内和肛周，女性的前庭、尿道口、阴道壁和宫颈口的疣体，或男女两性的疣体大小和数量均超过上述标准者，建议用物理方法治疗或联合氨基酮戊酸光动力疗法治疗。

（1）宫颈尖锐湿疣。对宫颈外生性疣的患者，在开始治疗之前，需要确定 HPV 型别、明确 CIN 的等级、行脱落细胞学检查并且活检了解病灶是否存在癌变情况。宫颈外生性疣应请妇科专家会诊。确诊的低危型宫颈尖锐湿疣可采用 $CO_2$ 激光、微波等治疗方法，也可用80%～90%三氯醋酸溶液治疗。

（2）阴道尖锐湿疣。液氮冷冻治疗（不推荐用冷探头，因可能有阴道穿孔及瘘管形成的危险），也可选择高频电刀、$CO_2$激光、微波等治疗方法。

（3）尿道尖锐湿疣。液氮冷冻治疗或10%～25%鬼臼树脂安息香酊。疣体涂药，待其干燥，然后才能与正常黏膜接触。如有必要，1 周重复 1 次。尽管对应用鬼臼毒素和咪喹莫特治疗尿道口远端疣的评估资料有限，一些专家还是主张在一些患者中应用这种治疗。光动力疗法在尿道尖锐湿疣的治疗上有独特的效果，已被国内多项实验所证实。

（4）肛周疣。液氮冷冻治疗；80%～90%三氯醋酸治疗；手术治疗：部分肛周疣的患者同时伴有直肠疣，应进行直肠指检和（或）肛镜检查，直肠疣的处理应请肛肠科专家会诊；光动力疗法：单个疣体直径 <0.5 cm、疣体团块直径 <1 cm 者可直接采用光动力疗法治疗，超出以上疣体大小，建议采用其他物理疗法联合光动力疗法治疗，合并有直肠疣时可单独采用光动力疗法，配合柱状光源或采用物理方法，联合光动力疗法治疗。

（5）肛门内疣。须性病和肛肠专科医生共同诊疗。肛门部疣有时伴发直肠黏膜疣，对肛门部疣的患者应常规检查直肠黏膜，可采用肛门指诊、常规肛镜、高分辨肛镜。

（6）巨大型尖锐湿疣。多采用联合治疗方案。在治疗前须做病理活检，明确组织是否发生癌变。首要的治疗是去除疣体，可以选择手术或者高频电刀切除疣体，然后配合光动力治疗或外用药物治疗。

（7）亚临床感染。对于无症状的亚临床感染尚无有效的处理方法，一般也不推荐治疗。因为尚无有效方法将 HPV 清除出感染细胞，且过度治疗反而引起潜在不良后果，处理以密切随访及预防传染他人为主。对于醋酸白试验阳性的可疑感染部位，可视具体情况给予相应治疗（如激光、冷冻）。有研究提示，光动力疗法可能对亚临床感染有效。无论是药物治疗，还是物理治疗，可先做醋酸白试验，尽量清除亚临床感染，以减少复发。

（三）中医治疗

（1）湿毒下注证。主证：赘生物色灰褐或淡红，质地软，表面秽浊潮湿，触之易出血，恶臭。小便色黄或不畅，苔黄腻，脉滑或弦数。治法：利湿化浊，清热解毒。方药：萆薢 10 g，归尾 12 g，牡丹皮 12 g，牛膝 15 g，防己 10 g，木瓜 12 g，薏苡仁 20 g，秦艽 10 g，黄檗 10 g，苦参片 20 g，土茯苓 30 g，大青叶 15 g。水煎服，每日 1 剂。

（2）火毒炽盛证。主证：赘生物淡红色，易出血，表面有大量秽浊黄白分泌物，恶臭，瘙痒，疼痛。小便色黄而少，口渴欲饮，大便干结。舌红，苔黄，脉滑数。治法：清火解毒、化浊利湿。方药：黄连解毒汤加减：黄连 9 g，黄芩、黄檗各 6 g，栀子 9 g，苦参片 20 g，萆薢 10 g，土茯苓 30 g，大青叶 15 g。每日 1 剂，水煎服。

# 七、特殊情况的处理

## （一）妊娠期感染

妊娠期忌用鬼臼毒素和咪喹莫特。由于妊娠期疣体易于增生，脆性增加，孕妇的尖锐湿疣在妊娠早期应尽早采用物理方法或手术治疗。虽然需要告知患尖锐湿疣的孕妇，HPV6 型和 11 型可引起婴幼儿的呼吸道乳头瘤病，患尖锐湿疣的妇女所生新生儿有发生该病的危险性，但如无其他原因，不建议患尖锐湿疣的孕妇终止妊娠。人工流产可增加患盆腔炎性疾病和 HPV 上行感染的危险性。患尖锐湿疣的孕妇，在胎儿和胎盘完全成熟后和羊膜未破前可考虑行剖宫产，新生儿出生后应避免与 HPV 感染者接触；孕妇在临近分娩仍有皮损者，如阻塞产道，或阴道分娩会导致严重出血，最好在羊膜未破前行剖宫产。必要时须请妇产科和性病科专家联合会诊。

## （二）合并 HIV 感染者

由于 HIV 感染或其他原因使免疫功能受抑制的患者，常用疗法的疗效不如免疫正常者，治疗后也更易复发。依不同情况，可采用多种方法联合治疗，这些患者更容易在尖锐湿疣的基础上发生鳞癌，或类似于疣的鳞癌，因而常需要做活检来确诊。

## （三）频繁复发的病例

少数患者尖锐湿疣皮损可多次复发，其原因可能是：①原发损害治疗不彻底，如激光烧灼过浅；②原发损害周围亚临床感染蔓延；③原发损害附近及阴肛部位的 HPV 潜伏感染；④部分患者尿道内（60%）或阴囊（22%）是 HPV 贮存库，是外阴 HPV 的散布源；

⑤与已感染的性伴再次接触，造成再感染；⑥患者免疫状态低下，如 HIV 感染、糖尿病、妊娠或器官移植者；⑦未去除不良因素，如男性包皮过长、女性阴道炎或子宫颈炎。对于尖锐湿疣频繁复发的患者，目前尚无明确有效的疗法。使用激光治疗时应注意及早发现亚临床感染，治疗范围应超过皮损 2 mm，深度达真皮浅层。去除可能的病因，如同时存在的其他感染。在广泛、彻底去除疣体后，可试用一些可调节机体免疫状态的药物，如干扰素、胸腺素等，但这些药物对预防复发的效果尚未确定。

## 八、随访

尖锐湿疣治疗后的最初 3 个月，应嘱患者至少每 2 周随诊 1 次；如有特殊情况（如发现有新发皮损或创面出血等）应随时就诊，以便及时得到恰当的临床处理。同时应告知患者注意皮损好发部位，仔细观察有无复发，复发多发生在最初的 3 个月。3 个月后，可根据患者的具体情况，适当延长随访间隔期，直至末次治疗后 6 个月。

## 九、预防

使用安全套可以降低生殖道 HPV 感染的危险性，也可以减少 HPV 感染相关疾病（即尖锐湿疣或宫颈癌）的危险性。但是 HPV 感染可以发生在未被安全套覆盖或保护的区域如阴囊、阴唇或肛周。

## 十、临床治疗路径

尖锐湿疣的临床治疗路径如图 21-11 所示。

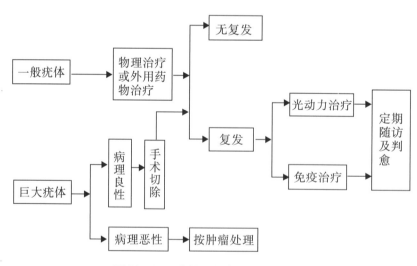

图 21-11 尖锐湿疣的临床治疗路径

**参考文献**

［1］张学军，郑捷．皮肤性病学［M］．9 版．北京：人民卫生出版社，2018：209-227.

［2］梅毒、淋病和生殖道沙眼衣原体感染诊疗指南（2020 年）［J］．中华皮肤科杂志，

2020，53（3）：168－179.

［3］中华医学会皮肤性病学分会，中国医师协会皮肤科医师分会，中国康复医学会皮肤性病委员会.中国尖锐湿疣临床诊疗指南（2021完整版）［J］.中国皮肤性病学杂志，2021，35（4）：359－374.

［4］WORKOWSKI K A，BOLAN G A. Sexually transmitted diseases treatment guidelines，2015［J］.MMWR Recomm Rep，2015，64（RR－03）：1－137.

［5］陆小年，徐金华.尖锐湿疣治疗专家共识（2017）［J］.临床皮肤科杂志，2018，47（2）：125－127.

（编写：陈荃、钟道清、王焕丽　审校：叶兴东、杨日东、林春生）

 ## 第五节　生殖器疱疹

## 一、概念

生殖器疱疹（genital herpes，GH）是由单纯疱疹病毒（HSV）感染外阴、肛门生殖器皮肤黏膜引起的性传播疾病。导致生殖器疱疹的单纯疱疹病毒有两种类型：HSV-1及HSV-2。多数生殖器疱疹由HSV-2引起。HSV进入人体后可终生潜伏，潜伏的病毒在一定条件下可再度活跃而复发，因此生殖器疱疹呈慢性反复发作的过程。孕妇产程中生殖道原发HSV感染可在分娩时经产道传给新生儿，引起新生儿HSV感染。

流行病学史：患者常有不安全性行为、多性伴或性伴生殖器疱疹病史。

传播途径：感染者主要通过性接触而传染给其性伴侣，也可通过口交、肛交等方式传染。

## 二、临床表现

### （一）初发生殖器疱疹

初发生殖器疱疹指第一次出现临床表现的生殖器疱疹（图21－12）。潜伏期2～12天；典型表现为肛周、外生殖器群簇或散在的小水疱，2～4天后破溃形成糜烂或溃疡，自觉疼痛；腹股沟淋巴结常肿大，有压痛。患者可出现发热、头痛、乏力等全身症状，病程2～3周。初发性生殖器疱疹包括两种类型：①原发性生殖器疱疹。既往无HSV感染，血清HSV抗体检测阴性，为第一次感染HSV而出现症状者，其是临床表现最为严重的一种类型。②非

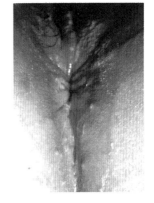

图21－12　初发生殖器疱疹

原发性生殖器疱疹。既往有过 HSV 感染（主要为口唇或颜面疱疹），血清 HSV 抗体检测阳性，再次感染另一型的 HSV 而出现生殖器疱疹的初次发作。症状较原发性生殖器疱疹轻。

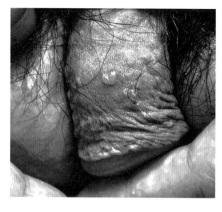

图 21-13　复发性生殖器疱疹

**（二）复发性生殖器疱疹**

原发性 CH 皮疹消退后，皮疹反复发作；发作频率个体差异较大，平均每年 3～4 次，也有达 10 数次者。临床表现为生殖器部位如包皮、冠状沟，女性小阴唇内侧、大阴唇、阳阜等部位孤立或集簇分布的水疱，疱壁薄，易破（图 21-13）。

**（三）亚临床感染**

亚临床感染指无临床症状和体征的 HSV 感染，但存在无症状 HSV 排毒，可有传染性。

**（四）不典型或未识别的生殖器疱疹**

不典型损害包括非特异性红斑、裂隙、硬结、毛囊炎、皮肤擦破、包皮红肿渗液等，也可出现在生殖器以外部位。（图 21-14、图 21-15）

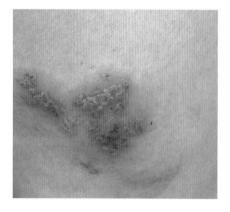

图 21-14　生殖器外（大腿）生殖器疱疹

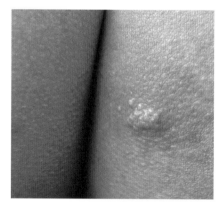

图 21-15　生殖器外（臀部）生殖器疱疹

**（五）特殊类型的生殖器疱疹**

**1. 疱疹性宫颈炎**

疱疹性宫颈炎表现为黏液脓性宫颈炎，出现宫颈充血及脆性增加、水泡、糜烂，甚至坏死。

**2. 疱疹性直肠炎**

疱疹性直肠炎多见于有肛交行为者，表现为肛周水泡或溃疡，肛门部疼痛、里急后重、便秘和直肠黏液血性分泌物，常伴发热、全身不适、肌痛等。

**3. 新生儿疱疹**

新生儿疱疹为妊娠期生殖器疱疹的不良后果。可分为局限型、中枢神经系统型和播散型。常在出生后 3～30 天出现症状，侵犯皮肤黏膜、内脏和中枢神经系统。

## 三、建议的实验室检查

### （一）常规检查

血常规、梅毒血清抗体、HIV 抗体检测。HSV 抗体检测，或 ELISA 或免疫荧光试验检测 HSV 抗原阳性。

### （二）专科检查

HSV 培养法或聚合酶链反应法等测得 HSV 核酸阳性。此外，型特异性血清学诊断试验可用于生殖器疱疹的辅助诊断，但目前不能作为确诊病例的依据。

### （三）特殊检查

对细胞免疫功能异常的生殖器疱疹患者可考虑进行外周血的免疫细胞检测，可考虑口服或肌注或同时应用免疫调节治疗。

## 四、诊断与鉴别诊断

本病确诊后 24 小时内进行传染病网络直报，生殖器疱疹是《性病防治管理办法》规定的报告病例。临床诊断病例：符合临床表现，有或无流行病学史。

确诊病例：同时符合临床诊断病例的要求和实验室检查中的任一项。

需要与硬下疳、软下疳、白塞综合征及其他皮肤病如带状疱疹、接触性皮炎、固定型药疹等相鉴别。

## 五、治疗

### （一）治疗原则

早期诊断，早期治疗，缩短疗程，减少 HSV 排泌及传染性，预防复发。

### （二）治疗方案

**1. 系统性抗病毒治疗**

（1）初发生殖器疱疹。推荐方案：阿昔洛韦 200 mg，口服，每日 5 次，共 7～10 天。或阿昔洛韦 400 mg，口服，每日 3 次，共 7～10 天。或伐昔洛韦 500 mg，口服，每日 2 次，共 7～10 天。或泛昔洛韦 250 mg，口服，每日 3 次，共 7～10 天。

（2）疱疹性直肠炎、口炎或咽炎。适当增大剂量或延长疗程至 10～14 天。

（3）播散性 HSV 感染。可给予阿昔洛韦 5～10 mg/kg，静脉滴注，每 8 小时 1 次，疗程为 5～7 天或直至临床表现消退。

（4）复发性生殖器疱疹的间歇疗法。最好在患者出现前驱症状时或症状出现 24 小时内使用。推荐方案：阿昔洛韦 200 mg，口服，每日 5 次，共 5 天。或阿昔洛韦 400 mg，口服，每日 3 次，共 5 天。或伐昔洛韦 500 mg，口服，每日 2 次，共 5 天。或泛昔洛韦 250 mg，口服，每日 3 次，共 5 天。

（5）生殖器疱疹频繁复发者（每年复发超过 6 次）。可采用长期抑制疗法，推荐方案：阿昔洛韦 400 mg，口服，每日 2 次。或伐昔洛韦 500 mg，口服，每日 1 次。或泛昔洛韦 250 mg，口服，每日 2 次。需长期持续给药，疗程一般为 4～12 个月。

（6）新生儿疱疹。每日阿昔洛韦 20 mg/kg，分 3 次静脉滴注，疗程为 10～21 天。

### （三）中医治疗

（1）肝胆湿热证。主证：外生殖器部位集簇性水疱，糜烂渗出或溃疡，灼热疼痛，或瘙痒，小便黄赤，大便干结，口干口苦，舌质红，苔黄腻，脉弦数。治法：清利肝胆湿热。方药：龙胆泻肝汤加减。龙胆草 10 g，栀子 10 g，黄芩 10 g，柴胡 10 g，生地黄 15 g，车前子 15 g，泽泻 10 g，板蓝根 30 g，马齿苋 30 g，白花蛇舌草 20 g，甘草 6 g。每日 1 剂，水煎服，分 2 次服。

（2）脾虚湿阻证。主证：疱疹反复发作，水疱大而易溃烂，渗出明显，瘙痒，大便溏，口淡乏味，纳呆，面色无华，少气乏力，舌质淡，苔白，脉沉细。治法：健脾利湿，佐以解毒。方药：除湿胃苓汤加减。茯苓 15 g，山药 20 g，黄芪 15 g，白术 10 g，薏苡仁 15 g，蒲公英 15 g，紫花地丁 15 g，板蓝根 30 g，虎杖 12 g，甘草 6 g。每日 1 剂，水煎服，分 2 次服。

（3）肝肾阴虚证。主证：养肝滋阴、育阴清热。方药：知柏地黄丸加味。知母 10 g，黄檗 10 g，熟地黄 15 g，泽泻 10 g，山茱萸 10 g，山药 15 g，茯苓 15 g，板蓝根 30 g，虎杖 12 g，甘草 6 g。每日 1 剂，水煎，分 2 次服。

## 六、随访

随访的目的是向患者提供进一步的健康教育及咨询，同时可考虑在随访时向患者提供用于下一次治疗的药物，以便患者在前驱症状或发作 24 小时内能及时服药。

**参考文献**

［1］ WORKOWSKI K A，BOLAN G A. Sexually transmitted diseases treatment guidelines，2015 ［J］. MMWR Recomm Rep，2015，64（RR－3）：1－137.

［2］ 中国疾病预防控制中心性病艾滋病预防控制中心，中华医学会皮肤性病分会性病学组，中国医师协会皮肤科分会性病亚专业委员会 . 梅毒、淋病、生殖器疱疹、生殖道沙眼衣原体感染诊疗指南（2020）［J］. 中华皮肤科杂志，2020，53（3）：168－174.

（编写：陈荃、钟道清、王焕丽　审校：叶兴东、杨日东、林春生）

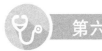

### 第六节　艾滋病

## 一、概念

获得性免疫缺陷综合征（acquired immunodeficiency syndrome，AIDS），又称艾滋病，是由艾滋病病毒（HIV）感染引起的一种传染病，其特征是 HIV 病毒特异性侵犯 $CD4^+$ T 淋巴细胞，造成 $CD4^+$ T 淋巴细胞数量减少和免疫功能的进行性破坏，并由此引起的机会性感染和肿瘤，导致 AIDS。临床初始表现为无症状病毒感染者，继之出现发热、消瘦、腹泻、鹅口疮和全身淋巴结肿大，最后并发各种严重的机会性感染和肿瘤。本病通过性接触、血液及血制品、母婴传播。患者往往存在接触 HIV 感染的性伴，或共用针具注射吸毒，或输血、使用 HIV 病毒污染的血液制品。

## 二、临床表现

### （一）急性 HIV 感染

通常发生在初次感染 HIV 后 2～4 周，$CD_4^+$ T 淋巴细胞因大量被破坏，60%～70% 的患者出现急性 $HIV_2$ 病毒血症。患者有发热、乏力、咽痛、全身不适等上呼吸道感染症状，颈、腋下及枕部有肿大淋巴结。（图 21－16）

### （二）无症状 HIV 感染

患者常无任何症状及体征，仅血清 HIV 抗体阳性。

### （三）艾滋病

（1）原因不明的免疫功能低下。

（2）持续不规则发热超过 1 个月。

（3）持续不明原因的全身淋巴结肿大。

（4）慢性腹泻，每天达 4～5 次或更多，3 个月内体重下降大于 10%。

（5）合并口腔念珠菌感染、卡氏肺囊虫肺炎、巨细胞病毒感染、皮肤黏膜卡博氏肉瘤等。

（6）中青年患者出现痴呆表现。

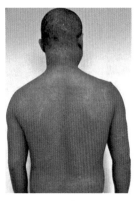

图 21－16　HIV 红皮病型银屑病样表现

## 三、建议的实验室检查

### （一）常规检查

三大常规、血清 HIV 抗体检测、HIV 病毒载量检测、梅毒血清抗体检测、肝肾功能、细胞免疫功能检查，$CD4^+$ 淋巴细胞计数；病情重者、腹泻患者，检查血液水电解质。

### （二）专科检查

行皮损组织病理检查，尤其是疑似卡波氏肉瘤、深部真菌感染等进行组织病理检查、真菌培养；有中枢神经感染表现者，行脑脊液检查。

### （三）特殊检查

影像学检查，如 CT、MR、ECG 等。

## 四、诊断和治疗

### （一）一般治疗

检查发现血清 HIV 抗体初筛阳性后，做确诊实验，确诊后转介到专业医疗机构诊治。按照 AIDS 推荐治疗方案，行鸡尾酒疗抗病毒法以及支持疗法。

（二）中医治疗

（1）肺胃阴虚证。主证：此型多见于以呼吸系统症状为主或早、中期患者。症见发热、干咳无痰或少量黏痰或痰中带血；气短，胸痛，全身乏力，消瘦，口干，咽燥，盗汗，皮疹瘙痒，舌质红；苔薄黄花剥或黄腻，脉细数。治法：益气养阴，清热化痰。方药：参苓白术散、百合固金汤加减并服生脉饮或六味地黄丸。

（2）脾胃虚损证。主证：多见于消化系统症状为主的患者。症见腹泻呈稀水样，少数夹有脓血或黏液，里急后重不明显；常伴有腹痛，并见发热，乏力，消瘦，恶心呕吐，食欲不振，腹痛腹泻，吞咽困难；口腔黏膜、舌部疼痛及有白斑，或有白色块状物（鹅口疮），舌质淡，苔黄腻或白腻，脉濡细。治法：健脾益气，和胃止泻。方药：补中益气汤、小柴胡汤、温胆汤加减，并可服香砂六君子丸、人参健脾丸等成药。

（3）脾肾两亏证。主证：多见于晚期患者，预后极差。症见发热或低热缠绵，形体极度消瘦，神情倦怠，心悸气促，头晕目眩，腰膝酸痛，食欲不振，恶心或呃逆频作；腹泻剧烈或五更泄泻，腹痛肢冷，口干，盗汗，毛发枯槁，易脱落，爪甲苍白，皮肤瘙痒；或有鹅口疮，舌红无苔，或舌淡苔薄白，脉沉细无力或细数。治法：益气健脾、温肾止泻。方药：四君子汤合四神丸加减，或同时服用金匮肾气丸或十全大补丸等。

（4）热盛痰蒙证。主证：此证多见于侵犯中枢神经系统的晚期垂危者，病情凶险，常在数天内死亡。症见发热，头痛，恶心呕吐，神志不清；或神昏谵语，项强肢厥，四肢抽搐；或伴癫痫，或呈痴呆状；或因周围神经损害，有肢体疼痛，行动困难等，苔黄腻，脉细数或滑数。治法：清热化痰，熄风开窍。方药：安宫牛黄丸合钩藤饮加减。

近年来，随着以中西医结合治疗艾滋病的研究和国内外以中草药抗艾滋病的研究的发展，已发现一些能抑制 HIV 的方药，如紫花地丁、丹参等。运用动物模型筛选出了有免疫增强或免疫调节的中药如人参、黄芪、熟地黄等。此外还发现了一些中药对某些条件感染的病原体有抑制作用，从而能控制感染。

（编写：陈荃、钟道清、王焕丽　审校：叶兴东、杨日东、林春生）

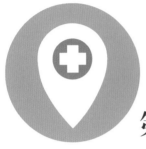

第二十二章 | 常见皮肤病检验

**第一节　生殖道沙眼衣原体感染检测**

## 一、采样方法

（1）男性尿道拭子。将拭子插入男性尿道内 2～4 cm，旋转拭子 3～5 圈后取出。

（2）宫颈拭子采样。用棉球清洁宫颈口外表面，然后将拭子插入宫颈内 1～1.5 cm 处，轻轻压迫并转动拭子获取宫颈柱状上皮细胞，转动拭子 15～20 秒后取出。拭子采样时应避免碰到阴道壁。

（3）细胞刷采样。清洁宫颈口外表面，将细胞刷插入宫颈管内 1～1.5 cm 处，旋转数圈，停留数秒后取出。孕妇不应选择细胞刷采样方法。

（4）尿液标本采集方法。采集清晨首次尿液或禁尿 2～4 小时后尿液，尿液量 15 mL。

## 二、检测方法

### （一）涂片镜检

**1. 原理**

男性取尿道拭子，女性取宫颈拭子，涂片后进行革兰氏染色，油镜观察。

**2. 结果意义**

男性尿道分泌物平均每视野≥5 个多形核白细胞，有临床意义。女性宫颈口黏液脓性分泌物平均每视野≥10 个多形核白细胞，有临床意义。

**3. 注意事项**

（1）采样前应至少 1 小时内不排尿。采集的尿液应置于无菌容器。

（2）24 小时以内检测的尿液，应置于 4 ℃冰箱保存，超过 24 小时检测时，应冻存于 –20 ℃冰箱。

（3）细胞培养法是诊断沙眼衣原体感染检测的"金标准"，特异性可达 100%，其敏感性依实验室和样本类型而不同。

（4）尿液、精液标本，以及患者使用抗生素或阴道制剂后采集的样本，不宜做衣原体培养。

（5）第一孔染色阴性时，将第二孔进行盲传，可增加 1%～29% 的阳性率。

**4. 其他**

核酸检测试剂使用前需在室温下充分混匀，并进行瞬时离心，反应管反应前也要进行瞬时离心。

### （二）细胞培养

**1. 原理**

男性取尿道拭子，女性取宫颈拭子，接种于 MoCoy、HeLa229 或 BHK-21 细胞，培养 48 小时，取细胞进行染色，以显微镜观察结果。

### 2. 结果意义

显微镜检查，碘染色见细胞内深棕色包涵体，或者吉姆萨染色见细胞内紫红色包涵体，或荧光单抗染色见苹果绿色荧光的包涵体和原体，均提示有沙眼衣原体生长。细胞培养法是诊断沙眼衣原体感染的"金标准"，特异性可达100%，其敏感性依实验室和标本类型而不同。

### 3. 注意事项

同"涂片镜检"。

## （三）酶联免疫吸附试验法（ELISA）

### 1. 原理

取男性尿道拭子、女性宫颈拭子和尿沉渣等提取抗原，将抗原提取物加入酶标板，孵育；洗板后加入酶结合物，孵育；再次洗板后加入底物，避光显色后加入终止液，用酶标仪读取OD值。

### 2. 结果意义

标本OD值大于或等于临界值（CUT-OFF），结果为阳性，小于为阴性。阳性可作为诊断生殖道沙眼衣原体感染的依据，阴性结果不能排除感染。

### 3. 注意事项

同"涂片镜检"。

## （四）抗原快速检测试验

### 1. 原理

标本中衣原体脂多糖抗原与胶体金或乳胶标记的衣原体单克隆抗体结合形成复合物，复合物通过毛细作用发生迁移，与固定有衣原体脂多糖的单克隆抗体结合显色。

### 2. 结果意义

阳性：结果窗出现条带，质控窗出现条带；阴性：结果窗未出现条带，质控窗出现条带；试验无效：质控窗未出现条带。阳性可作为诊断生殖道沙眼衣原体感染的依据，敏感性低，阴性结果不能排除感染。

### 3. 注意事项

同"涂片镜检"。

## （五）核酸扩增试验

### 1. 原理

通过扩增沙眼衣原体的7.5 kb隐蔽性质粒（cryptic plasmid）、主要外膜蛋白基因（ompl）和16SrRNA等靶基因来检测病原体。ompl基因为1.2 kb DNA，包括4个可变区和5个保守区，由于每个衣原体只有一个ompl基因，故用其检测特异性高，但敏感性稍差；隐蔽性质粒为7.5 kb DNA，每个衣原体含有7～10个拷贝，故检测的敏感性较高；16 sRNA数量与衣原体繁殖及活跃程度相关，检测敏感性主要取决于模板RNA的提取效果。目前主要使用的方法为实时荧光PCR。

### 2. 结果意义

根据分析后图像调节基线起始、终止值以及阈值。阈值设定原则以阈值线刚好超过正常阴性对照扩增曲线的最高点，或可根据仪器噪音情况进行调整。

**3. 仪器自动判断测定结果**

阳性可作为诊断生殖道沙眼衣原体感染的依据，敏感性和特异性均可达100%，生殖道以外标本阳性，需要行进一步试验排除假阳性。

**4. 注意事项**

同"涂片镜检"。

## 第二节  奈瑟氏淋病双球菌感染检测

## 一、采样方法

淋球菌感染检测的拭子材质可以采用藻酸钙拭子、普通棉拭子或涤纶拭子，但核酸检测应采用试剂盒配套拭子。

（1）尿道拭子。对男性患者，先用生理盐水清洗尿道口，将男用取材拭子插入尿道内2～3 cm，稍用力转动3～5圈，保留5～10秒后取出。对女性患者，可用手指自耻骨联合后沿女性尿道走向轻轻按摩尿道，用同男性相似的方法取材。

（2）宫颈拭子。取材前用温水或生理盐水湿润扩阴器，应避免使用防腐剂和润滑剂，因为这些物质对淋球菌的生长有抑制作用。如果宫颈口外面的分泌物较多，先用无菌棉拭清除过多的分泌物。将女用取材拭子插入宫颈管内1～2 cm，稍用力转动，保留5～10秒后取出。

（3）直肠拭子。将取材拭子插入肛管内2～3 cm，接触直肠侧壁10秒，避免接触粪团，从紧靠肛环边的隐窝中取出分泌物。如果拭子碰到粪团，应更换拭子重新取材。有条件时可在直肠镜的直视下采集直肠黏液脓性分泌物。

（4）阴道拭子。青春期前女孩可采集阴道标本。将取材拭子置于阴道后穹窿10～15秒，采集阴道分泌物。如果处女膜完整，则从阴道口取样。

（5）咽拭子。将取材拭子接触咽后壁和扁桃体隐窝采集分泌物。

（6）眼结膜拭子。翻开下眼睑，用取材拭子从下眼结膜表面采集分泌物。

（7）尿液。在采集尿液标本前患者应至少1小时没有排尿，用无菌、无防腐剂的塑料容器收集前段尿液10～20 mL。24小时以内检测的尿液，应置于4℃冰箱保存，超过24小时检测时，应冻存于−20℃或−70℃冰箱。

## 二、检测方法

### （一）革兰氏染色镜检

**1. 原理**

临床疑似患者取男性尿道分泌物，涂片，做革兰氏染色镜检，可见典型的多形核白细胞内革兰阴性双球菌。

### 2．结果意义

多形核白细胞内见到形态典型的成对的革兰氏阴性双球菌为阳性；多形核白细胞外见到形态典型的革兰氏阴性双球菌为可疑；有或无多形核白细胞但无革兰氏阴性双球菌为阴性（可仅报告多形核白细胞数）。革兰氏染色的敏感性和特异性取决于标本的类型。对来自男性淋菌性尿道炎的尿道分泌物标本，其敏感性及特异性可高达95%～99%，具有诊断价值。但检测宫颈标本、无症状男性尿道拭子及取自直肠标本时，其敏感性仅为40%～70%，故应采取分离培养方法鉴定。不推荐用革兰氏染色直接显微镜检查诊断直肠和咽部淋球菌感染，亦不能用于疗后判愈。如果在多形核白细胞外见到形态典型的革兰氏阴性双球菌，需要做培养进行确证。

### 3．注意事项

取材后应将拭子在玻片上轻轻滚动一下，制成薄而均匀的涂片，自然干燥后将涂片涂膜面向上迅速通过火焰2～3次，加热固定。应避免加热过度使细胞形态扭曲。

## （二）淋球菌培养

### 1．原理

取尿道或宫颈分泌物，或其他临床标本做淋球菌培养，可从临床标本中分离到形态典型、氧化酶试验阳性的菌落。取菌落做涂片检查，可见革兰氏阴性双球菌，糖发酵试验分解葡萄糖，不分解其他糖。

### 2．结果意义

培养24小时后检查平皿，此时没有菌生长的平皿应继续培养至72小时，仍无菌生长才可丢弃，做出淋球菌培养阴性的报告。一般而言，在TM平皿上生长24小时后，典型淋球菌菌落直径为0.5～1 mm，呈圆形、凸起、湿润、光滑、半透明或灰白色菌落，通常有黏性。培养48小时后菌落直径可达3 mm，边缘平滑或呈锯齿状，表面粗糙。挑取新鲜菌落做氧化酶试验，糖发酵试验阳性，涂片镜检的新鲜菌落可见到典型肾形的革兰氏阴性双球菌（约占25%），其余呈单球、四联或八叠形。可确定为淋球菌。

### 3．注意事项

对于取自泌尿生殖道的标本，在选择性培养基上分离出氧化酶阳性的革兰氏阴性双球菌一般可诊断为淋球菌，准确率98%。但对取自泌尿生殖道以外部位的标本，来自低危人群如儿童的分离株，以及涉及医疗法律案例的分离株，应对培养的菌株经糖发酵试验进一步鉴定确证。

## （三）淋球菌核酸检测

### 1．原理

通过核酸扩增淋球菌特异性基因片段检测淋球菌，有DNA和RNA检测，检测技术为PCR－荧光探针法或荧光PCR。

### 2．结果意义

以阈值线刚好超过正常阴性对照扩增曲线的最高点。按照不同荧光检测仪和商品化试剂盒设定的结果判断。泌尿生殖道标本中检测到淋球菌核酸可作为淋球菌感染的依据。

### 3．注意事项

核酸扩增试验应在经过省级以上临床检验中心认证的实验室开展。实验室应严格按照

《医疗机构临床基因扩增管理办法》规范管理，实验人员应进行专业培训，严格按照试剂盒说明书要求进行操作。

 **第三节　梅毒螺旋体感染检测**

## 一、采样方法

### （一）皮肤黏膜硬下疳取材

首先在载玻片（厚度为 1.0～1.2 mm）上滴 50～100 μL 盐水备用。然后用棉拭子取无菌盐水轻轻擦去皮损上的污物。如皮损上有痂皮，可用钝刀小心除去。左手拇指食指捏住皮损稍加压力，右手用钝刀轻轻地刮数次（避免出血），取组织渗液与载玻片上的盐水混匀，加盖玻片置暗视野显微镜下检查。

### （二）淋巴结取材

消毒淋巴结表面皮肤，用无菌干棉球擦干。用 1 mL 无菌注射器配 12 号针头，吸取无菌等渗盐水 0.25～0.5 mL，以无菌操作穿刺淋巴结并注入盐水，再吸入注射器内，反复 2～3 次后，取少量淋巴液于载玻片上，加盖玻片，置暗视野显微镜下检查。

## 二、检测方法

### （一）梅毒螺旋体暗视野显微镜检查

#### 1. 原理

暗视野显微镜检查是采用一个特殊的聚光器，分为干系和湿系两种，其中央均为黑漆所遮蔽，仅在圆周边留有光线斜角处，光线只可从其圆周边缘斜角射到载玻片上。梅毒螺旋体检查一般采用湿系聚光器。倘若斜射光线遇到载玻片上的物体，如螺旋体等，物体会发光显现。

#### 2. 结果意义

暗视野显微镜下，典型的梅毒螺旋体呈白色发光其螺旋较密而均匀，平均 8～14 个。运动规律，运动性较强，观察其运动形式有助于与其他螺旋体相鉴别。见到梅毒螺旋体，结合典型临床表现，有确诊梅毒的价值。其运动方式包括如下：①旋转式，围绕其长轴旋转；②蛇行式，全身弯曲如蛇行；③伸缩其螺旋间距离而移动。未检出螺旋体不能排除梅毒的诊断，阴性结果可能说明：①螺旋体数量不足（单次暗视野显微镜检查其敏感性低于50%）；②患者已接受抗生素或杀灭梅毒螺旋体的药物治疗；③损害接近自然消退。

#### 3. 注意事项

采样后及时镜检；可多点多次采样，提高检出率；口腔、肛周等部位检出螺旋体，需要排除梅毒螺旋体以外螺旋体如包柔氏螺旋体、疏螺旋体等。

## （二）梅毒螺旋体镀银染色检查

### 1. 原理

梅毒螺旋体具有亲银性，可被银溶液染成棕黑色，在普通显微镜下可观察到梅毒螺旋体。

### 2. 结果意义

显微镜下观察：梅毒螺旋体染成棕褐色。标本阳性时，若有典型的皮肤黏膜损害者可确诊。如标本阴性时，不能完全排除梅毒，必要时应复查。应注意与腐生螺旋体相鉴别。

### 3. 注意事项

可多点多次采样，提高检出率；Fontana 银溶液即用即配；口腔、肛周等部位检出螺旋体，需排除梅毒螺旋体以外螺旋体。

## （三）梅毒螺旋体核酸扩增试验

原理：采用 PCR 法。通过特异引物和特定条件下的热循环反应，对皮损部位组织液、淋巴穿刺液及脑脊液等样品中的梅毒螺旋体进行核酸检测，在早期梅毒、神经梅毒和先天梅毒等诊断中具有一定的价值。

## （四）血清学试验 - 非梅毒螺旋体血清学试验（梅毒螺旋体非特异性抗体检测）

### 1. 性病研究实验室玻片试验（venereal disease research laboratory，VDRL)

（1）原理。梅毒螺旋体一旦感染人体，人体迅速对被损害的宿主细胞以及梅毒螺旋体细胞表面所释放的类脂物质做出免疫应答，在 3～4 周产生抗类脂抗原的抗体（亦称为反应素）。使用心磷脂、卵磷脂及胆固醇作为抗原的絮状凝集试验。反应素与心磷脂形成抗原抗体反应，卵磷脂可加强心磷脂的抗原性，胆固醇可增强抗原的敏感性。当抗原与抗体（反应素）混合发生反应时，后者即黏附胶体微粒的周围，形成疏水性薄膜。由于摇动、碰撞，使颗粒与颗粒互相黏附而形成肉眼可见的颗粒凝集和沉淀，即为阳性反应。如遇到非梅毒血清，不能形成较大颗粒，无肉眼可见的凝集和沉淀，因此为阴性反应。

（2）结果意义。VDRL 试验反应结束，立即置 10×10 倍显微镜下观察结果。TRUST、RPR 试验反应结束，立即观察结果。结果判断：①3+～4+：大或中等大小的絮状物，液体清亮。②2+：小到中等大小的絮状物，液体较清亮。③1+：小的絮状物，均匀分布，液体混浊。④-：仅见抗原颗粒集于中央一点或均匀分散。

结果报告：出现 1+～4+ 强度的凝集反应报告阳性，未产生凝集反应报告阴性。非梅毒螺旋体血清学试验方法简便、快速，敏感性和特异性较高。临床意义：对一期梅毒的敏感性为 74%～87%，二期梅毒达 100%，三期梅毒 34%～94%。特异性 96%～99%。

非梅毒螺旋体血清学试验适用于各期梅毒的诊断。早期梅毒经治疗后血清滴度可下降或转阴，故可用于疗效观察、判愈、判定复发或再感染。也适用于人群的筛查、产前检查及健康体检等。VDRL 试验适用于神经梅毒的脑脊液检查，特异性高，但敏感性低。非梅毒螺旋体血清学试验可在有某些传染病及结缔组织病时出现假阳性反应，因此对阳性反应须结合临床进行鉴别，或做梅毒螺旋体血清学试验以进一步证实。

（3）注意事项。

1）VDRL 试验血清标本需 56 ℃灭活 30 分钟备用。

2）血浆不能做 VDRL 试验。

3）VDRL 抗原工作液配制后 8 小时内有效。

4）脑脊液标本做 VDRL 试验与血清标本不完全一样，根据试剂说明书操作。

5）注意前带现象 prozone phenomenon，定量试验一般作 6～8 个稀释度。

6）实验环境温度应为 23～29 ℃，抗原应保存于 4 ℃冰箱，试验前应恢复到室温。抗原应防止冻结，以免抗原被破坏。

7）校准针头，VDRL、RPR 和 TRUST 等抗原为每毫升 60±1 滴。

8）血液标本应防止污染，放置室温应在 24 小时内完成。如血清 56 ℃灭活或放 4 ℃保存，在试验前应恢复适宜温度后再开始试验。

9）试验完毕，应立即观察结果。

**2. 甲苯胺红不加热血清试验**（toluidine red unheated serum test，TRUST）

原理：同 VDRL 试验，抗原中加甲苯胺红颗粒作为指示剂。

**3. RPR：快速血浆反应素环状卡片试验**（rapid plasma reagin）

原理：同 VDRL 试验，抗原中加活性炭粒作为指示剂。

**（五）梅毒螺旋体血清学试验（梅毒螺旋体特异性抗体检测）**

**1. 梅毒螺旋体颗粒凝集试验**（treponema pallidum particle agglutination，TPPA）

（1）原理。TPPA 试验用梅毒螺旋体提取物致敏明胶颗粒，此致敏颗粒与人血清中的抗梅毒螺旋体抗体结合，产生可见的凝集反应。明胶颗粒为玫瑰红色，便于肉眼观察结果。

结果意义：①颗粒光滑覆盖整个孔底，有时边缘有折叠阳性（4＋）；②颗粒光滑覆盖大部分孔底阳性（3＋）；③颗粒光滑集聚覆盖孔底，周围有一颗粒环阳性（2＋）；④颗粒光滑集聚覆盖孔底，周围有一明显颗粒环阳性（1＋）；⑤颗粒沉积孔底，中央形成一小点可疑（±）；⑥颗粒紧密沉积于孔底中央阴性（－）。

（2）临床意义。梅毒螺旋体血清学试验的敏感性和特异性均较高，一期梅毒的敏感性为 70%～100%，二期梅毒达 100%，三期梅毒 95%～98%，特异性 94%～100%。梅毒螺旋体血清学试验多用作证实试验，特别是隐性梅毒及一些非梅毒螺旋体血清学试验阴性而又怀疑为梅毒的患者。也可适用于人群的筛查、产前检查及健康体检等。但不能用于观察疗效、判断复发及再感染。梅毒螺旋体血清学试验偶可出现生物学假阳性反应。

（3）注意事项。微量反应板要清洁干净，孔内无异物。加入血清后，使用微量板振荡器振荡反应板，而不可使用水平旋转仪。试剂盒不可置于 0 ℃以下，防止冻结，不同批号试剂不可混合使用。如未致敏颗粒出现凝集反应，应将血清进行吸收处理后再进行试验，或改用其他试验方法。

**2. 梅毒螺旋体血凝试验**（treponema pallidum hemagglutination assay，TPHA）

原理：同 TPPA 试验，用处理过的羊或禽类红细胞代替明胶颗粒。

**3. 荧光螺旋体抗体吸收试验**（fluorescent treponemal antibody-absorption，FTA-ABS）

（1）原理。FTA-ABS 试验以完整形态的梅毒螺旋体 Nichol 株作为抗原，加上经吸收剂（用梅毒螺旋体 Reiter 株制备而成）处理过的患者血清形成抗原抗体复合物，再加异硫氰酸荧光素标记的抗人免疫球蛋白，与血清梅毒螺旋体抗体结合。在荧光显微镜下，螺旋体显示苹果绿色的荧光，即为阳性反应。

（2）结果意义。与不同阳性强度的对照血清相比，荧光显微镜下梅毒螺旋体的荧光强度等于或强于"1＋"对照血清，判断和报告为阳性结果；无荧光判断为阴性结果；有微弱荧光但弱于"1＋"对照血清判断为临界反应，需重复试验或用其他梅毒螺旋体血清学试验证实。临床意义同 TPPA。

### 4. 酶联免疫吸附试验（enzyme-linked immunosorbent assay，ELISA）

（1）原理。该试验是用经纯化及超声裂解处理的梅毒螺旋体，或经纯化的梅毒螺旋体重组蛋白作为抗原包被固相板条，加上患者血清和辣根过氧化酶标记的抗人 IgG 抗体，利用酶免疫法检测患者血清中的抗梅毒螺旋体特异性抗体。

（2）结果意义。阈值（cut-off）＝0.10＋阴性对照平均 OD 值（阴性对照 OD 值＜0.05 时按 0.05 计算）。标本 OD 值＜阈值时，结果为阴性。标本 OD 值≥阈值，结果为阳性（或按各诊断试剂要求判定结果）。临床意义同 TPPA。

（3）注意事项。试剂盒置 4～8 ℃保存。不同批号试剂不能混用。严格按试剂盒说明书要求操作。反应的温度和时间应严格控制。

### 5. 快速检测试验（rapid test，RT）

（1）原理。以硝酸纤维膜为载体，将重组的梅毒螺旋体抗原固定在膜上，待检标本（全血、血清或血浆）与标记的梅毒螺旋体特异性抗原结合并沿着固相载体迁移，阳性结果在膜上特定部位显示出有色条带，可以直接判读结果。

（2）结果意义。在规定时间内判读结果。观察质控条带，判断试验有效性，如没有出现质控条带，说明试验无效，需重复试验。测试区（T）和质控区（C）内，两条显色条带同时出现，报告阳性结果。仅质控区（C）出现一条显色条带，测试区（T）内无显色条带出现，报告阴性结果。临床意义同 TPPA。

（3）注意事项。如果结果存在疑问，可用 TPPA 或其他方法进行重复试验。如出现无效结果，重新测试。如果问题仍然存在，应停止使用此批号产品。

### 6. 化学发光免疫试验（chemiluminescence immunoassay，CLIA）

（1）原理。是利用双抗原夹心法化学发光免疫分析原理，采用梅毒螺旋体多种特异抗原包被固相发光微孔板，用辣根过氧化酶标记相同蛋白抗原作为标记抗原，与样本中的梅毒螺旋体抗体形成双抗原夹心复合物后，加入化学发光底物液，测定其发光值，根据阈值判定结果。

（2）结果意义。根据化学发光分析仪测量的 RLU 自动判读结果。标本 RLU≥阈值报告阳性，＜阈值报告阴性（或按各诊断试剂要求判定结果）。临床意义同 TPPA。

（3）注意事项。检测结果要及时进行测量，否则可能会引起较大的测量误差。血清标本应注意不含或极少含红、白细胞，否则可能会导致假阳性结果。高血脂或者溶血样本、受到微生物污染样本及反复冻融或者热灭活后的样本均会影响检测的准确性然而导致错误的结果。84 消毒液等强氧化剂能引起发光底物液发生反应，导致结果误判，故化学发光操作实验室应禁止使用此类消毒剂。

### 7. 梅毒螺旋体 IgM 抗体检测（免疫印迹法，WB 法）

（1）原理。测定梅毒螺旋体 IgM 抗体方法的基本原理是分离血清中的 IgM 和 IgG 抗体后，再采用相应的梅毒螺旋体血清学试验检测。亦可采用抗 IgM 单克隆抗体的 ELISA 法以及免疫印迹法等进行检测。此处介绍免疫印迹法。

（2）结果意义。在规定时间内判读结果。观察质控条带，判断试验有效性，如没有出现质控条带，说明试验无效，需重复试验。根据测试区显色条带出现情况，报告阳性或阴性结果。临床意义：检测到 IgM 抗体有助于对胎传梅毒、神经梅毒及一期梅毒早期的诊断。

（3）注意事项。如出现无效结果，重新测试。如果问题仍然存在，应停止使用此批号产品。

## 第四节　生殖器单纯疱疹病毒感染检测

## 一、采样方法

（1）疱液取材。用 1 mL 注射器和 0.5 mm 口径针头从成熟水疱或脓疱中抽取疱液，或者刺破水疱后用棉拭子或涤纶拭子取样。

（2）溃疡取材。先将溃疡表面痂皮或污物去除，再用拭子用力擦拭或刮取溃疡基底部，尤其是溃疡边缘部位的组织渗液。

（3）红斑及丘疹等病损取材。先用一拭子清除局部污物，再用另一拭子反复擦拭红斑丘疹部位，取皮肤黏膜上皮细胞，或取痂皮及痂下组织液。

（4）男性尿道内取材。将男用尿道拭子伸入尿道内 2～4 cm，捻转数圈停留 10 秒后取出。

（5）女性宫颈管取材。先用一拭子拭去宫颈表面黏液，再用另一拭子插入宫颈管 1～2 cm，捻转数圈停留 10 秒后取出。

（6）直肠取材。在直肠镜直视下采集直肠黏液脓性分泌物，无条件者盲取。将拭子插入肛管内 2～3 cm，向侧方用力避免接触粪团，从紧靠肛环边的隐窝中采集分泌物。取材后若不能立即进行检测，用于病毒培养的标本，应尽可能洗入病毒运送液中，弃去拭子，置冰浴或 4 ℃送检。

（7）静脉血标本采集。从肘静脉穿刺采集 5 mL 血液，将血液注入不含抗凝剂的干燥清洁的试管中，待血液凝固后，1200 r/min 离心 10 分钟分离血清。

## 二、检测方法

（一）病毒培养、鉴定和分型

（1）原理。将标本接种于单层细胞中，放置于 5% $CO_2$、37 ℃环境中培养 3～7 天，根据 HSV 感染细胞产生的特征性细胞病变（CPE），能初步确定 HSV 感染，经荧光单克隆染色后可鉴定 HSV 及其型别。

（2）结果意义。CPE 的观察。接种标本后每天观察 CPE，初步判断培养结果。培养结果阴性或可疑阳性者，应观察至第 7 天，或者收集细胞及上清液，重新接种于新鲜细胞。CPE 记录方法如下：

①0 为无 CPE；②"＋"为 25% 以下的细胞出现 CPE；③"＋＋"为 25%～49% 的细胞出现 CPE；④"＋＋＋"为 50%～74% 的细胞出现 CPE；⑤"＋＋＋＋"为 75% 以上的细胞出现 CPE。

病毒培养是 HSV 检测的"金标准"，对病毒分离特异性强，且可进行分型，是生殖器疱疹病例确诊的依据。早期水疱型皮损病毒培养阳性率达 90% 以上，但在复发性生殖器疱疹患者及非水疱脓疱性病损中，本法敏感性下降至 20%～70%。

（3）注意事项。①标本取材后应尽快接种，不能于 24 小时内接种的标本应在 −70 ℃ 冻存。②标本接种时，注意无菌操作，避免细菌和真菌污染。所有待检标本均应保留部分标本，以便在培养污染或操作失误时重复实验。③CPE 出现的时间：50% 以上的阳性标本 CPE 出现在接种后 24～48 小时，80%～90% 的 CPE 出现在接种后的 3～4 天，95% 以上在 7 天内出现 CPE，仅有 5% 左右的标本需要 7 天以上才出现 CPE。④取材后若不能立即进行检测，用于病毒培养的标本，应尽可能洗入病毒运送液中，弃去拭子，置冰浴或 4 ℃ 送检。用于免疫学或分子生物学方法检测的标本，置无菌密闭容器送检。

（二）免疫荧光试验

（1）原理。用异硫氰酸荧光素标记的抗 HSV 单克隆抗体，与标本中的 HSV 抗原结合，形成有荧光的抗原 – 抗体复合物，用荧光显微镜观察结果。

（2）结果意义。结果：HSV 抗原阳性时，上皮细胞的细胞质和细胞核内可见亮绿荧光；而阴性时，上皮细胞则复染成橙红或暗红色，无亮绿色荧光。临床意义：免疫荧光法的敏感性是病毒分离培养法的 70%～90%，是临床病例确诊的依据。但阴性结果不能完全排除 HSV 感染，检测结果应与临床表现及病史相结合。

（3）注意事项。由于组织细胞中存在自然荧光，易出现非特异性结果，每次试验均应设置已知阳性和阴性标本对照。并且应选择特异性好、质量可靠的抗体，最好选用单克隆抗体。

（三）酶联免疫吸附试验（ELISA）

（1）原理。以实时荧光 PCR 为例，用一对 HSV-1 型或 HSV-2 型特异引物和一条 HSV-1 型或 HSV-2 型特异性荧光探针，配以聚合酶链反应液、耐热 DNA 聚合酶（Taq 酶）、核苷酸单体（dNTPs）等成分，体外聚合酶链扩增 HSV-1 型或 HSV-2 型 DNA，通过荧光探针报告扩增结果。

（2）结果意义。反应结束后保存检测数据文件。根据分析后图像调节基线的起始值、终止值以及阈值，仪器自动判断测定结果。临床意义：实时荧光 PCR 敏感性和特异性均很高，且检测速度快，可同时进行病毒分型，更适合临床标本的检测。

（3）注意事项。核酸扩增试验应由经过专业培训的实验室人员严格按照试剂盒说明书要求进行。选择使用经过国家市场监督管理总局批准的试剂盒。

（四）单纯疱疹病毒型特异性抗体检测

（1）原理。将型特异性的 HSV 抗原包被在酶标板微孔中，将待测稀释血清标本加入微孔，捕获血清标本中的 HSV 抗体，形成抗原抗体复合物，再与辣根过氧化物酶标记的抗人 IgG/IgM 抗体结合，加入酶底物反应，通过显色反应检测人血清中的不同型别的抗体。

（2）结果意义。每次试验的阳性、阴性对照 OD 值应在规定的数值范围内，根据要求计算设定阈值。标本 OD 值大于或等于阈值为阳性，小于阈值为阴性。HSV 型特异性血清抗体检测对于生殖器疱疹具有辅助诊断价值，其临床意义应结合病史与临床表现来判定。具有典型生殖器疱疹临床表现者，HSV2 型特异性血清抗体检测阳性，具有支持性诊断价值。复发性生殖器疱疹或临床症状不典型者，应用病毒的直接检测方法检测阴性时，HSV2 型特异性血清抗体阳性有辅助诊断价值。

（3）注意事项。选择经过严格质量认证和临床评价的试剂盒，并严格按操作方法进行操作，不同批号试剂禁止混合使用。

## 第五节　人乳头瘤病毒感染的诊断

## 一、采样方法

（一）病理学检查

（1）原理。病变组织经病理切片后经 HE 染色，观察病理学变化：可见乳头瘤样或疣状增生、表皮角化过度、灶性角化不全、棘层增厚、细胞核周呈不同程度的空泡改变，真皮浅层炎症细胞浸润等。

（2）操作步骤。手术切取病变组织，立即放入盛有 10% 中性福尔马林小瓶中固定。

（3）结果意义。结果主要表现为乳头瘤样增生，表皮角化过度伴角化不全、颗粒层增生、棘层肥厚、棘层表浅有凹空细胞、真皮浅层炎性细胞浸润等。临床意义：特征性组织病理表现可作为尖锐湿疣的诊断依据。

（4）注意事项。必要时应多处取材或连续切片直到查见特征性病理改变，结合临床症状再进一步诊断。

## 二、核酸检测试验

（1）原理。使用实时荧光 PCR 检测 HPV。HPV 实时荧光 PCR 包括两类引物：一类是通用引物，可以扩增所有 HPV 的 DNA；另一类为特异性的引物，可扩增不同型别的 HPV（如 6 型、11 型、16 型、18 型等）DNA。在 PCR 反应体系中加入荧光基团，利用荧光信号积累实时监测整个 PCR 过程，可对起始模板进行定量分析，从而达到检测标本中 HPV-DNA 的目的。目前临床检测多采用商品化 HPV 核酸检测试剂盒，可以在一次检测中，检测 2～7 种低危型别 HPV-DNA，2～19 种高危型别 HPV-DNA。除了实时荧光 PCR 检测方法外，还有核酸扩增流式荧光检测、微板杂交捕获检测、基因芯片检测等不同原理的 HPV 核酸检测试剂盒。

（2）操作步骤。①刮取物标本：在组织表面，用钝刀刮取疣体或可疑感染部位皮肤组织或浅表上皮细胞．洗于 0.75 mL 生理盐水中，4 ℃（24 小时内）或 –30 ℃（超过 24 小时）保存备用。②皮肤活检标本：手术切取适量病变组织。

（3）结果判断标准。①根据预先设计程序，自动分析仪进行自动判读，根据阈值和报告拷贝数直接判读结果。②有效试验的临界阳性质控标准品测定值应大于阴性质控品测定值，而小于强阳性质控标准品测定值。③结果报告。阳性：样品测定值大于质控品测定值。阴性：样品测定值等于或小于质控品测定值。

（4）临床意义。①直接检测标本中 HPV 的 DNA 特异性片段，可作为 HPV 感染的诊断依据，其中 HPV6、HPV11 型等低危型别是引起尖锐湿疣的主要亚型，HPV16、HPV18 等高危型别是诱发宫颈癌的主要亚型。②由于人群感染 HPV 后大多数不发病，或呈亚临床感染，且其他疾病或疣状皮损中也能检测 mHPV 核酸，故用于诊断尖锐湿疣时，应结合临床表现和流行病学史进行综合分析。③检测标本中是否存在高危型别 HPV，有助于判断预后。

（5）注意事项。①开展核酸检测的实验室应通过有关部门开展临床基因扩增检验实验室资质认证。应严格执行 PCR 基因扩增实验室的管理规范，实验过程应严格分区进行，即试剂准备区、样本制备区、扩增和产物分析区。所用消耗品应灭菌后一次性使用，各区的仪器与用品不应混用，以避免引起试验的假阳性。②同时检测内参基因 β – 球蛋白基因 DNA，如果 β – 球蛋白基因的扩增阴性，则表明提取的 DNA 的量不够或标本中含有抑制物，提示试验无效，以此排除核酸检测假阴性。

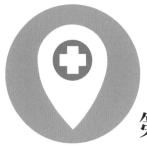

# 第二十三章 | 皮肤性病的中西医理疗

**第一节　皮肤科常用检查治疗项目**

## 一、穴位注射

适应证：原理变态反应性疾病。

操作时间、频率、注意事项：短效 1 周 1 次，中效 2 周 1 次，长效 21 天 1 次；注意每个部位更换针头，精准定位穴位。

不良反应及处理：酥麻无力，局部感染；对症处理。慎用证或禁忌证：高血压、糖尿病和痛风。

## 二、局部封闭

适应证：瘢痕疙瘩、神经性皮炎、斑秃，白癜风，结节性痒疹等。

操作时间、频率、注意事项：短效 7 ～ 10 天，中效 2 周 1 次，长效 21 天 1 次。

不良反应及处理：局部皮肤萎缩、感染；对症处理；慎用证或禁忌证：对利多卡因或者激素过敏患者、薄嫩部位慎用。

## 三、皮试

适应证：抗生素注射前，如青霉素、头孢等。

操作时间、频率、注意事项：抗生素注射前。

不良反应及处理：过敏性休克；抗休克、抗过敏治疗。慎用证或禁忌证：对已知过敏药物皮试。

## 四、皮下注射

适应证：粉尘螨、屋尘螨的脱敏治疗，特应性皮炎。

操作时间、频率、注意事项：3 天或者 1 周 1 次，不同部位更换针头。

不良反应及处理：过敏性休克；抗休克、抗过敏治疗。慎用证或禁忌证：皮肤感染部位不注射。

## 五、湿敷换药

适应证：水肿性红斑、糜烂渗液面。

操作时间、频率、注意事项：湿敷面积不要超过体表30％，纱布 4 ～ 6 层，不同疾病选择不同溶液湿敷。

不良反应及处理：对使用药物过敏的，停用。

## 六、斑贴实验

适应证：变态反应性疾病，尤其IV型变态反应。

操作时间、频率、注意事项：观察时间，24 小时、48 小时甚至 72 小时 1 次。

不良反应及处理：局部或者全身过敏反应。

慎用证或禁忌证：疾病急性发作期、实验敷贴部位有伤口的禁用，有皮损影响实验结果观察者慎用。

## 七、自体血清皮肤试验（autoloous serum skinh test，ASST）

适应证：Ⅰ型变态反应性疾病，慢性荨麻疹。

操作时间、频率、注意事项：局部观察红斑大小。

不良反应及处理：局部或者全身过敏反应。

慎用证或禁忌证：急性荨麻疹。

## 八、配药

适应证：外用药物盐酸氮芥针与异丙嗪混合后，可用于涂抹白癜风皮疹进行治疗。

## 九、点刺实验

适应证：Ⅰ型变态反应性疾病。

操作时间、频率、注意事项：点刺深度限皮内。

不良反应及处理：过敏反应严重者休克，抗休克治疗。

慎用证或禁忌证：前臂大片风团或者其他皮损，两周前使用过激素。

 第二节　皮肤科面部治疗项目

## 一、重度痤疮治疗

适应证：Ⅲ度痤疮、需要处理的粉刺数目超过 50 个的Ⅰ、Ⅱ度痤疮。

操作时间、频率、注意事项：1 周 1 次。

不良反应及处理：水肿、瘙痒，痤疮皮损加重，炎症扩散有过敏、渗出或炎症反应严重时慎用。

## 二、轻中度痤疮治疗

适应证：Ⅰ、Ⅱ度痤疮。

操作时间、频率、注意事项：1 周 1 次。

不良反应及处理：水肿、瘙痒，痤疮皮损加重有过敏、渗出或炎症反应严重时慎用。

## 三、脱敏治疗

适应证：面部皮炎、脂溢性皮炎，类固醇皮炎等。

操作时间、频率、注意事项：3 天或 1 周 1 次。

不良反应及处理：水肿、瘙痒，过敏症状加重。抗过敏处理有过敏、渗出或炎症反应严重时慎用。

## 四、祛印治疗

适应证：炎症后色素沉着、黄褐斑等。

操作时间、频率、注意事项：1周1次。

不良反应及处理：水肿、瘙痒，过敏症状加重，抗过敏处理有过敏、有渗出或炎症反应严重时慎用。

## 五、红蓝光治疗

适应证：痤疮脂溢性皮炎、类固醇皮炎、玫瑰痤疮等。蓝光：抗菌；红光：消炎、嫩肤；黄光：祛印、减少油脂分泌。

操作时间、频率、注意事项：3天1次或者1周1次，注意保护眼睛。

不良反应及处理：过敏反应，光毒性反应，电光性眼炎，注意抗过敏和眼睛的保护，对症处理，有过敏、渗出或炎症反应严重、对光敏感的患者慎用。

## 六、光动力治疗

适应证：皮肤肿瘤、病毒疣、重度痤疮。

操作时间、频率、注意事项：根据病情选择治疗时间及频率，一般是每次间隔1～2周。局部不适：瘙痒、烧灼、针刺感。治疗参数：10%～20% ALA，外用1～4小时；红光照80～100 W，照射30～40分钟。

不良反应及处理：局部水肿性红斑，皮肤干燥、脱屑等；色素沉着等光敏性疾病患者，卟啉症、对卟啉过敏患者；对盐酸氨酮戊酸溶液中任何成分过敏者；孕妇、哺乳期妇女使用许可不明确。

## 七、化学剥脱治疗

适应证：轻度痤疮、痤疮祛印、毛周角化症、黄褐斑、皮肤淀粉样变、黑变病等。

操作时间、频率、注意事项：每3～4周1次，面部皮肤过敏应避免治疗。

不良反应及处理：红斑、疼痛、结痂、色素沉着治疗部位有渗出、过敏及炎症。

## 八、308准分子光/激光治疗

适应证：治疗部位占体表总面积1%以下的T细胞相关性皮肤病。

操作时间、频率、注意事项：每周2～3次，炎症反应大、红肿明显时暂停治疗。

不良反应及处理：红肿、瘙痒，停止照光后，一般自行恢复。起水疱，停止照光，下次照光恢复原剂量或减15%能量，湿敷创面，对症处理。光敏性疾病患者慎用。

## 九、药物面膜综合治疗

适应证：同痤疮治疗，脱敏治疗或祛印治疗。

操作时间、频率、注意事项同痤疮治疗，脱敏治疗或祛印治疗同痤疮治疗，脱敏治疗或祛印治疗。

不良反应及处理：同痤疮治疗，脱敏治疗或祛印治疗。

## 十、电疗

适应证：丝状疣、ALA 光动力治疗前电灼。

操作时间、频率、注意事项：消毒，术后防止感染。

## 十一、颈部治疗

适应证：同痤疮治疗，脱敏治疗或祛印治疗。

操作时间、频率、注意事项：同痤疮治疗、脱敏治疗或祛印治疗。

不良反应及处理：同痤疮治疗、脱敏治疗或祛印治疗。

## 十二、面部皮炎治疗（冷喷）

适应证：敏感皮肤。

操作时间、频率、注意事项：低温纯水喷雾，脱敏药水涂抹，每天 1 次，老人、小孩注意冷喷面积。

不良反应及处理：冷刺激后心悸、寒战。保暖对症处理。

## 十三、湿敷（大、中、小）

适应证：急性渗出性皮肤病、变态反应性水肿、过敏性水肿。

操作时间、频率、注意事项：注意湿敷面积、湿敷纱布厚度。

不良反应及处理：水肿加重，停用药物，抗过敏处理。

## 十四、色斑治疗（左旋维生素 C 导入治疗）

适应证：黄褐斑和炎症后色素沉着等。

操作时间、频率、注意事项：1 周 1 次；如出现过敏反应，注意抗过敏对症处理。

不良反应及处理：白癜风。

## 十五、单极射频治疗

适应证：祛印嫩肤。

操作时间、频率、注意事项：1 周 1 次，温度过高可导致皮肤红肿。

不良反应及处理：治疗部位有渗出、过敏及炎症。

**第三节　中医科常用治疗项目**

## 一、耳针

适应证：广泛适用。

操作时间、频率、注意事项：①每次治疗约5分钟，5天可治疗一次。

②耳郭避免沾水，以免脱落，嘱咐患者每天自行按压3～4次，留置时间2～4天；不良反应及处理：个别患者对胶布、王不留行子过敏，治疗后出现局部红斑、瘙痒等反应，应适当做抗过敏处理。

慎用证或禁忌证：①耳廓皮肤炎症、有湿疹、溃疡、冻疮破溃等不宜用耳穴治疗。②有习惯性流产者、孕妇。

## 二、梅花针

适应证：广泛适用。

操作时间、频率、注意事项：①每次约20分钟，一般3～5天一次；②治疗后24小时内保持患处干燥，防止感染。

不良反应及处理：①少数患者因治疗中无菌操作不严或伤口保护不好，造成感染，应给予抗感染处理。②若患者晕针，应立即停止针刺，患者平卧、头低位、吸氧、保暖、喝温开水；不能恢复者，针刺人中、合谷、内关、足三里、涌泉等急救穴；仍不能恢复者，行现代急救措施。

慎用证或禁忌证：①操作部位皮肤破损、丘疹、皮肤炎症等禁用；②严重心脏病患者、严重高血压禁用。

## 三、埋针

适应证：广泛适用。

操作时间、频率、注意事项：①根据穴位多少操作时间不同，每次10～20分钟，2周1次。②患者埋针部位4小时内保持患处干燥，防止感染。③正常反应：由于刺激损伤及羊肠线（异性蛋白）的刺激，在1～5天内，局部可出现红、肿、痛、热等无菌性炎症反应，一般不需处理。

不良反应及处理：①少数患者因治疗中无菌操作不严或伤口保护不好，造成感染。一般在治疗后3～4天出现局部红肿，疼痛加剧，并可伴有发热，应给予局部热敷和抗感染处理。②个别患者对羊肠线过敏，治疗后出现局部红肿、瘙痒、发热等反应，甚至切口处脂肪液化，羊肠线溢出，应适当做抗过敏处理。③若患者晕针，应停止治疗，患者平卧、头低位、吸氧、保暖、喝温开水；不能恢复者，针刺人中、合谷、内关、足三里、涌泉等急救穴；仍不能恢复者，行急救措施。

慎用证或禁忌证：①5岁以下儿童患者；严重心脏病患者、精神紧张、过劳或饥饿者、妇女有习惯性流产者禁用；②孕妇不宜在腰腹部及合谷、三阴交、膈俞、血海等穴位埋线；③皮肤破损处或有皮疹等禁止埋线，以免引起感染；④关节腔内禁止埋线，以免影响关节活动及关节腔内发生感染；⑤有出血性疾病患者。

## 四、拔罐

适应证：广泛适用。

操作时间、频率、注意事项：①留罐时间一般为 10 分钟，每周 1 次。②治疗结束后4 小时内保持患处干燥，防止感染。

不良反应及处理：①出现小水珠或小水泡，可任其自行吸收，不需处理；水泡较大可行疱液抽取术；出血应用棉签消毒拭净并按压止血；皮肤破损，应常规消毒，并用无菌敷料覆盖；若出现感染，行抗感染处理。②若出现头晕、恶心、胸闷等晕罐征象，应及时启罐，并参照晕针处理。

慎用证或禁忌证：①高热、抽搐、痉挛、精神分裂等不合作者；急性严重疾病、慢性全身虚弱性疾病及传染性皮肤病；严重器质性病变、高度贫血者、严重心脏病、严重高血压患者禁用。皮肤过敏或溃疡、水肿及心脏、大血管分布部位；肌肉瘦削或骨骼凹凸不平及毛发多的部位不宜使用；孕妇腰骶部及腹部禁用；有出血倾向者禁用。②婴幼儿禁用，年老体弱者不宜走罐。③操作部位皮肤完整、无破损。

## 五、放血疗法

适应证：本法广泛适用于各种实症、热症、瘀血、疼痛等。

操作时间、频率、注意事项：①留罐时间一般为 5 分钟，每周 1 次；②治疗结束后 4小时内避免洗澡，避免出汗，防止感染。

不良反应及处理：①少数患者因治疗中无菌操作不严或伤口保护不好，造成感染。应给予抗感染处理。②晕血者，参照晕针处理。

慎用证或禁忌证：①严重心脏病患者、精神紧张、过劳或饥饿者、体质虚弱、孕妇、产后、贫血及有出血倾向者禁用。②操作部位皮肤完整、无破损。

## 六、中药浸泡、熏洗

适应证：广泛适用。

操作时间、频率、注意事项：①浸泡/熏蒸时间以 20 分钟为宜，可每日治疗一次；②为使药物更好地作用于患处，达到最佳疗效，熏洗后至少间隔 1 小时再清洗患处。

不良反应及处理：治疗后局部皮肤会有色素沉着，一般不需处理，数天后会自然消退。

慎用证或禁忌证：饭前、饭后 30 分钟、过饱过饥不宜泡足；高热、结核、重症高血压、重症贫血、大失血，精神病、青光眼患者禁用。

## 七、火针治疗

适应证：广泛适用。

操作时间、频率、注意事项：①注意消除紧张情绪，每次 5 ～ 15 分钟，根据局部愈合情况不同，7 ～ 20 天治疗 1 次。②术后 24 小时患处不可湿水、出汗，保持患处清洁干燥，以防感染。③不可搔抓患处，以防感染。④清淡饮食，尤忌辣椒、煎炸、海鲜、烟酒等。⑤生活作息规律。

不良反应及处理：①少数患者因治疗中无菌操作不严或术后伤口保护欠佳，造成感染。应给予抗感染处理。②针刺后局部出现红晕或红肿，能自行消退，避免洗浴，不需特别处理。③若患者晕针，应停止治疗，患者平卧、头低位、吸氧、保暖、喝温开水；不能恢复者，针刺人中、合谷、内关、足三里、涌泉等急救穴；仍不能恢复者，行现代急救措施。

慎用证或禁忌证：①高血压、心脏病、糖尿病、恶性肿瘤等重症患者；②孕产妇及年老体弱者；③精神过于紧张、饥饿、劳累的患者；④瘢痕体质患者；⑤局部皮肤红肿者；⑥晕针、晕血患者，有出血倾向者。

## 八、电子灸

适应证：适用于虚、寒证。

操作时间、频率、注意事项：①每次约 20 分钟，可每日 1 次。②电子灸后 4 小时不可洗澡，注意预防感冒。

不良反应及处理：①极少出现感染、过敏，若出现行抗感染、抗过敏处理。②晕灸者罕见，若出现参照晕针处理。

慎用证或禁忌证：①高热抽搐等实证，极度虚弱者；②颜面五官、孕妇不宜在腰腹部及腰骶部电子灸。

## 第四节 性病科常用检查治疗项目

## 一、腰穿

适应证：鉴别、诊断神经梅毒，神经梅毒的复查。

操作时间、频率、注意事项：时间 0.5 ～ 1 小时，术后去枕平躺 4 ～ 6 小时；频率，确诊神经梅毒患者半年复查；注意事项，无菌操作，颅压降低，避免出血污染脑脊液。

不良反应及处理：颅压降低可引起脑疝、头晕头痛等，术后去枕平躺，给予必要的补液，术后多卧床休息，避免过重的体力劳动。

慎用证或禁忌证：颅内压明显增高，可疑脑疝；穿刺部位皮肤和皮下组织有活动性感染；脊椎结核及其他脊椎炎症；危重、衰竭、濒危患者；心肺功能不全和严重出血倾向者。

## 二、光动力治疗

适应证：HPV 感染相关性皮肤病。

操作时间、频率、注意事项：时间：20% ALA 敷药 2～4 小时，光照 0.5～1 小时，总时长 3～5 小时；频率：7～10 天 1 次；注意事项：药液新鲜配制，避光保存时间不超过 4 小时，病灶注意消毒和预处理，上药后使用保鲜膜封包，根据不同部位不同病灶选择合适的光照仪以及药物浓度和使用时间。

不良反应及处理：局部疼痛和红肿以安抚为主，必要时调整药物和光照的时间剂量；感染：对症处理，必要时清创，使用合适的抗生素。

慎用证或禁忌证：对治疗波长的光照有严重光敏感。

## 三、电灼

适应证：增生性皮肤病。

操作时间、频率、注意事项。时间：局部或阻滞麻醉 2 分钟至 1 小时，手术操作因皮损个数大小而异。频率：1～2 周 1 次。注意事项：对病灶和电烧头进行消毒，必要时更换电烧头；患者人体与大地绝缘；人、物勿触及金属部件；注意操作范围不存在可燃性液体气体。

不良反应及处理：①伤口感染。术后给予消毒清创换药，必要时使用合适的抗生素。②瘢痕形成。注意伤口护理，尿道手术后注意多饮水排尿，避免尿道粘连。

慎用证或禁忌证：体内装有心脏起搏器。

## 四、射频

适应证：慢性前列腺炎、良性前列腺增生和慢性盆腔炎。

操作时间、频率、注意事项。每次治疗时间：1 小时；频率：3 天 1 次；注意事项：患者取下随身携带金属物品，擦干身上汗液，排尽尿液并擦干。

不良反应及处理。烫伤：对症处理。脂肪结块：无须处理。

慎用证或禁忌证：尿道、膀胱结石，出血倾向，植入心脏起搏器或体内有金属假体，心肺功能不全，神经源性膀胱及体温调节障碍、皮肤感觉障碍、知觉障碍者，活动性结核，女性月经期及妊娠期。

 **第五节　理疗科常用检查治疗项目**

## 一、冷喷

适应证：过敏性皮肤病的多种皮损。

操作时间、频率、注意事项：因皮损性质而定，达到局部降温、暂时收缩浅表血管即可。

不良反应及处理：感染、色素减退或色素沉着、冷过敏等，对症处理。

慎用证或禁忌证：局部感染、瘢痕体质。

## 二、冻融

适应证：增生性皮肤病，局部肿瘤，局部癌前病变。

操作时间、频率、注意事项：因皮损性质而定，达到皮损坏死、收缩的效果即可。

不良反应及处理：感染、色素减退或色素沉着、冷过敏等对症处理。

慎用证或禁忌证：局部感染、瘢痕体质。

## 三、疼痛治疗（氙光）

适应证：带状疱疹后遗神经痛和肩周炎。

操作时间、频率、注意事项：治疗 20 分钟左右，频率每日 1 次。

慎用证或禁忌证：治疗部位处于疾病急性期的不照射。

## 四、半导体激光

适应证：多种感染和免疫相关性皮肤病、慢性皮肤溃疡。

操作时间、频率、注意事项：治疗 20 分钟，频率每日 1 次；保护眼睛，不可直接照射眼部，在治疗眼周皮损时，应用湿纱布遮盖眼部。

慎用证或禁忌证：毛发部位慎用。

## 五、伍德灯

适应证：用于花斑糠疹、红癣、头癣、卟啉病、色素性皮肤病。

操作时间、频率、注意事项：照射皮损部位，注意保护患者眼睛。

慎用证或禁忌证：紫外线过敏者。

## 六、皮肤生理测试

适应证：检测皮肤经表皮水分丢失、黑素、皮脂和红斑指数。

操作时间、频率、注意事项：检测约 20 分钟，频率因人而异，在一定环境和湿度测量。

## 七、氦氖激光

适应证：多种感染和免疫相关性皮肤病、慢性皮肤溃疡、斑秃。

操作时间、频率、注意事项：治疗 20 分钟，频率每日 1 次。保护眼睛，不可直接照射眼部，在治疗眼周皮损时，应用湿纱布遮盖眼部。

## 八、Q 开关 – Nd：YAG/KTP 激光

适应证：色素性疾病：雀斑、脂溢性角化、咖啡斑和黄褐斑等。

操作时间、频率、注意事项：治疗 20 分钟左右，频率 3 ~ 6 个月 1 次。根据疾病本身、患者肤色和反应调整参数。术后需要防晒。

不良反应及处理：①意外事件（如感染），给予抗感染。②水疱。硼酸湿敷。③色素

沉着。防晒、外用氢醌霜。

慎用证或禁忌证：近 1 个月内晒黑的皮肤。治疗部位有溃疡、炎症等皮损或皮肤癌患者。孕妇、光敏感体质、瘢痕体质、近期服用光敏药物者。上眼睑和男性的胡须部位对治疗效果抱有不切实际期望的患者。

## 九、Q 开关 – 翠绿宝石激光

适应证：色素性疾病，如雀斑、脂溢性角化、咖啡斑和黄褐斑等。

操作时间、频率、注意事项：操作 20 分钟左右，频率 3 ～ 6 个月 1 次。根据疾病本身、患者肤色和反应调整参数。术后需要防晒。

不良反应及处理：①意外事件（如感染），给予抗感染。②水疱：硼酸湿敷。③色素沉着。防晒、外用氢醌酸。

慎用证或禁忌证：近 1 个月内晒黑的皮肤。治疗部位有溃疡、炎症等皮损或皮肤癌患者。孕妇、光敏感体质、瘢痕体质、近期服用光敏药物者。上眼睑和男性的胡须部位对治疗效果抱有不切实际期望的患者。

## 十、脉冲强光

适应证：①色素性疾病。雀斑、黄褐斑等。②血管性疾病。表浅的毛细血管扩张。③皮肤纹理结构改变性疾病。细小皱纹、毛孔粗大、皮肤松弛粗糙。④表浅的瘢痕（小于 2 mm）。痤疮瘢痕、外伤或炎症后的表浅性瘢痕。

操作时间、频率、注意事项：操作 20 分钟左右，频率 3 ～ 4 周 1 次。根据疾病本身、患者肤色和反应调整治疗参数。术后需要冷敷和防晒。

不良反应及处理：红斑/红疹：属正常反应，维持 1 ～ 2 天左右；水肿：1 ～ 2 天后自然痊愈；灼热感：可通过冷敷解决；结痂：一般 1 ～ 3 天后消失，勿用手抠除。针状出血（仅 MFR）：用纱布擦拭即可；痂皮剥脱（仅 SFR）：3 天后自然痊愈，切勿强制剥落痂皮。

慎用证或禁忌证：近一个月内晒黑的皮肤。治疗部位有溃疡、炎症等皮损或皮肤癌患者。孕妇、光敏感体质、瘢痕体质、近期服用光敏药物者。上眼睑和男性的胡须部位对治疗效果抱有不切实际期望的患者。

## 十一、光敏试验

适应证：光线性皮肤病，MED 的检测。

操作时间、频率、注意事项：照射前、照射后 24 小时读取结果。

不良反应及处理：照射前须交代注意事项和可能出现不良反应，如皮肤发红、水疱和疼痛；若反应程度严重，读取结果后采取相应对症处理。

慎用证或禁忌证：孕妇和瘢痕体质者。

## 十二、光斑贴试验

适应证：光线性皮肤病、光变应原的检测。

操作时间、频率、注意事项：照射前、照射后 48 小时和 72 小时读取结果。

不良反应及处理：照射前须交代注意事项和可能出现不良反应，如皮肤发红、水疱和疼痛；若程度严重，读取结果后采取相应对症处理。

慎用证或禁忌证：孕妇和瘢痕体质者。

## 十三、810 半导体激光

适应证：脱毛和炎性痤疮。

操作时间、频率、注意事项：操作 20 分钟左右，频率 3～4 周 1 次。根据疾病本身、患者肤色和反应调整参数。术后需要冰敷和防晒。

不良反应及处理：①意外事件（如水疱），给予冰敷和硼酸湿敷。②色素沉着。防晒、外用氢醌酸。

慎用证或禁忌证：近 1 个月内晒黑的皮肤；治疗部位有溃疡、炎症等皮损或皮肤癌患者；孕妇、光敏感体质、瘢痕体质、近期服用光敏药物者；上眼睑和男性的胡须部位对治疗效果抱有不切实际期望的患者。

## 十四、点阵激光

适应证：痤疮瘢痕、外伤性瘢痕和嫩肤、药物透皮吸收治疗。

操作时间、频率、注意事项：操作 30 分钟左右，频率 4～6 周 1 次。根据疾病本身、患者肤色和反应调整参数。术后需要冰敷和防晒。

不良反应及处理：①意外事件（如感染），给予抗感染。②水疱。硼酸湿敷。③色素沉着。防晒、外用氢醌霜。④持续性红斑。红光照射。

慎用证或禁忌证：近 1 个月内晒黑的皮肤。治疗部位有溃疡、炎症等皮损或皮肤癌患者。孕妇、光敏感体质、瘢痕体质、近期服用光敏药物者。上眼睑和男性的胡须部位对治疗效果抱有不切实际期望的患者。

## 十五、点阵射频

适应证：萎缩性瘢痕、收缩毛孔、除皱嫩肤。

操作时间、频率、注意事项：操作 30 分钟左右，频率 4～6 周 1 次。根据疾病本身、患者肤色和反应调整参数。术后需要防晒。

不良反应及处理：①意外事件（如感染），给予抗感染。②水疱。硼酸湿敷。③色素沉着。防晒、外用氢醌霜。

慎用证或禁忌证：近 1 个月内晒黑的皮肤。治疗部位有溃疡、炎症等皮损或皮肤癌患者。孕妇、光敏感体质、瘢痕体质、近期服用光敏药物者。上眼睑和男性的胡须部位对治疗效果抱有不切实际期望的患者。

## 十六、紫外线光疗（NB-UVB）

适应证：变应性皮肤病，红斑鳞屑性皮肤病、色素减退性皮肤病、部分感染性带状疱疹及后遗神经痛、慢性光化性皮炎。

操作时间、频率、注意事项：根据疾病调整剂量和参数，VNB-UVB：全身治疗起始剂量 400 mJ，每次递增 100 mJ，最高能量 < 2.5 J，照射 32 秒，多数每周 1 次。注意事项：保护非照射区。

不良反应及处理：照射过量可引起皮肤发红、水疱和疼痛，此时应中止治疗，必要外用或口服糖皮质激素，红斑消退后可恢复治疗，但剂量应严格掌握。红斑：外擦润肤和激素药膏，调剂照射剂量。水疱：硼酸湿敷，暂停照射，等水疱吸收后降低剂量后再照射。

慎用证或禁忌证：光敏感体质、近期服用光敏药物者，急性进展期慎用。

## 十七、紫外线光疗（UVA1）

适应证：T 细胞相关性疾病、成纤维细胞增生性疾病、肥大细胞相关性疾病。

操作时间、频率、注意事项：根据疾病调整剂量和参数，$UVB_1$：起始剂量 10 $J/cm^2$，3 次治疗后递增 2～3 $J/cm^2$，大部分能量范围为 20～80 $J/cm^2$，硬皮病适当选择高能量治疗，多数每周 1 次。注意事项：保护非照射区。

不良反应及处理：照射过量可引起皮肤发红、水疱和疼痛，此时应暂时停治疗，必要外用或口服糖皮质激素，红斑消退后可恢复治疗，但剂量应严格掌握。红斑：外擦润肤和激素药膏，调剂照射剂量。水疱：硼酸湿敷，暂停照射，等水疱吸收后再降低剂量照射。

慎用证或禁忌证：光敏感体质、近期服用光敏药物者，急性进展期慎用。

## 十八、595 nm 脉冲染料激光

适应证：血管增生性疾病。

操作时间、频率、注意事项：频率 4～6 周 1 次。根据疾病本身、患者肤色和反应调整参数。术后需要防晒。

不良反应及处理：①意外事件（如感染），给予抗感染。②水疱。硼酸湿敷。③色素沉着。防晒、外用氢醌霜。

慎用证或禁忌证：近 1 个月内晒黑的皮肤。治疗部位有溃疡、炎症等皮损或皮肤癌患者。孕妇、光敏感体质、瘢痕体质、近期服用光敏药物者。上眼睑和男性的胡须部位对治疗效果抱有不切实际期望的患者。

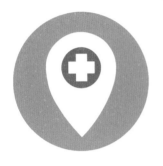

参考文献

［1］中国疾病预防控制中心性病控制中心，中华医学会皮肤性病学分会性病学组，中国医师协会皮肤科医师分会性病亚专业委员会．梅毒，淋病，生殖器疱疹，生殖道沙眼衣原体感染诊疗指南（2020）［J］.中华皮肤科杂志，2020，53（3）：168－174.

［2］中华医学杂志社皮肤科慢病能力提升项目专家组，中国医师协会疼痛科医师分会国家远程医疗与互联网医学中心皮肤科专委会．带状疱疹相关性疼痛全程管理专家共识［J］.中华皮肤科杂志，2021，54（10）：841－846.

［3］HIROSE M, GILIO A E, FERRONATO A E, et al. The impact of varicella vaccination on varicella-related hospitalization rates：global data review［J］. Revista Paulista De Pediatria Orgao Oficial Da Sociedade De Pediatria De Sao Paulo, 2016, 34（3）：359－366.

［4］CHOI E H. Protection against Severe Varicella Disease［J］. Journal of Korean Medical Science, 2019, 34（10）.

［5］史建强，张锡宝．儿童皮肤性病学［M］.北京：科学出版社，2017：70－72.

［6］BHARATH B, MOSTOW E N. Measles［J］. JAMA Dermatology, 2019, 155（12）：1－2.

［7］蒋荣猛．麻疹诊断标准（2017年版）解读［J］.传染病信息，2017，30（4）：189－191.

［8］中华医学会感染病学分会，中华医学会热带病与寄生虫学分会，中华中医药学会急诊分会．中国登革热临床诊断和治疗指南［J］.中华传染病杂志，2018，36（9）：513－520.

［9］MOI M L, TAKASAKI T, et al. Dengue Fever.［J］. Rinsho byori, 2016, 64（9）：1033－1043.

［10］NIYATI K, IRA K. Dengue Fever：Causes, Complications, and Vaccine Strategies［J］. Journal of Immunology Research, 2016, 2016：1－14.

［11］LEUNG A, HON K L, Leong K F. Rubella（German measles）revisited［J］. Hong Kong Med J, 2019, 25（2）：134－141.

［12］BOUTHRY E, PICONE O, HAMDI G, et al. Rubella and pregnancy：diagnosis, management and outcomes［J］. Prenatal Diagnosis, 2015, 34（13）：1246－1253.

［13］LAMBERT N, STREBEL P, ORENSTEIN W, et al. Rubella［J］. Lancet, 2015, 385（9984）：2297－2307.

［14］LEUNG A, BARANKIN B, LEONG K F. Staphylococcal-scalded skin syndrome：evaluation, diagnosis, and management［J］. World Journal of Pediatrics, 2018, 14（2）：116－120.

［15］HANDLER M Z, SCHWARTZ R A. Staphylococcal scalded skin syndrome：diagnosis and management in children and adults［J］. J Eur Acad Dermatol Venereol, 2014, 28（11）：1418－1423.

［16］中国医师协会皮肤科分会美容专业组．皮肤及软组织感染诊断和治疗共识［J］.临床皮肤科杂志，2009（12）：810－812.

［17］赖陈雄．第三代头孢菌素类抗菌药物的临床合理用药研究［J］.基层医学论坛，2021，25（13）：1914－1916.

［18］ SHAH S, SHELBURNE S. Skin and Soft Tissue Infections in Non-Human Immunodeficiency Virus Immunocompromised Hosts ［J］. Infectious Disease Clinics of North America, 2020, 35 （1）: 199 – 217.

［19］ SULLIVAN T, DE BARRA E. Diagnosis and management of cellulitis ［J］. Clin Med (Lond), 2018, 18 （2）: 160 – 163.

［20］ MARWICK C, BROOMHALL J, MCCOWAN C, et al. Severity assessment of skin and soft tissue infections: cohort study of management and outcomes for hospitalized patients ［J］. J Antimicrob Chemother, 2011, 66 （2）: 387 – 397.

［21］ LASTORIA J C, ABREU M A. Leprosy: a review of laboratory and therapeutic aspects-Part 2 ［J］. Anais Brasileiros de Dermatologia, 2014, 89 （3）: 389 – 401.

［22］ ALEMU B W, NAAFS B. Position statement: LEPROSY: Diagnosis, treatment and follow-up ［J］. Journal of the European Academy of Dermatology and Venereology: JEADV, 2019, 33 （7）: 1205 – 1213.

［23］ BEISSNER M, WOESTEMEIER A, SAAR M, et al Development of a combined RLEP/16S rRNA （RT） qPCR assay for the detection of viable M leprae from nasal swab samples ［J］. BMC Infect Dis, 2019, 19 （1）: 753.

［24］ 张学军. 皮肤性病学 ［M］.北京: 人民卫生出版社, 2013.

［25］ 博洛格尼, 等. 皮肤病学 ［M］.朱学骏, 王宝玺, 孙建方, 等译. 北京: 北京大学医学出版社, 2020.

［26］ SHEN X C, DAI X N, XIE Z M, et al. A Case of Chromoblastomycosis Caused by Fonsecaea pedrosoi Successfully Treated by Oral Itraconazole Together with Terbinafine ［J］. Dermatology and Therapy, 2020, 10 （2）: 321 – 327.

［27］ BERNIGAUD C, FISCHER K, CHOSIDOW O. The Management of Scabies in the 21st Century: Past, Advances and Potentials ［J］. Acta Derm Venereol, 2020, 100 （9）: v112.

［28］ VASANWALA, F F, ONG, C Y, AW C, et al Management of scabies ［J］. Singapore Med J, 2019, 60 （6）: 281 – 285.

［29］ COATES S J, THOMAS C, CHOSIDOW O, et al. Ectoparasites Pediculosis and tungiasis ［J］. Journal of the American Academy of Dermatology, 2020, 82 （3）: 551 – 569.

［30］ LIM H W. 光皮肤病学 ［M］.朱慧兰, 主译. 北京: 人民卫生出版社, 2016.

［31］ 中华医学会皮肤性病学分会免疫学组, 特应性皮炎协作研究中心. 中国特应性皮炎诊疗指南 （2020 版） ［J］.中华皮肤科杂志, 2021, 54 （8）: 653 – 664.

［32］ GOODERHAM M J, HONG C H, ESHTIAGHI P, et al. Dupilumab: A review of its use in the treatment of atopic dermatitis ［J］. Journal of the American Academy of Dermatology, 2018, 78 （31）: 28.

［33］ 黄世杰. 抗人源 IL – 31 受体 A 的单克隆抗体 nemolizumab Ⅱ 期临床试验资料公开发表 ［J］.国际药学研究杂志, 2017, 44 （4）: 365.

［34］ 中华医学会皮肤性病学分会荨麻疹研究中心. 中国荨麻疹诊疗指南 （2018 版） ［J］.

中华皮肤科杂志, 2019, 52 (1): 1-5.

[35] ZHAO Z T, JI C M, YU W J, et al. Omalizumab for the treatment of chronic spontaneous urticaria: A meta-analysis of randomized clinical trials [J]. The Journal of allergy and clinical immunology, 2016, 137 (6): 1742-1750.

[36] 赵辨. 中国临床皮肤病学 [M]. 南京: 江苏科学技术出版社, 2017.

[37] ALCHORNEADE O, ALCHORNE M M, SILVA M M, et al, Occupational dermatoses [J]. An Bras Dermatol, 2010, 85 (2): 137-45; quiz 146-7.

[38] BHATIA R, SHARMA VK, RAMAM M, et al. Yadav CPClinical profile and quality of life of patients with from New Delhi [J]. India Contact Dermatitis, dermatitis occupational contact 2015 Sep; 73 (3): 172-81.

[39] ERIC W, HOSSLER. Caterpillars and moths: Part II. Dermatologic manifestations of encounters with Lepidoptera-ScienceDirect [J]. Journal of the American Academy of Dermatology, 2010, 62 (1): 1-10; quiz 11-2.

[40] 王晓丽, 王夕娟, 张续德, 等. 点刺试验与血清特异性 IgE 检测在蒿属花粉症中的诊断价值 [J]. 潍坊医学院学报, 2016, 38 (1): 57-59.

[41] 曾小峰, 陈耀龙. 2020 中国系统性红斑狼疮诊疗指南 [J]. 中华内科杂志, 2020 (3): 172-185.

[42] 皮肤型红斑狼疮诊疗指南 (2019 版) 发布 [J]. 中华医学信息导报, 2019, 52 (3): 149-155.

[43] 邓丹琪, 陆前进, 张建中. 皮肤型红斑狼疮诊疗指南 (2012) [J]. 临床皮肤科杂志, 2012 (6): 390-392.

[44] CAO H, XIA Q, PAN M, et al. Gottron Papules and Gottron Sign with Ulceration: A Distinctive Cutaneous Feature in a Subset of Patients with Classic Dermatomyositis and Clinically Amyopathic Dermatomyositis [J]. Journal of Rheumatology, 2016: 1735.

[45] 夏群力, 刁立诚, 吴海曦, 等. 抗转录中介因子 1-γ 抗体是成人皮肌炎合并恶性肿瘤的血清学标志物 [J]. 诊断学理论与实践, 2020, 19 (3): 274-278.

[46] WALDMAN R, DEWANE M E, LU J. Dermatomyositis: Diagnosis and treatment [J]. J Am Acad Dermatol, 2020, 82 (2): 283-296.

[47] 黄茂芳, 田歆, 罗育武, 等. 中剂量 UVA1 光疗对 11 例斑块状硬皮病的临床疗效观察 [J]. 皮肤性病诊疗学杂志, 2015, 22 (2): 109-111.

[48] 罗婕, 郝飞. 条纹状掌跖角皮病 1 例 [J]. 中国皮肤性病学杂志, 2011 (11): 910.

[49] 游弋, 阎衡, 宋志强, 等. 进行性掌跖角化病一家系调查 [J]. 临床皮肤科杂志, 2012, 41 (4): 223-224.

[50] 马东来, 方凯, 刘平. 条纹状掌跖角皮症 1 例 [J]. 临床皮肤科杂志, 2005, 34 (5): 314.

[51] 中华医学会皮肤性病学分会银屑病专业委员会. 中国银屑病诊疗指南 (2018 完整版) [J]. 中华皮肤科杂志, 2019, 52 (10).

[52] 中华医学会皮肤性病学分会, 中国医师协会皮肤科医师分会, 中国中西医结合学会

皮肤性病专业委员会.中国银屑病生物治疗专家共识（2019）［J］.中华皮肤科杂志，2019，52（12）：863－871.

［53］吴志华，樊翌明.皮肤性病诊断与鉴别诊断［M］.北京：科学技术文献出版社，2008：343－345.

［54］张建中.中外皮肤病诊疗指南：专家解读［M］.北京：中华医学电子音像出版社，2014：118－127.

［55］晋红中，左亚刚.寻常型天疱疮诊断和治疗专家建议（2020）［J］.中华皮肤科杂志，2020（1）：1－7.

［56］AMAGAI M，TANIKAWA A，SHIMIZU T，et al. The Japanese guidelines for the management of sepsis［J］. Journal of Dermatology，2014，41（1）：471－486.

［57］HALL R P，FAIRLEY J，WOODLEY D，et al. A multicentre randomized trial of the treatment of patients with pemphigus vulgaris with infliximab and prednisone compared with prednisone alone［J］. British Journal of Dermatology，2015，172（3）：760－768.

［58］TAVAKOLPOUR S. Dupilumab：a revolutionary emerging drug in atopic dermatitis and its possible role in pemphigus［J］. Dermatologic Therapy，2016，29（5）：299－299.

［59］晋红中，左亚刚.大疱性类天疱疮诊断和治疗的专家建议［J］.中华皮肤科杂志，2016，49（6）：384－387.

［60］VENNING VA，TAGHIPOUR K，et al. British Association of Dermatologisis'guideline for the management of bullous pemphigoid 2012［J］. Br J Dermatol，2012，167：1200－1204.

［61］FELICIANI C，JOLY P，JONKMAN M F，et al. Management of bullous pemphigoid：the European Dermatology Forum consensus in collaboration with the European Academy of Dermatology and Venereology［J］. Br J Dermatol，2015，172（4）：867－877.

［62］JAMES W D，BERGER T G，ELSTON D M. 安德鲁斯临床皮肤病学［M］.徐世正，主译.11 版.北京：科学出版社，2015.

［63］RIGBY A. Criteria for diagnosis of behcet's disease. International study group for behcet's disease［J］. Lancet 1990，334：1078－1080.

［64］VILLARREAL-VILLARREAL C D，OCAMPO-CANDIANI J，VILLARREAL-MARTÍNEZ A. Sweet Syndrome：A Review and Update［J］. Actas dermosifiliograficas，2016，107（5）：369－378.

［65］WALLACH D，VIGNON-PENNAMEN M，MARZANO A V. Neutrophilic Dermatoses［M］.法国：Springer，2018.

［66］ZALDIVAR F J. Anjum F Schamberg Disease［J］.2022.

［67］叶兴东，彭学标，孙乐栋，等.实用皮肤性病的诊断与治疗［M］.北京：科学技术文献出版社，2019.

［68］SARDANA K，SARKAR R，SEHGAL V N. Pigmented purpuric dermatoses：An overview［J］. International Journal of Dermatology，2004，43（7）：482－488.

［69］吴志华，范翌明.皮肤性病诊断与鉴别诊断［M］.北京：科学技术文献出版社，2009：697－702.

［70］李劼，余德厚，龙义国，等．结节病 1 例［J］．中国皮肤性病学杂志，2018，32
（11）：1294 -1297.

［71］李杰，刘辉，左中，等．泛发性环状型结节病［J］．临床皮肤科杂志，2017，46（7）：
509 -510.

［72］钟连生，郭武，魏志平．米诺环素联合倍他米松乳膏治愈皮肤结节病 1 例［J］．中国
皮肤性病学杂志，2017，31（2）：1.

［73］吕永梅，杨春俊，张学军．环状肉芽肿的病因及相关发病机制的研究进展［J］．中国
皮肤性病学杂志，2017，31（12）：1371 -1373.

［74］王韵琼，吴易．泛发型环状肉芽肿合并糖尿病 1 例［J］．中国皮肤性病学杂志，2015，
29（11）：1175 -1179.

［75］孙彩虹，张俊，胡飞虎，等．环状肉芽肿 4 例误诊分析［J］．中国皮肤性病学杂志，
2016，30（12）：1298 -1300.

［76］李铁男，李上云．脂溢性皮炎中医治疗专家共识［J］．中国中西医结合皮肤性病学杂
志，2020，19（3）：283 -284.

［77］刘光华，汤桂梅，刘广德．维胺酯胶囊治疗石棉状糠疹 10 例［J］．中华皮肤科杂志，
2004，37（3）：51.

［78］中国痤疮治疗指南专家组．中国痤疮治疗指南（2019 修订版）［J］．临床皮肤科杂
志，2019（9），48（9）：583 -588.

［79］HORVATH B，JANSE I，BLOK J，et al. Hurley Staging Refined：A Proposal by the Dutch
Hidradenitis Suppurativa Expert Group［J］. Acta dermato-venereologica，2016，97（3）：
412 -413.

［80］WONG D，WALSH S，Alhusayen R. Low-dose systemic corticosteroid treatment for recalci-
trant hidradenitis suppurativa［J］. Journal of the American Academy of Dermatology，
2016，75（5）：1059 -1062.

［81］GENOVESE G，CAORSI R，MOLTRASIO C，et al. Successful treatment of co-existent SA-
PHO syndrome and hidradenitis suppurativa with adalimumab and methotrexate［J］. Jour-
nal of the European Academy of Dermatology and Venereology，2019，33（Suppl
6）：40 -41.

［82］ZOUBOULIS，C C，DESAI N，Emtestam L. European S1 guideline for the treatment of
hidradenitis suppurativa/acne inversa［J］. J Eur Acad Dermatol Venereol，2015，29
（4）：619 -644.

［83］GALLAGHER C G，KIRTHI S K，COTTER C C，et al. Could isotretinoin flare hidradenitis
suppurativa? A case series［J］. Clinical and experimental dermatology，2019，44（7）：
777 -780.

［84］中国医师协会皮肤科医师分会皮肤美容亚专业委员会．中国玫瑰痤疮诊疗专家共识
（2016）［J］.中华皮肤科杂志，2017（3）.

［85］中国医师协会皮肤科分会美容专业组．激素依赖性皮炎诊治指南［J］.临床皮肤科杂
志，2009，38（8）：549 -551.

［86］房柔妤，陈典，孙秋宁．多汗症及腋臭的肉毒素注射治疗专家共识［J］.中国中西医结合皮肤性病学杂志，2017，16（1）：90－93.

［87］中华医学会皮肤性病学分会毛发学组．中国斑秃诊疗指南（2019）［J］.临床皮肤科杂志，2020（2）：69－72.

［88］曾菁莘，林玲，刘炜钰，等．308nm 准分子激光对比紫外线治疗斑秃的临床疗效简［J］.中国激光医学杂志，2017，26（6）：298－302.

［89］WYRWICH K W，KITCHEN H，KNIGHT S，et al. The Alopecia Areata Investigator Global Assessment scale：a measure for evaluating clinically meaningful success in clinical trials［J］. British Journal of Dermatology，2020.

［90］石盼丽，苗勇，胡志奇．富血小板血浆对毛发生长影响的相关研究进展［J］.中华整形外科杂志 2021，37（3）：353－357.

［91］莱沃．皮肤病治疗学：最新循证治疗策略［M］.张建中，主译．北京：人民卫生出版社，2011：40－42.

［92］中国医师协会美容与整形医师分会毛发整形美容专业委员会．中国人雄激素性脱发诊疗指南［J］.中国美容整形外科杂志，2019，30（1）.

［93］王侠生，廖康煌，杨国亮．皮肤病学［M］.上海：上海科学技术文献出版社，2005：761－763.

［94］吴志华．现代皮肤性病学［M］.广东：广东人民出版社，2000：773－774.

［95］方洪元，朱德生．皮肤病学［M］，北京：人民卫生出版社，2015：655.

［96］中国中西医结合学会皮肤性病专业委员会色素病学组，中华医学会皮肤性病学分会白癜风研究中心，中国医师协会皮肤科医师分会色素病工作组．中国黄褐斑诊疗专家共识（2021 版）［J］.中华皮肤科杂志，2021，54（2）：110－115.

［97］刘梅，李远宏，吴严，等．强脉冲光治疗雀斑，咖啡斑，脂溢性角化病的疗效观察［J］.中华皮肤科杂志，2007，40（6）：337－339.

［98］王辉，郭丽芳，葛一平，等．Q 开关激光治疗咖啡斑的疗效评价和影响因素分析［J］.中国麻风皮肤病杂志，2015（10）：579－582.

［99］曾颖，董继英，王梦，等．太田痣激光治疗的进展［J］.中国激光医学杂志，2018，27（3）：178－182.

［100］中国中西医结合学会皮肤性病专业委员会色素病学组．白癜风诊疗共识（2021 版）［J］.中华皮肤科杂志，2021，54（02）：105－109.

［101］王宝玺，孙建方，项蕾红，等．皮肤病学［M］.北京：北京大学医学出版社，2011：571－580.

［102］费恩，欣特纳．遗传性大疱表皮松解症：病因、诊断、多学科护理及治疗［M］.杨勇，林志淼，主译．北京：北京大学医学出版社，2012：5－11，130－188.

［103］姜媛芳，姚志荣，陶建凤，等．先天性鱼鳞病的少见临床类型［J］.上海交通大学学报：医学版，2007，27（8）：987－990.

［104］唐志平，赵恬，张芳，等．先天性鱼鳞病基因遗传学研究进展［J］.皮肤性病诊疗学杂志，2013，（6）：447－451.

［105］顾有守．获得性鱼鳞病［J］.临床皮肤科杂志，2008，37（1）：59 –60.

［106］徐晓，李常兴，何玉清，等．角膜炎·鱼鳞病·耳聋综合征：国内首例报告［J］.
罕少疾病杂志，2004，11（4）：22 –24.

［107］郭鱼，陈俊杰，岑瑛．着色性干皮病诊治现状与展望［J］.西部医学，2019，31
（7）：1145 –1148.

［108］朱慧兰．光生物学试验在皮肤科的应用［J］.皮肤性病诊疗学杂志，2009，16（5）：
340 –342.

［109］郭玉，王甲一，曾昕，等．肉芽肿性唇炎的治疗进展［J］.临床口腔医学杂志，
2008，24（12）：755 –756.

［110］唐洪玉，郑军．肉芽肿性唇炎误诊为血管性水肿一例［J］.实用皮肤病学杂志，
2018，11（2）：118 –119.

［111］PORRINI M, GARAGIOLA U, ROSSI M, et al. Photobiomodulation and Miescher's cheil-
itis granulomatosa：case report［J］. Maxillofacial Plastic and Reconstructive Surgery，
2020，42（1）：35.

［112］中国医疗保健国际交流促进会妇儿医疗保健分会外阴阴道疾病项目专家委员会，朱
丽荣，胡君．女性外阴硬化性苔藓临床诊治专家共识（2021 年版）［J］.中国实用妇
科与产科杂志，2021，37（1）：70 –74.

［113］刘柳宏，何仁亮．硬化萎缩性苔藓的治疗进展［J］.皮肤性病诊疗学杂志，2021，28
（4）：332 –336.

［114］王京，蒋宇钢，陈宏，等．头皮巨大皮样囊肿 1 例［J］.中华神经外科疾病研究杂
志，2005，4（3）：279 –279.

［115］冯瑞芳，万昭海．颈部皮样囊肿伴肉芽肿超声表现 1 例［J］.中国中西医结合影像
学杂志，2006，4（3）：235.

［116］张锡宝，何玉清，蔡艳霞，等．阿维 A 治疗儿童及青少年遗传角化性皮肤病的临床
观察［J］.中华皮肤科杂志，2006，39（12）：706 –709.

［117］江浩波，孙志平，陈海针，等．皮肤镜在脂溢性角化，日光性角化和基底细胞癌诊
断中的应用［J］.皮肤性病诊疗学杂志，2019，26（4）：204 –209.

［118］高敏，范星，刘盛秀，等．皮肤三维 CT 在扁平苔藓和脂溢性角化症中的应用［J］.
实用医学杂志，2018，34（18）：3149 –3150.

［119］周密，高慧．脂溢性角化的治疗进展［J］.中国医疗美容，2020，10（9）：6.

［120］王子仪，崔勇．皮肤镜在血管性皮肤病中的应用［J］.中国皮肤性病学杂志，2020，
34（8）：950 –954.

［121］中国医师协会介入医师分会妇儿介入专委会．硬化注射治疗血管瘤专家共识［J］.
中华介入放射学电子杂志，2021，9（3）：247 –251.

［122］杨浩，舒强，郭晓东．婴幼儿血管瘤的治疗进展［J］.临床小儿外科杂志，2019，18
（8）：640 –646.

［123］陈立新，苏海辉，王莹，等．儿童常见丘疹性疾病反射式共聚焦显微镜图像特征分
析［J］.中华皮肤科杂志，2016，49（11）：817 –820.

［124］ 姜倩，陈红英，马玲，等．毛发上皮瘤的皮肤影像学特征分析［J］.中华皮肤科杂志，2020，53（2）：133－135.

［125］ 饶朗，庄建波，林尔艺，等．多发性毛发上皮瘤18例皮肤镜特征分析［J］.实用皮肤病学杂志，2021，14（1）：31－33.

［126］ 姜倩，陈红英，马玲，等．皮脂腺痣皮肤镜及反射式共聚焦显微镜特征分析［J］.中华皮肤科杂志，2018，51（7）：523－525.

［127］ 王树同，方帅帅，黄应华，等．皮脂腺痣17例临床病理分析［J］.中国皮肤性病学杂志，2004，18（1）：32.

［128］ 饶朗，林尔艺，刘夏榕，等．皮脂腺增生38例皮肤镜特征分析［J］.中国皮肤性病学杂志，2019，33（9）：1022－1025.

［129］ HUSSEIN L，PERRETT C M. Treatment of sebaceous gland hyperplasia：a review of the literature［J］.J Dermatolog Treat 2021，32（8）：866－877.

［130］ 卢泽军，王培光，刘建军，等．多发性脂囊瘤的研究进展［J］.中国麻风皮肤病杂志，2007，23（11）：989－991.

［131］ 刘辅仁．实用皮肤科学［M］.北京：人民卫生出版社，2004：994－996.

［132］ 党云，樊卓，向桂琼，等．粟丘疹样汗管瘤37例临床及皮肤镜特征分析［J］.实用皮肤病学杂志，2021.14（3）：149－151.

［133］ 郑新瑶，李巧飞，王琦，等．汗管瘤反射式共聚焦显微镜图像特征研究［J］.实用皮肤病学杂志，2018，11（4）：207－210.

［134］ 蔡景龙．瘢痕疙瘩的诊疗指南建议［J］.中国美容医学，2016，25（6）：38－40.

［135］ 朱学骏．皮肤病学与性病学［M］.北京：北京大学医学出版社，2002.

［136］ 黄立新，孙睿，沈渊，等．日光性角化分类诊断进展［J］.中国皮肤性病学杂志，2021，35（1）：101－105.

［137］ 何丽，武小青，李江斌，等．日光性角化病研究进展［J］.中国麻风皮肤病杂志，2021，37（1）：60－64.

［138］ 李盼盼，杨建勋．皮肤镜在鲍温病诊治中的应用进展［J］.皮肤性病诊疗学杂志，2020，27（3）：214－216.

［139］ 程晓蕾，孙晨薇，陈宏，等．乳房外Paget病的研究进展［J］.皮肤性病诊疗学杂志，2021，28（3）：241－244.

［140］ 任媛，王元元，张军波，等．局部光动力疗法治疗皮肤恶性肿瘤的远期疗效评价［J］.重庆医学，2017，46（10）：1373－1374.

［141］ 潘淳，王焱，吴敏智，等．确定乳房外Paget病肿瘤手术切缘的研究进展［J］.国际皮肤性病学杂志，2017，43（3）：137－141.

［142］ 柴圆圆，王飞．非侵入性检查在乳房外Paget病的诊断及治疗中的应用进展［J］.中国皮肤性病学杂志，2020，34（1）：94－97.

［143］ PAN Z Y，LIN J R，CHENG T T，et al. In Vivo Reflectance Confocal Microscopy of Basal Cell Carcinoma：Feasibility of Preoperative Mapping of Cancer Margins［J］.Dermatologic Surgery，2012，38（12）：1945－1950.

［144］迪尔克・M. 埃尔斯顿 . 皮肤病理学 ［M］. 张建中，主译 . 2 版 . 天津：天津科技翻译出版有限公司，2017：64 - 68.

［145］刘杏，周晓伟，王焱，等 . 基底细胞癌的药物治疗进展 ［J］. 临床皮肤科杂志，2019，1 （49）：61 - 64.

［146］刘冰梅，程雪，邢荣贵，等 . 角化棘皮瘤消退机制的研究进展 ［J］. 实用肿瘤学杂志，2017，31 （1）：83 - 87.

［147］侯宁 . 角化棘皮瘤临床表现及组织病理分析 ［J］. 中国保健营养，2017，27 （7）.

［148］丁海峰，赵天恩，卢宪梅 . 角化棘皮瘤研究进展 ［J］. 中国麻风皮肤病杂志，2005，21 （6）：465 - 467.

［149］田伟，冯昌银，林立航，等 . 角化棘皮瘤的皮肤镜表现 ［J］. 临床皮肤科杂志，2014，43 （12）：761 - 762.

［150］中华医学会皮肤性病学分会皮肤肿瘤研究中心，中国医师协会皮肤科医师分会皮肤肿瘤学组 . 皮肤鳞状细胞癌诊疗专家共识 （2021） ［J］. 中华皮肤科杂志，2021，54 （8）：12.

［151］谢玲玲，林荣春，冯凤芝，等 . 2017NCCN 外阴鳞癌临床实践指南 （第一版） 解读 ［J］. 中国实用妇科与产科杂志，2016，30 （012）：1193 - 1197.

［152］刘珍如，周园，刘梦茜，等 . 隆突性皮肤纤维肉瘤的诊疗进展 ［J］. 中国美容医学，2021，30 （3）：171 - 174.

［153］李舒，方志伟，樊征夫，等 . 单中心 687 例软组织肉瘤临床病理统计分析 ［J］. 中国肿瘤外科杂志，2015，7 （1）：6 - 8.

［154］徐宇达，李伟 . 化脓性肉芽肿诊断和治疗进展 ［J］. 中华整形外科杂志，2018，34 （11）：981 - 984.

［155］张颂，Devesh Poorun，陈宏翔，等 . 化脓性肉芽肿的皮肤镜特征 ［J］. 中国麻风皮肤病杂志，2017，33 （3）：146 - 148.

［156］于小兵，桑旭东，吴晓金 . 化脓性肉芽肿 51 例临床病理分析 ［J］. 现代实用医学，2009，21 （7）：729.

［157］《中国黑色素瘤规范化病理诊断专家共识 （2017 年版)》 编写组 . 中国黑色素瘤规范化病理诊断专家共识 （2017 年版） ［J］. 中华病理学杂志，2018，47 （1）：7.

［158］中国抗癌协会肉瘤专业委员会软组织肉瘤及恶性黑色素瘤学组 . 皮肤和肢端恶性黑色素瘤的外科治疗规范中国专家共识 1.0 ［J］. 中华肿瘤杂志，2020，042 （002）：81 - 93.

［159］中华医学会病理学分会，中华医学会病理学分会皮肤病理学组 . 黑色素瘤病理诊断临床实践指南 （2021 版） ［J］. 中华病理学杂志，2021，50 （6）：572 - 582

［160］德克・斯卡登道夫，科琳娜・科赫，伊丽莎白・利文斯通 . 皮肤恶性黑色素瘤手册诊疗指南 ［M］. 任秀宝，杨蕴，主译 . 天津：天津科技翻译出版有限公司，2014.

［161］韩利民，赵海龙 . 转移性黑色素瘤靶向和免疫治疗研究进展 ［J］. 医学研究生学报，2021，34 （3）：321 - 325.

［162］LOVGREN M L, SCARISBRICK J J. Update on skin directed therapies in mycosis fungoides [J]. Chinese Clinical Oncology, 2019, 8 (1): 7 – 19.

[163] 朱蒙燕, 虞闻仲, 王平, 等. 反射性共聚焦显微镜对早期蕈样肉芽肿定位诊断与疗效监测的研究 [J]. 中华皮肤科杂志, 2020, 53 (8): 6.

[164] 徐敏, 纪岩文, 张理涛, 等. 蕈样肉芽肿诊断研究进展 [J]. 中国麻风皮肤病杂志, 2007, 23 (12): 1084 – 1086.

[165] 顾俊瑛, 陈明华. 窄谱中波紫外线治疗早期蕈样肉芽肿的疗效评估 [J]. 中华皮肤科杂志, 2015, 48 (4): 275 – 277.

[166] 章玲玲, 黄骏, 许爱娥. 儿童色素减退性蕈样肉芽肿在皮肤镜及反射式共聚焦显微镜下的特征 [J]. 中华皮肤科杂志, 2016, 49 (12): 882 – 885.

[167] CERRONI L. Mycosis fungoides – clinical and histopathologic features, differential diagnosis, and treatment [J]. Seminars in Cutaneous Medicine & Surgery, 2018, 37 (1): 2 – 10.

[168] 张培红, 陈辉树, 陈辉树. 蕈样肉芽肿和 Sézary 综合征分类和分期的修订方案: 国际皮肤淋巴瘤学会和欧洲癌症研究治疗特别工作组的建议 [J]. 白血病·淋巴瘤, 2009, 18 (1): 48 – 50.

[169] WIESELTHIER J S, 崔盘根. Sézary 综合征的诊断, 预后及治疗的评价性回顾 [J]. 国际皮肤性病学杂志, 1991 (4): 216 – 220.

[170] SPICKNALL K E. Sézary syndrome-clinical and histopathologic features, differential diagnosis, and treatment [J]. Seminars in Cutaneous Medicine and Surgery, 2018, 37 (1): 18 – 23.

[171] WORKOWSKI K A, Bolan G. A Sexually transmitted diseases treatment guidelines, 2015 [J]. MMWR Recomm Rep, 2015, 64 (RR – 3): 1 – 137.

[172] 张学军, 郑捷. 皮肤性病学 [M]. 北京: 人民卫生出版社, 2018.

[173] 王千秋, 刘全忠, 徐金华, 等. 梅毒、淋病和生殖道沙眼衣原体感染诊疗指南 (2020 年) [J]. 中华皮肤科杂志, 2020, 53 (3): 168 – 179.

[174] 中华医学会皮肤性病学分会, 中国医师协会皮肤科医师分会, 中国康复医学会皮肤性病委员会. 中国尖锐湿疣临床诊疗指南 (2021 完整版) [J]. 中国皮肤性病学杂志, 2021, 35 (4): 359 – 374.

[175] 陆小年, 徐金华. 尖锐湿疣治疗专家共识 (2017) [J]. 临床皮肤科杂志, 2018, 47 (2): 125 – 127.